AF592219

DIAGNOSTIC ET TRAITEMENT

DES

MALADIES DU NEZ

DIAGNOSTIC ET TRAITEMENT

DES

MALADIES DU NEZ

" RHINOSCOPIE "

PAR

Le Dr J. GAREL
Médecin honoraire des hôpitaux de Lyon
Médecin de la Clinique Oto-rhino-laryngologique de l'hôpital St-Luc

AVEC

145 FIGURES DANS LE TEXTE & 4 PLANCHES HORS TEXTE

TROISIÈME ÉDITION

PARIS
VIGOT FRÈRES, ÉDITEURS
23, PLACE DE L'ÉCOLE-DE-MÉDECINE, 23

1910

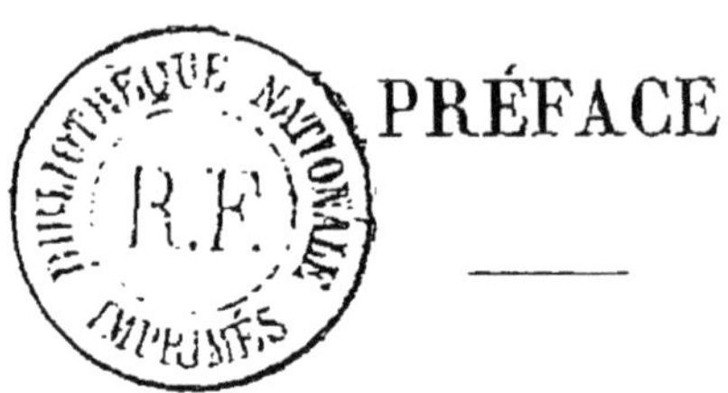

PRÉFACE

Nous n'avions pas l'intention de publier une troisième édition de cet ouvrage, bien que nos deux premières éditions de 1896 et de 1900 aient été rapidement épuisées. Nous avons cédé à la demande de notre Éditeur, car les progrès accomplis dans ces dix dernières années vont nous permettre de donner aujourd'hui un exposé plus complet de la Rhinologie, soit au point de vue du diagnostic, soit au point de vue thérapeutique.

Le praticien qui écrit un livre, après une carrière déjà longue, fait en quelque sorte œuvre de paternité. Aussi on nous pardonnera de donner souvent plus d'ampleur à la description de méthodes personnelles que nous employons plus volontiers. Nous n'entendons pas par là dire que d'autres méthodes donneront de moins bons résultats.

La pratique de chacun est formée d'un mélange très éclectique. C'est la résultante de l'expérience personnelle jointe à tout ce que l'on a pu glaner çà et là dans le champ d'autrui. Ce livre n'a donc pas la prétention d'être un traité didactique complet. C'est plutôt un manuel essentiellement pratique de diagnostic, de traitement et de médecine opératoire.

Il s'adresse à quiconque veut avoir une teinture générale succincte de la spécialité rhinologique et de ses méthodes.

On nous reprochera certainement de ne pas faire la part assez belle aux grandes méthodes chirurgicales ; nous n'avons pourtant pas la prétention de les bannir. Nous tenons à répéter que les grandes opérations ne doivent être que la dernière ressource à employer. Il est dangereux pour un rhinologiste d'avoir le bistouri facile, car il oubliera bientôt qu'il a à sa disposition nombre de procédés simples, ingénieux, procédés d'adresse, réclamant un peu de patience de la part de l'opérateur et donnant au malade le maximum de sécurité. On est secondé d'ailleurs actuellement par toute une série d'anesthésiques locaux qui facilitent singulièrement les interventions. Que dirait donc la jeune génération médicale si elle se reportait à vingt-cinq ans en arrière, avant la découverte de la cocaïne, à cette période où nous opérions les polypes du nez et du larynx sans anesthésie locale !

Restons donc dans les limites plus étroites de notre domaine. Souvenons-nous que nous sommes surtout médecins et que nombre d'affections spéciales relèvent d'un état général qu'il suffira parfois de combattre pour obtenir la guérison.

Lyon, 15 *juillet* 1909.

J. Garel.

PREMIÈRE PARTIE

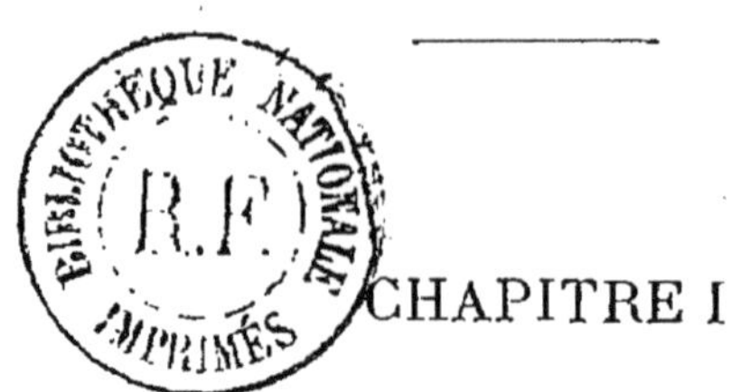

CHAPITRE I

ANATOMIE NASALE [1]

Le nez est un appendice en forme de pyramide à base inférieure qui sert à protéger les cavités nasales. Il présente, à sa partie inférieure, deux orifices elliptiques ou *narines*. Ces ouvertures, séparées par la sous-cloison médiane, forment la partie inférieure du vestibule nasal. Pour Sappey, la direction nasale indique nettement la destination de l'homme à l'attitude bipède.

Extérieurement, le nez présente à sa partie supérieure une dépression médiane, la *racine du nez*. De la racine au lobule ou extrémité inférieure s'étend le *dos du nez*, sous forme d'arête médiane, dont l'inflexion varie suivant les races ou les individus.

Les *faces latérales* du nez offrent une dépression, sorte de sillon horizontal situé au tiers inférieur, limitant l'aile du nez. Ce sillon, en arrière, descend verticalement et va s'éteindre insensiblement vers l'angle labial. Le nez est d'ailleurs séparé de la joue et de la paupière par un angle rentrant *naso-génien* et *naso-palpébral*. Intérieurement, le nez donne naissance à deux gouttières parallèles dirigées

[1] Pour certains détails précis d'anatomie, nous avons fait quelques emprunts à l'excellent Manuel de Cresswell Baber, *Guide to the examination of the Nose*. Pour plus amples renseignements, consulter l'ouvrage de Zuckerkandl, traduction de Lichtwitz et Garnault, ainsi que le livre de Sieur et Jacob (*Recherches anatomiques, cliniques et opératoires sur les fosses nasales et leurs sinus.* — Rueff, Paris 1901).

obliquement en haut et destinées à orienter le courant d'air inspiré du côté de la partie supérieure des fosses nasales.

Charpente nasale. — La forme générale est donnée par des os et des cartilages. En haut, on rencontre les deux os propres du nez fortement soudés entre eux sur la ligne médiane. Ces deux os, unis au frontal, s'articulent par une lame mince avec les apophyses montantes des maxillaires supérieurs (*fig.* 1).

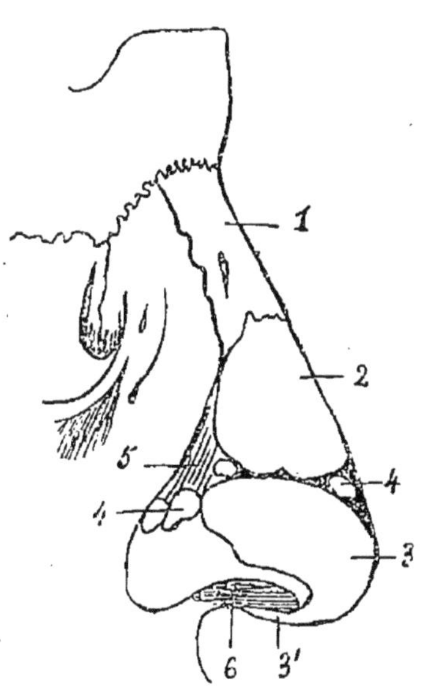

Fig. 1.

Squelette du nez, vu de profil. — Croquis d'après une planche du *Traité* de Testut.

1, os propre du nez; 2, cartilage latéral; 3, cartilage de l'aile du nez (branche externe); 3', branche interne du même cartilage; 4, cartilages accessoires; 5, lame fibreuse complétant le squelette du nez et reliant les cartilages au bord du maxillaire supérieur; 6, narines.

Les cartilages sont formés des deux *cartilages latéraux supérieurs* triangulaires, reliés au bord inférieur des os propres du nez et à l'apophyse montante du maxillaire. En avant, ils s'unissent au cartilage de la cloison, et, en bas, par l'intermédiaire de tissu fibreux, aux deux *cartilages latéraux inférieurs*. Ces derniers contribuent à la formation partielle des parois interne et externe du nez et aussi de la pointe nasale.

Le *cartilage de la cloison* de forme triangulaire, situé sur la ligne médiane, forme la partie antérieure de la cloison nasale. Il s'unit aux os propres du nez et aux cartilages latéraux supérieurs en haut; en bas, à la partie interne des cartilages latéraux inférieurs. En arrière, il s'insère sur la lame perpendiculaire de l'ethmoïde et sur le vomer.

Une série de six muscles agissent sur la partie externe du nez, servant à élever l'aile du nez et à dilater les narines.

Le tégument nasal est abondamment pourvu de glandes sébacées. Dans le vestibule, nous savons que la transformation en revêtement muqueux se fait sur la paroi interne plus en avant que sur la partie externe. Signalons aussi la présence de nombreux poils petits et courts (*vibrisses*) bordant l'entrée des narines.

Cavités nasales. — Les cavités nasales consistent en deux conduits de forme irrégulière, aplatis transversalement. Elles présentent chacune en avant un orifice antérieur sous forme de triangle isocèle, et, en arrière, un orifice ovale désigné sous le nom de *choane*. La cloison nasale sépare les deux cavités. Le squelette nasal est formé par le maxillaire supérieur, l'os propre du nez, l'os unguis, l'ethmoïde, le vomer, le palatin et le sphénoïde.

Nous avons à considérer le plancher nasal, la voûte, les parois interne et externe, puis les cavités accessoires.

Le *plancher nasal* a l'aspect d'une gouttière concave à direction oblique de haut en bas et d'avant en arrière, large de 12 à 15 millimètres, sur une longueur de 5 centimètres. Il est formé dans les deux tiers antérieurs par l'apophyse palatine du maxillaire supérieur et dans le tiers postérieur par la lame horizontale de l'os palatin. En avant, se trouve le conduit palatin antérieur.

La *voûte* est un conduit long et étroit à concavité inférieure, de direction oblique et ascendante en avant ; elle est formée à ce niveau par la face postérieure des os propres du nez et par la partie inférieure de l'épine nasale du frontal. La région moyenne de la voûte est presque horizontale, elle est large de 2 à 3 millimètres à peine et répond à la lame criblée de l'ethmoïde et à la partie horizontale du corps du sphénoïde. C'est la partie la plus fragile de la base du crâne, point important à connaître dans les interventions nasales. En arrière, la voûte devient brusquement verticale vers la face antérieure du corps du sphénoïde, puis elle passe de nouveau à la direction horizontale dans une région formée par la face inférieure du corps du sphénoïde, les ailes du vomer et l'apophyse sphénoïdale du palatin.

La paroi interne ou *cloison nasale* est une lame verticale formée en avant par le cartilage triangulaire et en arrière par le vomer et par la lame perpendiculaire de l'ethmoïde

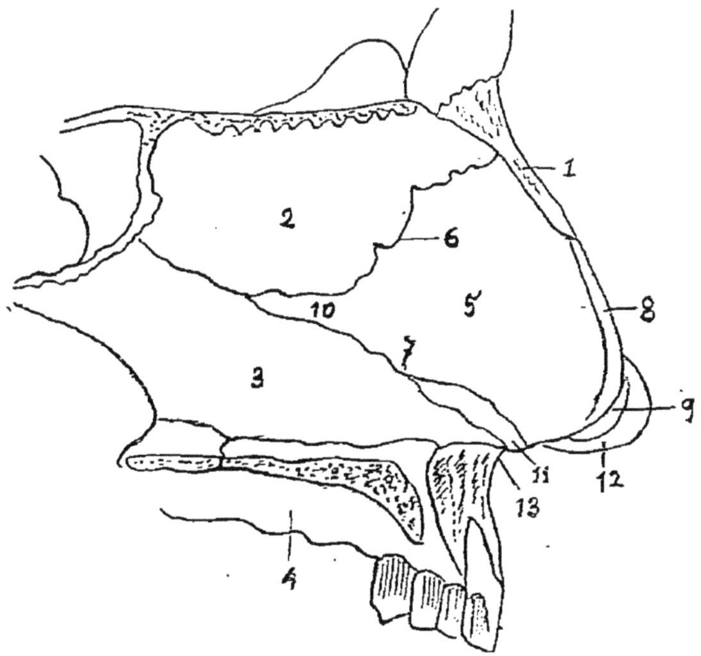

Fig. 2. — Cartilage de la cloison, vu sur une coupe sagittale de la fosse nasale droite. — Croquis d'après une planche du *Traité* de Testut.
1, os propre du nez; 2, lame perpendiculaire de l'ethmoïde; 3, vomer; 4, maxillaire supérieur; 5, cartilage de la cloison, avec : 6, son bord postéro-supérieur; 7, son bord postéro-inférieur; 8, son bord antéro-supérieur: 9, son bord antéro-inférieur; 10, prolongement que le cartilage de la cloison envoie entre le vomer et l'ethmoïde; 11, cartilage vomérien de Huschke; 12, branche interne du cartilage de l'aile du nez (côté gauche); 13, épine nasale antérieure et inférieure.

(*fig.* 2). Cependant les os palatins, les crêtes du maxillaire supérieur, le rostrum sphénoïdal, la crête des os propres du nez et l'épine nasale du frontal concourent légèrement à sa formation. D'après Zuckerkandl, la cloison reste symétrique jusqu'à l'âge de sept ans; chez l'adulte, au contraire, la cloison est presque toujours déviée. Cette déviation du septum n'existe jamais à la partie postérieure. Elle serait plus fréquente chez les Européens.

Ces déformations de la cloison sont dues soit à des crêtes ou saillies, soit à des déviations simples. Les crêtes existent en des points d'élection sur lesquels nous reviendrons à propos du diagnostic des affections du septum. Ces diverses anomalies sont souvent gênantes tant pour le diagnostic que pour le traitement des affections nasales. Signalons aussi un épaississement symétrique de la muqueuse situé en avant de la fente olfactive vis-à-vis de l'extrémité antérieure du cornet moyen, c'est le *tubercule de la cloison*.

Au-dessus de la petite saillie si fréquente de la cloison, à la partie antérieure du plancher, se trouve, d'après POTIQUET, le cul-de-sac de l'organe de JACOBSON, que notre ami RAUGÉ a étudié au point de vue de l'anatomie comparée. Ce cul-de-sac, peu apparent chez l'adulte, serait au contraire nettement visible chez l'enfant d'après M. TESTUT.

La *paroi externe* est de beaucoup la plus compliquée et la plus intéressante. Elle est constituée par le maxillaire supérieur, l'os unguis, le palatin et le sphénoïde ; la surface irrégulière présente des saillies appelées *cornets*, et des dépressions ou méats (Pl. I).

En haut, la paroi externe est représentée par les masses latérales de l'ethmoïde, saillies soufflées de vastes ampoules osseuses (*labyrinthe ethmoïdal*). Du côté de l'orbite, grâce à la lame papyracée, elle forme une paroi lisse et définie. Cette lame laisse à découvert, en avant, les cellules ethmoïdales, en s'arrêtant à 1 centimètre de l'apophyse montante du maxillaire. La brèche ainsi formée est comblée par l'unguis qui coiffe les cellules ethmoïdales. Au-dessous de l'insertion du cornet inférieur, la paroi est constituée : en avant, par le maxillaire supérieur ; en arrière, par l'os palatin, par l'apophyse ptérygoïde du sphénoïde et aussi par l'apophyse maxillaire du cornet inférieur.

Si l'on se reporte à la Pl. I, on voit que les trois cornets se terminent presque tous sur la même ligne verticale en arrière, tandis qu'en avant ils s'échelonnent de telle façon que leur longueur diminue graduellement de bas en haut.

Le *cornet inférieur*, de largeur très variable, longe toute la paroi externe. Il s'articule horizontalement sur le maxillaire supérieur et, en arrière, sur la lame verticale du palatin. Son extrémité antérieure se termine en mourant sur la paroi externe, tandis que l'extrémité postérieure cesse brusquement sous forme de saillie plus ou moins arrondie. Il est distant d'un centimètre environ du plancher, et, par sa forme enroulée, il limite la gouttière appelée *méat inférieur*. Suivant son degré de développement, il laisse entre lui et la cloison un espace variable. Parfois il arrive même au contact de la cloison et peut recevoir les empreintes de ses crêtes (Voyez Pl. I).[1]

Le *cornet moyen* n'est pas, comme le précédent, un os à part, il fait partie des masses latérales de l'ethmoïde. Sa ligne d'attache répond à la diagonale étendue de l'angle antéro-supérieur à l'angle postéro-inférieur de la masse latérale qu'il divise en deux triangles : le postéro-supérieur contient le cornet supérieur; l'antéro-inférieur répond à la gouttière de l'infundibulum et à l'apophyse unciforme. Le cornet moyen n'adhère à la masse ethmoïdale que par son bord supérieur ; son extrémité postérieure libre s'étend jusqu'à la face interne du palatin ; son extrémité antérieure, libre également, va rejoindre la *crista ethmoidalis* de la branche montante du maxillaire supérieur et contribue à la formation d'un interstice vertical important au point de vue opératoire.

Le *cornet supérieur* est le plus court et le plus petit,

1. Grâce à l'obligeance du Dr. Odo Betz et de M. Julius Determann, nous avons pu reproduire stéréoscopiquement deux de leurs beaux modèles en plâtre coloriés, représentant des coupes sagittales des fosses nasales.

il s'insère sur une longueur de 2 centimètres et ne dépasse pas la masse latérale. En avant, il se confond avec le cornet moyen : il est oblique d'avant en arrière et de haut en bas. Il n'est pas rare de le voir se diviser en deux parties et créer ainsi un quatrième cornet. Ce dernier, pour VOLTOLINI, serait normal chez le nègre. Le cornet supérieur recouvre le méat supérieur, peu accessible toutefois à la vue et aux instruments.

Examinons maintenant les divers méats que nous venons d'énumérer. Le *méat inférieur*, situé sous le cornet inférieur, est concave en haut. Sa partie externe est concave ou convexe et varie de forme dans le sens de la longueur. Si l'on enlève l'extrémité antérieure du cornet inférieur, on découvre l'orifice du canal lacrymal qui s'ouvre dans le méat inférieur.

Le *méat supérieur*, petit et court, est l'aboutissant des cellules ethmoïdales postérieures.

Le *méat moyen* est important à connaître dans ses moindres détails, car c'est sur lui que porteront la plupart des interventions chirurgicales.

Notre ami RAUGÉ (de Challes), au Congrès de Rome, 1894, a donné une excellente description de ce couloir osseux qui s'étend sous le cornet moyen et dans lequel s'ouvrent les cellules ethmoïdales et les sinus frontal et maxillaire. Nous allons résumer ce travail dans ses principaux détails.

Pour examiner le méat moyen sur le cadavre, il suffit de luxer le cornet moyen et de le relever en haut. On voit alors une gouttière oblique en haut et en avant qui s'efface en arrière en se perdant sur la surface plane répondant à la branche verticale du palatin et à l'aile ptérygoïde interne. L'extrémité antérieure devient de plus en plus profonde et se rétrécit en pénétrant dans le couloir osseux de l'infundibulum. M. TESTUT appelle ce sillon *gouttière de l'infundibulum* pour le distinguer de l'infundibulum ou cellule intra-ethmoïdale. La gouttière est limitée en haut par une saillie hémisphérique, *promontoire* de ZOJA, *bulle* de VERGA, de ZUCKERKANDL. Le bord inférieur mince répond au bord concave de l'apophyse unciforme. Au-dessous et un peu en avant du promontoire, se trouve un orifice ovale ou rond conduisant dans le sinus maxillaire. En arrière et dans la partie où la gouttière s'efface existe parfois un *orifice accessoire* (Pl. II).

Voyons maintenant comment se constituent la gouttière et les orifices et comment l'orifice maxillaire est ramené à un mince pertuis par la muqueuse qui le recouvre. L'orifice maxillaire est formé par un cadre irrégulier et incomplet de la manière suivante. En arrière, le bord intérieur du palatin envoie une lame triangulaire qui s'engage dans la fissure inférieure de l'orifice ; en bas, le cornet inférieur traverse la partie la plus déclive de l'hiatus et en recouvre un large segment excentrique. En avant, l'unguis, par sa partie postérieure, sert aussi à l'oblitération. Le cadre, toutefois, est incomplet en haut vers le bord de l'hiatus; mais à ce niveau intervient l'ethmoïde qui, au lieu de pousser une lamelle dans le plan de l'orifice, émet par sa partie inférieure deux saillies irrégulières qui descendent au-devant de l'orifice. Ces saillies n'étant ni planes, ni dans le plan de la paroi, forment sous la muqueuse un relief d'où résulteront les deux lèvres de la gouttière. La première saillie est la *bulle ethmoïdale* ou cellule volumineuse située à la partie moyenne du bord inférieur des masses latérales. La deuxième est une lamelle falciforme, *apophyse unciforme*, qui, s'insérant à l'extrémité antérieure des masses latérales, côte à côte avec le cornet moyen, croise en sautoir l'orifice du sinus en s'enroulant à la façon d'un cornet.

Suspendue comme une stalactite, la bulle ethmoïdale projette devant le bord supérieur de l'hiatus maxillaire un relief en forme de mamelon renversé et forme la limite supérieure de la fente semi-lunaire. L'apophyse unciforme a la forme d'un cimeterre courbe dont la poignée répond à l'attache antérieure de l'apophyse. Le bord supérieur concave de cette apophyse est libre de la racine à la pointe. Il embrasse dans sa concavité la bulle ethmoïdale, limitant ainsi une fente en croissant, *fissure ethmoïdale*, *hiatus semi-lunaris*. C'est à travers les lèvres de cette fente que la muqueuse s'invagine pour former ce repli profond que l'on nomme la *gouttière de l'infundibulum* (Pl. III).

La muqueuse achève le recouvrement du squelette en suivant les reliefs et les creux, tantôt les recouvrant, tantôt pénétrant dans les cavités pour tapisser la face interne des sinus. Vers la partie de la paroi répondant à la convexité de l'apophyse unciforme, dans un dixième des cas, elle laisse à découvert l'orifice accessoire (cet orifice fait défaut chez les jeunes sujets). Elle s'invagine dans le sinus maxillaire, puis pénètre aussi en avant dans l'infundibulum ethmoïdal et dans le sinus frontal.

Examinons aussi comment se décompose l'ensemble de cette cavité qui descend du sinus frontal pour se terminer en gouttière dans le méat moyen. En haut, se trouve le *véritable infundibulum* ou large cellule ethmoïdale recouverte par le sinus frontal, comme un ciboire par son couvercle arrondi. Cette cellule ethmoïdale s'étrangle en entonnoir en bas, et se continue alors en dessous avec une autre cavité infundibuliforme à sommet supérieur. L'union de ces deux cavités rappelle la forme d'un sablier ; mais la cavité inférieure se termine en forme de gouttière antéro-postérieure communiquant librement en dedans dans le méat moyen par l'hiatus semi-lunaire.

CAVITÉS ACCESSOIRES

Différentes cavités creusées dans l'épaisseur du squelette viennent s'ouvrir dans les fosses nasales. Nous allons les étudier successivement :

Sinus maxillaire. — Le sinus maxillaire est une cavité

pyramidale qui répond à la forme même du maxillaire supérieur. Sa capacité est très variable. La face supérieure contribue à la formation du plancher orbitaire. On doit tenir compte ici du peu d'épaisseur de la paroi lorsqu'on pratique le curettage de l'antre. Ajoutons que le sinus est

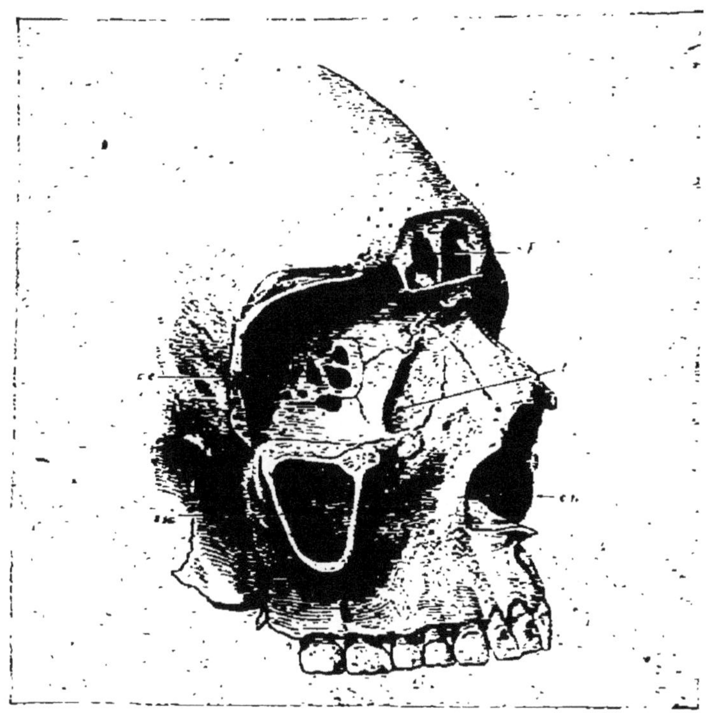

Fig. 3. — Cette planche est extraite de l'Atlas de A. Onodi. Elle représente les rapports de la cavité orbitaire avec la cavité nasale et les sinus. On a enlevé une partie de la paroi supérieure et inférieure de l'orbite, afin de laisser voir la plus grande partie des cellules ethmoïdales qui constituent la paroi orbitaire interne. On a ouvert les cellules ethmoïdales en conservant toutefois les cloisons intermédiaires; sont également ouverts le sinus maxillaire et les sinus frontaux. *s, f*, sinus frontal; *l*, fossette du sac lacrymal; *c, e*, cellules ethmoïdales antérieures et postérieures; *s. m*, sinus maxillaire; *c, n*, cavité nasale.

parfois composé de plusieurs diverticules qui pénètrent dans le bord alvéolaire. La communication régulière des dents avec le sinus se fait au niveau des première et deuxième grosses molaires; mais il n'est pas rare de voir le sinus répondre aussi à la racine de la deuxième petite molaire (*fig.* 3). Nous savons déjà que le sinus s'ouvre dans la paroi externe de la fosse nasale par un et même deux orifices (*ostium maxillare* et *orifice accessoire*).

La muqueuse du sinus est mince et pâle. La couche périostée profonde adhère fortement à l'os. Entre les deux couches de la muqueuse existe une légère couche de tissu cellulaire et quelques glandes muqueuses pouvant donner lieu à la formation de kystes par rétention. Les vaisseaux du sinus maxillaire sont en nombre fort limité.

Sinus frontal. — Les deux sinus frontaux situés à la racine du nez ont l'apparence de deux pyramides triangulaires adossées par leurs bases. Ils sont séparés par une cloison d'un millimètre d'épaisseur. Chaque sinus a 2 centimètres de hauteur sur deux de largeur. La paroi antérieure est plus épaisse que la paroi postérieure. La paroi inférieure, dans une partie de son étendue, répond à la lame criblée et aux cellules ethmoïdales. Chacun des sinus communique avec les fosses nasales par un conduit, *canal frontal* de Poirier.

D'après Hartmann, ce canal a de 10 à 12 millimètres de longueur; c'est souvent une large fente qui débouche dans la partie externe du méat moyen. Les dimensions et la direction en sont déterminées pour ainsi dire par les cellules ethmoïdales qui peuvent se développer sur toutes ses parois et le faire dévier soit en dedans, soit en arrière. Les cellules entourant le canal naso-frontal débouchent dans le canal lui-même à diverses hauteurs. Les sinus sont quelquefois cloisonnés par des travées. Montaz a même vu un sinus développé dans l'épaisseur de la cloison médiane.

La muqueuse est mince. Les filets nerveux (rameau ethmoïdal du rameau nasal de la branche ophtalmique de Willis) sont assez nombreux. Les sinus frontaux se développent de 6 à 20 ans.

Sinus sphénoïdal. — Le sinus sphénoïdal est plus tardif

que le frontal dans son apparition. Il est divisé en deux par une cloison médiane. Il existe parfois des prolongements pneumatiques dans les grandes et petites ailes du sphénoïde, ainsi que dans les cellules ethmoïdales. Zuckerkandl a même signalé des communications de la paroi supérieure avec le crâne. Chaque sinus, cloisonné ou non, possède un orifice du diamètre d'une lentille, situé sur la face antérieure du corps du sphénoïde, au niveau de la partie postérieure du cornet et du méat supérieurs, dans une sorte de cavité appelée *recessus sphénoïdo-ethmoïdal.*

La face supérieure du sinus présente une saillie antérieure due à la gouttière du chiasma des nerfs optiques et une saillie postérieure formée par la selle turcique. Sur les parois latérales se trouve la gouttière caverneuse. En haut et en avant, la paroi latérale répond au canal du nerf optique.

La muqueuse est mince, peu vasculaire, mais riche en filets nerveux.

Sinus ethmoïdaux. — Ce ne sont point des dilatations osseuses comme les autres sinus; ce sont des portions cellulaires résultant de cellules osseuses variables au point de vue de la forme, du nombre et de la situation.

Nous avons déjà indiqué les rapports des cellules ethmoïdales antérieures avec le sinus frontal et le canal fronto-nasal, mais toutes les cellules antérieures ne s'ouvrent pas à ce niveau. En effet, entre la bulle ethmoïdale et la ligne d'insertion du cornet moyen, il existe une petite gouttière dans laquelle se trouvent plusieurs orifices de cellules ethmoïdales et parmi eux celui de la bulle ethmoïdale.

En somme, d'après Ranglaret, le méat moyen se subdivise en deux méats secondaires ou gouttières séparées par la bulle ethmoïdale, et formant un V ouvert en arrière. La gouttière inférieure reçoit le sinus maxillaire, le sinus frontal et un groupe de cellules ethmoïdales antérieures.

La gouttière supérieure reçoit le deuxième groupe des cellules ethmoïdales antérieures. La suppuration de ce deuxième groupe dépendant de la bulle ethmoïdale est, grâce à sa situation, plus facile à guérir que celle du groupe plus antérieur.

Quant aux cellules ethmoïdales postérieures, elles s'ouvrent dans la partie moyenne du méat supérieur, et ce méat est d'autant plus large que les cellules sont plus petites.

Les cellules ethmoïdales ont des rapports importants avec la cavité orbitaire, et leur inflammation peut ainsi envahir facilement l'organe visuel. En effet, du côté orbitaire, les cellules sont terminées par une lame très mince, et l'on verra plus tard que l'effondrement de la lame papyracée est une méthode de traitement des sinusites ethmoïdales.

Les cellules contractent aussi des rapports avec l'encéphale; il sera bon de s'en souvenir dans les interventions sur le sinus frontal et sur le groupe antérieur de l'ethmoïde.

Le cadre de cet ouvrage ne nous permet pas d'entrer dans des descriptions anatomiques détaillées. Nous nous contenterons donc de renvoyer le lecteur à l'important mémoire publié par MOURET, sur l'anatomie des cellules ethmoïdales, dans la *Revue de Laryngologie*, de MOURE, en 1898, page 913. Il trouvera dans ce travail une description très précise, avec planche explicative.

On consultera avec fruit également les divers travaux du même auteur, publiés sur ce sujet à la Société française de Laryngologie en 1901 et 1902.

MUQUEUSE NASALE

La muqueuse de revêtement se continue avec le revêtement cutané, ce dernier pénétrant à une certaine profondeur dans l'orifice antérieur des fosses nasales. Aussi cet orifice est-il le siège de maladies analogues à celles de la peau. La muqueuse adhère à tout le squelette osseux et cartilagineux par une couche profonde et fibreuse qui suit tous les contours et envoie des prolongements dans toutes les cavités accessoires. Il existe une couche superficielle renfermant les glandes et les vaisseaux.

La muqueuse pituitaire, par ses fonctions physiologiques, se divise en deux régions. La région supérieure *olfactive* occupe toute la partie supérieure des fosses nasales. Le bord du cornet moyen forme sa limite inférieure. La région inférieure *respiratoire* tapisse toute la partie nasale basse à partir du bord du cornet moyen.

La muqueuse olfactive est plus ou moins pigmentée en jaune ou en brun. Sa surface n'est pas totalement olfactive, car elle présente çà et là des points de revêtement non olfactifs (KLEIN). Les cils vibratiles font défaut sur les véritables points répondant aux expansions terminales du nerf préposé à l'olfaction.

D'après les recherches de A. von BRUNN, la pigmentation de la région considérée par tout le monde comme olfactive ne coïnciderait pas d'une façon exacte avec la distribution de l'épithélium olfactif. La limite de la région ne pourrait bien se distinguer qu'au microscope. Aussi von BRUNN, contrairement à ce que l'on croyait jusqu'ici, affirme que le cornet supérieur seul est revêtu par la muqueuse proprement olfactive ; cette muqueuse serait donc située sur la voûte des fosses nasales, à la partie la plus éloignée des narines.

Nous résumons ici, en grande partie, suivant TESTUT, la structure de la pituitaire.

La pituitaire est formée, en premier lieu, d'une couche profonde, *chorion* formé de tissu conjonctif et de fibres élastiques fines et onduleuses.

On y trouve çà et là des infiltrations de tissu adénoïde formant en quelques points, et surtout dans la zone respiratoire, de véritables follicules.

Dans cette même zone, le chorion supporte une membrane basilaire qui cesse au niveau de la région olfactive. Les glandes sont du type mixte et composées de cellules claires mucipares et de cellules granuleuses intercalaires sous la forme de croissants de GIANUZZI (RENAUT).

D'après CRESWELL BABER, au milieu de la fente olfactive, près de l'extrémité antérieure du cornet moyen, la muqueuse du septum forme une saillie due à une accumulation glandulaire. C'est le *tubercule de la cloison*.

Dans les points les plus épais de la pituitaire, on trouve, entre les glandes, des fibres musculaires lisses.

En second lieu, la pituitaire présente un revêtement épithélial qui comprend :

1° Des *cellules épithéliales proprement dites*, cylindriques, à plateau et cils vibratiles, implantées perpendiculairement sur le chorion muqueux et ordonnées en palissade (RENAUT). Elles sont pourvues d'un prolongement ramifié qui descend vers la membrane basale. Chez l'homme, dans la région olfactive, les cils vibratiles disparaissent. De nombreuses cellules caliciformes s'intercalent entre les cellules épithéliales, principalement dans la zone respiratoire ;

2° Les *cellules basales*, situées sous les précédentes, affectent la forme ronde ou ovalaire et, par leurs prolongements, elles forment ensemble un vaste réseau sans relation directe avec les éléments nerveux ;

3° Les *cellules olfactives* (neurones olfactifs périphériques), dites *cellules de Schultze*, constituent les éléments sensoriels de la pituitaire. Elles se mélangent avec les cellules épithéliales de la zone olfactive. Leur noyau arrondi est situé assez bas dans un étage inférieur à celui des noyaux ovoïdes des cellules épithéliales.

La cellule olfactive est fusiforme ; elle pousse en haut un prolongement périphérique assez gros et terminé à la surface par un ou plusieurs cils vibratiles. Le prolongement central se dirige vers le chorion, il présente de loin en loin des renflements ovoïdes et va se continuer avec l'une des fibres qui constituent les filets olfactifs.

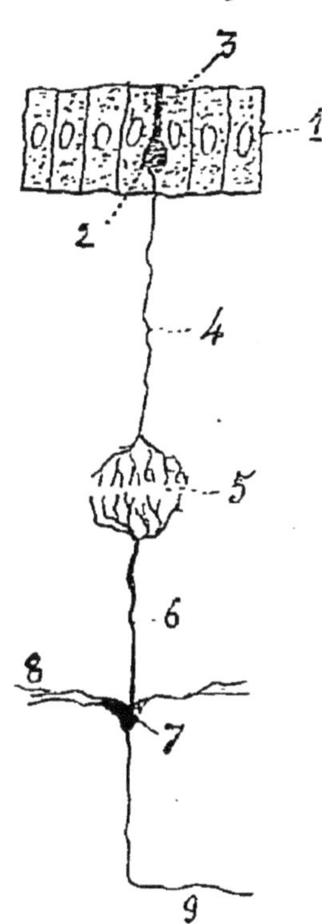

Fig. 4. — Schéma représentant les relations du neurone olfactif périphérique avec le neurone central. Croquis d'après une planche du *Traité* de Testut.
1, muqueuse olfactive ; 2, cellule olfactive périphérique avec : 3, son prolongement périphérique ; 4, son prolongement central ; 7, cellule mitrale, avec : 6, son prolongement protoplasmique ; 9, son prolongement cylindraxile ; 5, glomérule olfactif, où entrent en relation l'arborisation cylindraxile du neurone périphérique et l'arborisation protoplasmique du neurone central ; 8, prolongements transversaux des cellules mitrales.

La figure 4 ci-jointe, dessinée d'après une planche de Testut, indique mieux que toute description les relations qui existent entre le neurone périphérique et le neurone central.

Artères. — Le système artériel du nez est formé de trois réseaux principaux : un réseau profond appartenant au périoste, un réseau moyen siégeant dans la portion moyenne du chorion muqueux et enfin un réseau superficiel qui chemine sous l'épithélium ou mieux au-dessous de la membrane basale.

Ce système d'irrigation est très riche et ses origines varient beaucoup suivant les divers territoires de la région. Nous renvoyons aux traités d'anatomie pour leur étude minutieuse qui peut se résumer ainsi :

L'artère *sphéno-palatine*, branche terminale de la maxillaire interne, qui arrive à la pituitaire par le trou sphéno-palatin. Elle fournit aussitôt deux rameaux : l'artère *naso-palatine* (cloison et une portion de la fente olfactive), l'artère *nasale postérieure* (partie externe de la région respiratoire du nez et partiellement les cavités accessoires).

L'artère *nasale antérieure* qui s'anastomose avec la sphéno-palatine et la nasale externe (vestibule, partie antérieure de la cloison et cornet inférieur).

Les artères *ethmoïdales antérieures et postérieures*, émanées de l'ophtalmique (sinus ethmoïdaux et frontaux et une partie de la région olfactive) fournissent des anastomoses à la nasale postérieure.

Au niveau du canal lacrymal, on trouve un réseau qui relie les artères angulaire, sous-orbitaire et ophtalmique avec la nasale postérieure.

Veines. — Le réseau veineux provient des capillaires et des corps caverneux. D'après ZUCKERKANDL, il forme les groupes suivants :

Plexus nasal externe.

Veines ethmoïdales antérieures et postérieures (longeant la cavité crânienne);

Veines pharyngiennes (voile et pharynx);

Veines sphéno-palatines (au niveau de la fosse ptérygo-palatine);

Enfin des rameaux veineux traversant la lame criblée pour se rendre vers la bandelette olfactive et vers le lobe frontal.

Les réseaux sanguins de la pituitaire forment principalement sur les cornets moyen et inférieur, surtout sur ce dernier, de véritables dilatations vasculaires d'autant plus larges qu'elles approchent des parties profondes. Il s'agit d'une sorte de tissu caverneux; plexus veineux ou cavités érectiles, la question n'est pas tranchée. Quelques auteurs admettent même l'existence de *nervi erigentes*. Il est certain que les vaisseaux de cette région présentent une double couche musculaire importante, circulaire et longitudinale, qui explique la turgescence active ou simili-érection intermittente des cornets bien connue en pathologie nasale. Certains ont même signalé l'érection concomitante des cornets pendant le coït. Cette érection intermittente des cornets est nettement réductible par des attouchements à la cocaïne et surtout à l'adrénaline. Cette action est couramment mise à profit par les rhinologistes pour l'examen approfondi des fosses nasales.

Lymphatiques. — L'étude de ces vaisseaux est très importante, car elle nous indique d'une manière précise, géographique pour ainsi dire, les régions nasales affectées sur lesquelles doit se porter plus spécialement l'attention du clinicien.

Les lymphatiques du nez et des fosses nasales et leurs aboutissants ganglionnaires ont été très bien décrits par Most, Cunéo et par Marc André (Thèse de Paris, 1905).

Gellé a fort bien résumé la question dans son *Rapport sur les adénopathies dans les affections des fosses nasales et du rhino-pharynx* (Soc. fr. de Laryng. Paris 1905). Suivant lui, le réseau lymphatique pituitaire est un système parfaitement clos. Il est superficiel et superposé au réseau vasculaire sanguin. Il forme deux territoires : l'un, correspondant à la zone respiratoire, l'autre, à la zone pituitaire olfactive. Le réseau olfactif est superposable à celui qu'on obtient en injectant les lymphatiques par voie méningée.

Les deux territoires communiquent entre eux vers le vestibule et vers les choanes. Ils communiquent également avec le réseau cutané du nez et de la face.

Les lymphatiques des fosses nasales ont deux voies efférentes :

L'une *antérieure*, peu importante, mais d'observation clinique courante. Elle nous conduit aux trois groupes *parotidien*, *sous-maxillaire* et *sus-hyoïdien;* puis aux ganglions *géniens*, nodules interrupteurs d'après Cunéo, et finalement aux ganglions *cervicaux profonds*.

L'autre voie *postérieure* est anatomiquement plus importante. Les collecteurs supérieurs se divisent en trois pédicules qui se rendent dans :

1° Le ganglion *pharyngien rétrolatéral* (accessoirement

dans le ganglion supérieur de la chaîne de la jugulaire interne et dans les nodules au-dessous de la trompe);

2° Le ganglion *sous-digastrique* de la chaîne cervicale profonde;

3° Le ganglion de la chaîne jugulaire interne.

Les troncs du cavum se rendent dans les ganglions rétropharyngiens. Ceux des sinus, d'après André, vont aux ganglions pharyngiens et carotidiens. La communication des espaces sous-arachnoïdiens du cerveau avec les lymphatiques de la pituitaire explique les accidents méningés après certaines interventions au-dessus de la fente olfactive. Elle donne aussi la clé de la propagation de la tuberculose aux méninges.

Nerfs. — Les *nerfs* sont de deux ordres : les nerfs de sensibilité générale et les nerfs de sensibilité spéciale.

D'après Testut, les nerfs de *sensibilité générale* sont formés par cinq branches provenant du trijumeau. Ce sont :

1° Le nasal interne, branche de l'ophtalmique, destiné à la partie antérieure de la muqueuse (paroi interne et externe);

2° Le sphéno-palatin interne et le sphéno-palatin externe (branches du ganglion de Meckel) innervant le premier la cloison, le second les deux cornets supérieurs;

3° Le nasal postérieur, rameau du palatin antérieur, destiné au cornet inférieur;

4° Le ptérygo-palatin (branche postérieure du ganglion de Meckel), qui se rend à la partie supéro-postérieure de la pituitaire, au voisinage de la trompe d'Eustache. Les filets nerveux se terminent, soit dans le chorion muqueux, soit dans la couche épithéliale. Dans la région olfactive, les terminaisons inter-épithéliales se trouvent au voisinage des cellules olfactives.

Les nerfs de *sensibilité spéciale* émanés de l'olfactif, traversent les trous de la lame criblée et se rendent sur les parois interne et externe de la région supérieure ou olfactive de la pituitaire. Les fibres olfactives pénètrent dans le chorion, couchées parallèlement à la surface de la muqueuse, elles se redressent ensuite en traversant la membrane vitrée et arrivent au niveau de l'épithélium où elles se continuent avec le prolongement central des cellules de Schultze. Le fait a été bien démontré par les histologistes modernes, Ramon y Cajal, van Gehuchten, etc.

D'après Brunn, cité par Collet, la zone olfactive, colorée en jaune, est très peu étendue; elle ne serait que de 250 millimètres carrés, occupant seulement une partie du cornet supérieur et de la région de la cloison située en face de lui.

PHARYNX NASAL

Le pharynx nasal est la partie supérieure du vestibule commun aux voies respiratoires et digestives. Haut de 2 à 3 centimètres, il a une largeur de 3 centimètres environ. La paroi supérieure ou *voûte* est oblique en bas et en arrière; elle rejoint la paroi postérieure qui, à son tour, se continue avec le pharynx buccal à la hauteur du voile du palais. Le pharynx nasal est limité en haut par l'apophyse basilaire.

La paroi latérale du pharynx présente l'*orifice tubaire* de la trompe d'Eustache. Cet orifice, en forme d'entonnoir, se dirige en arrière et en dehors. Le pavillon de la trompe a 8 millimètres de hauteur sur 5 millimètres de largeur. Il se continue en bas et en arrière par un bourrelet, le *pli salpingo-pharyngé*. Le repli antérieur est moins accusé ; il vient s'éteindre vers le bord inférieur de l'orifice nasal postérieur ; c'est le *pli salpingo-palatin*.

L'orifice tubaire est situé à 10 ou 15 millimètres de l'extrémité postérieure du cornet inférieur et à la même hauteur que ce dernier. Entre le bourrelet postérieur de l'orifice tubaire et la paroi postérieure du pharynx existe une dépression, *fossette de Rosenmüller*, plus large en haut qu'en bas.

La paroi antérieure présente les deux orifices postérieurs ovalaires des fosses nasales ou *choanes*, séparés par la cloison à bord tranchant et concave de haut en bas. La cloison est plus épaisse aux deux extrémités. Son bord n'a pas toujours une direction verticale (Pl. IV).

Le *voile du palais* forme la partie inférieure mobile du pharynx nasal. A la partie médiane, on aperçoit la luette, et, sur les parties latérales, prennent naissance les piliers postérieurs. Pendant la déglutition, le voile du palais devient horizontal, tendu par le péristaphylin interne. Les piliers postérieurs, mus par le pharyngo-staphylin, se rapprochent en se portant vers la ligne médiane pour fermer l'isthme pharyngo-nasal. L'occlusion du pharynx est complétée par la formation, sur sa paroi postérieure, du bourrelet horizontal de Passavant. Au même moment le péristaphylin externe ouvre la trompe et met la caisse du tympan en rapport avec la cavité naso-pharyngée.

Structure. — Nous résumerons brièvement ici la description donnée par notre savant et affectionné maître le professeur Renaut, dans la thèse de M. J. Collet (*Tumeurs adénoïdes*. Thèse de Lyon, 1886) : Le pharynx nasal présente un épithélium cilié, sauf dans les points de la surface soumis à des frottements; à ce niveau l'épithélium revêt le type malpighien. Au sein de la muqueuse apparaît un système de tissu réticulé, semé de follicules lymphatiques, tapissant la voûte, la paroi postérieure, les fossettes de Rosenmüller et quelquefois même l'orifice de la trompe (*tonsille tubaire*). Cet amas lymphatique forme l'amygdale de Luschka ; il est constitué par des plis et des dépressions. Dans la partie médiane, se trouve une sorte de cul-de-sac que Tornwaldt a décrit sous le nom de *bourse pharyngée*. Ces plis, dans la partie profonde, sont composés de tissu fibreux. Le tissu conjonctif présente le type caverneux des ganglions lymphatiques. La couche profonde de l'épithélium cilié est toujours infiltrée de cellules lymphatiques en voie d'émigration vers la surface.

Les glandes de l'amygdale pharyngée sont très nombreuses; ce sont des glandes en grappes simples. Quelques-unes sont enfermées dans l'intumescence du tissu réticulé; mais la plus grande partie siège dans la partie fibreuse, au-dessous de la membrane limitante élastique. Leurs canaux, plus ou moins ampullaires, s'ouvrent dans les anfractuosités. C'est l'hypertrophie des plis et relèvements du tissu réticulé qui forme les *tumeurs adénoïdes*.

Les *artères* de la cavité naso-pharyngée proviennent de la pharyngée ascendante, de la palatine ascendante et de quelques branches de la maxillaire interne. Les *veines* aboutissent à la veine jugulaire interne.

Le ganglion rétro-pharyngé est l'aboutissant principal des vaisseaux lymphatiques. Les *nerfs sensitifs* sont fournis en haut par la cinquième paire et latéralement par des branches du pneumogastrique et du glosso-pharyngien.

PHYSIOLOGIE

Par ses modifications extérieures, le nez modifie l'expression de la face. Quant aux cavités nasales, elles sont appelées à jouer différents rôles que nous allons passer en revue.

Rôle respiratoire. — Normalement, l'air inspiré doit passer par les fosses nasales. La bouche n'intervient dans la respiration que dans les grands efforts. La voie ordinaire de l'air inspiré est la partie inférieure des fosses nasales, c'est-à dire toute la partie comprise au-dessous du cornet moyen.

Le nez a pour but de réchauffer l'air inspiré, de le décharger de ses poussières, et, en outre, de le saturer de vapeur d'eau; il lui donne, en un mot, toutes les qualités requises pour aborder les poumons.

L'air est réchauffé grâce au ralentissement du courant inspiratoire, dû à l'étroitesse relative de la cavité, étroitesse augmentée d'ailleurs par l'érection des cornets inférieurs. La multiplication des surfaces par les cornets est, en outre, un facteur important de l'élévation thermique. Macdonald, à l'aide d'un thermomètre placé dans un tube en T, a démontré expérimentalement que le nez tend à ramener l'air à une température voisine de celle du sang. L'air inspiré à + 12° s'élève à 35°, celui inspiré à + 42° s'abaisse à 33°. Les gens robustes obtiennent environ 2° de plus que les anémiques.

L'air se décharge de ses poussières, soit par l'intermédiaire des petits poils, ou vibrisses, qui tapissent l'orifice nasal antérieur, soit par l'action du mucus nasal. Les sécrétions nasales, en effet, sont d'autant plus noirâtres que le milieu respiratoire est plus chargé de poussières. De nombreux filets sensitifs jouent, à cet égard, un rôle protecteur en répondant par l'éternuement à l'introduction de poussières trop irritantes.

Le mucus nasal n'est pas seulement destiné à arrêter les poussières plus ou moins grossières, il forme aussi une barrière pour les germes nuisibles. MM. Wurtz et Lermoyez, frappés de l'absence de complications après les interventions nasales, ont reconnu au mucus nasal un pouvoir bactéricide. Ce mucus n'arrête pas seulement au passage les microbes de l'air, mais il les détruit sur place et prévient ainsi leur absorption par la voie nasale. Expérimentalement, ils ont démontré que le mucus nasal ensemencé avec le *B. anthracis* restait stérile. Le pouvoir bactéricide se fait sentir sur d'autres microbes, mais à des degrés variables.

Ces expériences, appuyées par celles de Piaget, de Thomson et Hewlet, ont été combattues par Park et Wright. Ces auteurs prétendent que le pouvoir bactéricide du mucus nasal est faible et tout à fait insuffisant pour prévenir une infection due à un apport de bacilles virulents dans une intervention opératoire.

En dehors de l'action mécanique de balayage par le mucus, la pituitaire intervient aussi par phagocytose, comme l'a démontré Viollet.

La multiplication des surfaces et les sécrétions constantes de la muqueuse permettent à l'air, même le plus sec, de se saturer de vapeur d'eau.

Cependant, d'après Bloch, la saturation de vapeur d'eau pour l'air inspiré ne serait pas complète, elle n'atteindrait que les 2/3 environ.

Macdonald a construit un appareil qui introduit dans le nez un certain volume d'air préalablement desséché sur le chlorure de calcium. Ce même air est récolté à la sortie du nez et desséché à nouveau, également sur du chlorure de calcium. Une simple pesée permet alors d'apprécier le degré de saturation. Les échanges gazeux entre l'air et le sang sont d'ailleurs proportionnés à la hauteur de la température de l'air inspiré.

L'érectilité des cornets favorise singulièrement les fonctions nasales. Elle atteint son maximum par les temps froids, afin d'augmenter les surfaces. En même temps les fonctions sécrétoires sont accrues et activent la sursaturation aqueuse.

Rôle olfactif. — La fonction olfactive est remplie par la partie supérieure des fosses nasales. Aussi, pour bien percevoir les odeurs, on active les courants d'air en flairant. Les ailes du nez s'affaissent alors et impriment à l'air une direction verticale vers la voûte nasale. Mais le courant d'air direct n'atteint jamais la région olfactive proprement dite, l'air et les poussières n'y peuvent pénétrer. Il n'en est plus de même des parfums qui, comme substances gazeuses, obéissent aux lois de la diffusion. Quant aux mauvaises odeurs, on peut les éviter en suspendant momentanément la respiration.

L'olfaction a lieu également dans les mouvements respiratoires, et certaines substances, introduites par la bouche, ne sont bien appréciées que par ce mécanisme. C'est à ce fait que l'olfaction doit ses rapports si intimes avec le sens du goût.

Les parfums agissent-ils en émettant des particules infiniment petites qui viennent se déposer sur la muqueuse olfactive? Rien ne le prouve. D'après Vaschide et van Melle, les nerfs olfactifs sont en tout semblables aux autres nefs sensoriels, et il est probable que, comme les nerfs sensibles de l'œil et de l'oreille, ils n'obéissent qu'à des excitations vibratoires.

La sécheresse de la muqueuse ou une sécrétion trop abondante rendent l'olfaction défectueuse ou même nulle. Les troubles olfactifs se mesurent au moyen d'un olfactomètre; les appareils de Zwaardemaker, de Reuter et de Grazzi sont les plus pratiques pour le clinicien.

Aronsohn et Werner ont étudié l'excitabilité électrique du nerf olfactif. Ils ont constaté, comme pour l'auditif, que la sensation est plus forte à la fermeture du pôle négatif et moins forte à l'ouverture du pôle positif.

Il est inutile d'insister sur le rôle important que jouent les aromes et les parfums dans la vie de l'homme.

Si l'odorat nous procure quelques satisfactions, il est aussi un organe de défense en nous permettant d'apprécier ou de reconnaître dans l'atmosphère l'existence d'odeurs ou gaz délétères dangereux pour la vie.

Combien de professions ne sont-elles pas tributaires de la fonction olfactive? En médecine même ne faisons-nous pas intervenir le sens olfactif dans le diagnostic de certaines affections. Les rhinologistes eux-mêmes ne portent-ils pas souvent un diagnostic par la simple appréciation des fétidités différentes que peuvent exhaler l'haleine ou les sécrétions nasales.

Rôle dans la phonation. — Les cavités nasales agissent

comme cavités de résonance pour les sons émis et, quand elles sont obstruées, la voix prend un timbre désagréable.

Nous pouvons ainsi reconnaître soit une obstruction permanente, *rhinolalie fermée*, causée par des végétations adénoïdes, des tumeurs ou des polypes du nez, une soudure du voile au pharynx, etc. ; soit une béance continue du bucco-pharynx, *rhinolalie ouverte*, provenant d'une paralysie du voile du palais, d'une perforation palatine ou d'une fente congénitale.

Rôle des cavités accessoires. — Le rôle de ces cavités est encore peu connu. Elles servent en premier lieu à diminuer le poids des os de la face. D'après COUETOUX, elles contribuent à réchauffer l'air inspiré. Elles seraient aussi des cavités de résonance.

CHAPITRE II

RHINOSCOPIE

RHINOSCOPIE ANTÉRIEURE

INSTRUMENTS NÉCESSAIRES POUR LA RHINOSCOPIE ANTÉRIEURE

Source de lumière. — Tout d'abord, une source lumineuse est indispensable pour permettre au regard de plonger dans les régions les plus reculées des fosses nasales. En effet, à l'heure actuelle, sauf la partie supérieure de la voûte, tout le nez est accessible à l'œil de l'observateur.

Une forte lampe à huile, à pétrole, ou mieux à gaz, est une excellente source de lumière. Il sera mieux néanmoins d'augmenter l'intensité lumineuse, en y adaptant un concentrateur (*fig.* 5).

Mais lorsqu'on se sert de fortes lampes à pétrole ou à gaz, le verre de la lampe doit être remplacé par un tube de mica, seul capable de résister à l'intensité de la chaleur.

Depuis un certain nombre d'années, on trouve dans le commerce un nouveau système de lampe à gaz, le bec Auer, dont la clarté rappelle celle de la lumière Drummond. Cet appareil est formé d'un bec Bunsen qui porte à l'incandescence un manchon de gaze imprégnée d'oxydes métalliques. La fragilité du manchon est la seule objection à faire à cet appareil. Il est bon de savoir, pour ceux qui n'ont pas d'installation au gaz, que le manchon Auer peut s'adapter également à des lampes spéciales à pétrole ou à alcool. Enfin, Lichtwitz recommande chaudement l'éclairage à l'acétylène, il trouve ce mode d'éclairage parfait pour les cliniques spéciales.

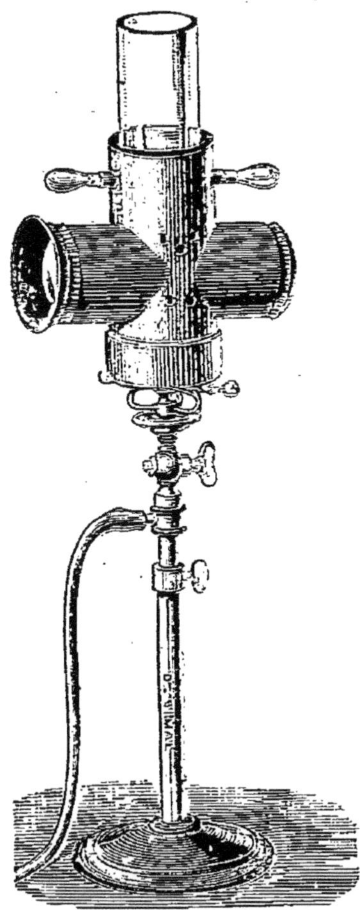

Fig. 5. — Lampe d'examen munie d'un concentrateur de lumière.

Un de nos anciens élèves, M. Gelin, a fait construire à Lyon, il y a six ou sept ans, un miroir de Clar métallique auquel il a adapté un bec à acétylène alimenté par un réservoir de lampe de bicyclette. C'est un appareil très portatif qui peut rendre des services. Tout récemment M. Sébileau a fait connaître un appareil identique imaginé par le Dr Delpech.

La lumière solaire est, sans aucun doute, celle qui conserve le mieux aux tissus leur véritable coloration ; mais elle peut manquer souvent et ne peut être employée avec avantage qu'au moyen d'un héliostat. A défaut de ce dernier, médecin et malade seraient obligés de changer de position à chaque instant.

En France, on a abandonné la lumière directe pour la remplacer par la lumière réfléchie. La lampe est placée à la droite ou à la gauche du malade ; l'opérateur reçoit les rayons lumineux sur un miroir concave percé au centre, et les projette ensuite dans les fosses nasales. Le meilleur miroir frontal est celui de Stoerk ; il a 10 centimètres de diamètre et se monte à genouillère sur un bandeau frontal (*fig.* 6).

Le bandeau frontal est ordinairement formé d'un galon d'étoffe ou ruban de 2 centimètres 1/2 environ de hauteur et muni d'une boucle de serrage pour l'adapter à la mesure de chacun. On l'a remplacé par une bande métallique flexible, se repliant au besoin à charnière; il se place d'avant en arrière, du front à la nuque, comme dans la figure 7. Mais le meilleur bandeau, à notre avis, est le bandeau de caoutchouc durci, spécialement conformé pour la tête de chaque opérateur. Il se place comme une couronne et n'exerce aucune pression désagréable. Il ne se ternit pas comme le bandeau d'étoffe et se lave facilement. On fabrique aussi un modèle muni d'une coulisse avec vis de pression, qui permet d'augmenter ou diminuer à volonté le diamètre et qui peut ainsi servir à plusieurs personnes.

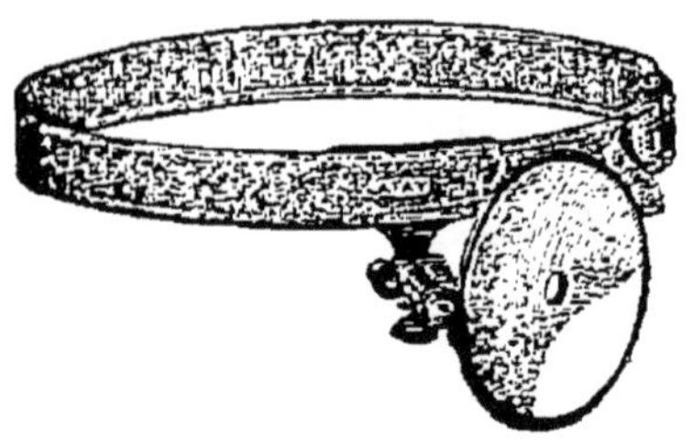

FIG. 6. — Miroir frontal avec son bandeau.

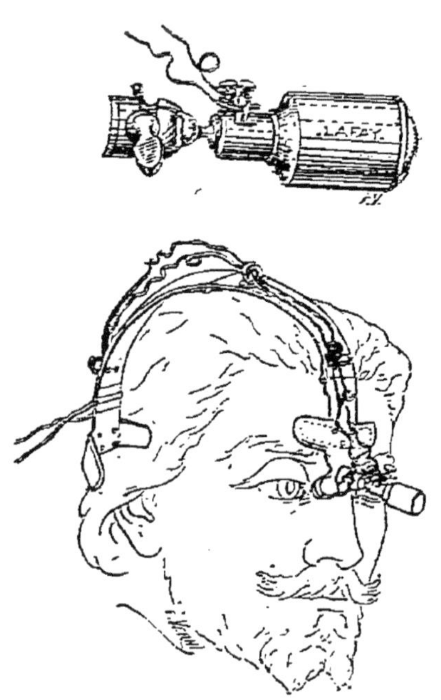

FIG. 7. — Photophore électrique.

Au début, on éprouvera quelque difficulté à bien diriger le faisceau lumineux dans la cavité nasale. Nous conseillons alors de s'habituer à bien éclairer la cavité en ne se servant que de l'œil placé derrière le miroir; on n'ouvre l'autre œil que lorsqu'on est arrivé à bien diriger la lumière. La vue binoculaire est, bien entendu, indispensable, surtout pour les interventions, car elle seule permet de se rendre un compte exact de la profondeur à laquelle pénètrent les instruments.

Pour les spécialistes appelés à pratiquer tous les jours des examens du nez, de la gorge ou des oreilles, la lumière électrique est la seule réellement pratique. C'est celle que nous avons adoptée exclusivement. Elle nous donne une lumière blanche, sans chaleur. L'observateur porte la source lumineuse sur le front et n'a plus à s'occuper des mouvements du malade, avantage inappréciable pour les examens sur de jeunes enfants, ou pour les examens à pratiquer au lit du malade.

La lumière électrique s'emploie sous la forme d'une petite lampe à incandescence enfermée entre un miroir concave et une lentille plan-convexe. Le premier appareil de ce genre est le photophore de Hélot et Trouvé. Ce photophore est trop lourd et les rayons lumineux ne sont pas dans le même axe que les rayons visuels. Ces deux défauts ont été corrigés par d'autres fabricants, et l'on construit maintenant des appareils beaucoup plus légers et moins volumineux (*fig.* 7).

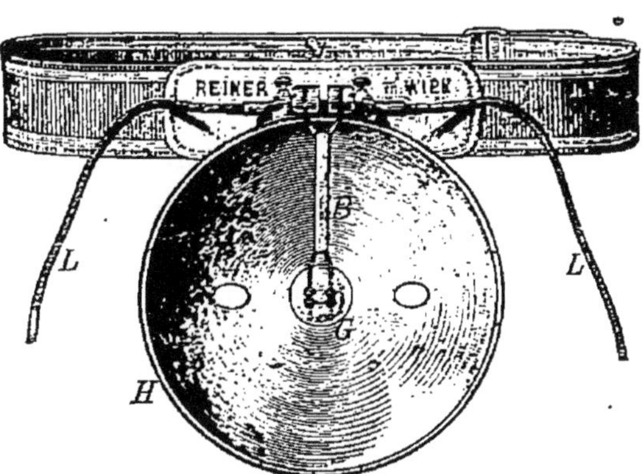

Fig. 8. — Miroir de Clar.

Depuis 1895, nous avons eu le bonheur de mettre la main sur un appareil très précieux, qui nous donne entière satisfaction. C'est le miroir de Clar, de Vienne (*fig.* 8). C'est actuellement l'appareil le plus couramment employé par les spécialistes.

Ce miroir à foyer relativement court est beaucoup plus

concave que les réflecteurs laryngoscopiques ordinaires. Il est percé de deux trous ovales pratiqués à l'écartement normal des yeux. Il se place, par conséquent, sur le milieu du front à l'aide d'un bandeau (*fig.* 6). Un levier mobile porte une lampe à incandescence et se rabat au centre du miroir à une distance variable, suivant que l'on désire une surface lumineuse plus ou moins étendue (*fig.* 7).

Pour obtenir un éclairage parfait, il est bon de réduire cette surface à un diamètre de 3 ou 4 centimètres. Il faut aussi régler la position de la lampe en avant du miroir, de manière qu'elle se trouve exactement sur la même ligne que les deux trous du miroir. La lampe placée au-dessus ou au-dessous de cette ligne produirait des ombres nuisibles résultant du défaut de parallélisme entre les yeux et les rayons lumineux.

On a également construit des miroirs analogues, mais paraboliques ; nous n'avons pas eu l'occasion de nous en servir.

Reste à savoir comment nous alimenterons notre petite lampe électrique.

Deux cas peuvent se présenter. S'il s'agit de l'éclairage dans la salle de consultation, on se servira de petites lampes de 8 à 12 volts que l'on alimentera, soit par une lampe de 25 bougies en tension, soit par une batterie de 4 à 6 accumulateurs chargés par le courant *continu* d'une station centrale. Si, au contraire, on doit examiner le malade à domicile, on se contentera de petites lampes de 4 volts seulement ; mais, dans ce cas, on se servira de lampes M. S. à filament métallique (genre Tantale ou Osram) qui, même à ce faible voltage, répandent une clarté plus vive que les lampes ordinaires de 8 à 12 volts. Ces lampes M. S. de 4 volts sont facilement alimentées par une petite batterie d'accumulateurs de deux éléments de capacité minime. Surtout on évitera à tout prix les piles sèches, elles sont toujours épuisées le jour où l'on désire s'en servir.

Comme aujourd'hui l'éclairage électrique domestique est de plus en plus répandu, on a la ressource de se servir d'appareils qu'il suffit de greffer sur la douille d'une lampe ou sur une prise de courant.

Le mode le plus pratique d'utiliser le courant d'une station centrale (que le courant soit continu ou alternatif, peu importe) est de brancher la lampe du miroir frontal de telle manière qu'elle se trouve en tension sur une lampe ordinaire. Nous avons construit, pour notre usage, un appareil fort simple et de beaucoup le plus économique (*fig.* 9). Il consiste en une petite planchette sur laquelle on fixe une lampe de 110 ou 220 volts suivant la tension de la station centrale. La prise de courant P, par l'un de ses fils, apporte le courant à la borne H. De là le courant se rend, suivant la ligne pointillée, dans le filament de la lampe A pour aboutir ensuite à la borne D. Puis il se dirige vers la petite lampe B qu'il traverse, il gagne les bornes O et C sans contracter le moindre rapport avec la lampe A et enfin retourne à son point de départ. Quand les bornes sont à découvert, il est prudent, pour éviter les décharges électriques, de ne fixer la prise de courant qu'après avoir organisé l'appareil.

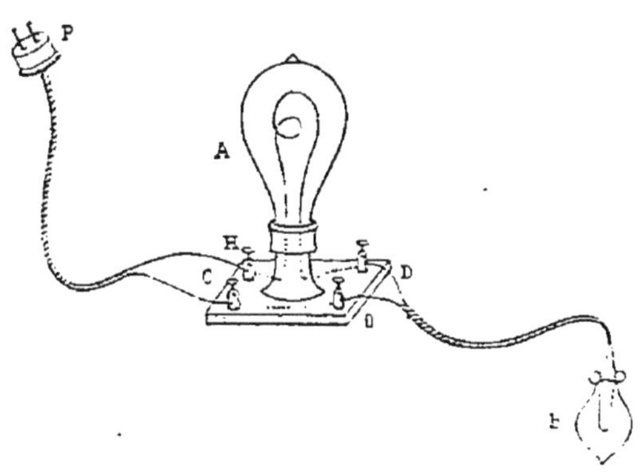

FIG. 9. — Petit appareil simple pour endoscopie au moyen d'une lampe en tension.

C'est le procédé le plus simple pour l'utilisation directe du courant de ville; mais, pour le bien mettre au point, quelques détails sont indispensables. On doit savoir que si l'on veut obtenir une incandescence convenable de la petite lampe B, il faut que la lampe A réclame pour briller une intensité électrique ou mieux un ampérage égal à celui demandé par la petite lampe. Les lampes ordinaires de 8 à 10 volts exigent 0,7 à 0,8 d'ampère pour briller de tout leur éclat; la grosse lampe A devra donc être aussi d'une consommation équivalente, sinon supérieure; on choisira une lampe de 25 bougies que l'on emportera chez le malade, ce modèle étant d'un emploi peu courant. A l'heure actuelle, grâce aux nouvelles lampes M. S. de 4 volts, il sera inutile de se munir d'une grosse lampe spéciale. Il suffira de placer sur la planchette une lampe ordinaire de 16 bougies pour que la lampe M. S. donne une belle lumière sans courir le risque d'être brûlée. Ces deux ampoules ont en effet la même consommation électrique, soit 0,35 d'ampère, et s'équilibrent parfaitement.

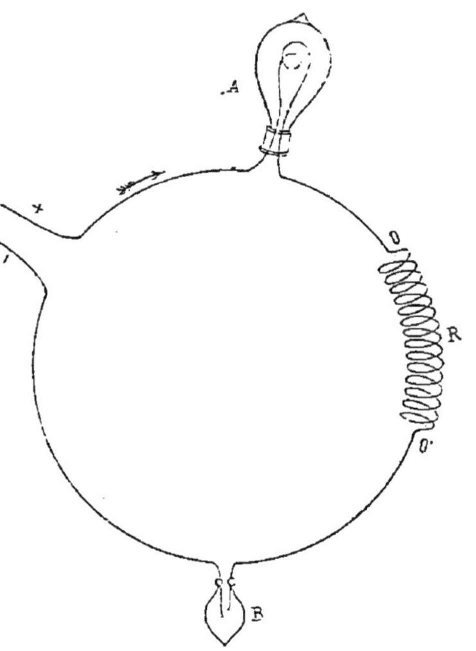

Fig. 10. — Schéma d'installation pour endoscopie en tension sur courant de ville avec rhéostat.

Si l'on désire toutefois une instrumentation plus précise, on organisera un appareil basé sur le principe du schéma de la figure 10. C'est la représentation du système adopté par les fabricants dans la plupart des tableaux électriques. Ici encore nous n'avons pas à nous inquiéter de savoir si le courant du secteur est continu ou alternatif.

D'après ce schéma, on voit que ce nouveau dispositif ne diffère du premier que par un rhéostat R intercalé sur le circuit. Nous avons disposé la figure sous la forme d'une boucle qui permet de mieux saisir le fonctionnement. Le courant pénètre en +, traverse la lampe A de 110 ou 220 volts, par O il arrive au rhéostat R dont il franchira, suivant les besoins, un plus ou moins grand nombre de spires avant de sortir en O′ pour passer par la petite ampoule B et retourner en — à la station centrale.

Nous pouvons comparer nos deux ampoules électriques aux deux plateaux d'une balance et le rhéostat aux poids à ajouter ou retrancher pour parfaire l'équilibre. Pour qu'il y ait équilibre entre les deux lampes, il faut qu'elles soient traversées par une quantité électrique égale. Si la petite lampe exige une unité pour donner une belle incandescence, il faut que la grosse lampe A laisse passer cette unité. Dans ce cas, la petite ampoule brille convenablement, et le courant peut franchir de O en O′ sans passer par le rhéostat. Mais supposons que la lampe A soit faite pour laisser passer nne unité 1/4, nous devrons alors, entre O et O′, intercaler dans le circuit un nombre suffisant de spires pour faire obstacle au passage du quart d'unité complémentaire qui serait nuisible pour le filament de la lampe B. A cet effet, le point O′ devient un curseur pouvant prendre toutes les positions intermédiaires de O à O′ sur le rhéostat.

On nous pardonnera d'entrer dans de tels détails présentés d'une manière si peu scientifique. Nous avons omis à dessein de parler du voltage pour ne pas embrouiller la question et pour ne pas entraîner le lecteur dans les formules. On nous a si souvent demandé des explications sur ce point que nous nous sommes fait un devoir de donner une description un peu détaillée touchant une organisation qui est, pour ainsi dire, la base de tout appareil pour l'examen de la gorge et du nez. Les distributions d'énergie électrique se généralisent de plus en plus en tous pays, et beaucoup de praticiens non spécialisés sont heureux de pouvoir se construire sans peine et à peu de frais une petite installation essentiellement pratique, capable de leur rendre de nombreux services.

Ce n'est pas qu'on ne puisse trouver dans le commerce des appareils beaucoup plus parfaits. Il existe des douilles spéciales permettant de réunir les deux lampes en tension. Ces douilles sont munies de deux petites bornes pour recevoir les conducteurs du miroir frontal.

A côté de cela on trouve des transformateurs les uns pour courant continu, les autres pour courant alternatif. Ces transformateurs n'ont aucun avantage pour celui qui est appelé à opérer indifféremment sur des secteurs ne distribuant pas la même espèce de courant.

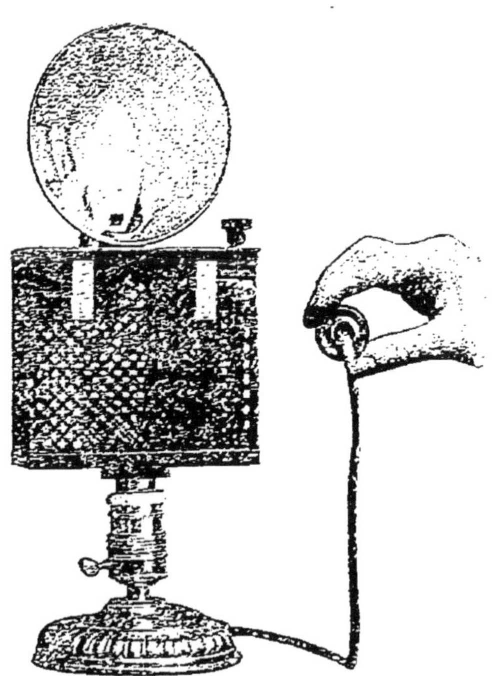

Fig. 11. — Appareil de J. Leiter pour endoscopie sur courant continu ou alternatif de 110 ou 220 volts.

A l'Exposition organisée à l'occasion du Cinquantenaire de la Laryngologie, à Vienne, en avril 1908, nous avons vu plusieurs instruments portatifs pour produire la petite lumière. L'un des plus pratiques, à notre avis, est celui de la maison J. Leiter. Il s'adapte sur le courant soit continu, soit alternatif, avec voltage de 110 ou 220 volts. Il alimente de petites lampes de voltage quelconque, et il est parfait pour celles de 2 à 4 volts. Nous nous en servons régulièrement dans les consultations en dehors de notre cabinet (*fig.* 11).

Nous reviendrons plus loin, au chapitre de Thérapeutique générale, sur l'agencement le plus convenable des appareils électriques pour l'utilisation du courant sous toutes ses formes : lumière, galvanocaustie, faradisation, massage, électrolyse, etc.

Une fois en possession d'une source de lumière suffisante, voyons avec quel instrument nous pourrons examiner le plus minutieusement la cavité nasale.

Spéculum Nasi. — Il nous faut un spéculum d'un maniement facile, ne provoquant aucune douleur par son application. On en a proposé un grand nombre. Qu'il nous suffise de citer les noms des principaux inventeurs : Duplay, Voltolini, Thudicum, Bosworth, Fraenkel, Delstanche, Moure, etc... Tous ces appareils sont bons entre les mains de leurs inventeurs. Quant à nous, après des essais multiples, nous avons fixé notre choix exclusif, sauf quelques rares exceptions, sur le spéculum de Duplay (*fig.* 12).

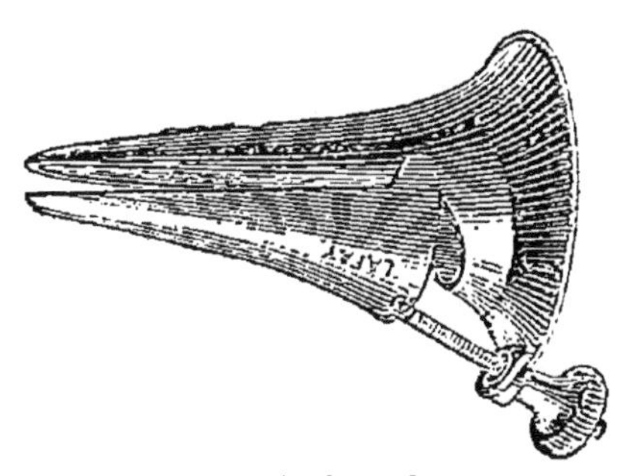

Fig. 12. — Spéculum de Duplay.

C'est un spéculum bivalve, qui s'introduit fermé avec la plus grande facilité et qui s'écarte rapidement par le jeu d'une simple vis.

Dans le cas où l'on aurait besoin d'un spéculum fenêtré, nous conseillerions le modèle de Fraenkel (*fig.* 13). Ce dernier modèle est avantageux lorsqu'il est nécessaire de retirer le spéculum après introduction d'un autre instrument devant rester en place dans le nez. Le spéculum de Duplay serait gênant dans cette circonstance, parce qu'il forme un anneau fermé et de diamètre limité. Par contre, les valves fenêtrées

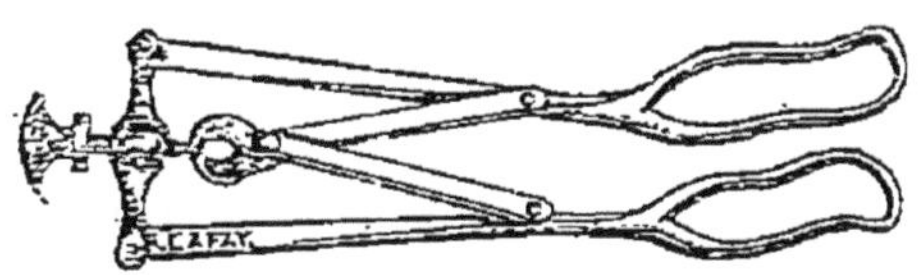

Fig. 13. — Spéculum de Fraenkel.

sont parfois nuisibles en ce qu'elles ne peuvent écarter les vibrisses de l'orifice nasal.

Nous devons parler aussi d'un spéculum capable de rester a demeure, sans être maintenu par la main de l'opérateur. On a un peu exagéré l'importance de cette question, car il est peu d'opérations nasales qui réclament les deux mains de l'opérateur, en dehors de toute application du spéculum.

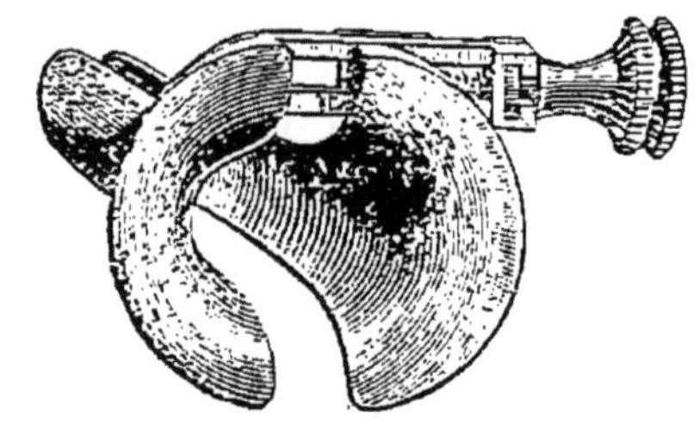
FIG. 14. — Spéculum de Moure.

CRESSWELL BABER a inventé un appareil très simple, en gros fil métallique, et fixé par un bandeau autour de la tête. Le spéculum de DELSTANCHE nous paraît moins pratique. MOURE a construit aussi un spéculum à écartement parallèle (*fig.* 14), destiné à rester à demeure.

Enfin, notre regretté ami MILSOM, de Marseille, a également adapté au spéculum de DUPLAY une tige à genouillère qui permet de retenir le spéculum en se servant du bandeau frontal ordinairement employé pour le miroir réflecteur.

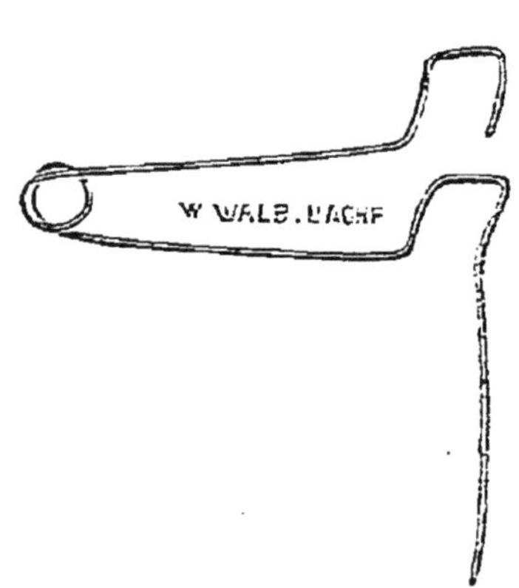

FIG. 15. — Spéculum W. Walb.

Lorsque nous voulons que le spéculum se maintienne de lui-même sans aide, nous nous servons du modèle imaginé par WILHELM WALB. Il a quelque analogie avec le blépharostat. Il entr'ouvre la fosse nasale de haut en bas et se maintient solidement en place par le fait d'un simple fil d'acier qui repose sur le menton. La figure 15 nous montre la forme de l'appareil, et sur la figure 16 on se rend compte de la manière dont se place ce spéculum d'un nouveau genre. Il est assez utile pour les interventions sur la cloison. Il faut un spéculum spécial pour chaque côté du nez.

Nous n'aurions garde d'oublier le spéculum de Zaufal, long tube noirci à l'intérieur, pénétrant dans toute la longueur de la fosse nasale, et permettant d'inspecter les trompes et le naso-pharynx. Ce spéculum est d'une application pénible et ne peut nullement remplacer la rhinoscopie postérieure, préférable à tous égards.

Rhinoscopie antérieure. — La rhinoscopie antérieure est facile à pratiquer; néanmoins elle réclame quelques précautions élémentaires si l'on veut en tirer le meilleur parti possible.

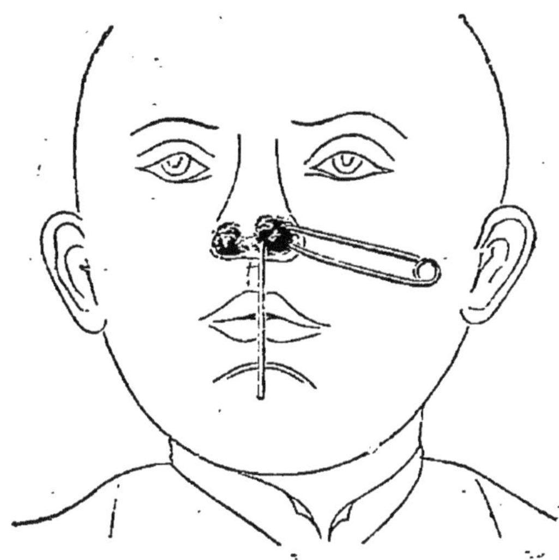

Fig. 16. — Spéculum W. Walb en place.

L'opérateur place d'abord le malade sur une chaise en face de lui. Il est inutile de donner un point d'appui à la tête. Le malade ne doit pas renverser fortement la tête, il doit la tenir presque droite avec une légère inclinaison en arrière. La lampe est placée à la droite ou à la gauche du patient, et l'opérateur s'arme de son miroir réflecteur, à moins qu'il ne préfère se servir exclusivement de l'éclairage électrique.

On désinfecte ensuite le spéculum en le passant sur un brûleur Bunsen; puis on le refroidit dans une solution phéniquée. Pour essuyer nos instruments, nous ne nous servons que de linge neuf coupé en petits carrés de 12 centimètres. Ces carrés sont ensuite jetés et détruits d'une façon définitive. Nous avons vu avec plaisir que MOLDENHAUER agissait de la même façon.

On prend alors le spéculum de la main gauche, on l'introduit délicatement dans la narine de bas en haut, puis on le relève dans la position horizontale. Suivant les cas, les valves sont placées latéralement ou de haut en bas ; on les écarte en imprimant à la vis un mouvement de rotation.

Une fois le spéculum placé, on dirige le faisceau lumineux dans l'axe de la cavité nasale. La tête étant dans une position à peu près horizontale, on aperçoit l'extrémité antérieure du cornet moyen et sa partie inférieure qui s'efface en fuyant en arrière. En dehors se présente le méat moyen sous la forme d'une fente plus ou moins entr'ouverte.

Si l'on redresse la tête fortement en arrière en abaissant un peu le spéculum et en jetant un regard de bas en haut, on suit encore mieux la face inférieure du cornet moyen, et l'on découvre la région antérieure de la voûte anguleuse du nez. En dedans, on aperçoit la partie supéro-interne de la cloison, et, en dehors, la partie de la paroi externe située en avant du méat moyen. On ne peut voir que par exception l'extrémité antérieure du cornet supérieur.

Pour compléter l'examen, il faut maintenant, en appuyant sur la tête du malade, la faire basculer en avant comme pour faire appuyer le menton sur la poitrine. Par un mouvement inverse, le spéculum est relevé énergiquement de bas en haut. A ce moment, le malade tend à relever la tête sous la pression du spéculum ; mais on maintient facilement la position première en pressant de la main droite sur la tête du malade.

On peut alors sans peine suivre le cornet inférieur dans toute sa longueur. On examine successivement les faces supérieure, interne et inférieure ; le méat inférieur lui-même est visible en grande partie. En dedans apparaît la cloison nasale, souvent munie d'un petit tubercule antérieur parfois très accusé. Entre le cornet et la cloison, est un espace vide, la cavité nasale, que l'on peut suivre jusqu'à la paroi postérieure du pharynx. Celle-ci se reconnaît facilement. Quelquefois elle est masquée par du mucus grisâtre que l'on peut prendre pour un polype muqueux ; mais on peut déplacer ce mucus en priant le malade de se moucher ou en détergeant la région à l'aide d'une tige porte-coton. On peut aussi confondre la paroi postérieure du pharynx avec une extrémité postérieure hypertrophiée du cornet inférieur. Le meilleur moyen d'éviter l'erreur est de faire prononcer *deux* plusieurs fois de suite. On distingue ainsi nettement les mouvements d'élévation du voile du palais, ce qui prouve qu'aucun obstacle ne siège antérieurement au voile. Si le cornet inférieur est petit ou même atrophié comme dans l'ozène, on est témoin des mouvements de l'orifice de la trompe d'Eustache coïncidant avec ceux du voile du palais. On peut aussi observer dans ces cas la formation du bourrelet de Passavant sur la paroi postérieure du pharynx.

L'examen nasal, tel que nous venons de le décrire, suppose une cavité normale. Or, ils ne sont point rares les cas où quelque obstacle s'oppose à une analyse aussi précise de toute la cavité nasale. Parmi les plus fréquents de ces obstacles, citons les déviations et les hypertrophies de la cloison. Citons aussi la turgescence du tissu érectile du cornet inférieur. Dans ce dernier cas, nous avons dans la cocaïne un adjuvant précieux pour l'examen. Cette substance agit non seulement sur les extrémités sensitives des nerfs, mais elle joue aussi, comme l'a démontré M. Arloing, un rôle vaso-constricteur. Il suffira donc de toucher le cornet inférieur dans toute sa longueur à l'aide d'une tige porte-coton trempée dans une solution de cocaïne à 10 0/0, pour voir la muqueuse s'affaisser sur le cornet et la cavité s'ouvrir largement en moins de deux ou trois minutes. Depuis quelques années nous n'employons jamais la cocaïne seule, lorsque nous voulons faire un examen approfondi des fosses nasales. Sans doute le badigeonnage à la cocaïne donnait déjà un champ assez vaste pour l'exploration. Nous obtenons actuellement une plus grande dilatation en ajoutant à la cocaïne, sur la tige porte-coton, deux gouttes de la solution d'adrénaline à 1 pour 1.000. Si l'on attend un temps suffisant, quelques minutes, on peut explorer largement cornets et méats dans toute leur longueur. On trouvera parfois au fond du méat moyen de petits polypes tout à fait invisibles avant l'application de l'anesthésique.

Cependant lorsqu'on se sert de cocaïne pour la première fois chez un malade, il est toujours bon de lui demander s'il a déjà subi des anesthésies locales avec cet anesthésique. On peut rencontrer certains sujets ayant une susceptibilité très grande pour la cocaïne et prenant même, sous son influence, des syncopes graves. Dans ce cas, il vaut mieux profiter de l'expérience d'autrui et ne pas provoquer de nouveaux accidents. D'ailleurs, la difficulté est facile à tourner, car actuellement nous avons à notre disposition d'autres anesthésiques non dangereux dont nous parlerons plus loin.

Si l'on a l'intention d'intervenir dans les fosses nasales, on doit savoir que l'adrénaline peut parfois donner lieu à des hémorragies secondaires. Il ne faut donc pas ajouter cette substance à la cocaïne lorsqu'on doit enlever des queues de cornet. Dans le cas d'hémorragies provenant de la partie antérieure de la cloison, si l'on a une cautérisation à faire sur les points vasculaires, on fera bien aussi de se contenter d'un badigeonnage à la cocaïne sans adrénaline, cette dernière faisant disparaître les points hémorragiques momentanément.

Dans un intéressant article sur l'antisepsie nasale, Lermoyez et Helme conseillent, pour aseptiser le porte-ouate, de le flamber après l'avoir préalablement trempé dans de l'alcool saturé d'acide borique.

Nous avons aussi l'habitude de flamber le porte-ouate au-dessus du brûleur Bunsen, mais sans nous servir d'alcool boriqué. Si le coton est phéniqué, il forme des tampons serrés et très adhérents qui supportent le contact de la flamme. On ne pourrait agir de même avec le coton boriqué qui s'enroule plus difficilement sur la tige porte-ouate.

Chez les sujets pusillanimes, on remplacera le badigeonnage par une courte pulvérisation de cocaïne à 2 ou 3 0/0.

Il existe parfois des obstacles pathologiques provenant soit de tumeurs, soit de sécrétions anormales. Ces dernières seront chassées par un lavage boriqué.

Il est des cas où l'introduction du spéculum est rendue impossible par le fait d'un rétrécissement cicatriciel de

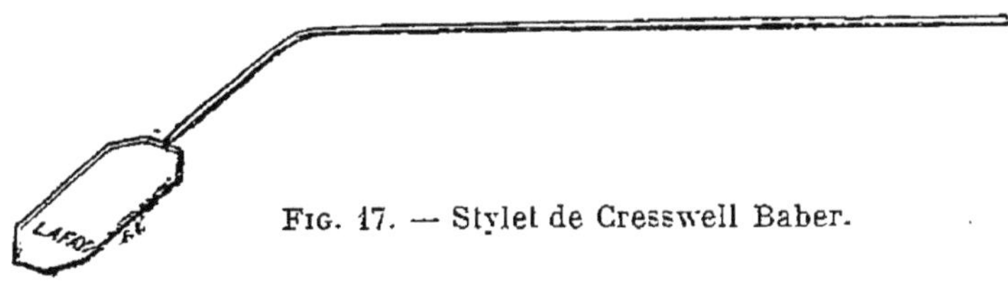

FIG. 17. — Stylet de Cresswell Baber.

l'orifice antérieur du nez ; il en est ainsi chez les malades affectés par exemple de lupus ou d'affections strumeuses de l'enfance.

Il ne suffit pas seulement d'examiner l'intérieur de la cavité nasale. L'examen doit être complété par l'introduction du stylet nasal, fine tige d'acier à extrémité mousse, et longue de 10 centimètres environ dans sa partie droite. En arrière, cette tige présente une partie coudée à 140° environ, et elle est munie d'une petite plaque mince de métal qui permet de la tenir solidement entre le pouce et l'index. Le stylet de CRESSWELL BABER est celui auquel nous donnons la préférence (*fig.* 17).

Ce stylet, bien désinfecté à la flamme, est introduit délicatement dans le nez. Il permet d'apprécier le degré de consistance du cornet inférieur et de voir si sa surface résiste ou si elle est dépressible.

On a imaginé d'autres procédés pour la rhinoscopie antérieure. WERTHEIM a construit un conchoscope ou tube métallique percé à son extrémité d'une fenêtre latérale. Au niveau de cette fenêtre, et dans l'intérieur du tube, est un petit miroir incliné à 45°, destiné à donner les images latérales du nez. Un simple miroir de métal poli, de très petit diamètre, remplira le même but. Cet examen des parois latérales n'a d'ailleurs que fort peu d'importance.

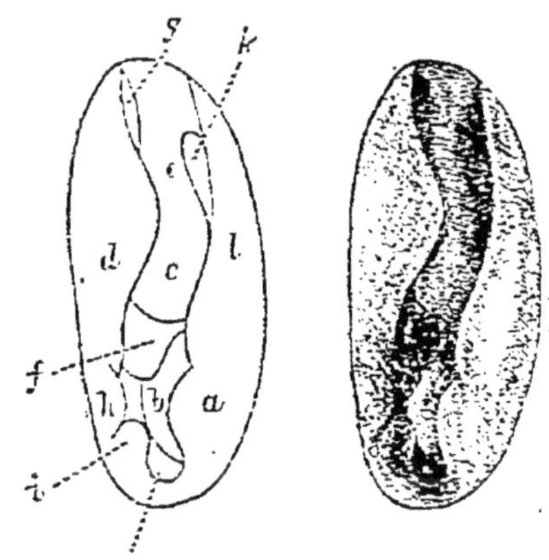

FIG. 18. — Vue rhinoscopique d'après Cresswel Baber.

a, extrémité antérieure affaissée du cornet inférieur; *b*, surface interne de ce cornet, vue en perspective et formant une saillie arrondie; *c*, bord antérieur du cornet moyen; *e*, coupe de l'insertion du cornet moyen: *d*, tubercule de la cloison; *f*, bord inférieur du cornet moyen, vu en perspective; *g*, fente olfactive; *k*, méat moyen; *h*, légère saillie profonde de la cloison; *i*, légère saillie située plus en arrière; *j*, méat inférieur par lequel on peut voir les mouvements du voile pendant la déglutition; *l*, insertion du cornet inférieur.

Nous devons une mention spéciale à l'appareil imaginé par VALENTIN et vulgarisé par COLLET. C'est un tube construit sur le principe du cystoscope; il permet d'inspecter la partie moyenne des fosses nasales et toute la cavité naso-pharyngée. Son diamètre étant de 4,5 millimètres, il n'est pas possible de l'appliquer chez tous les malades.

COZZOLINO, puis VOLTOLINI ont eu l'idée de pratiquer la rhinoscopie antérieure avec éclairage électrique postérieur. C'est ce que COZZOLINO appelle la *Rhino-pharyngo-tuboscopie directe par éclairage électrique postérieur*. A cet effet, une petite lampe à incandescence, montée sur une tige à courbure appropriée, est introduite par la bouche jusque dans le naso-pharynx, puis la rhinoscopie antérieure est faite à l'aide du spéculum. La lampe ne doit être éclairée que par intermittence pour ne pas brûler la muqueuse. Les applications de ce procédé sont relativement restreintes.

Maintenant que nous sommes armés pour la rhinoscopie antérieure, il sera bon de pouvoir inscrire sur l'observation du malade les différentes lésions observées. Nous avons adopté pour cela la figure schématique imaginée par Cresswel Baber (*fig.* 18). Cette figure représente l'image nasale telle qu'elle se présente entre les valves du spéculum. C'est, en somme, une ouverture ovoïde dans laquelle on retrouve toutes les grandes lignes que révèle la rhinoscopie antérieure. Nous reproduisons ici ce schéma sur lequel on peut, à l'aide de traits surajoutés, inscrire au crayon rouge les diverses lésions observées.

On trouve aussi, chez les divers fabricants d'instruments de chirurgie, des tampons de caoutchouc représentant les fosses nasales antérieures et postérieures. Ces tampons sont très commodes pour enregistrer les lésions du nez et leurs modifications aux différentes périodes du traitement d'une maladie.

RHINOSCOPIE POSTÉRIEURE

INSTRUMENTS NÉCESSAIRES POUR LA RHINOSCOPIE POSTÉRIEURE

La rhinoscopie postérieure a une importance considérable dans la pathologie nasale, mais elle réclame beaucoup plus d'habileté que la rhinoscopie antérieure, car on doit lutter contre les mouvements réflexes du voile du palais.

Pour mener à bien ce genre d'examen, l'instrumentation est peu compliquée ; un abaisse-langue et un miroir suffisent largement. On ne saurait apporter trop de soin dans le choix de l'abaisse-langue. Celui que nous avons adopté rappelle par sa forme celui de Trousseau, mais en diffère un peu par sa courbure. La spatule fait un angle presque droit avec le manche. Elle a une longueur de 8 centimètres et sa plus grande largeur ne dépasse guère 28 millimètres (*fig.* 19).

La longueur n'est pas indifférente, si l'on veut éviter de provoquer des réflexes. La courbure de la spatule doit se faire à 1 ou 2 centimètres seulement du manche, pour permettre à l'opérateur de maintenir l'instrument plus solidement en place.

Avant d'introduire l'abaisse-langue, on prie le malade

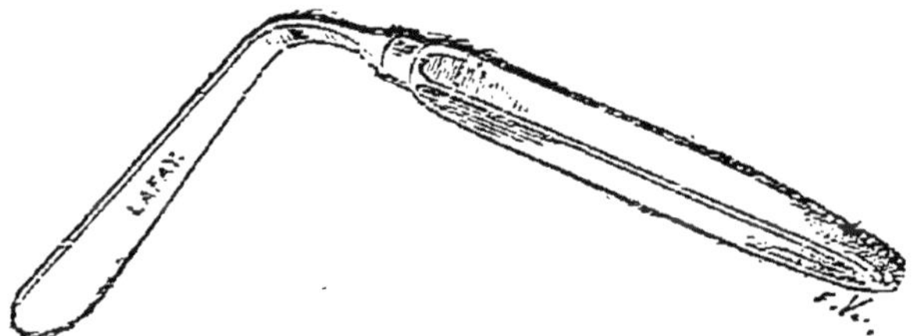

Fig. 19. — Abaisse-langue de Garel.

d'ouvrir la bouche très naturellement sans le moindre effort, pour obtenir la position verticale tombante du voile du palais. Le malade ne doit prononcer aucune voyelle; il relèverait aussitôt le voile plus ou moins en arrière et empêcherait l'introduction du miroir. Il est souvent difficile d'obtenir du voile une position convenable. Soit la crainte, soit l'excès de bonne volonté, tout semble porter le malade à exagérer les mouvements. Il a une tendance naturelle à tirer la langue hors de la bouche et à relever le voile par un effort. Pour mener à bien la rhinoscopie postérieure, nous croyons que c'est par elle que l'on doit commencer tout examen. On préparera l'abaisse-langue et le miroir rhinoscopique, et l'on se gardera d'introduire d'abord l'abaisse-langue seul pour examiner en premier lieu le pharynx, car lorsqu'on voudra ensuite introduire le miroir, le malade éprouvera une sorte d'appréhension qui l'empêchera de maintenir le voile en bonne position. On priera le malade d'ouvrir simplement la bouche sans lui dire quels mouvements il doit éviter. Si pourtant il était rebelle, on lui conseillerait d'ouvrir naturellement la bouche, comme s'il allait y introduire quelque aliment.

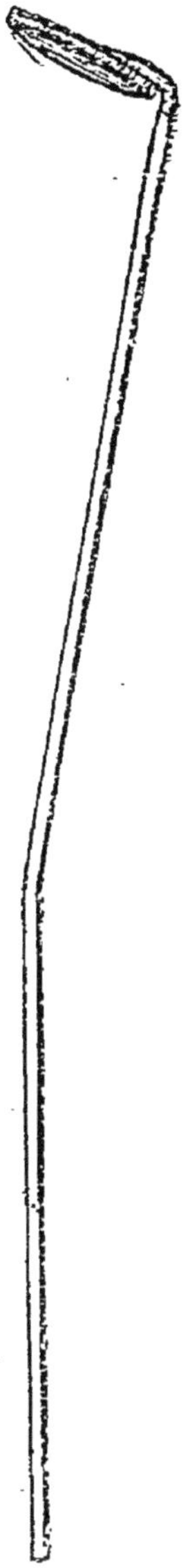

Ce procédé nous réussit le plus souvent beaucoup mieux que la méthode qui consiste à faire prononcer *an* ou *on* pour maintenir le voile en position verticale.

Une fois la bouche ouverte, la langue doit rester en dedans de l'arcade dentaire pour ne pas être comprimée entre les dents et la spatule. Le manche de l'abaisse-langue est tenu de la main gauche. L'instrument est introduit sans hésitation, de telle façon que l'extrémité de la spatule ne dépasse pas *la limite visible de la base de la langue*. Si l'on n'atteint pas cette ligne, la langue est déprimée seulement en avant et sa partie postérieure forme un bourrelet saillant qui masque le champ visuel ; si, au contraire, on la dépasse, on provoque infailliblement des mouvements réflexes. Il est bon de consolider la position de l'appareil en prenant un point d'appui avec l'index sous le menton. Il faut souvent déployer une grande force pour résister efficacement aux efforts considérables opposés par la langue.

Fig. 20. — Miroir pour la rhinoscopie postérieure.

L'abaisse-langue étant bien fixé, on saisit de la main droite un miroir laryngien de diamètre moyen ou petit dont on a légèrement courbé la tige du côté opposé au miroir (*fig.* 20).

Nous avons reproduit cette planche en grandeur naturelle pour que l'on puisse courber soi-même la tige du miroir suivant l'angle le meilleur pour la rhinoscopie postérieure. On devra suivre exactement les courbures indiquées ici, soit pour la tige, soit pour le miroir. Ce miroir est fixé sur un manche, on le tient comme une plume à écrire. On le chauffe alors légèrement au-dessus d'un brûleur Bunsen, le verre tourné du côté de la flamme. En général il suffit de présenter 3 fois de suite le miroir pendant une seconde sur le brûleur pour obtenir une chaleur convenable, empêchant la condensation de la vapeur d'eau et ne détériorant pas le tain du miroir. On vérifie le degré de chaleur du miroir en l'appuyant sur la main par la partie métallique.

Le miroir est introduit doucement dans la cavité buccale sans toucher la muqueuse en aucun point. On le passe directement par la partie médiane sous le voile, si l'espace est suffisant ; dans le cas contraire, on le glisse délicatement entre le pilier gauche et la luette. Une fois arrivé dans le pharynx, on tourne la surface réfléchissante en haut, *en évitant de toucher la partie postérieure du pharynx.* Ce n'est que dans des cas exceptionnels d'anesthésie pharyngée que le contact de la paroi postérieure ne provoque pas de réflexes. Il est également rare qu'on soit obligé d'anesthésier à la cocaïne pour faire la rhinoscopie postérieure.

On doit éviter tout mouvement brusque du miroir et procéder avec la plus grande douceur. Si le malade a de la tendance à relever le voile du palais, on lui conseille de respirer lentement, sans effort, en faisant pénétrer l'air simultanément par le nez et par la bouche largement ouverte, afin de maintenir le voile du palais dans la position verticale, à distance de la paroi postérieure. Souvent le malade nous répond, avec juste raison, qu'il ne peut plus respirer par le nez, que son nez est obstrué. On doit alors procéder avec patience à l'éducation du malade pour lui faire comprendre qu'il doit ouvrir la bouche naturellement et sans dire un mot. Chez les chanteurs, la rhinoscopie postérieure est particulièrement difficile, parce qu'ils ont contracté l'habitude de relever fortement le voile du palais dans leurs exercices.

Pour explorer avec fruit toute la cavité naso-pharyngée, il faut savoir donner au miroir des inclinaisons variées. Si le miroir est trop horizontal, il donnera la vue de la voûte du pharynx ; si, au contraire, on le ramène dans une position plus verticale, on apercevra les choanes et le voile du palais. Dans les examens laryngoscopiques, les insuccès proviennent de ce qu'on ne relève jamais assez le manche du miroir ; inversement, ici, on a de la tendance à ne pas l'abaisser suffisamment.

On verra, par l'habitude, que l'extrémité postérieure des cornets inférieurs est le point le plus difficile à observer, et que, la plupart du temps, le dos du voile en masque la partie inférieure. L'examen ne serait point complet si l'on n'examinait pas également les parties latérales du pharynx. Pour cela, il est bon d'incliner alternativement le miroir à gauche et à droite, pour voir les orifices des trompes et les fossettes de Rosenmüller.

On a conseillé également une méthode assez ingénieuse de rhinoscopie postérieure. Cette méthode, moins pratique cependant, consiste à faire coucher le malade sur un lit, de telle façon que la tête soit complètement renversée en dehors du lit. L'opérateur se trouve alors dans les mêmes conditions que pour un examen laryngoscopique. Cette méthode, d'après son auteur, faciliterait singulièrement les interventions chirurgicales sur le naso-pharynx, surtout pour l'opérateur entraîné déjà aux opérations endo-laryngées. Il faut néanmoins tenir compte, dans ce cas, de la position désagréable imposée au malade.

Il ne faut pas croire que le miroir rhinoscopique postérieur doive être d'un grand diamètre. Nous nous servons, dans la majorité des cas, de miroirs très petits que l'on peut introduire facilement et tourner en tous sens, sans produire d'excitations réflexes.

Nous signalerons pour mémoire la méthode rhinoscopique postérieure par double réflexion due à VOLTOLINI. Elle consiste à recevoir l'image par double réflexion à l'aide de deux miroirs dont l'un est concave pour donner une image agrandie. Ce procédé est abandonné.

Mais il existe d'autres appareils d'examen plus compliqués dont on a peut-être exagéré l'importance. Ce sont

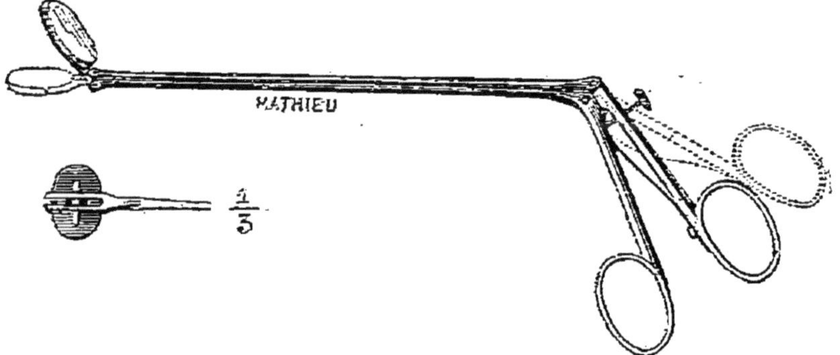

FIG. 21 — Miroir de Gouguenheim pour la rhinoscopie postérieure.

des miroirs montés à charnière et dont l'inclinaison varie par le moyen d'un levier. Nous citerons ceux de MICHEL, de DUPLAY et de GOUGUENHEIM (*fig.* 21).

Il en est même qui sont munis d'un anneau métallique destiné à maintenir le voile du palais en avant. A notre avis, ce sont des complications inutiles dans la pratique. Plus les appareils sont compliqués, moins ils sont commodes, plus aussi ils sont fragiles.

Dans la méthode que nous venons d'exposer, l'opérateur ne peut faire autre chose qu'un simple examen, les deux mains étant prises, l'une par l'abaisse-langue, l'autre par le miroir. Supposons maintenant que l'examen pratiqué nous conduise à une intervention chirurgicale, sous le contrôle continuel de l'œil, à l'aide du miroir. Il nous faudra alors confier l'abaisse-langue au malade ; mais celui-ci, sous le coup de l'appréhension, s'en acquittera souvent fort mal. Nous avons, néanmoins, rencontré des sujets vraiment remarquables qui tenaient solidement l'abaisse-

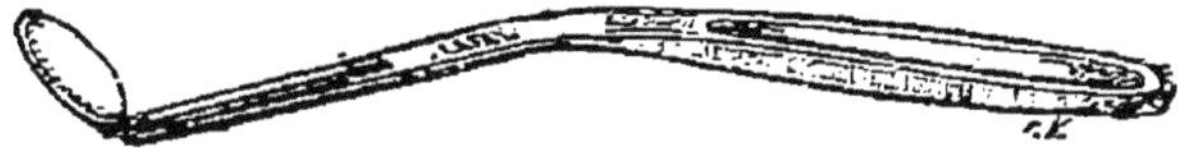

Fig. 22. — Miroir abaisse-langue de Bruns.

langue dans la position voulue. On peut aussi avoir recours à un aide ; l'aide toutefois a beaucoup de peine à se dissimuler pour ne pas gêner les mouvements de l'opérateur.

Nous préférons, dans cette circonstance, nous servir du miroir abaisse-langue de Voltolini ou de Bruns (*fig.* 22).

C'est un miroir ovale de large dimension, monté sur une tige plate qui sert d'abaisse-langue. Son introduction est un peu plus difficile que celle des autres miroirs, à cause des difficultés provoquées par le soulèvement de la langue. Lorsqu'on peut placer convenablement ce genre de miroir

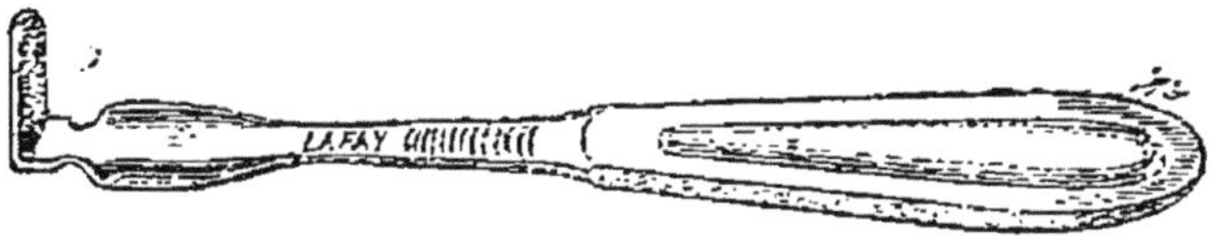

Fig. 23. — Crochet palatin de Voltolini.

à l'aide de la main gauche, la main droite libre peut procéder à telle ou telle opération que l'on jugera convenable. On peut encore, à l'aide de ce miroir, se donner plus de jour pour examiner à loisir la cavité naso-pharyngée, en plaçant avec la main droite, derrière le voile du palais, une sorte de crochet qui permet de ramener le voile en avant (*fig.* 23). Une anesthésie légère à la cocaïne facilite singulièrement l'introduction de ce relève-luette. Grâce à cet instrument, les choanes apparaissent dans toute leur hauteur.

En 1908, Chiais a fait construire un abaisse-langue trapézoïde avec miroir cavo-rhinoscopique qui se rapproche du miroir de Bruns et qui laisse complètement libre l'une des mains de l'opérateur.

Voltolini a aussi préconisé l'emploi de l'abaisse-langue de Ash, qui a l'avantage de se maintenir lui-même en prenant un point d'appui solide sous le menton. La pression de la langue est réglée par un curseur à crémaillère.

Le crochet releveur du voile a subi diverses transformations destinées à permettre à l'instrument de rester de lui-même en place, sans le secours d'aucun aide. Il en existe des types variés dus à White, Cresswell-Baber, Hopmann, Schmidt, etc. Ce n'est rien autre que le crochet de Voltolini, auquel est adapté un curseur qui permet de prendre le point d'appui de chaque côté du nez, à l'aide de deux ailettes. Ce curseur est fixé par une vis de pression, dès que le voile est relevé d'une façon satisfaisante. Hopmann a remplacé la vis de pression par une traction élastique ; mais son appareil ne nous a pas paru très avantageux. Nous donnons la préférence à celui de Schmidt, représenté par la figure 24.

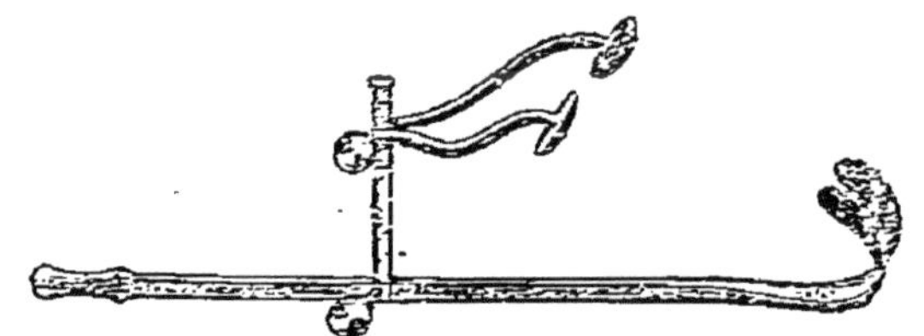

Fig. 24. — Releveur du voile de Schmidt.

MM. Lubet-Barbon et Martin ont réglé parfaitement l'application de ce releveur. Pour le faire supporter convenablement, ils ont construit un lance-poudre spécial permettant d'insuffler dans le cavum une quantité donnée du mélange suivant :

Chlorhydrate de cocaïne....................	ãã
Sucre pulvérisé............................	

Citons enfin le nouveau releveur du voile de Mahu. Cet appareil s'introduit par les fosses nasales à la manière d'une sonde de Belloc. Il consiste en une sorte de fourche qui empêche le redressement du voile.

Nous avons tenu à décrire ces divers appareils, ils peuvent rendre quelques services. Mais qu'il s'agisse des releveurs fixes ou mobiles, nous ne leur reconnaissons qu'une valeur très restreinte et nous ne nous en servons pour ainsi dire jamais. S'il s'agit d'un simple examen, le petit miroir suffit ; s'il s'agit d'une opération nasale postérieure, nous préférons nous servir du miroir abaisse-langue de Bruns. D'ailleurs, le crochet des releveurs du voile est fort gênant, car il empêche d'aborder commodément l'extrémité postérieure des cornets.

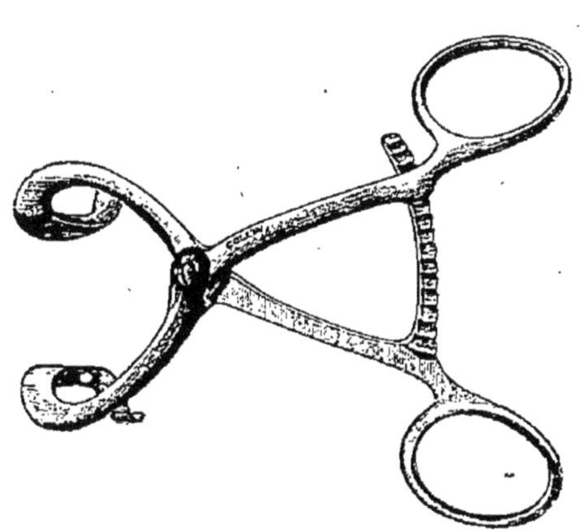

Fig. 25. — Ouvre-bouche de Doyen.

Cependant, quand on doit intervenir dans le naso-pharynx, en guidant l'instrument sur un miroir, on se prend à regretter l'absence d'une troisième main pour tenir l'abaisse-langue. Mahu a heureusement comblé cette lacune en faisant construire par Collin un abaisse-langue à fixation automatique qui rend libres les deux mains de l'opérateur.

L'appareil consiste en un ouvre-bouche de Doyen (*fig.* 25)

dont la branche inférieure porte une fente ou glissière dans laquelle se fixe l'abaisse-langue proprement dit (*fig.* 26). Cet instrument rend de grands services pour les interventions dans la gorge et le naso-pharynx. Comme le dit Mahu, c'est en réalité une troisième main pour l'opérateur.

La figure 27 donne une idée exacte de la façon d'appliquer l'abaisse-langue et montre la vue d'ensemble de la la gorge qu'on obtient de cette manière.

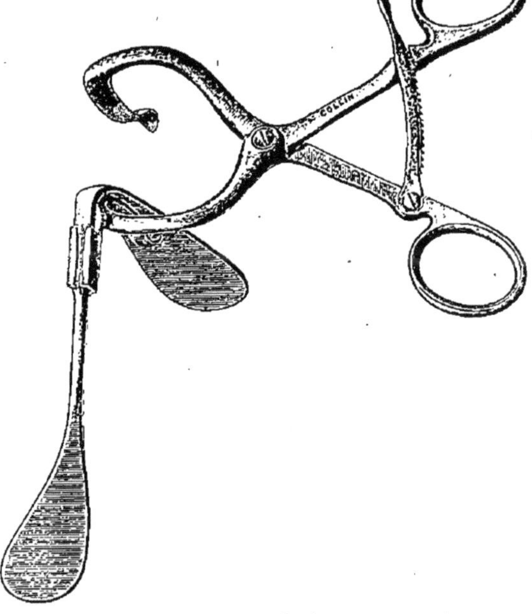

Fig. 26. — Abaisse-langue fixé sur l'ouvre-bouche, modèle de Mahu.

Nous n'aurions garde de passer sous silence un instrument tout nouveau, le *pharyngoscope* de Hays (*The Laryngoscope*. July, 1909, n° 7) appelé à rendre de grands services pour l'examen et pour le diagnostic des affections du naso-pharynx. Cet instrument, comme celui de Valentin, est construit sur le principe du cystoscope. Il est formé d'une tige horizontale creuse servant d'abaisse-langue. Cette tige présente à son extrémité deux petites lampes électriques, et entre les deux lampes un prisme à réflexion totale. L'autre extrémité porte l'oculaire du système téléscopique contenu dans la tige. Un manche est fixé à angle droit sur l'appareil, il contient les conducteurs du courant et porte l'interrupteur.

Pour l'application de l'appareil, l'anesthésie locale n'est pas indispensable. La tige est introduite jusqu'au naso-pharynx, puis on fait fermer la bouche du malade. On peut alors inspecter le naso-pharynx dans tous ses détails. Si l'on tourne légèrement l'appareil sur son axe, on inspecte les trompes, et si l'on fait un demi-tour complet, on examine le larynx. L'instrument est très bien toléré par les malades et l'examen peut durer plusieurs minutes sans interruption. Le malade respirant sans effort, le voile du palais garde la position tombante et le cavum reste largement ouvert pour l'examen. Il en est de même de l'entrée du larynx.

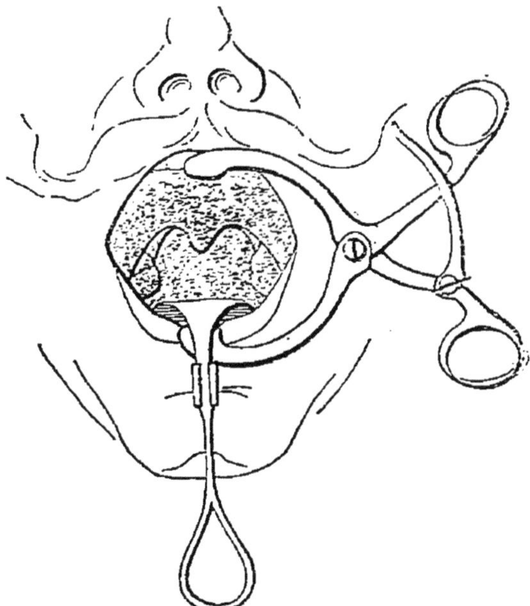

Fig. 27. — Abaisse-langue en place montrant la vue d'ensemble de la gorge.

L'originalité du procédé consiste en ce que le malade tient la bouche fermée pendant toute la durée de l'examen. C'est la rhinoscopie postérieure simplifiée et à la portée de tous.

L'appareil de Hays ne pouvant être soumis à l'ébullition doit être désinfecté par les vapeurs de formol ou par des solutions antiseptiques.

IMAGE RHINOSCOPIQUE POSTÉRIEURE

Ce n'est pas tout de pratiquer convenablement la rhinoscopie postérieure, il faut encore savoir interpréter ce que l'on voit. On ne peut se rendre un compte parfait de l'état du cavum par un simple examen : il faut tourner le miroir en divers sens pour ne laisser échapper aucun détail. Tous les mouvements doivent s'accomplir avec douceur et précision. Le miroir ne doit point toucher la paroi postérieure du pharynx ; il doit être pour ainsi dire suspendu dans le vide, sans prendre de point d'appui sur la muqueuse. Aussi nous n'hésitons pas à dire que la rhinoscopie postérieure réclame un apprentissage plus long que la laryngoscopie.

Le miroir étant en place sur la ligne médiane, on voit apparaître, suivant les diverses inclinaisons du miroir, la face postérieure du voile, les choanes, la cloison, la voûte naso-pharyngée. Les choanes sont des cavités limitées en dehors par les saillies tubaires, en haut par la voûte, en bas par le voile et en dedans par le bord postérieur de la cloison. Ce bord doit être recherché en premier lieu pour servir de point d'orientation ; il forme en arrière une arête saillante jaunâtre. Son extrémité supérieure s'élargit en divergeant pour rejoindre le bord supérieur des choanes. Quant à l'extrémité inférieure de la cloison, elle est plus rarement visible, et se fond avec le bord postérieur du plancher des fosses nasales, au point d'insertion du voile sur le palais osseux. La cloison est souvent renflée en son milieu par une saillie bilatérale, provenant d'un épaississement de la muqueuse à ce niveau. Sa partie postérieure est rarement déviée, elle reste parfaitement verticale.

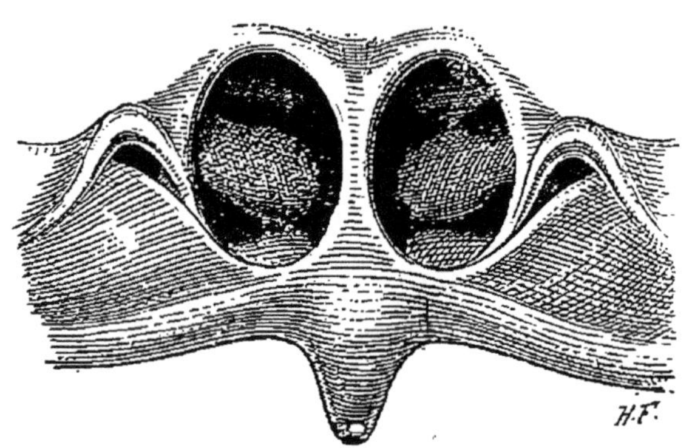

Fig. 28. — Image rhinoscopique postérieure (d'après Moure).

Dans les choanes (*fig.* 28), on aperçoit, en premier lieu, l'extrémité postérieure du cornet moyen qui se contourne en bas et de dehors en dedans. Cette extrémité peut acquérir un certain volume, et pourrait en imposer pour une production polypeuse. Au-dessus de ce cornet apparaît le méat supérieur assez large; c'est même le méat le plus large dans l'image rhinoscopique. Plus haut, cachée en grande partie par le bord supérieur de l'orifice nasal, se trouve une petite saillie triangulaire qui se dirige en arrière; c'est l'extrémité postérieure du cornet supérieur.

Au-dessous du cornet moyen, le méat moyen est représenté par une fente sombre plus large en dehors qu'en dedans. Dans le méat moyen, il est parfois possible d'apercevoir la bulle ethmoïdale. En effet, il est des cas où la rhinoscopie postérieure nous permet de plonger profondément d'arrière en avant dans les fosses nasales.

Immédiatement sous le méat moyen, se présente l'extrémité postérieure du cornet inférieur. Cette extrémité masque même parfois une partie du cornet moyen. Suivant la conformation des fosses nasales, et suivant la longueur variable du voile, on apercevra en partie ou en totalité l'extrémité du cornet inférieur.

Dans l'examen rhinoscopique, c'est le cornet moyen qui est le plus apparent; mais il faut bien savoir que le cornet inférieur mérite une plus grande attention. Il est en effet souvent le siège d'une hypertrophie lisse ou mamelonnée, cause importante d'obstruction nasale. Ajoutons, en outre, que les extrémités des cornets offrent une teinte grisâtre pâle qui tranche sur le reste de la muqueuse. Entre les cornets et la cloison existe parfois un espace libre qui permet à l'œil de pénétrer assez avant dans la cavité nasale.

L'examen du cavum n'est point encore terminé. Nous devons explorer encore la voûte en imprimant une direction moins oblique au miroir.. Cela permet de reconnaître si la voûte est lisse ou si elle présente des bosselures pathologiques saillantes de l'*amygdale pharyngée*. En exagérant encore la position du miroir dans le même sens, on aperçoit la jonction de la voûte avec la paroi postérieure du pharynx nasal.

Tournons maintenant franchement le miroir dans une

position oblique à gauche et à droite. et nous apercevrons de chaque côté des choanes. sur le même plan que le méat moyen. l'orifice de la trompe d'Eustache.

La trompe forme, sur la paroi latérale du pharynx. une saillie ou bourrelet tubaire avec dépression jaunâtre qui n'est autre chose que l'orifice même de la trompe. Le bourrelet tubaire fournit deux prolongements : le *pli salpingo-palatin* en avant, et le *pli salpingo-pharyngé* en arrière. Au-dessous de l'orifice on trouve le *sillon tubaire postérieur* (*fig.* 29).

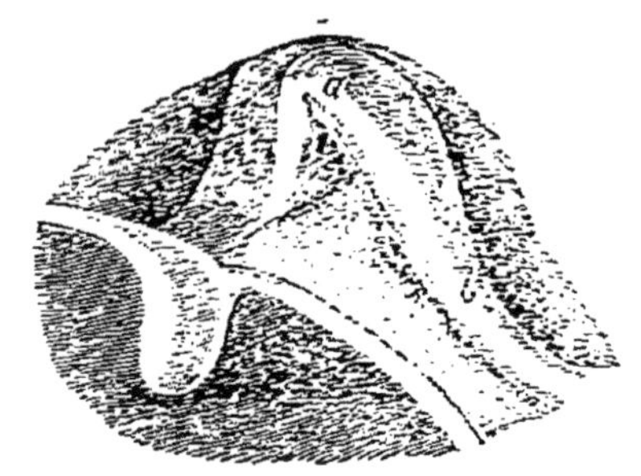

Fig. 29. — Aspect du bourrelet tubaire. *a*, bourrelet tubaire: *b*, pli salpingo-pharyngé; c, sillon tubaire postérieur pli salpingo-palatin.

En arrière et en dehors de la saillie de la trompe. se voit la fossette de Rosenmuller, dans laquelle souvent s'égare la sonde dans le cathétérisme de la trompe d'Eustache.

Si l'on se reporte aux différents traités de rhinoscopie, on est frappé de la différence qui existe entre les figures représentant l'image rhinoscopique postérieure. Cela provient de ce que, dans le miroir, l'image est vue en raccourci et ne représente pas, à proprement parler, celle que l'on dessinerait d'après une préparation anatomique.

Il est important de savoir que l'image rhinoscopique n'est pas renversée. Seulement, comme elle se reflète dans le miroir, la lésion observée dans la fosse nasale gauche, par exemple, se présente à notre droite sur le miroir, tout comme lorsque nous nous plaçons devant une glace, le côté de la face qui paraît être notre côté gauche est en réalité notre côté droit. Dans les figures schématiques, sur lesquelles nous enregistrons les lésions, celles-ci sont dessinées comme on les voit dans le miroir rhinoscopique. Une lésion de la fosse nasale gauche sera placée à droite sur le schéma et *vice versa*.

T. French a réussi à reproduire photographiquement l'image rhinoscopique sur le vivant. Depuis quelques années, nous avons pu également obtenir des photographies avec un appareil du type de celui de French; mais nous sommes arrivé, pour le larynx, à fixer l'image *stéréoscopiquement* (*fig*. 30).

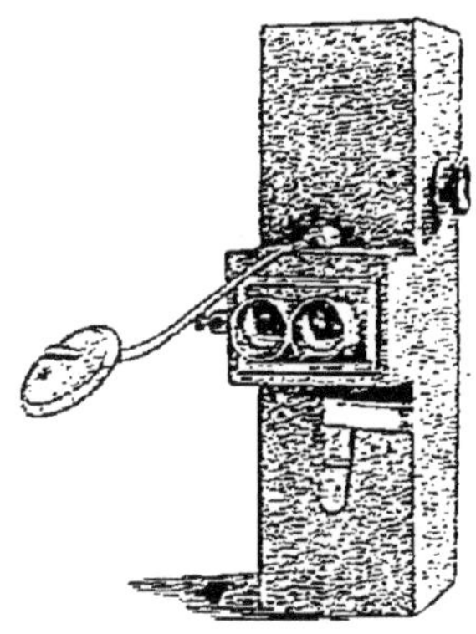

Fig. 30. — Appareil stéréoscopique de Garel pour photographier le larynx et les choanes sur le vivant.

Nous avons déjà pu reproduire l'image rhinoscopique postérieure avec ce même appareil stéréoscopique; mais nos résultats ne sont pas encore assez parfaits pour nous permettre de donner ici une figure. Ajoutons d'ailleurs que cette méthode photographique n'est applicable qu'à un nombre restreint de malades. Le voile du palais est un grand obstacle à l'obtention régulière des clichés.

Il existe des appareils ou fantômes destinés aux élèves. Nous citerons celui de Schech, qui consiste en une série d'images rhinoscopiques normales ou pathologiques que l'on glisse dans une rainure d'un simili-pharynx en carton, et que l'on examine avec le miroir rhinoscopique.

Plus utiles sont les appareils ou mieux les modèles anatomiques moulés au moyen desquels les élèves peuvent se former à l'étude des fosses nasales et des cavités accessoires. Le meilleur de tous est le fantôme de Killian, modèle agrandi et démontable de la cavité des fosses nasales. Delsaux l'a reproduit en planches stéréoscopiques.

Odo Betz a également fabriqué plusieurs beaux modèles en plâtre, coupes sagittales et frontales, reproduisant les fosses nasales dans tous leurs détails. A la fin de ce volume, nous avons reproduit stéréoscopiquement, *hors texte*, deux de ces coupes.

CHAPITRE III

SÉMÉIOLOGIE GÉNÉRALE DES MALADIES DU NEZ

Avant d'étudier les caractères propres à chaque affection, il est bon de jeter un coup d'œil d'ensemble sur les divers symptômes qui peuvent se rencontrer dans la pathologie nasale. Il faut savoir apprécier les divers troubles fonctionnels et en reconnaître l'importance. Souvent tout le diagnostic repose sur un symptôme caractéristique qui, lorsqu'il est méconnu, nous entraîne à de regrettables erreurs thérapeutiques.

Nous allons passer en revue la série de ces symptômes.

Obstruction nasale. — L'obstruction nasale a pour premier effet d'empêcher l'air inspiré de suivre sa voie normale, la voie nasale. On le sait déjà, la respiration buccale ne doit intervenir qu'à titre de suppléance dans les cas pathologiques ou bien à l'occasion de grands efforts, lorsque le sujet a besoin d'emmagasiner une provision d'air supérieure à la quantité normale. A l'état ordinaire, le diamètre des fosses nasales est suffisant pour assurer l'hématose d'une façon régulière. D'ailleurs, nous avons vu, à propos de la physiologie, que le nez a, en outre, la mission de réchauffer l'air inspiré, de le saturer de vapeur d'eau, de le décharger des poussières qu'il contient et, de plus, de tuer les germes nuisibles pour le poumon. Rappelons enfin son rôle dans l'olfaction.

Toute obstruction nasale, complète ou incomplète, va troubler une ou plusieurs de ces diverses fonctions. L'obstruction, même unilatérale, peut avoir des conséquences fâcheuses. Dans quelques cas l'obstruction est intermittente, et les troubles fonctionnels ne s'observent alors qu'au moment de l'obstruction. Tout cela peut se produire ou disparaître avec une grande rapidité. Cette obstruction intermittente provient du gonflement subit du tissu érectile du cornet inférieur. C'est, en somme, un phénomène physiologique qui confine bientôt à l'ordre pathologique.

Depuis Macdonald (*Nasal Obstruction*, 1887), beaucoup d'auteurs se sont occupés des diverses causes d'obstruction nasale. Du côté des narines on peut voir survenir des formations croûteuses d'origine scrofuleuse, des cicatrices sténosantes ; on peut rencontrer l'affaissement des ailes du nez si gênant dans les mouvements inspiratoires. Dans l'intérieur même des fosses nasales, les causes d'obstruction sont nombreuses. Ce sont l'hypertrophie des cornets, les polypes et les diverses tumeurs du nez, les corps étrangers, les lésions tuberculeuses, lupiques, syphilitiques, etc. Au niveau des choanes, citons les tumeurs et les polypes et assez souvent des queues de cornets.

Dans le naso-pharynx se rencontrent encore des causes d'obstruction, parmi lesquelles nous retiendrons plus spécialement les polypes, les tumeurs diverses et surtout les végétations adénoïdes. Il n'est pas jusqu'aux amygdales qui ne puissent, par leur volume parfois considérable, entraver la fonction nasale respiratoire, tout comme une cicatrice rétractile du voile du palais et du pharynx.

De ces diverses causes découlent plus ou moins rapidement des bronchites, des crises d'asthme et en outre une anémie souvent importante, conséquence de l'hématose insuffisante.

Le goût et l'odorat sont souvent compromis. La fente olfactive est fermée, et les particules odoriférantes ne peuvent arriver dans la région olfactive proprement dite. La compression du canal lacrymal par le cornet inférieur peut déterminer l'épiphora et même des abcès du sac lacrymal.

La compression peut agir aussi en arrière sur les orifices des trompes et produire une surdité plus ou moins complète.

Ajoutons à cela les troubles de la phonation, c'est-à-dire une rhinolalie fermée ; puis la gêne dans la déglutition, difficulté de téter pour les nourrissons ; et, pour les enfants plus âgés, obligation d'interrompre à chaque instant la mastication pour faire une inspiration trop bruyante qui leur attire des réprimandes continuelles pendant les repas.

Il faut citer encore tous les troubles nerveux : cauchemars, agitation nocturne, céphalée, neurasthénie, hypochondrie, voire même aliénation mentale.

Divers troubles peuvent encore s'observer du côté des yeux : asthénopie, scotome, névralgies ciliaires. Il existe aussi des troubles circulatoires qui peuvent entraîner la saillie du globe oculaire en dehors de l'orbite, troubles dus à des compressions résultant de tumeurs intra-nasales. Il s'agit souvent, dans ces cas, de véritables œdèmes résultant des anastomoses vasculaires nombreuses existant entre le nez et la cavité orbitaire.

Cet exorbitisme, même très accusé, est parfois réductible par une compression douce sur le globe oculaire.

Enfin, dans quelques cas, l'obstruction, portée à un plus haut degré, empêche les mouvements de dilatation de la poitrine. Chez les enfants, dont le système osseux n'est point encore consolidé, on voit survenir des déformations de la cage thoracique. Il n'est pas jusqu'aux déviations de la colonne vertébrale qui n'aient été attribuées à l'influence nocive des obstructions nasales. En janvier 1894, MM. Gouguenheim et Hélary ont publié une intéressante étude sur l'*Oblitération congénitale osseuse des choanes*, rarement observée jusqu'à ces dernières années.

Lermoyez a observé un cas curieux d'insuffisance nasale hystérique. La malade fut opérée d'un coryza hypertrophique; néanmoins, après l'opération, la respiration nasale était encore impossible. La gêne n'était pas due au voile puisqu'on l'avait immobilisé avec le releveur de Mahu. Lermoyez classe ce fait dans les cas d'aboulie motrice.

Facies du malade. — L'obstruction nasale donne lieu à des altérations caractéristiques de la face.

Macdonald cite un type d'altération de la face qui ne doit pas être confondu avec celui que l'on observe chez les enfants porteurs de tumeurs adénoïdes. Pour Macdonald, ce type particulier se rencontre chez les enfants qui, pour une cause pathologique, ne peuvent admettre l'air inspiré par les méats moyen et supérieur du nez. Ces malades ont le nez légèrement retroussé par l'effort qu'ils font pour élever l'orifice des narines au niveau de l'entrée du plancher nasal, le méat inférieur restant seul perméable. Ce mouvement compensateur est effectué par les muscles élévateurs de la lèvre et de l'aile du nez. Par le même mécanisme se produit une légère éversion de la lèvre supérieure. Ce serait, d'après l'auteur anglais, un signe évident d'obstruction du méat moyen. L'élévation permanente de la lèvre entraîne un certain degré d'ouverture de la bouche, néanmoins la respiration est encore nasale et non buccale. Dans ces cas, les muscles de la lèvre et des joues représentent pour ainsi dire des *sangles élastiques* (Lavrand), qui tendent à repousser en dedans le maxillaire supérieur. Il en résulte que les maxillaires supérieurs s'aplatissent transversalement et que les incisives chevauchent l'une sur l'autre. Comme le dit Gleitsmann, la voûte palatine devient alors très ogivale, car, au repos, la bouche restant ouverte, la langue reste dans l'arcade du maxillaire inférieur au lieu de remplir la cavité buccale et de fournir un point d'appui à la voûte palatine pour contrebalancer la pression latérale des joues. Mais, pour cet auteur, ces déformations sont uniquement causées par des végétations adénoïdes. Nous ne sommes pas de cet avis. le facies peut être déformé en dehors de toute production adénoïde. Le maxillaire s'allongeant verticalement, il arrive un moment où la lèvre supérieure, devenant trop courte pour fermer l'orifice buccal, laisse les incisives à découvert à l'état permanent. Un effort volontaire est indispensable pour obtenir la fermeture de la bouche. Fränkel a également signalé la petite dimension de la lèvre supérieure. mais il l'attribue à la tension du filet. Il dit avoir guéri trois enfants ayant l'aspect adénoïde sans obstruction nasale. par la simple section du filet de la lèvre supérieure

En somme. on tend à admettre que la voûte ogivale n'est pas la résultante obligatoire des végétations adénoïdes; elle existe assez fréquemment en l'absence de toute végétation. Mais d'un autre côté, comme l'on admet que cette déformation palatine est due au rachitisme (elle apparaît entre six mois et un an), il n'est pas étonnant de la rencontrer avec des végétations adénoïdes, puisque nous savons, d'autre part, que le rachitisme a un retentissement particulier sur les organes lymphoïdes.

Le type que nous venons de décrire nous paraît répondre en effet à une lésion nasale déterminée. Il peut, au premier abord, être confondu avec le type adénoïde, dans lequel la respiration est surtout buccale. Nous le dénommerons *pseudo-facies adénoïde*. Nous avons rencontré des enfants présentant cette déformation. Au premier abord, nous pensions à l'existence de tumeurs adénoïdes ; mais le toucher digital du naso-pharynx ne révélait aucune tumeur ; parfois on rencontrait un rétrécissement antéro-postérieur du cavum.

Nous insistons tout spécialement sur ce *pseudo-facies adénoïde*, car trop de médecins croient encore que la bouche entr'ouverte à l'état permanent est un signe certain de végétations; et confiants dans ce signe, ils sont trop enclins à porter un diagnostic ferme et à croire à la nécessité d'une intervention.

Le *type adénoïde* véritable, si l'on y prête une certaine attention, diffère d'ailleurs du type précédent. L'enfant se présente à nous avec un facies hébété, les sourcils relevés, le front plissé. Les maxillaires supérieurs sont souvent arrêtés dans leur développement. Le nez est effilé, mince, et les ailes nasales sont affaissées. On rencontre assez souvent cet affaissement des narines chez des adultes ayant eu des végétations adénoïdes dans l'enfance. Dans ces cas, on peut facilement rétablir la perméabilité nasale en plaçant dans les narines, pendant la nuit, le petit dilatateur de Feldbausch en argent ou aluminium (*fig.* 31). Cet appareil se place dans le nez de telle manière qu'il vient prendre un point d'appui sur la sous-cloison, tandis que les deux extrémités libres, convenablement courbées, relèvent et écartent en dehors les deux ailes du nez. On peut aussi se servir du dilatateur de Schmithuisen (*fig.* 32), petit anneau ou cadre d'ébonite que l'on place à l'entrée des fosses nasales pour maintenir béantes les deux narines. Brunel est parvenu à remplacer ces divers dilatateurs par des injections de paraffine solide au niveau des narines.

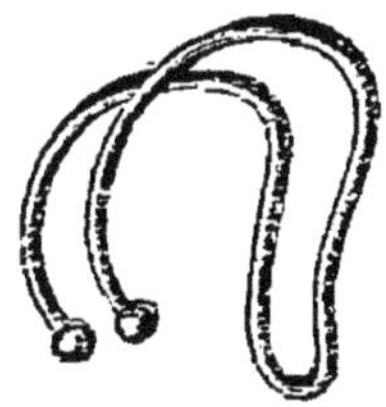

Fig. 31.

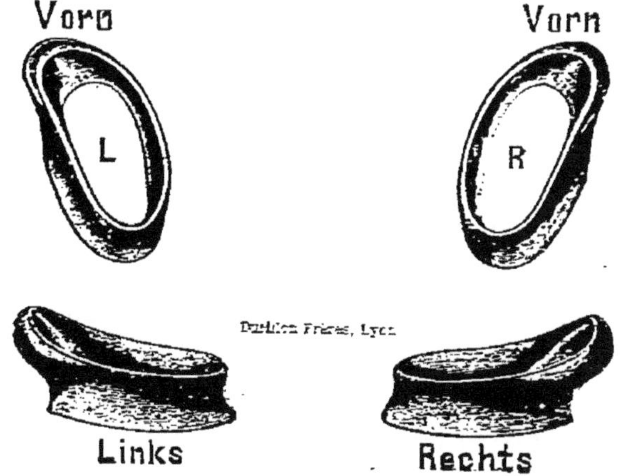

Fig. 32. — Dilatateur nasal de Schmithuisen.

En résumé tous nos efforts doivent tendre à la suppression de l'obstruction nasale, car tout sujet qui ne respire pas bien par le nez est un candidat à la tuberculose.

Sécrétions nasales. — A l'état normal, le nez sécrète une certaine quantité de mucus qui entretient l'humidité constante de la muqueuse et cède à l'air inspiré la vapeur d'eau qui lui est nécessaire. Cette vapeur acquiert, en outre, une température convenable pour aborder la surface pulmonaire. Le mucus est aussi assez visqueux pour retenir les poussières de l'air ambiant. L'action de se moucher a pour but précisément de rejeter au dehors le mucus chargé des poussières qu'il a retenues. Les mucosités nasales sont, par conséquent, plus ou moins grisâtres, suivant le milieu dans lequel on respire. Chez les mineurs, par exemple, les mucosités sont noirâtres, et l'anthracose pulmonaire dont ils peuvent être atteints prouve que, lorsque les poussières sont trop abondantes, le filtre nasal devient insuffisant.

Le mucus nasal peut présenter des variétés pathologiques. Dans certaines affections, telles que le coryza aigu au début, le rhume des foins, le coryza spasmodique, etc., il peut devenir brusquement séreux, abondant et limpide.

Molinié a cité un cas unique de chromo-rhinorrhée dans lequel la sécrétion présentait la teinte du bleu de méthylène, sans contenir toutefois le bacille pyocyanique.

Dans quelques affections chroniques, le mucus peut se présenter sous la forme de sécrétions muco-purulentes.

Dans l'ozène, les sécrétions se déversent sur la muqueuse et forment des croûtes dures, adhérentes, s'éliminant difficilement. Ces croûtes donnent naissance à une fétidité caractéristique de l'haleine.

On a souvent de la tendance à interpréter dans le sens d'ulcération des croûtes desséchées. L'erreur est facile à éviter en s'armant d'un stylet et en détachant doucement les croûtes pour ne pas excorier la muqueuse.

Parfois on aperçoit en certains points déterminés des fosses nasales quelques gouttelettes purulentes, indice de suppuration des cavités accessoires du nez. On rencontre même, dans des cas plus rares il est vrai, de véritables amas de pus caséeux, concret, dégageant une odeur repoussante.

On peut établir un diagnostic d'après la situation des sécrétions purulentes dans les fosses nasales. La persistance de la sécrétion, après lavage parfait de l'antre, démontre que le pus provient d'autres cavités accessoires. L'écoulement purulent sera parfois gêné dans sa direction par le volume de la tête du cornet moyen; il se fera suivant l'orientation de la gouttière de l'infundibulum. Il n'est pas jusqu'aux diverses inclinaisons données à la tête du malade qui ne nous fournissent des indications précises.

Les sécrétions peuvent encore renfermer de véritables fausses membranes diphtéritiques, des corps étrangers, des débris osseux ou des séquestres issus de la charpente osseuse du nez. Ces séquestres sont dus, dans la majorité des cas, à une lésion syphilitique antérieure.

Ajoutons enfin que souvent les sécrétions nasales, au lieu d'être rejetées par les narines, tombent dans le naso-pharynx et donnent lieu à des symptômes tout particuliers.

Les sécrétions nasales peuvent nous fournir des renseignements fort précieux pour le diagnostic de certaines affections. Examinées au microscope, avant et après culture, elles nous permettront de préciser la nature infectieuse d'une rhinite, fait important; car s'il existe des angines infectieuses dues à des germes très variés, il faut reconnaître que les rhinites aiguës ou chroniques ont aussi une origine microbienne non moins variable. Malheureusement les diverses formes nous échappent, parce qu'on pratique trop rarement l'examen bactériologique. Le nez comme l'amygdale sert de porte d'entrée aux germes infectieux et par sa circulation si étroitement rapprochée de celle du cerveau, on conçoit qu'il puisse être incriminé dans les envahissements infectieux des méninges. Le fait est évident pour la tuberculose. Tout dernièrement Dopter et R. Koch, étudiant la méningite cérébro-spinale épidémique, ont démontré que le méningocoque se trouvait dans le naso-pharynx et y persistait fort longtemps après la guérison. On comprend donc qu'après une rhinite infectieuse il est prudent de surveiller le microbisme nasal, si l'on veut éviter des contagions regrettables.

Epistaxis. — Le nez est quelquefois le siège d'hémorragies d'intensité variable. Tout dépend de la cause productrice de l'hémorragie. Tantôt le sang s'échappe du nez goutte à goutte, tantôt il s'écoule presque en jet continu. Dans le cas d'hémorragie abondante, une partie du sang passe par les fosses nasales postérieures et donne lieu à des expuitions sanguines. Le sang peut aussi être avalé en assez grande abondance et être rejeté plus tard sous forme de vomissements noirâtres ou de méloena. Dans le cas où le sang ne sort que par les fosses nasales postérieures, on peut croire à l'existence d'une hémoptysie. Les hémorragies spontanées sont fréquentes et relèvent parfois d'une dyscrasie, que l'on devra rechercher surtout à l'âge adulte : hémophilie, cirrhose, albuminurie. La glycosurie également s'accompagne assez souvent d'épistaxis, comme nous l'avons démontré avec le Dr Armand.

Escat recommande, dans les épistaxis à répétition, de ne jamais oublier d'examiner les téguments, une maladie de Werlhoff pouvant être méconnue.

On voit aussi l'épistaxis accompagner les grandes pyrexies. L'hémorragie nasale peut être enfin la conséquence d'un traumatisme involontaire ou opératoire.

L'hémorragie une fois terminée, le malade mouche des caillots sanguins pendant plusieurs jours ; on constate même souvent de petites récidives.

Troubles du goût et de l'odorat. — L'odorat est facilement compromis par quelques affections nasales. Toute lésion apportant un obstacle mécanique au passage de l'air par la fente olfactive provoquera forcément une anosmie plus ou moins complète. Tel est le cas dans le coryza hypertrophique du cornet moyen. Les polypes du nez empêchent également les particules odorantes de pénétrer vers la région olfactive.

L'anosmie peut aussi dépendre d'une modification de la muqueuse. Si les sécrétions deviennent trop abondantes ou bien si elles se dessèchent rapidement, les extrémités nerveuses olfactives sont dans l'impossibilité de percevoir les odeurs. Que la muqueuse soit enflammée ou bien atrophiée, elle est de ce fait dépourvue de sa sensibilité spéciale.

Dans d'autres cas, plus rares néanmoins, l'anosmie est sous la dépendance de lésions des centres nerveux. Elle peut provenir de simples troubles fonctionnels comme dans l'hystérie, et, dans ce cas, elle est ordinairement unilatérale.

Dans quelques états nerveux analogues, il est commun d'observer des perversions de l'odorat. Les malades sont continuellement obsédés par une odeur désagréable qui les poursuit et qu'ils retrouvent dans tous les objets. Nous avons vu des malades tellement persécutés par la perception constante de certaines odeurs, qu'ils devenaient de véritables maniaques et cherchaient un soulagement dans le suicide.

Vu les rapports intimes de l'odorat et du goût, il est indispensable de vérifier si ce dernier a subi quelques modifications. C'est ainsi que les dégustateurs, les marchands de vins, les cuisiniers, etc., seront fort gênés dans l'exercice de leur profession, si leur odorat est affaibli.

L'anosmie émousse le goût sans le supprimer complètement. Cependant Moldenhauer pense que par l'exercice le sens du goût peut devenir indépendant.

Le goût, d'après Macdonald, est rarement menacé d'une façon complète quand il existe des lésions de la partie antérieure du nez. Pour cet auteur, c'est à la partie postérieure des fosses nasales qu'est dévolue plus spécialement la fonction mixte du goût et de l'odorat.

On le voit, l'anosmie peut tenir à de nombreuses causes très différentes, causes indispensables à connaître si l'on veut instituer un traitement rationnel. Aussi conseillons-nous la lecture de l'excellent rapport lu par Collet en 1899, à la Société française de Laryngologie. Nous nous contenterons d'indiquer sommairement ici la classification de ces causes variées.

1° *Causes mécaniques.* — Anosmie respiratoire par polypes, hypertrophie des cornets, mauvaise orientation de l'air inspiré, destruction de l'auvent nasal, obstruction de la fente olfactive par la cloison ou le cornet moyen. A citer encore l'anosmie gustative de *Zwaardemaker* par oblitération des choanes, adénoïdes, adhérences vélo-palatines.

2° *Lésions de la muqueuse.* — Ozène, grippe et autres coryzas infectieux.

3° *Anosmie d'origine nerveuse.* — Anosmie organique par lésions des nerfs des bulbes olfactifs, des bandelettes ou des centres.

Anosmie fonctionnelle : hystérie, anosmie par inhibition post-traumatique (accident ou opération).

Mentionnons en dernier lieu la coïncidence fréquente de l'anosmie ou de l'hyposmie avec les troubles de l'oreille et plus particulièrement avec l'otite scléreuse (Collet, Nique).

Sensation de sécheresse du nez et de la gorge. — Cette sensation de sécheresse est un symptôme très pénible accusé par quelques malades. Le nez est absolument sec, le malade ne se mouche jamais. La sécheresse existe également du côté de la gorge ; aussi, lorsque nous constatons une muqueuse pharyngée sèche, plissée, vernissée, pour ainsi dire, nous devons aussitôt pratiquer, avec le plus grand soin, l'examen des fosses nasales antérieures et postérieures. Tantôt il s'agit d'une hypertrophie du cornet moyen, tantôt d'une rhinite sèche simple, tantôt d'une rhinite atrophique avec ozène. Dans ces différents cas, l'absence de sécrétion ou le diamètre trop large des cavités nasales annulent les fonctions nasales. L'air dessèche alors la couche superficielle de mucus qui recouvre la paroi pharyngée. Cette dessiccation n'est cependant que superficielle, car si l'on frotte la muqueuse avec une tige garnie de coton, au-dessous de la couche de mucus desséché, on retrouve la muqueuse normale.

La sécheresse de la gorge peut provenir d'un coryza aigu au début. Elle peut résulter d'une influence médicamenteuse, ainsi que d'un trouble fonctionnel du système nerveux.

Quelques auteurs, et parmi eux, JOAL, ont signalé cette sécheresse de la gorge comme l'indice d'une glycosurie. Nous ferons remarquer néanmoins que, soit le diabète, soit l'albuminurie ne déterminent pas toujours la sécheresse de la gorge. Il nous arrive souvent de diagnostiquer l'une de ces deux affections chez les sujets qui présentent un pharynx congestionné, boursouflé, avec sécrétions visqueuses adhérentes, et non un pharynx complètement desséché, analogue à celui décrit ci-dessus[1].

Céphalalgie. — Il ne s'agit pas ici de céphalalgie vive, sauf le cas d'affection propagée à l'encéphale. Les malades se plaignent d'une sensation de pesanteur dans la tête. Le travail intellectuel est pénible. Dans quelques cas, il y a une véritable difficulté de fixer l'attention sur un travail quelconque; c'est le phénomène que GUYE, d'Amsterdam, a décrit sous le nom d'*aprosexie* Chez les enfants atteints de végétations adénoïdes, on constate une paresse physique et intellectuelle.

Tous les sujets porteurs de polypes du nez redoutent le travail intellectuel, et quelques-uns éprouvent une gêne du côté du front.

La suppuration des sinus entraîne de son côté des névralgies tenaces, siégeant sur les nerfs du voisinage, principalement sur les branches sus et sous-orbitaires.

1. Voir notre communication au premier Congrès de Médecine interne de Lyon, 1894, et la thèse de Charles (Lyon, 1890).

Nous avons même observé un malade atteint de polypes muqueux, chez lequel les névralgies persistèrent si intenses, même après l'opération, qu'il se suicida, ne pouvant plus résister à ces douleurs permanentes.

D'après HAJEK, les sinusites et les hypertrophies sont les deux causes les plus fréquentes de la céphalalgie. Dans les sinusites maxillaires et frontales, le mal de tête se fait sentir principalement vers la racine du nez; enfin, dans la sinusite sphénoïdale, la douleur siège surtout à l'occiput et en arrière des yeux.

Dans les hypertrophies des cornets, la céphalalgie s'observe lorsque l'hypertrophie exerce une pression sur la cloison ou bien quand une crête un peu forte du septum comprime le cornet inférieur ou le cornet moyen.

Dans toutes les formes aiguës et chroniques de coryza, il s'agit plutôt d'une pesanteur de tête que d'une céphalée vive.

Sensation de corps flottant. — Cette sensation ne s'observe que chez les sujets qui présentent des polypes de minime importance, ces polypes étant mis en mouvement, même dans la respiration ordinaire.

Quand il existe des polypes pendant dans la cavité naso-pharyngée, le malade ressent, en se mouchant, un bruit de clapet dû à l'occlusion brusque de la fosse nasale par la tumeur.

Surdité et bourdonnement. — La situation de la trompe d'Eustache dans le naso-pharynx prédispose l'oreille à des troubles fréquents dans les affections nasales. A l'état normal, chaque mouvement de déglutition permet de maintenir l'équilibre de la pression atmosphérique dans la caisse du tympan. A l'état pathologique, il se produit souvent un mouvement inverse qui empêche la dilatation de la trompe. CRESWELL BABER, toutefois, prétend qu'un passage très étroit suffit à la fonction auditive.

Quand il existe des troubles de l'ouïe, la trompe a pu être affectée de deux façons différentes. Dans le premier cas, il s'agit d'une inflammation aiguë ou chronique propagée à la trompe et provenant d'une affection nasale ou naso-pharyngée. On observe même des abcès de l'oreille moyenne et la perforation du tympan. Le fait est fréquent dans les fièvres éruptives, surtout dans la rougeole; on l'a signalé aussi pendant l'épidémie d'influenza.

Dans le second cas, il y a obstacle mécanique. C'est un polype nasal ou naso-pharyngé, ou bien des végétations adénoïdes qui compriment l'orifice même de la trompe. Cette surdité par compression est irrégulière et intermittente. Parfois tout se borne à quelques bourdonnements d'oreille.

Ajoutons enfin que les temps humides renforcent ordinairement cette surdité d'origine nasale.

En somme, toute affection obstruant les fosses nasales: hypertrophie des cornets, polypes, déviations ou crêtes de la cloison, est une cause prédisposante aux troubles de l'ouïe. Les sécrétions ne pouvant s'écouler normalement par la partie antérieure des fosses nasales, se dirigent vers le cavum au voisinage des trompes. La forme conique de ces dernières devrait les mettre en quelque sorte à l'abri de l'invasion, les liquides, suivant leur origine, devant s'écouler soit en avant du pavillon tubaire, soit en haut en arrière du pavillon vers la fossette de Rosenmuller. Malheureusement l'organisation de la défense n'est pas toujours suffisante, les sécrétions peuvent pénétrer dans les orifices tubaires et donner naissance au catarrhe des trompes.

La pénétration des trompes est grandement facilitée par l'habitude qu'ont certaines personnes de se moucher simultanément par les deux fosses nasales. Elles produisent ainsi du même coup et l'ouverture des trompes et une augmentation de pression naso-pharyngée.

Propagation des lésions nasales aux organes voisins. — L'oreille n'est pas seule à ressentir les effets nuisibles des affections nasales. Mon collègue AUGAGNEUR a signalé les rapports qui existent entre les affections oculaires et les affections nasales dans la scrofule. On a vu aussi survenir des abcès du sac lacrymal, ainsi que l'épiphora par obstruction du canal nasal.

Les néoplasmes du nez, en pénétrant dans les sinus maxillaires et frontaux, dépriment le plancher orbitaire. Le globe oculaire est projeté en avant par compression, et il se produit une exophtalmie dont l'existence nous permettra de porter d'emblée un diagnostic précis.

Enfin, les suppurations des sinus ne sont parfois que la conséquence d'affections chroniques des fosses nasales. Ainsi, dans certains cas de rhinite atrophique, nous rencontrons des sinusites maxillaires, et même quelques auteurs ont prétendu que ces sinusites étaient la cause de la rhinite atrophique au lieu d'en être la conséquence. Cette opinion n'est guère soutenable, et nous pensons plus logique d'admettre que, lorsqu'il y a sinusite, la muqueuse de revêtement du sinus est envahie secondairement sous l'influence du même processus pathogénique.

Les affections nasales ne retentissent pas seulement sur les organes voisins, mais aussi sur les organes à distance. Il y a des retentissements réflexes, nous le verrons plus loin. Mais il y a aussi des retentissements directs. On conçoit facilement que l'estomac doit être troublé dans ses fonctions quand, à l'état constant, un malade déglutit du pus provenant d'un catarrhe chronique du nez ou d'une sinusite interminable. La dyspepsie qui en découle disparaîtra facile ment le jour où nous aurons pu tarir la source infectante.

Mais, à côté de ces troubles gastro-intestinaux dus à la déglutition de sécrétions septiques, il existe une série d'affections qui engendrent des affections chroniques du côté de la gorge et du nez. Cette question, nous nosu en souvenons, fut traitée il y a plus de trente ans par ARIZA de Madrid. Nous connaissons tous l'influence sur la pituitaire de maladies telles que l'albuminurie, la glycosurie, les hypertensions circulatoires.

Tout récemment CORNET de Châlons-sur-Marne a insisté plus particulièrement encore sur l'auto-intoxication gastro-intestinale dans l'étiologie des maladie du nez et déclaré que le régime alimentaire convient seul dans ce cas. On ne doit jamais négliger d'examiner les urines et, s'il est difficile de doser les toxines, on a toujours la ressource de doser les sulfo-éthers qui se forment dans l'intestin parallèlement aux toxines, et qui augmentent et diminuent avec elles. Il n'est malheureusement pas encore prouvé qu'il en soit ainsi régulièrement.

Troubles de la phonation. — Dans la phonation, il est des sons qui doivent retentir dans les fosses nasales et qui, par conséquent, réclament la position tombante du voile du palais. Il en est d'autres, au contraire, pour lesquels ce retentissement nasal est nuisible, et pendant l'émission desquels le voile du palais doit se relever en arrière pour obturer les fosses nasales.

Les troubles de la voix peuvent tenir à deux causes différentes : en premier lieu, à l'obstruction permanente du nez en arrière par des polypes ou par des végétations adénoïdes ; c'est ce que nous appellerons, avec Raugé, la *Stomattolalie*, par défaut de résonance nasale. En second lieu, les troubles peuvent être dus à l'impossibilité de produire l'occlusion nasale postérieure, sous l'influence d'une parésie du voile, d'une destruction ou perforation palatine, ou bien encore d'une fissure congénitale du voile et du palais ; c'est la *Rhinolalie* ou nasillement par excès de résonance nasale. Dans cette dernière catégorie doit être rangé ce que LERMOYEZ a désigné sous le nom d'*insuffisance vélo-palatine*. Il s'agit de sujets chez lesquels le voile du palais, bien que normal, ne peut rejoindre la paroi postérieure du pharynx, étant implanté sur une voûte palatine osseuse qui manque de profondeur[1].

Les troubles de l'articulation des sons sont différents dans les deux cas que nous avons cités.

Si l'obstruction nasale est complète et constante, les consonnes M et N sont remplacées par B et D. Le malade prononcera *bobie* pour *momie* et *daride* pour *narine*. C'est qu'en effet *m* et *n* sont considérés comme des consonnes résonnantes nasales ou demi-voyelles, réclamant l'action des lèvres comme pour *b* et *d*. Ce n'est autre chose, pour Gerdy, qu'un *b* ou un *d* passé par le nez.

Si, au contraire, les fosses nasales postérieures restent béantes, le voile ne pouvant se redresser en arrière, les consonnes sont altérées d'une façon inverse. Le D et le B se prononcent N et M, K et G deviennent impossibles à produire, S et Ch sont méconnaissables.

Cette distinction que nous venons d'établir est importante à connaître dans certains cas pathologiques. On sait, en général, que les végétations adénoïdes donnent lieu à des troubles de prononciation qui disparaissent après l'opération. Or nous avons observé, il y a quelques années, un cas dans lequel l'articulation des sons devint plus défectueuse une fois l'opération accomplie. Les tumeurs adénoïdes étaient très volumineuses et, lorsqu'elles furent enlevées, nous nous trouvâmes en présence d'un cas d'insuffisance vélo-palatine. Le voile, avant l'opération, venait s'adosser à la tumeur, tandis qu'après l'opération il lui était impossible de rejoindre la paroi pharyngée. Bien entendu l'articulation des sons avait été modifiée dans le sens indiqué plus haut et était devenue fort défectueuse.

Macdonald rattache ces troubles de la phonation à la parésie du voile du palais relevant, d'après lui, d'une condition

1. L'étude de la Rhinolalie a été bien faite par notre élève distingué Bonnes, dans sa thèse inaugurale (Lyon, 1897).

locale. Cette parésie serait associée au catarrhe nasal postérieur ou à la rhinite sèche. Elle est portée au plus haut degré quand l'extrémité postérieure hypertrophiée des cornets inférieurs presse sur le dos du voile du palais. Il admet aussi une influence générale telle que l'anémie ou les affections du système neuro-musculaire.

On conçoit d'ailleurs que lorsque la muqueuse du voile est enflammée et que les glandes sont hypertrophiées, les muscles sous-jacents sont fatalement gênés dans leur fonctionnement. Il n'est nul besoin alors d'invoquer une influence réflexe.

Il est superflu d'ajouter que, à un certain degré, ces parésies du voile peuvent entraver la déglutition et favoriser le passage des boissons par les fosses nasales.

Troubles nerveux d'origine nasale. — Les affections nasales peuvent déterminer certains symptômes curieux que l'on est, au premier abord, peu tenté d'attribuer à leur cause véritable. Il est cependant important d'en préciser la filiation, si l'on veut instituer une thérapeutique rationnelle et efficace.

Loin de nous la pensée de faire du nez un organe mystérieux, susceptible de provoquer à distance les troubles les plus étranges. Nous sommes persuadé que quelques auteurs ont exagéré l'importance des réflexes d'origine nasale. A vrai dire, d'après certaines descriptions, l'ovaire serait complètement démonétisé, et le nez lui serait de beaucoup supérieur dans l'art de provoquer les réflexes.

Tout en faisant la part de l'exagération, nous devons toutefois reconnaître qu'il y a quelque chose de vrai dans les nombreux travaux sur ce sujet.

Voltolini et Trousseau ont été les premiers à signaler les liens existant entre l'asthme et les polypes du nez. E. Frænkel établit une relation semblable avec le coryza hypertrophique. En 1883, Hack, de Fribourg, ne craignit pas d'élargir le cadre et de classer, sous le titre de troubles réflexes, une série de symptômes minutieusement étudiés et formant une sorte de triade symptomatique caractérisée par des accès d'éternuement, de rhinorrhée séreuse et par de l'obstruction intermittente unilatérale ou bilatérale. Le tout fut parfaitement condensé en 1887 dans une excellente monographie.

En premier lieu, il est des troubles réflexes dont l'origine nasale n'échappe à personne. L'*éternuement*, par exemple, est un phénomène trop connu pour qu'il soit nécessaire d'insister. Tout le monde sait qu'à l'occasion d'une augmentation des sécrétions nasales, ou bien à la suite de l'introduction dans le nez de poudres spéciales ou même d'un corps étranger, il se produit une sorte de convulsion expiratoire consistant en de violentes contractions du diaphragme. Cette contraction s'accompagne de la fermeture de la glotte; le voile du palais et les constricteurs supérieurs se contractent pour fermer l'espace nasal postérieur, tandis que la bouche se resserre et que la langue vient s'appliquer vigoureusement contre les dents et contre la voûte palatine. Puis la contraction cède brusquement, et l'air expiré s'échappe en produisant le bruit caractéristique de ce réflexe normal appelé *éternuement*.

Dans le même ordre d'idées, nous pouvons citer les sécrétions séreuses ou muqueuses abondantes, produites par une excitation mécanique ou une inflammation de la muqueuse. La sécrétion lacrymale est aussi provoquée par les excitations nasales.

Mais à côté de ces troubles réflexes admis d'un commun accord, il en est d'autres dont l'origine nasale est moins évidente. Ils sont cependant importants à connaître.

Hack cite, en première ligne, le *cauchemar* et l'*asthme*. Sans doute ces deux signes peuvent trouver leur explication en dehors du nez; mais, chaque fois qu'on les rencontrera, on devra pratiquer la rhinoscopie complète pour voir s'il n'existe pas quelque lésion nasale latente. Il est facile de comprendre que la gêne de la respiration nasale, en troublant le sommeil, pourra déterminer des cauchemars.

En présence d'un malade atteint d'asthme, l'examen des fosses nasales s'impose avant même l'auscultation des poumons. Il ne faut pas croire que ce sont les polypes les plus volumineux, obstruant complètement les fosses nasales, qui déterminent surtout les troubles réflexes. La plupart du temps, il s'agit de petits polypes à peine apparents; c'est du moins ce que nous avons maintes fois observé. Dans ce cas, l'intervention chirurgicale donne des résultats surprenants.

Pour M. Bride, on peut même cliniquement reconnaître les cas d'asthme susceptibles d'être soulagés ou guéris par le traitement local. Dans ce but, on introduit une sonde dans le nez; si le contact de la sonde provoque la toux au lieu de l'éternuement, il y a lieu de croire que l'intervention guérira le malade.

Nous venons de parler de la *toux*. C'est encore un signe important pour le diagnostic des affections nasales. Nous rencontrons souvent des sujets se plaignant d'une toux opiniâtre datant de plusieurs années. La chronicité de cette toux, son caractère quinteux sans timbre métallique, le défaut d'expectoration, etc., le tout compatible avec un état général excellent, sont autant de signes qui commandent immédiatement l'examen rhinoscopique. Cette toux a des caractères qui ne trompent pas, et bien que le malade attire l'attention sur la gorge ou sur la poitrine, il faut tout d'abord pratiquer l'examen des fosses nasales. On trouve alors l'explication de la toux, soit dans une inflammation chronique du nez, soit dans l'existence de polypes, soit dans l'hypertrophie postérieure des cornets inférieurs.

Cette toux d'origine nasale est en effet un phénomène réflexe provoqué par l'irritation de la pituitaire. On a beaucoup discuté sur les points susceptibles de produire le réflexe. Les régions varient suivant les auteurs. Cela prouve qu'il n'y a pas seulement une zone, mais des zones de toux réflexe. Pour notre part, nous avons rencontré ces symptômes aussi bien dans l'hypertrophie postérieure des cornets que dans les polypes du méat moyen. LERMOYEZ, en 1907, a publié une note très intéressante sur la *toux nasale*. La question est présentée sous une forme originale et attractive qui ne peut moins faire que de fixer l'attention des praticiens. On ne conçoit pas, dit-il, qu'une malade ait pu errer pendant onze ans pour une toux nasale, quand un simple petit geste opératoire pouvait lui procurer une guérison définitive.

FRANK a publié une étude expérimentale sur ce sujet[1]. Il s'est servi d'agents d'excitation variés, tels que : sondes mousses, instruments piquants, galvanocautère, caustiques chimiques, etc. Pour ce physiologiste distingué, la toux proviendrait surtout de l'excitation du cornet moyen. Quant au spasme glottique et au spasme respiratoire, ce sont encore des réflexes résultant de l'excitation de l'extrémité antérieure et du bord libre des cornets moyens et inférieurs et plus rarement, ou à un moindre degré, des extrémités postérieures de ces cornets. FRANK a pu supprimer les réflexes par l'anesthésie de la muqueuse à la cocaïne. Déjà, en 1885, BARATOUX avait essayé de déterminer les zones réflexes par la cocaïnisation partielle des diverses régions.

Mais, nous le répétons, la zone servant de point de départ à la toux est très variable, et il faut savoir la rechercher, même en dehors du nez et du larynx. HACK a insisté, à juste titre, sur la *toux pharyngée* si fréquente qui, elle aussi, peut donner lieu à des erreurs de diagnostic.

La *migraine* doit encore être classée parmi les troubles réflexes d'origine nasale. Elle se rencontre non seulement dans les affections aiguës du nez, mais encore dans les ma-

1. *Arch. de Phys.*, 1889.

ladies chroniques, par exemple dans les polypes du nez, dans l'empyème des sinus, etc.

A côté de la migraine, il faut ranger les *névralgies sus-orbitaires et occipitales*, qui s'associent aux affections nasales et peuvent disparaître par le traitement de ces diverses affections.

HACK cite encore le *gonflement* et la *rougeur du nez*, qui proviennent de réflexes nerveux vaso-moteurs. Il a observé des cas de *vertige* et un cas d'accès épileptiforme par altération nasale. Nous avons, de notre côté, rencontré un cas d'*ictus laryngé* ou perte de connaissance de quelques secondes, survenant après une quinte de toux d'origine nasale. Le malade avait de nombreux polypes du nez et l'ictus se reproduisait tous les soirs [1]. Nous avons même provoqué involontairement le phénomène en touchant la muqueuse nasale avec un pinceau chargé de cocaïne. Le traitement des polypes diminua la fréquence des crises, sans cependant les faire disparaître complètement.

Il nous faudrait citer encore, parmi les réflexes, *l'aphonie*, *les troubes oculaires*. Joal a guéri plusieurs cas d'œsophagisme par un traitement intra-nasal. FRÆNKEL a même amélioré des cas de maladies de Basedow par de simples cautérisations du nez. Enfin ROUGIER a publié deux cas d'aliénation mentale provenant d'une lésion nasale.

Un des troubles réflexes des plus singuliers est celui que vient de signaler PIERRE BONNIER, nous voulons parler de l'entérite réflexe d'origine nasale. BONNIER déclare, d'après un certain nombre de faits, qu'il a pu guérir des constipations rebelles, des entérites muco-membraneuses par la seule cautérisation du cornet inférieur, alors que ces affections avaient longtemps résisté à de sévères régimes.

Du même ordre sont les modifications obtenues par FLIESS

1. Voir l'observation dans une note sur l'*Ictus laryngé*, par GAREL et COLLET (*Annales des Mal. du larynx*, déc. 1894).

sur les dysménorrhées par l'excitation des *points génitaux* de la pituitaire, situés sur l'extrémité antérieure du cornet inférieur et sur le tubercule de la cloison. Jerusalem et Falkner ont obtenu des contractions de l'utérus gravide et même l'accouchement prématuré par le massage des points génitaux de la pituitaire. En insensibilisant ces points avec la cocaïne ils ont supprimé, chez les parturientes, les douleurs de la période de dilatation et même de la période d'expulsion sans entraver l'accouchement.

Nous n'en finirions pas si nous voulions être complet dans l'énumération de tous les troubles réflexes. Il faut faire une large part à l'exagération. Néanmoins il reste quelques grands symptômes, tels que la toux et l'asthme, dont la pathogénie est évidente. Tous les autres réflexes sont plus rares et de moindre importance.

Après avoir mentionné tous les symptômes ci-dessus, nous devons nous demander comment nous reconnaîtrons que tel ou tel signe est d'origine nasale. Nous pourrons tout d'abord voir si l'anesthésie de la pituitaire supprime les troubles réflexes ; par contre, nous pourrons provoquer ces mêmes troubles expérimentalement en excitant la muqueuse nasale à l'aide d'un stylet. En outre, la coexistence d'une lésion nasale sera un signe de grande probabilité. Toutefois il ne faudrait pas être porté à considérer trop facilement, comme lésion, une simple exagération d'un état normal.

S'il nous est facile de provoquer des réflexes par l'excitation au stylet, nous devons savoir aussi que l'excitation réflexe de la pituitaire peut nous rendre de grands services en cas de syncope. Elle peut prendre rang à côté de la traction rythmée de la langue.

L'excitation peut aussi se produire en faisant respirer au malade quelques gouttes de liquides volatils.

Capitan a indiqué à cet effet les deux formules suivantes :

Alcool	āā 5 gr.
Ether	
Chloroforme	
Menthol	1 gr.
Ammoniaque	XX gouttes.

Ou bien :

Alcool	10 gr.
Ether	5
Menthol	1
Pyridine	2
Acide acétique crist	L gouttes.

En verser XV à XX gouttes sur un mouchoir et faire inhaler.

Exploration complémentaire des fosses nasales. — Après la constatation des principaux symptômes, il est utile de compléter l'examen par divers procédés d'exploration que nous allons exposer.

On doit d'abord *inspecter et palper* le nez pour voir s'il présente du gonflement ou de l'empâtement à sa racine, ou bien s'il est déprimé à ce niveau par la fonte d'une partie du squelette nasal. Les narines peuvent être aussi le siège d'inflammations particulières indiquant l'existence d'altérations profondes. Les ailes du nez sont parfois détruites partiellement, comme c'est le cas dans le lupus, la syphilis, etc. Le dos du nez peut aussi être plus ou moins dévié sous l'influence d'un traumatisme antérieur.

Il faut ensuite se rendre compte du *degré de perméabilité* des fosses nasales et voir si elles sont accessibles à l'air. Le meilleur moyen est de fermer l'une des narines avec l'index et de faire exécuter par l'autre des mouvements alternatifs d'inspiration et d'expiration, la bouche étant complètement fermée d'ailleurs. On place le dos de la main à quelques centimètres à peine de la narine et, avec un peu d'habitude, on apprécie facilement si l'air sort librement sans rencontrer le moindre obstacle. On s'en rend compte d'ailleurs non seulement par la sensation que l'on ressent sur le dos de la main, mais aussi par le petit sifflement plus ou moins intense que l'on perçoit lorsque la fosse nasale est rétrécie. Lorsque l'air expiré traverse une cavité de calibre normal, il ne se produit aucun sifflement perceptible. On doit savoir toutefois qu'il est rare de rencontrer un sujet respirant également des deux côtés, vu la grande fréquence des déviations ou crêtes de la cloison, sans que cette différence cependant puisse être regardée comme pathologique.

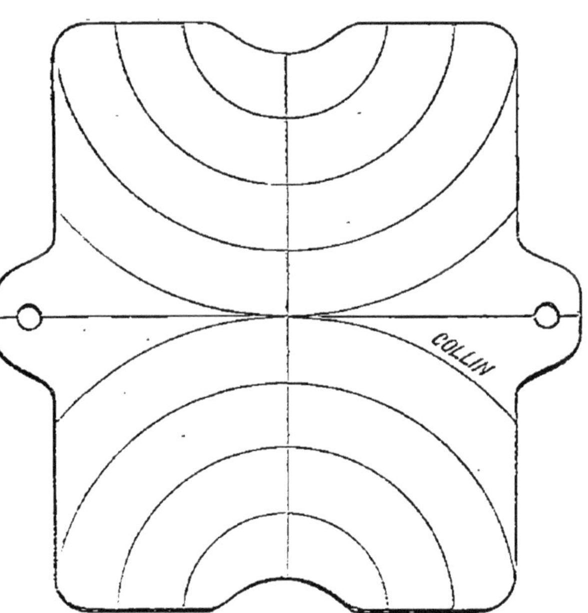

FIG. 33. — Miroir de Glatzel.

Si l'on veut obtenir des renseignements plus précis, on peut se servir d'un procédé que nous avons employé, il y a longtemps déjà. Nous voulons parler de la méthode de SANDMANN (1893), qui permet d'enregistrer le degré de perméabilité des fosses nasales. On se sert à cet effet d'un petit carton ardoisé que l'on appuie contre la pointe du nez et du menton. L'expiration nasale produit sur le carton une aire humide plus ou moins étendue que l'on rend apparente avec de la fleur de soufre. Une pulvérisation de fixateur à fusain rend l'image ineffaçable. Les empreintes que l'on obtient par cette méthode forment deux aires humides souvent fort dissemblables et irrégulières, reproduisant en quelque sorte les obstacles que l'air expiré rencontre sur son passage.

Zwaardemaker, puis Glatzel ont perfectionné le procédé de Sandmann. Le miroir de Glatzel est vraiment pratique. Il consiste en une petite plaque de métal nickelée, parfaitement polie, portant une double graduation en arcs de cercle (*fig.* 33). En haut et en bas on a réservé deux encoches pouvant épouser la convextié de la lèvre supérieure. On applique ce petit miroir pendant deux ou trois expirations et on prend successivement une empreinte en haut et en bas. Les aires humides sont très apparentes et on en mesure l'étendue d'après les cercles gradués concentriques. Sur le même principe est construit le *rhinomètre* d'Escat. La figure 34 en dit plus que toute description.

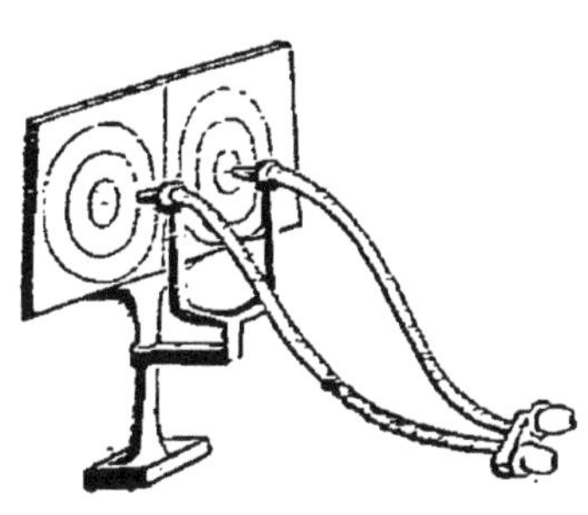

Fig. 34. — Rhinomètre d'Escat.

Courtade a également établi un rhinomètre à plaques de verre qui diffère des précédents en ce qu'il enregistre simultanément l'expiration buccale et nasale. Les empreintes sont fixées sur des papiers préparés à l'aniline.

Un appareil plus récent est l'*atmo-rhinomètre* de Robert-Foy. Il est composé d'une glace dépolie quadrillée en centimètres carrés, sur laquelle on fait deux expirations nasales de suite. On abaisse aussitôt une seconde glace transparente qui emprisonne les taches et permet de les conserver plusieurs heures (*fig.* 35). Grâce

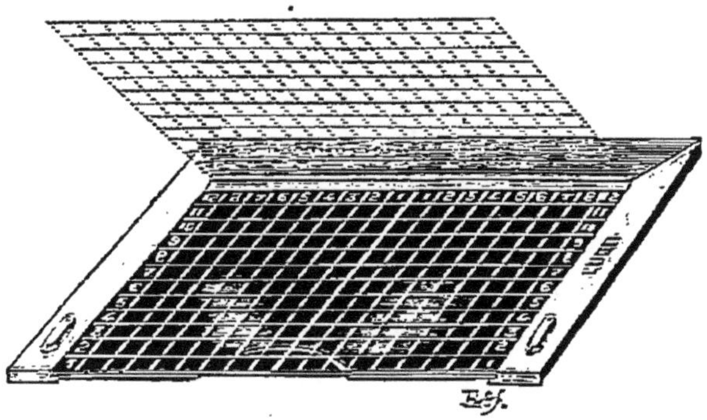

Fig. 35. — Atmorhinomètre de Robert-Foy.

à un dispositif spécial, on peut aussi décalquer les taches. Par le quadrillage on mesure, pour chaque fosse nasale, l'aire couverte par les vapeurs de l'expiration [1].

KAYSER, en 1895 (*Arch. f. Lar.*), a cherché le moyen de mesurer la perméabilité relative des fosses nasales et également les parésies peu appréciables du voile du palais. L'appareil de KAYSER permet de calculer exactement la durée de temps qu'un certain volume d'air met à passer par le nez et la bouche ; mais le procédé est d'une application difficile.

Beaucoup plus simple est le rhinomètre de JACOBSON. Il consiste en deux éprouvettes graduées de 100 centimètres cubes remplies d'eau saturée de chlorure de sodium et renversées surun récipient plein d'eau. Les éprouvettes communiquent chacune avec l'une des fosses nasales au moyen d'un tube de caoutchouc muni d'un embout qui s'adapte à l'entrée des narines. On inspire alors par la bouche, et l'air, expiré exclusivement par le nez, se rend directement dans les éprouvettes. La mensuration comparative des deux côtés est alors d'une simplicité élémentaire.

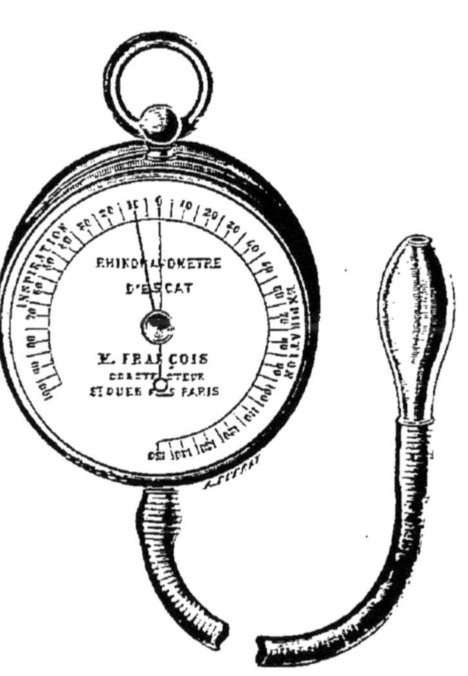

FIG. 36. — Rhinomanomètre d'Escat.

A ces divers appareils nous pouvons ajouter encore le rhinomanomètre d'ESCAT qui nous renseigne non seule-

1. Pour plus amples détails, voir la *Presse médicale* du 6 février 1909.

ment sur l'insuffisance nasale, mais encore sur la force respiratoire. C'est un manomètre à cadran gradué en centimètres de mercure : 10 centimètres pour l'inspiration et 15 centimètres pour l'expiration (*fig.* 36), chiffre largement suffisant pour les recherches cliniques.

Une fois que nous connaissons la quantité d'air circulant par les fosses nasales, nous devons voir s'il existe de la fétidité de l'haleine et si cette fétidité est bilatérale.

L'ozène est un symptôme que nous retrouverons dans un certain nombre d'affections, telles que la rhinite atrophique, l'empyème des sinus, la syphilis, les corps étrangers, les rhinolithes, etc. L'ozène unilatéral sera plus spécial aux empyèmes des sinus, à la syphilis tertiaire et aux corps étrangers. On doit demander au malade s'il perçoit lui-même la fétidité, car on sait que dans la rhinite atrophique, la muqueuse est tellement altérée qu'il existe une anosmie complète. L'ozène peut aussi, dans les cas d'empyème des sinus, être intermittent et n'apparaître qu'à certaines heures de la journée.

Nous avons déjà dit que la fétidité n'est point la même dans les diverses affections, et qu'elle diffère nettement, suivant qu'il s'agit d'un ozène vrai ou d'une lésion spécifique tertiaire.

A l'état normal, la respiration nasale est absolument silencieuse. A l'état pathologique, c'est-à-dire dans le cas de sténose, la respiration devient bruyante. Elle s'entend à distance et se transforme en ronflement pendant le sommeil. En outre, lorsque le malade se mouche, le nez étant obstrué, il ne peut plus le faire d'une façon sonore.

Nous devons nous renseigner encore sur les *fonctions olfactives* et sur leurs rapports avec le sens du goût. Pour le goût, nous n'avons qu'à nous rapporter au récit du malade qui se plaint de ne plus pouvoir apprécier ni le bouquet des vins, ni la saveur des aliments. Quant à l'odorat, on explorera chaque narine successivement en obturant celle qui n'est pas en expérience. La sensibilité générale sera recherchée, soit à l'aide d'excitations directes par une tige de papier roulé, soit indirectement en plaçant sous la narine un flacon d'ammoniaque.

Pour la sensibilité spéciale, il faudra employer des parfums faciles à reconnaître, choisis suivant le degré d'éducation olfactive des malades, à la condition que ces substances ne produisent aucun effet sur les nerfs de sensibilité générale et n'impressionnent que les expansions terminales du nerf olfactif. L'exploration successive de chaque fosse

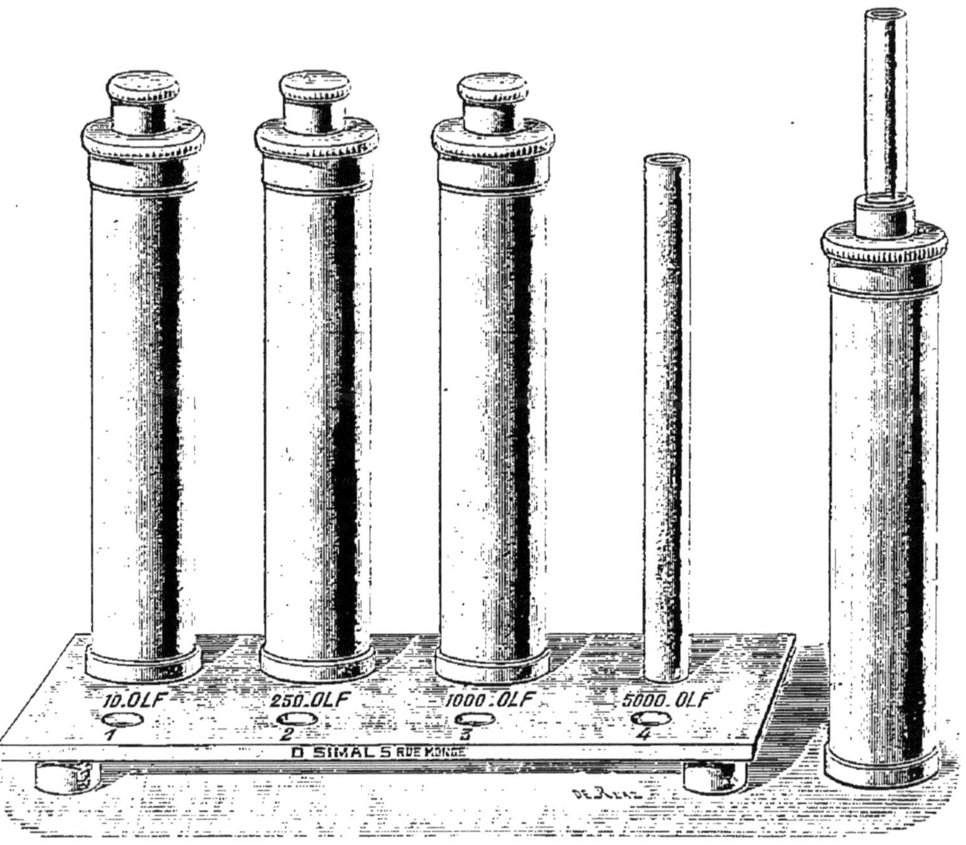

Fig. 37. — Olfactomètre de Reuter.

nasale est indispensable,si l'on veut pouvoir déceler les cas d'hémianesthésie.

Dans cet ordre de recherches, on aura le moyen d'apprécier presque mathématiquement le degré de diminution de l'odorat en se servant de l'olfactomètre de ZWAARDEMAKER. Depuis bientôt dix ans, nous employons l'olfactomètre de REUTER, qui nous semble plus simple et très pratique (*fig.* 37).

Cet appareil se compose de quatre cylindres indépendants contenant chacun des substances odorantes pures ou mélangées et de pouvoir odorant variable. Les cylindres ont 10 centimètres de longueur et, au moyen d'un tube de verre gradué introduit plus ou moins dans l'intérieur du cylindre, on peut faire inhaler tout ou partie de la substance odorante qu'il contient.

Nous donnons, d'après l'excellent article de LERMOYEZ sur l'*olfactométrie clinique* (*Presse Médicale* 1905), la composition de la gamme odorante des différents tubes et de leur puissance en olfacties.

NUMÉRO du CYLINDRE	COMPOSITION DU CYLINDRE	PUISSANCE EN OLFACTIES du cylindre
1	Caoutchouc vulcanisé....................	10
2	Gomme ammoniaque... } ãã............. Gutta percha.......... }	250
3	Assa fœtida........... } ãã............. Résine de Dammar.... }	1.000
4	Ichthyol................ 2 parties....... Gomme ammoniaque... } ãã 1 partie..... Gutta percha.......... }	5.000

En 1903 (*Archiv. f. Laryngologie*), ONODI de Budapest a décrit un olfactomètre plus simple encore, dans lequel il introduit un tampon imbibé d'une solution à deux concentrations différentes d'un parfum agréable (violette) ou d'une substance désagréable (bisulfure d'éthyle). Ainsi, avec quatre solutions, il peut apprécier des olfacties de 10 à 5.000 (*fig.* 38).

En octobre 1899, au Congrès de la Société italienne de Laryngologie, GRAZZI a décrit sa nouvelle méthode d'olfactométrie. Il verse 10 gouttes d'une solution d'acide benzoïque dans l'alcool à 1/5, sur une rondelle de papier buvard

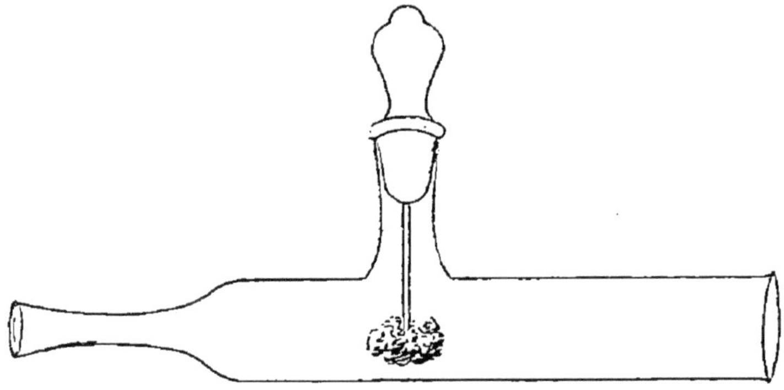

FIG. 38. — Olfactomètre de Onodi.

de 5 centimètres de diamètre. Il recouvre cette rondelle de 10 cartons carrés de l'épaisseur d'une carte de visite, et percés, chacun au centre, d'un trou variant progressivement depuis 1/2 centimètre jusqu'à 5 centimètres de diamètre. On fait inhaler avec un entonnoir de 5 centimètres de diamètre et long de 10 centimètres. Pour GRAZZI, l'unité d'olfaction correspond au parfum flairé par le premier carton de 1/2 centimètre de diamètre.

Il ne suffit pas seulement d'être renseigné sur la sensibilité olfactive de la pituitaire, il faut encore examiner la sensibilité générale pour voir si elle est normale, abolie ou exagérée. On se servira, dans ce but, d'un stylet mousse et l'on cherchera les points les plus sensibles, ceux que l'on peut considérer comme des zones d'excitation réflexe plus intense.

On sait que l'excitation de certaines zones produit les réflexes à distance dont nous avons déjà parlé. On sait aussi que la sensibilité de ces zones peut être momentanément supprimée par l'application d'anesthésiques locaux. Ce sont là des renseignements précieux au point de vue du diagnostic et du traitement.

L'étude de l'*excitabilité électrique du nerf olfactif*, faite par Aronsohn et Werner, n'a donné que des résultats physiologiques, qui n'ont pas encore été étudiés pathologiquement.

Nous terminerons enfin par un procédé d'exploration de la plus haute importance : nous voulons parler du *toucher digital*. Si, dans la rhinoscopie antérieure, le stylet nous permet de contrôler la consistance des tissus, dans la rhinoscopie postérieure il devient moins pratique et le doigt nous donne alors des renseignements bien plus précis. Pour le toucher nasal postérieur, il est bon d'être ambidextre. Pour nous, nous préférons cependant l'index gauche. Le malade étant assis, on se place à sa gauche. A l'aide du bras droit, on maintient la tête contre sa poitrine pour empêcher les mouvements de recul du patient. La bouche étant largement ouverte, on introduit rapidement l'index dans la bouche, on contourne le voile du palais et l'on porte l'extrémité du doigt jusqu'à la voûte naso-pharyngée. Alors, grâce à des mouvements de gauche à droite et d'avant en arrière, on est vite renseigné sur l'état du cavum, des choanes, des extrémités des cornets et des saillies des trompes. Quelques auteurs ont voulu transformer le doigt ainsi introduit en une véritable curette; mais on ne peut de la sorte agir efficacement que sur quelques polypes postérieurs à mince pédicule ou sur quelques minimes végétations adénoïdes.

Le toucher digital peut rencontrer quelques difficultés chez l'enfant. Pour éviter la morsure, on peut se servir d'un écarteur des mâchoires ou bien armer son doigt d'un doigtier protecteur articulé (*fig.* 39).

Nous trouvons que l'emploi du doigtier émousse plus ou moins la sensibilité du doigt explorateur. Il est un moyen beaucoup plus simple d'éviter la morsure de l'enfant. Il consiste à placer la main droite sur le côté droit de la face. Dès que l'enfant ouvre la bouche, de l'index droit on déprime fortement la joue entre les arcades dentaires. De la sorte, si l'enfant a quelque velléité de fermer la bouche, il en est empêché par la douleur que provoque la morsure de la face interne de sa propre joue. Il faut, en outre, avoir soin de confier les deux mains de l'enfant à un aide ; sans cette précaution, l'enfant viendrait immédiatement saisir les mains de l'opérateur.

Parfois l'enfant refuse d'ouvrir la bouche. Dans ce cas, au lieu de chercher à agir par la violence à l'aide de l'écarteur des mâchoires, nous nous contentons simplement de lui présenter l'instrument, que nous décorons du nom terrifiant de *bâillon*. Ce mot produit un effet magique et dompte les plus indociles.

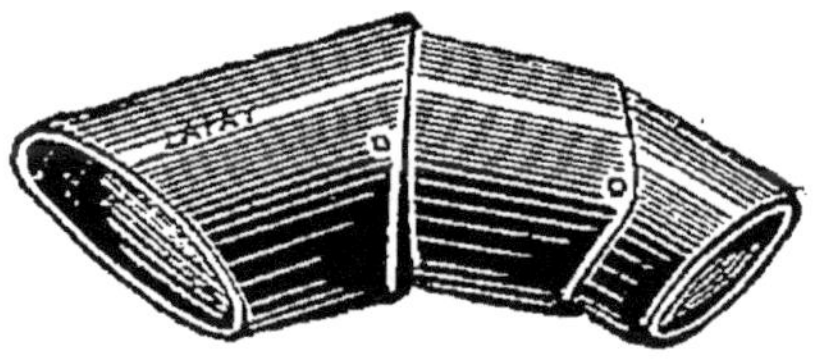

FIG. 39. — Doigtier protecteur articulé.

En somme, pour le toucher digital, pas d'instrumentation. Le doigt seul suffit pour établir un diagnostic parfait et compléter les renseignements insuffisants fournis par la rhinoscopie postérieure.

Lorsqu'on pratique le toucher digital sur un naso-pharynx, il est indispensable d'aseptiser parfaitement l'index explorateur par les moyens ordinaires en usage. Si l'on craint de ne pouvoir obtenir une asepsie complète, si l'on a une petite plaie au doigt ou bien si le naso-pharynx à explorer est le siège d'une affection fort infectieuse, on évite toute complication pour le malade ou pour soi-même en coiffant son index d'un doigt en caoutchouc mince bien aseptisé.

Examen du nez au moyen des rayons Röntgen. — Peu de temps après leur découverte, les rayons X ont été appliqués aux examens rhino-laryngologiques. Des recherches cliniques et expérimentales ont été entreprises par John Macintyre, Reynier et Glover, Edm. Meyer, etc. Les résultats obtenus n'ont plus ici la même importance que dans la chirurgie des membres.

Les rayons X rendent néanmoins quelques services dans la recherche des corps étrangers du nez ou des sinus, dans les lésions du crâne par armes à feu, dans les fractures nasales et même dans les tumeurs malignes du maxillaire supérieur.

Les renseignements fournis par les rayons X pour le diagnostic des sinusites semblaient avoir peu de valeur. Et cependant, il y a dix ans, Reynier et Glover affirmaient déjà que l'on pouvait vérifier la transparence du sinus frontal et du sinus maxillaire plus facilement que par la transillumination. Macintyre avait, dans ce but, combiné un petit écran qui se plaçait dans la bouche du malade.

Actuellement, la radiographie a fait des progrès considérables au point de vue de l'outillage. Un de nos compatriotes lyonnais a même inventé un dispositif qui permet de faire la radioscopie instantanée. Tout cela promet de nous doter de renseignements bien supérieurs à ceux des premières années.

Au Cinquantenaire de la Laryngologie à Vienne, en avril 1908, on a discuté l'importance de la radiographie dans la spécialité oto-rhino-laryngologique. Après avoir entendu les avis divers de Burger, Killian, Mader, Onodi, Scheier, etc., on peut conclure que la radiographie jette un jour tout nouveau sur le diagnostic des sinusites frontales ou ethmoïdales, un peu moins sur les sinusites du maxillaire ou du sphénoïde.

Nous avons eu le plaisir d'admirer à l'exposition du cinquantenaire les superbes et nombreux skiagrammes exposés par ONODI et SCHEIER.

Il ne faut pas oublier que la radiographie nous renseignera également sur les dents aberrantes, sur les kystes dentaires. A Lyon, DESTOT et ARCELIN nous ont fourni plusieurs fois d'excellentes radiographies de la dentition du maxillaire supérieur, dans des cas où la cause d'une sinusite maxillaire ne pouvait être précisée.

Les rayons X permettent encore de vérifier la bonne position des sondes dans les sinus. Aussi SPIESS a-t-il proposé, comme nous le verrons plus loin, d'ouvrir le sinus frontal par le toit nasal au moyen du drill électrique, en suivant la direction du drill sur l'écran. Il arrive toujours de la sorte à éviter la pénétration du perforateur dans la boîte crânienne.

En dernier lieu, nous ne ferons que mentionner le *radium*; il n'a aucune utilité pour l'examen des fosses nasales; mais, comme les rayons X, il peut agir sur certaines lésions cutanées : épithélioma, lupus nasal. Son prix considérablement élevé lui barrera longtemps encore le chemin de la thérapeutique spéciale. Nous ne connaissons guère que quelques recherches publiées en 1906, par R. BOTEY de Barcelone.

CHAPITRE IV

THÉRAPEUTIQUE GÉNÉRALE

Nous allons, dans ce chapitre, passer en revue les diverses méthodes thérapeutiques applicables à une série d'affections, nous réservant de revenir plus tard sur les traitements qui ont une application plus restreinte.

1° ASEPSIE ET ANTISEPSIE

Dans les interventions nasales, les précautions ordinaires aseptiques et antiseptiques sont de mise comme dans toute intervention chirurgicale.

Il faut distinguer dans la chirurgie nasale deux genres d'opérations. Nous avons en premier lieu les grandes interventions, celles que l'on pratique sur les cavités accessoires, sur la cloison, sur les maxillaires supérieurs, sur le naso-pharynx. Dans toutes ces interventions, il n'est pas douteux que toutes les précautions ordinaires et connues doivent être prises comme dans n'importe quelle opération chirurgicale. On doit stériliser les instruments à l'étuve, et le chirurgien doit faire également la toilette aseptique rigoureuse de ses mains.

En second lieu, nous avons toute la série des petites interventions de moindre importance, celles que l'on pratique couramment au cabinet de consultation. Ici les grandes précautions ne sont plus indispensables, sans vouloir dire pourtant que l'on peut s'abstenir de toute précaution. Mais comme il s'agit ici d'ablations de polypes du nez, de section de cornets ou de queues de cornet, de cautérisations nasales, de recherches sur les orifices des sinus, toutes interventions qui ne réclament pas l'emploi d'instruments nombreux, on se contentera de désinfecter les instruments au moment même de s'en servir. A cet effet, un brûleur BUNSEN suffit largement. Pour notre part, nous n'agissons jamais autrement. Il suffit de passer au brûleur BUNSEN tous les instruments qui doivent pénétrer dans les fosses nasales : spéculums, stylets, anse ou couteau galvanocaustiques. On les refroidit ensuite dans l'eau bouillie pure ou contenant en dissolution une substance antiseptique, le phénosalyl par exemple. Nous rejetons les solutions antiseptiques grasses ou huileuses qui terniraient les miroirs et nous gêneraient dans notre examen.

Mais il ne suffit point de faire une opération parfaitement aseptique, il faut encore dans les jours qui suivent, et jusqu'à cicatrisation de la muqueuse, insuffler dans les fosses nasales des poudres antiseptiques. Cette antisepsie post-opératoire relative est, à notre avis, d'une grande importance et doit être minutieusement pratiquée. On ne peut, dans ce cas, considérer comme suffisant le pouvoir bactéricide du mucus nasal.

Quelques rhinologistes ont l'habitude de faire précéder toute intervention d'une irrigation nasale. C'est là une complication bien inutile, qui deviendrait d'ailleurs fort gênante quand on opère de jeunes enfants.

Après les opérations sanglantes, on fera bien aussi, tant au point de vue hémostatique qu'au point de vue antiseptique, d'introduire dans les fosses nasales un tampon de coton imbibé d'eau oxygénée chirurgicale à 12 volumes.

2° ANESTHÉSIE

En premier lieu, nous devons connaître les différentes méthodes d'anesthésie, car il est absolument inhumain de faire souffrir le malade quand des découvertes récentes nous ont permis de supprimer pour ainsi dire la douleur, sans le moindre risque pour l'opéré. Nous avons surtout en vue ici l'anesthésie locale.

Anesthésie générale. — Quant à l'anesthésie générale, sauf le cas de quelques graves opérations relevant de la grande chirurgie, il est rare qu'elle soit nécessaire pour nos opérations spéciales courantes.

Si toutefois l'anesthésie générale prolongée s'impose, le chloroforme et l'éther sont toujours les deux agents les plus employés. On a discuté beaucoup sur le danger relatif de l'une et de l'autre de ces substances. A Lyon, l'éther a la préférence pour les adultes, et le chloroforme pour les enfants.

On a proposé de combiner le chloroforme ou l'éther avec un autre anesthésique que l'on fait inhaler, en premier lieu, pour supprimer l'excitation du début ainsi que ces réflexes rapidement mortels qui surviennent parfois dès le commencement de l'anesthésie. On s'est servi tout d'abord du bromure d'éthyle ; mais aujourd'hui le chlorure d'éthyle est d'un usage plus courant. C'est ce dernier anesthésique qui est employé par les chirurgiens qui ont recours à l'anesthésie générale.

Quelle que soit la substance choisie pour l'anesthésie générale, on devra se conformer à toutes les règles prescrites pour son application.

Nous tenons surtout à insister sur ce point que l'anesthésie générale ne doit être faite que lorsqu'elle est indispensable. S'il s'agit simplement de pratiquer l'anesthésie pour satisfaire le caprice d'une mère de famille trop sensible, celle-ci doit être prévenue du danger possible qu'elle fait courir à son enfant sans motif sérieux. Sans doute nous ne voulons pas exagérer les dangers de l'anesthésie, mais nous maintenons que toute anesthésie doit être motivée.

Nous n'abandonnerons pas la question de l'anesthésie générale, sans parler du bromure d'éthyle, agent précieux pour les opérations douloureuses de courte durée.

Lubet-Barbon a attiré l'attention sur ce mode d'anesthésie et a fait remarquer combien son emploi était préférable à celui du chloroforme.

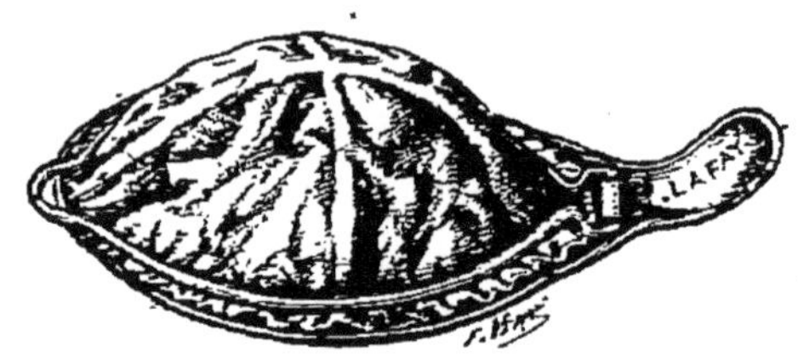

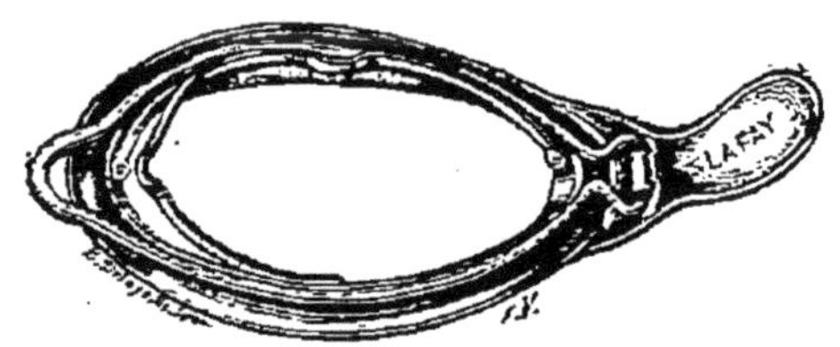

Fig. 40. — Masque ouvert garni de flanelle, prêt pour l'anesthésie au bromure d'éthyle. — Masque fermé.

Le bromure d'éthyle permet d'opérer le malade assis, car cet anesthésique ne provoque jamais la syncope comme le chloroforme. Il produit l'asphyxie bleue au lieu de l'asphyxie blanche, plus grave, qui peut résulter de l'emploi du chloroforme.

Le bromure d'éthyle doit être administré avec certaines précautions. On se sert d'un masque de fils métalliques, recouvert de flanelle. Ce masque (*fig.* 40) est de telle forme qu'il emboîte complètement le nez et la bouche. Pour obtenir une anesthésie rapide, l'occlusion doit être aussi complète que possible. Il faut aussi verser le liquide rapidement et non par petites doses. On doit, pour ainsi dire, suffoquer le malade. Au bout de cinq ou six inspirations, l'anesthésie est suffisante ; le regard devient vague, et il est facile de faire ouvrir la bouche du malade au commandement. Si l'on prolongeait l'anesthésie, on perdrait un temps précieux à lutter contre la contraction des mâchoires. Le réveil est spontané et facile. Quelquefois on observe à ce moment un peu d'excitation cérébrale.

On doit toujours se servir de bromure d'éthyle très pur et rejeter les flacons ouverts depuis trop longtemps. Un flacon de 30 grammes est amplement suffisant pour une anesthésie. Ordinairement on n'emploie que 10 ou 15 grammes.

Il est bon d'éviter le contact du bromure d'éthyle avec la face, il pourrait déterminer de petites brûlures superficielles. On prévient ces accidents en faisant, avant l'anesthésie, une onction de vaseline sur la face du malade.

Au début, cet anesthésique était considéré comme absolument inoffensif. Nous croyons bien qu'avec de la prudence le danger est minime. Il faut surtout ne pas prolonger l'anesthésie. Cependant des cas de mort sont venus démontrer qu'on ne pouvait pas toujours agir en toute sécurité. Nous savons bien que les cas néfastes sont attribués à une mauvaise technique ou à un anesthésique impur ou altéré; il n'en est pas moins vrai que le bromure d'éthyle, comme ses devanciers, a fait des victimes.

Aussi a-t-on recours maintenant à un autre anesthésique, le *chlorure d'éthyle*, qui s'administre comme le précédent avec un masque à occlusion complète. Il peut servir pour des anesthésies courtes et même d'une petite durée. Comme nous l'avons dit, il sert de premier temps pour le chloroforme, l'éther ou le mélange de Billroth. Il semble moins dangereux et il est en faveur auprès d'un grand nombre de chirurgiens. Toutefois son innocuité n'est que relative; nous avons connaissance déjà de plusieurs accidents mortels causés par cet anesthésique.

Au point de vue de l'anesthésie générale, il nous faut citer encore le *protoxyde d'azote*, réputé inoffensif et réservé plus spécialement à l'art dentaire.

L'*éthyloforme*, mélange de chlorure d'éthyle et de chlorure et bromure de méthyle, est un anesthésique employé plus souvent chez l'adulte pour une narcose de 2 à 3 minutes. On l'administre en espace clos au moyen d'un masque. Il ne donne pas de phase d'excitation.

Une autre substance analogue, s'employant comme l'éthyloforme, le *somnoforme*, est un mélange de bromure ou de chlorure d'éthyle avec du chlorure de méthyle.

Pour l'anesthésie générale de courte durée, Bonain recommande un mélange à parties égales de chlorure d'éthyle et de chloroforme. On l'emploie au moyen d'un cornet métallique doublé de gaze hydrophile. Le mélange anesthésique est contenu dans des ampoules à large culot se vidant à l'intérieur du cornet. L'anesthésie dure environ une minute et demie. Le réveil est plus lent qu'avec le chloroforme. Chaque ampoule contient 2 centimètres cubes et demi d'anesthésique. On prend une ampoule pour les enfants de 1 à 5 ans, deux ampoules de 5 à 13, trois de 13 à 17 et quatre à partir de 18 ans.

Guisez [1] préfère employer, pour l'anesthésie générale, l'appareil de Décolland. Grâce à ce nouveau système, les vapeurs anesthésiantes sont dégagées lentement sans brusquerie et on peut obtenir même des anesthésies de moyenne durée avec des doses très minimes de chlorure d'éthyle.

Anesthésie locale. — Mais, si l'anesthésie générale est d'une indication rare, combien plus fréquent sera l'emploi de l'anesthésie locale.

Depuis 1884, nous possédons dans la cocaïne un agent merveilleux. La cocaïne a notablement élargi le cadre des opérations spéciales et a permis de lutter avec avantage contre certaines affections qui, antérieurement, échappaient à toute intervention.

La cocaïne nous sert aussi au point de vue du diagnostic. Grâce à son action anesthésique, elle facilite l'in-

1. Une nouvelle méthode d'anesthésie par le chlorure d'éthyle (*Gazette des Hôpitaux*, 20 avril 1909).

troduction des instruments. Par son action sur les vaisseaux, elle fait rétracter la muqueuse. Le badigeonnage à la cocaïne ouvre aux yeux un champ d'observation plus vaste et permet un diagnostic plus précis. De la sorte les fosses nasales en apparence les plus rétrécies s'entr'ouvrent largement et, par la rhinoscopie antérieure, on peut voir la paroi postérieure du pharynx ainsi que l'extrémité postérieure des cornets inférieurs.

Mais, d'un autre côté, ce badigeonnage ne doit être fait qu'après l'examen rhinoscopique postérieur, car la cocaïne peut faire disparaître momentanément certaines hypertrophies pathologiques rétractiles de l'extrémité postérieure du cornet. On doit être prévenu de ce fait lorsqu'on a projeté une intervention sur la région postérieure.

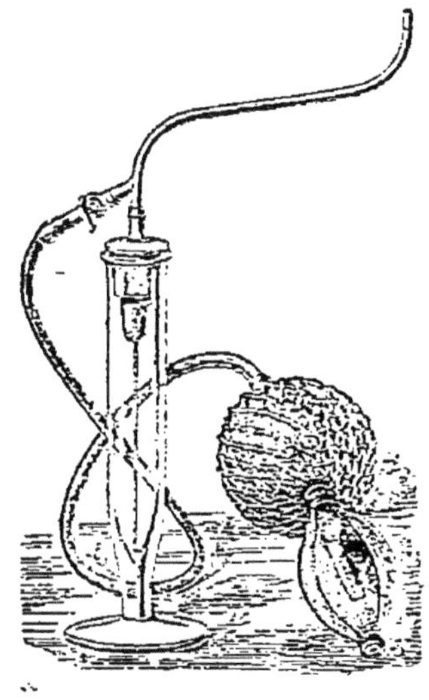
FIG. 41. — Pulvérisateur pour la cocaïne.

L'anesthésie locale s'obtient de trois façons : 1° avec un lance-poudre ; 2° avec un pulvérisateur ; 3° avec un pinceau ou une tige porte-coton ; 4° par injection sous-muqueuse ou infiltration.

Le *lance-poudre* est chargé de chlorhydrate de cocaïne mélangé à parties égales avec du sucre pulvérisé. C'est le système adopté par MM. LUBET-BARBON et MARTIN, pour l'anesthésie du voile avant l'application du releveur du voile du palais de SCHMIDT. On se sert d'une quantité minime de cocaïne ; néanmoins l'anesthésie est parfaite. L'appareil est muni d'une soufflerie à double poire et d'une sorte de robinet à piston, qui permet de lancer la poudre brusquement après avoir gonflé le réservoir d'air.

La *pulvérisation* est aussi une bonne méthode d'anesthésie; mais il faut se servir de solutions faibles à 1 ou 2 0/0, pour ne pas donner une dose trop élevée. On pourra employer le pulvérisateur dont nous donnons le croquis (*fig.* 41).

On peut y adapter à volonté un bec droit ou courbe, suivant que l'on veut anesthésier directement les fosses nasales, le larynx ou le naso-pharynx. Ce pulvérisateur est parfois muni d'un robinet à piston comme le lance-poudre

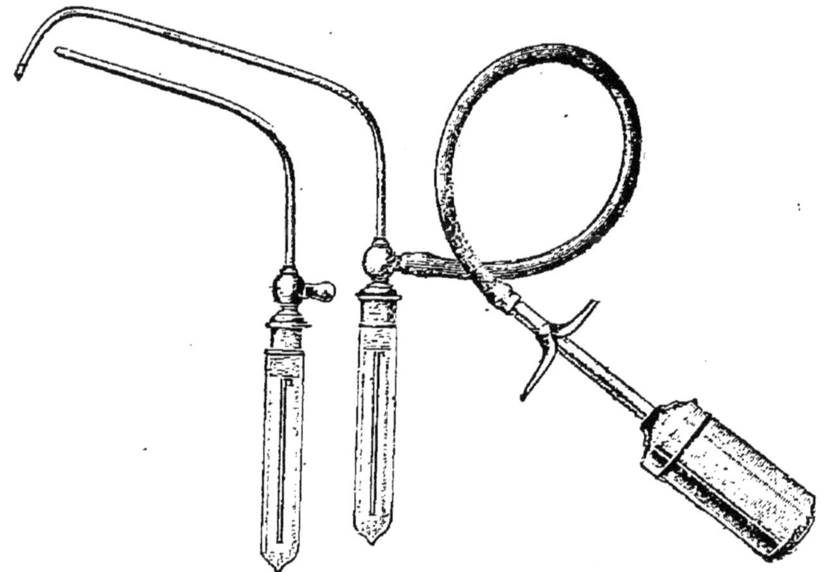

Fig. 42. — Pulvérisateur à pompe métallique de la maison Mathieu.

de MM. Lubet-Barbon et Martin. Quelques fabricants ont gradué le flacon, afin de connaître à chaque instant la dose employée. Ce mode d'anesthésie est excellent pour les gens pusillanimes, car il évite le contact des instruments avec la muqueuse nasale.

On peut remplacer la poire de caoutchouc par une sorte de piston ou pompe foulante inaltérable d'un emploi très commode (*fig.* 42).

Le *porte-coton* est, à notre avis, l'instrument de prédilection. Avec lui, on ne craint pas d'administrer de trop fortes doses; il consiste en une tige de métal terminée en pas de vis pour mieux retenir le coton (*fig.* 43).

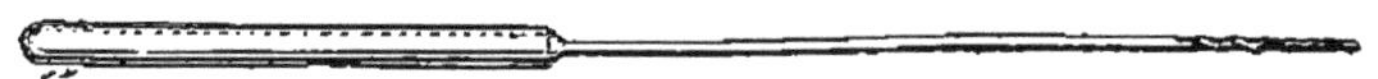

Fig. 43. — Tige porte-coton.

Le coton phéniqué dont on se sert doit être enfermé, sous forme de bande roulée de 5 centimètres de largeur, dans une boîte métallique ou dans un récipient de verre pour être à l'abri de toute souillure (*fig.* 44). On prend la petite quantité de coton nécessaire et on l'enroule à l'extrémité de la tige, en ayant soin de ne bien le serrer qu'à la base du pas de vis. L'extrémité, n'étant pas tassée, se chargera d'une plus grande quantité de liquide. Un instrument semblable, mais à courbure spéciale, servira pour le naso-pharynx (*fig.* 45).

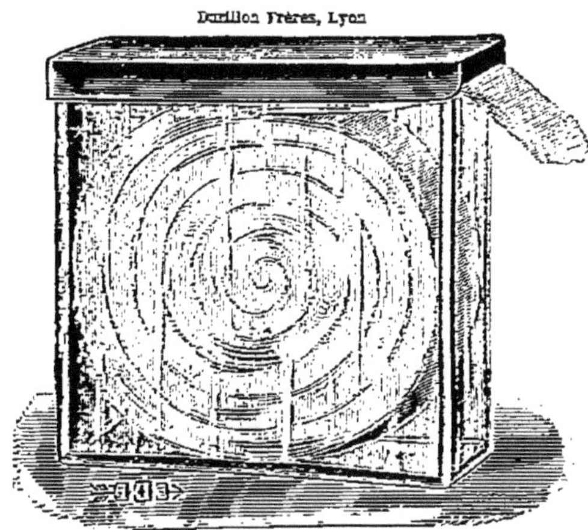

Fig. 44. — Récipient pour coton stérilisé.

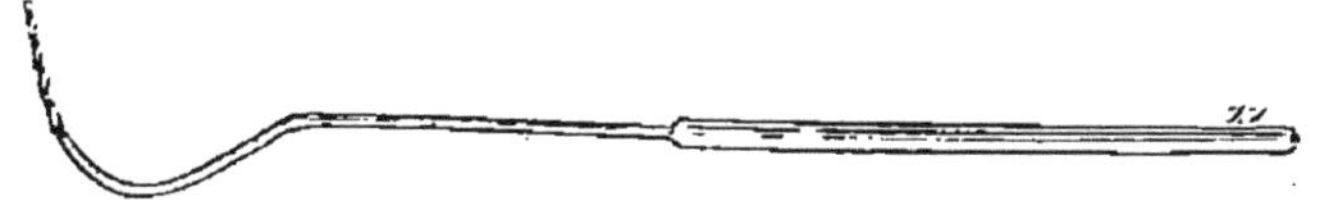

Fig. 45. — Tige porte-coton pour le naso-pharynx.

Nous nous servons presque exclusivement de la solution à 10 0/0, d'après la formule donnée par notre regretté ami Gouguenheim.

Eau stérilisée	8 cc.
Alcool	2 cc.
Chlorhydrate de cocaïne	1 gr.
Acide salicylique	0,10.

L'acide salicylique empêche la solution de s'altérer, mais n'est pas nécessaire quand la dose totale doit être rapidement épuisée. La solution doit être contenue dans un flacon compte-gouttes, qui nous évitera de plonger le porte-coton dans le liquide. D'après Schiffers, il est important de neutraliser les solutions de cocaïne avec du bicarbonate de soude, si l'on veut en obtenir le maximum d'effet.

Toutefois Fernandès de Bruxelles rejette la combinaison des alcalins avec la cocaïne ; il affirme que cette association rend la cocaïne plus toxique. Disons en passant que les solutions de cocaïne ne peuvent être stérilisées par la chaleur, car elles se décomposeraient. Depuis bien longtemps nous avons abandonné l'acide salicylique dans nos solutions et nous nous contentons de faire dissoudre la cocaïne dans de l'eau boriquée additionnée d'alcool, dans les proportions indiquées dans la formule ci-dessus.

La tige porte-coton doit être introduite dans les fosses nasales avec de grandes précautions. Vu la sensibilité de la muqueuse, il sera bon de procéder avec lenteur. On enfoncera la tige à 1 centimètre seulement tout d'abord, puis, à chaque introduction nouvelle, on avancera un peu plus en profondeur. L'anesthésie s'établira ainsi progressivement d'avant en arrière, sans provoquer de vives douleurs. L'introduction rapide dans toute la longueur de la fosse nasale est mal supportée par le malade. En outre, la tige ne doit pas être tenue avec force entre les doigts ; ceux-ci doivent plutôt diriger doucement la tige en obéissant à toutes les variations de direction résultant des sinuosités du conduit.

On anesthésiera d'abord le cornet et le méat inférieurs, puis on passera sur le bord interne du cornet inférieur et dans le méat moyen. Le spéculum est inutile la plupart du temps pour pratiquer l'anesthésie.

La douceur que nous apportons dans l'introduction du porte-coton a non seulement pour but d'éviter la douleur, mais aussi l'hémorragie, qui rendrait ensuite l'examen impossible. Le porte-coton doit pénétrer à une profondeur de 8 à 10 centimètres environ à partir de la pointe du nez. On évitera de dépasser les choanes, car la cocaïne pénètre alors dans le pharynx et procure ensuite une sensation fort désagréable.

L'anesthésie nasale à la cocaïne dure seulement quelques minutes ; aussi, quand l'opération doit être de quelque durée, on sera tenu de temps en temps de passer à nouveau la tige chargée de cocaïne pour prolonger l'anesthésie.

Nous n'insisterons pas sur les accidents toxiques dus à la cocaïne. Ils consistent en vertiges, défaillances, lipothymies, ralentissement du cœur, etc. Cet état syncopal peut durer plusieurs heures. La première précaution à prendre est de faire coucher le malade bien horizontalement.

Le meilleur moyen de combattre l'accident consiste à faire prendre du café et à faire inhaler quelques gouttes de nitrite d'amyle. Avec de la prudence, l'intoxication par la cocaïne est très rare ; nous n'en avons observé qu'un seul cas depuis 1884, et encore l'intoxication fut-elle de courte durée. Il nous est bien arrivé de voir des malades prendre une syncope dans le cours d'une opération nasale ; mais l'accident provenait de la vue du sang et nullement de l'action de la cocaïne. Il est toutefois prudent de recommander aux malades de n'être jamais à jeun pour une opération qui doit être précédée d'une anesthésie à la cocaïne.

Nous croyons néanmoins que les intoxications par la cocaïne sont plus à redouter dans les interventions nasales que dans les opérations laryngées. Comme Schiffers, nous pensons qu'il faut en trouver la raison dans ce fait que la muqueuse nasale est en rapport plus direct avec les vaisseaux de l'encéphale.

Les sujets que l'on doit surveiller avec le plus d'attention au point de vue de la syncope pendant les interventions nasales, plus spécialement dans les opérations sur la cloison, sont les jeunes gens et les jeunes hommes, de 16 à 25 ans surtout. Pendant les opérations nous surveillons continuellement le malade. La menace de syncope s'accuse par de la pâleur ; mais le signe le plus caractéristique qui doit nous engager à faire mettre le malade dans le décubitus horizontal, c'est l'apparition sur le front de petites perles de sueur. C'est le signal d'alarme qui commande la position couchée immédiate. La tendance à la syncope cesse aussitôt. Mais il ne faut pas conclure de là que ces syncopes sont dues à la cocaïne ; elles résultent d'une prédisposition particulière du système nerveux des jeunes gens, prédisposition rare chez les jeunes filles du même âge.

Depuis un petit nombre d'années, on a cherché à remplacer la cocaïne par d'autres substances anesthésiques, telles que l'eucaïne, l'holocaïne, l'orthoforme, etc.

Le *chlorhydrate d'eucaïne* a été expérimenté d'une manière méthodique par A. Martin. D'après cet auteur, ce sel est soluble dans l'eau à la dose de 15,6 0/0. La solution est facilement stérilisable, car elle ne se décompose pas comme celle de cocaïne par l'ébullition ; faite à saturation, elle a une action aussi rapide et aussi durable qu'une solution de cocaïne à 10 0/0. L'eucaïne n'est absolument pas toxique : par contre, son application provoque, dans le nez et dans la gorge, une sensation assez vive de cuisson. Une insufflation d'une poudre composée à parties égales de chlorhydrate d'eucaïne et de sucre donne, sur le pharynx, une véritable sensation de brûlure.

Martin insiste sur le fait que l'eucaïne ne provoque pas la rétractilité des vaisseaux, et il trouve là un avantage considérable pour l'ablation des cornets hypertrophiés. Cette absence de constriction des vaisseaux ne prédispose pas d'ailleurs aux hémorragies post-opératoires.

Au sujet de l'*holocaïne*, nous citerons principalement les recherches de Coosemans. Il emploie cette substance à la dose de 1 0/0, en solution aseptique, inaltérable. Elle n'a pas la saveur amère de la cocaïne. L'holocaïne n'est pas toxique, elle ne cause pas de sensation de brûlure comme l'eucaïne; elle est sans action sur la contractilité vasculaire. Enfin, détail appréciable, elle est d'un prix de beaucoup inférieur à celui de la cocaïne.

En résumé, nous nous trouvons en présence de deux anesthésiques nouveaux, qui n'ont pas la toxicité de la cocaïne et qui n'exercent aucune action rétractile sur la muqueuse. Le seul inconvénient, pour l'eucaïne, est d'être d'une application douloureuse pour le malade. On fait beaucoup ressortir comme un grand avantage l'absence de rétraction des tissus, nous voulons bien reconnaître l'importance de cet avantage pour les opérations concernant les queues de cornets trop rétractiles. Mais il ne faut pas oublier cependant combien la rétraction des tissus produite par la cocaïne est précieuse pour établir certains diagnostics. Puis, cette constriction vasculaire est, à notre avis, indispensable pour faciliter les cautérisations galvanocaustiques des cornets inférieurs; elle met la cloison à l'abri du contact du cautère et, par conséquent, elle évite ultérieurement la formation de synéchies.

L'*orthoforme* n'est pas, à proprement parler, un anesthésique local, mais bien un analgésique. Nous l'employons beaucoup dans notre service hospitalier, et nous avons publié avec M. Bernoud les résultats de nos expériences. Ducray (Th. Lyon, 1898) en a fait encore une étude plus complète et plus générale. L'orthoforme est un agent précieux pour calmer les douleurs provoquées par des lésions organiques ou chirurgicales de la muqueuse de la gorge ou des fosses nasales. Lichtwitz a vanté son action sédative dans la rhinite spasmodique et dans le rhume des foins.

On fabrique deux variétés d'orthoforme, sous la dénomination d'orthoforme ancien et orthoforme nouveau. Les deux produits sont livrés par la même maison. Nous avons remarqué que l'orthoforme nouveau paraît inférieur à l'ancien au point de vue de la régularité de son action.

Mentionnons encore un nouvel analgésique, la *nirvanine*. D'après les expériences de Mignon de Nice, cette substance est peu toxique, elle est antiseptique et stérilisable par la chaleur. Moins toxique que l'eucaïne, elle donne l'analgésie en 4 ou 5 minutes. Elle s'emploie en badigeonnages avec une solution à 1/5. Elle cause une sensation légère de brûlure. C'est un agent précieux dans les cas où la cocaïne ne peut être employée. Elle est inutilisable pour les opérations endo-laryngées, car l'anesthésie qu'elle procure n'est pas assez profonde.

La série des anesthésiques locaux grandit pour ainsi dire chaque jour. On n'en finirait pas si l'on voulait énumérer toutes les substances que l'on prétend vouloir substituer à la cocaïne. Mais, dans ces dernières années, on a découvert quelques anesthésiques qui doivent retenir notre attention d'une manière plus spéciale.

Nous ne ferons que mentionner l'*anesthésine* de Ritsert, qui nous semble devoir être réservée plutôt pour les affections douloureuses de la gorge ou du larynx.

La *novocaïne* découverte par Einhorn et Uhlfelder, est un des anesthésiques les plus importants parmi ceux qui ont été le plus récemment employés. Elle a l'avantage d'être très soluble dans l'alcool ou l'eau. Ses solutions sont facilement stérilisables par la chaleur, mais seulement avant l'addition de l'adrénaline. La novocaïne est moins toxique que la cocaïne. Elle se mêle très bien à l'adrénaline, qui en augmente l'effet, tout en permettant d'employer des solutions moins concentrées.

Pour obtenir l'anesthésie par la méthode d'infiltration de Schleich, on se sert de la solution suivante :

Novoc ne	0.25 à 2 gr.
Sérum physiologique	100 gr.
Adrénaline à 1 pour 1000	V à X gouttes.

Si l'on veut anesthésier les muqueuses, il faut employer des solutions à 5 ou 10 0/0. Mais, pour une opération sur le larynx, il est bon d'élever le titre jusqu'à 10 ou 20 0/0. Avec ces solutions concentrées, nous avons pu opérer des polypes du larynx aussi facilement qu'avec les solutions de cocaïne. En général, il est bon d'additionner ces solutions à titre fort, de trois gouttes d'adrénaline au 1000e, par centimètre cube de solution. On peut très bien anesthésier la pituitaire au pinceau, avec ces mêmes solutions, pour toutes les interventions intra-nasales.

La *stovaïne* fait partie de la catégorie des nouveaux anesthésiques. Elle a été découverte par Fourneau. Elle est beaucoup moins toxique que la cocaïne, un peu plus cependant que la novocaïne. Paul Reclus s'est empressé de la substituer à la cocaïne pour l'anesthésie rachidienne.

La stovaïne n'est pas vaso-constrictive, ce qui facilite singulièrement toutes les petites opérations qui se pratiquent dans la position assise. Elle agit aussi bien et aussi rapidement que la cocaïne sans donner cette sensation pénible de gonflement de la muqueuse. Suivant l'importance de l'anesthésie à obtenir, on prépare une solution plus ou moins forte d'après la formule suivante :

Stovaïne		5 à 10 gr.
Chlorure de sodium pur		5 à 10 gr.
Eau distillée	Q. S. pour	100 cc.

Quand l'opération réclame en même temps une action vaso-constrictive, on ajoute, au moment même de s'en servir, deux gouttes de solution d'adrénaline sur le pinceau imbibé de stovaïne.

En résumé, suppression de tendance syncopale, toxicité moindre, pouvoir analgésique égal, prix peu élevé, telles sont les qualités de cette substance.

C'est en 1905 que Impens a fait connaître un nouvel anesthésique, très en faveur actuellement en Allemagne, l'*alypine*, qui semble posséder toutes les qualités de la cocaïne sans en avoir les inconvénients. Comme la stovaïne, l'alypine ne produit pas d'ischémie des tissus et permet aussi d'opérer les malades dans la position assise sans crainte de syncope. Si l'on a besoin d'un effet ischémiant, on l'associera avec l'adrénaline. L'alypine supporte la stérilisation par la chaleur. Moins toxique que la cocaïne, elle s'emploie à peu près aux mêmes doses, 10 et 20 0/0 suivant les cas. Elle tolère bien l'association avec l'adrénaline. Nous avons employé l'alypine dans un certain nombre de circonstances ; nous avons même opéré des tumeurs du larynx ; mais nous reconnaissons que l'anesthésie obtenue, quoique manifeste, était cependant un peu inférieure à celle due à la cocaïne. En France, l'alypine a été aussi expérimentée par Cauzard, par P. Laurens dans le service de Lermoyez. D'aucuns prétendent que l'alypine détrônera complètement la cocaïne ; nous ne le croyons pas. Sans doute avec une solution de 10 0/0, appliquée à plusieurs reprises, on pourra insensibiliser la pituitaire et faire des cautérisations sans causer de douleur appréciable, mais, pour les opérations délicates dans l'intérieur du larynx, la cocaïne est encore préférable.

Nous arrêterons là l'énumération des anesthésiques locaux, sans avoir la prétention de les avoir cités tous.

En résumé, l'anesthésie générale ne se pratique pas très souvent en rhinologie. Sauf dans les grandes interventions chirurgicales, on aura toujours dans l'anesthésie locale le moyen de calmer la douleur. Luc a même déclaré qu'il était partisan de l'anesthésie locale par injection pour sa méthode de cure radicale des sinusites maxillaires.

Pour les anesthésies de longue durée, l'éther ou le billroth précédés d'une courte administration de chlorure d'éthyle, sont les moyens les plus sûrs. Ce sont ceux généralement employés dans l'École lyonnaise.

S'il s'agit d'anesthésie très courte, le chlorure d'éthyle suffit ; il semble actuellement qu'il est moins dangereux que son devancier, le bromure d'éthyle.

Pour les anesthésies locales, notre prédilection se porte d'emblée sur la cocaïne, qui est bien peu dangereuse, si l'on ne fait pas d'injections sous-muqueuses ou sous-cutanées. Nous employons également l'alypine et parfois la novocaïne. L'alypine convient plus spécialement pour opérer les queues de cornets rétractiles, puisqu'elle ne détermine pas de vaso-constriction. La stovaïne conviendrait aussi dans le même cas.

Dans le chapitre des anesthésiques locaux, doit prendre place une substance nouvelle qui, tout en n'étant point anesthésique par elle-même, le devient cependant par association, et qui joue en quelque sorte le rôle de correctif vis-à-vis de la cocaïne au point de vue de la toxicité. Nous voulons parler de l'*adrénaline* découverte par Takamine et Abel en 1902.

Avant l'apparition de l'adrénaline, des tentatives avaient été faites au moyen d'extraits de la capsule surrénale. Nos premières expériences furent entreprises dans notre service avec M. Sargnon qui était alors notre interne. L'extrait nous était fourni par M. Jacquet. Nous avions appliqué cette substance en badigeonnages dans des cas de laryngite aiguë.

Nous avions essayé de faire de l'hémostase préventive pour l'ablation de queues de cornets ; il fallut y renoncer à cause des hémorragies secondaires. Nous fûmes plus heureux en employant un collyre contenant de l'extrait de capsule surrénale pour calmer le rhume des foins. Mais cet extrait ne pouvait s'employer qu'en ampoules scellées, les solutions préparées ne se conservant pas.

En 1902, nous l'avons dit, l'adrénaline fait son apparition

et LERMOYEZ, d'une manière spirituelle et imagée, la définissait, l'*alcaloïde de la bande d'Esmarch*. En effet, l'adrénaline a des propriétés ischémiantes considérables, c'est le vaso-constricteur le plus puissant connu jusqu'ici. Avec quelques gouttes de la solution au 1000e, l'ischémie est telle que l'on peut opérer sans la moindre effusion de sang. Mais comme l'extrait de capsule surrénale, l'adrénaline produit aussi une vaso-dilatation secondaire, qu'il faut bien connaître pour éviter des complications hémorragiques.

En rhinologie, l'adrénaline au 1000e s'emploie à la dose de deux gouttes sur une tige porte-coton déjà imbibée d'une solution de cocaïne. L'association des deux substances renforce l'anesthésie; la toxicité de la cocaïne est amoindrie, l'adrénaline retardant l'absorption.

L'adrénaline, tout en exaltant le pouvoir anesthésique de la cocaïne, devient en outre un excellent moyen pour combattre les lésions inflammatoires aiguës ou congestives, car elle ischémie les tissus rapidement.

Elle n'est pas seulement un excellent agent thérapeutique dans certains cas, elle est aussi un adjuvant indispensable pour établir un diagnostic précis, car elle nous permet de scruter minutieusement les plus profonds replis des cavités nasales. On doit donc toujours avoir sous la main deux flacons compte-gouttes, l'un contenant de la cocaïne ou de l'alypine suivant les préférences de chacun, l'autre de l'adrénaline au 1000e. Le mélange préparé d'avance en un seul flacon s'altérerait rapidement, puis la dissociation est plus avantageuse pour les cas où l'adrénaline n'est pas indiquée; l'association de l'adrénaline avec la stovaïne ou la novocaïne est aussi d'usage courant et il existe nombre de spécialités de ces divers mélanges préparés en ampoules stérilisées. Ces ampoules trouvent leur emploi dans la méthode par infiltration, suivant le procédé de Schleich.

On ne doit pas oublier que l'adrénaline est une substance active, très active même, et par conséquent dangereuse.

On évitera de s'en servir chez les sujets dont la tension artérielle est élevée, ainsi que chez les addisonniens et les cardiaques.

Nous venons de parler de la méthode d'infiltration, c'est-à-dire d'injection sous-muqueuse ou sous-cutanée d'anesthésiques. C'est une méthode qui n'a, en rhinologie, que des applications fort restreintes et que l'on ne doit employer qu'avec une extrême prudence et toujours sur des malades couchés, en vue d'éviter les syncopes. En général, ce n'est que dans les interventions sur la cloison nasale (Killian) et pour la cure radicale des sinusites maxillaires que l'on a recours à ce procédé. On ne se servira, dans ces cas, que d'ampoules parfaitement stérilisées. On en trouve de diverses marques de dosages variés. Le liquide qu'elles contiennent est toujours invariablement un mélange d'une substance anesthésique : cocaïne, novocaïne, eucaïne, stovaïne, alypine, etc., avec une minime quantité d'adrénaline. Le dissolvant est ordinairement une solution physiologique de chlorure de sodium ou de l'eau distillée. Nous l'avons dit, cette association permet l'emploi de doses très faibles qui donnent néanmoins, du fait de l'association, une anesthésie parfaite avec ischémie considérable. Nous nous servons rarement de ces injections et seulement pour les résections sous-muqueuses de la cloison nasale. Nous avons eu la bonne fortune de mettre la main sur des ampoules qui, pour 1 centimètre cube de solution physiologique de chlorure de sodium, ne contiennent que 0,0075 de chlorhydrate de cocaïne et 0,00005 de chlorhydrate d'adrénaline. Ce titrage si faible permet de pratiquer une résection sous-muqueuse sans hémorragie et sans douleur. Le point important est de laisser s'écouler dix minutes entre l'injection et le commencement de l'opération. Nous pensons que la substitution de l'alypine à la cocaïne serait encore plus avantageuse pour diminuer les dangers de toxicité déjà bien minimes.

Pour ceux qui redoutent le procédé par injection, on peut conseiller la méthode par badigeonnages ou tampons placés à demeure pendant quelques instants avant l'opération.

Bonain a fait préparer un mélange qu'il recommande et qui est composé d'après la formule suivante :

Phénol synthétique........................	1 gr.
Menthol................................	1 —
Chl. de cocaïne..........................	1 —
Chlor. d'adrénaline........................	1 milligramme.

Pour le préparer on mélange d'abord les deux premières substances en les chauffant légèrement, puis on ajoute la cocaïne et l'adrénaline.

Lorsqu'on applique un tampon imbibé de ce mélange, on doit avoir soin de n'imbiber le coton que très légèrement, pour éviter que quelques gouttes de liquide ne descendent dans la gorge.

COUSTEAU et LAFAY (*Rev. heb. de Laryngologie.* Sept. 1907) ont modifié le liquide de BONAIN dans le but de le rendre moins toxique encore. La préparation qu'ils préconisent se fait de la manière suivante : On ajoute 5 milligrammes d'adrénaline pure à 5 centimètres cubes de liquide sirupeux qu'on obtient en mélangeant, par parties égales, du menthol cristallisé, de la stovaïne et de l'acide phénique neigeux. La liquéfaction se produit *lentement* par simple contact de ces substances, et *rapidement* si l'on place le mélange au bain-marie ou si on le triture dans un mortier. L'anesthésie est rapide et parfaite ; toute tendance à la syncope est supprimée. 5 à 10 gouttes sur une tige de porte-coton suffisent pour obtenir une anesthésie complète de la muqueuse nasale. Il faut opérer assez vite, l'anesthésie n'étant pas de longue durée.

Nous nous sommes étendu un peu longuement sur les procédés d'anesthésie nasale. Nous avons jugé bon d'agir ainsi, car notre devoir est d'épargner la douleur au malade en le mettant néanmoins à l'abri de tout danger d'intoxication.

3° EMPLOI DES TOPIQUES LIQUIDES

Des liquides antiseptiques, émollients ou astringents, peuvent être introduits dans les fosses nasales de diverses manières, c'est-à-dire en pulvérisations, en badigeonnages ou en irrigations.

Pulvérisations. — Nous connaissons les appareils pour la pulvérisation. Ils sont de deux sortes : les appareils à double poire et les appareils à vapeur. Hâtons-nous de dire que le pulvérisateur à vapeur est à peu près inapplicable pour les fosses nasales, son extrémité antérieure, surchauffée, ne pouvant s'adapter directement aux narines. On pourra s'en servir pour saturer les appartements de liquides médicamenteux.

Le pulvérisateur à double soufflerie est le plus ordinairement employé pour le nez. Tout le monde connaît son fonctionnement. On rejettera les pulvérisateurs à tube métallique, pour donner la préférence aux appareils en verre ou en caoutchouc durci qui résisteront mieux à l'action corrosive des eaux sulfureuses. Cohnstaedt a fait construire un petit pulvérisateur en verre à deux becs permettant de faire simultanément la pulvérisation dans les deux fosses nasales. Toutefois les becs métalliques sont préférables, en ce sens qu'ils sont d'une désinfection plus facile. De plus, si l'on se sert de substances donnant un précipité salin pouvant obstruer le tube, il sera facile de désagréger ces sels par la chaleur. Si le dépôt provenait d'une substance résineuse comme le benjoin, on désobstruerait facilement le tube par l'immersion dans l'alcool. Suivant la nature des liquides, la pulvérisation sera tiède ou froide. Il suffit, dans le premier cas, de chauffer la solution au bain-marie. Comme les pulvérisations se pratiquent soit dans les fosses nasales, soit dans la cavité naso-pharyngée, on se servira de tiges ayant une forme appropriée à ces diverses régions.

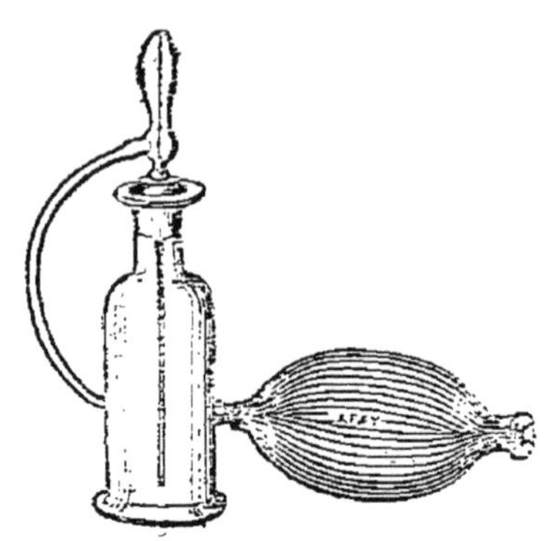

Fig. 46. — Pulvérisateur à vaseline, de Ruault.

On emploie aussi des pulvérisateurs spéciaux permettant de pulvériser des substances en suspension, soit dans l'huile, soit dans la vaseline liquide. Tel est le pulvérisateur préconisé par M. Ruault (*fig.* 46) qui permet de réduire des liquides en poussière d'une grande finesse. Plus robuste et moins fragile est le modèle de Cousteau (*fig.* 47), modèle très apprécié actuellement.

Badigeonnages au pinceau. — On ne se servira pas de pinceaux ordinaires; ils sont en général trop volumineux et la désinfection en est difficile. Nous préférons le porte-ouate que nous avons décrit à propos de l'anesthésie locale. On prend une tige droite ou courbe, suivant qu'il s'agit du nez ou du naso-pharynx. Pour le nez, ces tiges sont terminées en pas de vis, de telle sorte que si nous voulons laisser à demeure le tampon de coton, nous n'avons qu'à

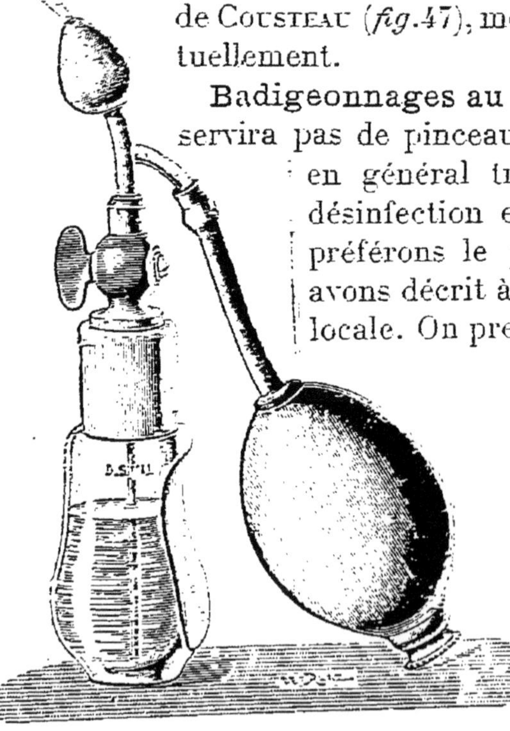

Fig. 47. — Pulvérisateur de Cousteau.

tourner le manche en sens inverse du sens d'enroulement, et la tige abandonnera facilement le coton dont elle était recouverte.

Irrigations nasales. — Une autre méthode d'introduction des liquides dans les fosses nasales consiste dans l'emploi d'un véritable appareil irrigateur à grande eau permettant de faire le nettoyage complet de la cavité. Ce lavage se pratique de différentes manières. On peut se servir d'une seringue analogue aux seringues à hydrocèle, ou bien d'une grosse poire comme la poire de Politzer. Cette poire est remplie d'eau par aspiration, puis le liquide est chassé par compression dans les fosses nasales.

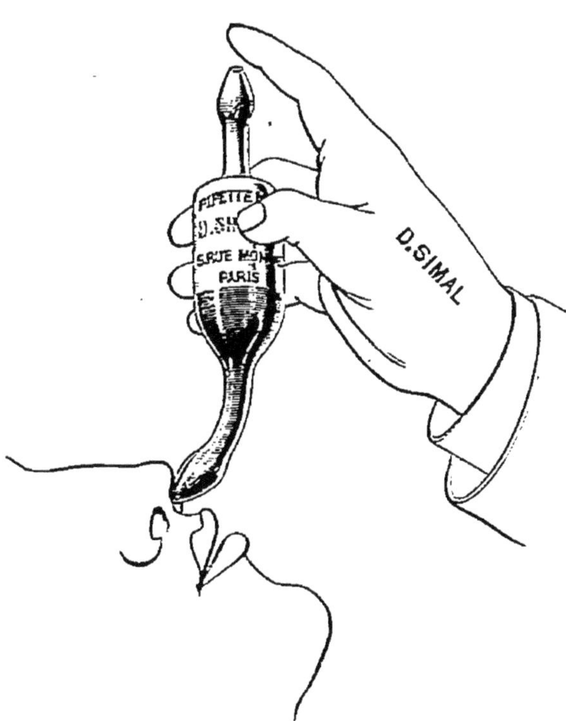

Fig. 48. — Pipette nasale de Depierris.

On emploie souvent le *bain nasal* qui réclame, pour être bien fait, un petit récipient à bec en verre ou en celluloïd. On se servira avec plus d'avantage du petit vase de Fraenkel ou de celui d'Urbanstchitsch, ou mieux encore de la pipette de Depierris de Cauterets (*fig.* 48). La solution destinée au bain est versée dans un grand verre. On plonge dans ce liquide la pipette tenue entre le pouce et le médius de la main droite. Dès que le liquide remplit l'appareil, on ferme l'orifice supérieur avec l'index. On retire la pipette et on introduit son extrémité inférieure dans l'une des narines. On renverse la tête en arrière après une forte inspiration, puis on retient la respiration, comme pour un effort, en tenant la bouche ouverte pendant qu'on soulève l'index. Lorsqu'on ne peut plus résister au besoin de respirer, on ramène la tête en avant et on rejette le liquide dans une cuvette. En terminant, on souffle doucement par le nez pour chasser les dernières traces de liquide, mais on a soin de ne se moucher que par une narine à la fois, à la paysanne, pour éviter la pénétration du liquide dans les oreilles. Le bain nasal ne remplace pas toujours la douche, mais il a sur cette dernière l'avantage de n'être jamais dangereux[1].

Ici nous croyons utile d'ouvrir une parenthèse sur le mode d'action des liquides introduits dans les fosses nasales. Ces liquides, au contact de la pituitaire, sont soumis à des influences dont les lois n'ont pas échappé à la biologie moderne. Il intervient alors une force, dite *pouvoir osmotique*, qui agit toutes les fois que deux liquides de densité différente sont séparés par une membrane semi-perméable. En vertu de ce pouvoir osmotique, les solutions concentrées jouissent vis-à-vis des solutions moins concentrées d'une véritable force d'attraction, par laquelle la solution faible cède, à travers la membrane, une partie de son eau à la solution forte. De la sorte, la solution concentrée se dilue, tandis que la solution faible se concentre jusqu'à ce que les deux solutions deviennent *isotoniques* en s'équilibrant comme concentration.

Ces notions ont été bien étudiées par Depierris en 1901. Cet auteur a démontré que, biologiquement, les parois des cellules animale et végétale obéissaient aux mêmes lois que la paroi semi-perméable expérimentale de Pfeiffer.

1. La *douche nasale* K et O, modèle américain, est un appareil également très pratique pour le bain nasal.

Depierris a appliqué ces notions aux irrigations nasales. Il a prouvé que les solutions, suivant leur teneur saline, produisaient sur la pituitaire des effets complètement différents. Les solutions, d'après leur degré de concentration, se divisent en *hypertoniques*, *hypotoniques* et *isotoniques*.

Les solutions trop concentrées seront hypertoniques ; elles prendront une partie de l'eau des tissus, d'où dégonflement et sécheresse de la pituitaire.

Les solutions faibles, tout comme l'eau pure, seront hypotoniques, elles céderont de l'eau aux tissus, d'où tuméfaction de la muqueuse des cornets accompagnée de sensation de cuisson pénible. C'est ce que l'on observe chez les personnes qui ont la mauvaise habitude de se laver le nez tous les matins avec de l'eau pure et froide.

Enfin, si l'on se sert de solutions isotoniques, c'est-à-dire d'une concentration équivalente à celle des tissus, l'équilibre est établi des deux côtés de la pituitaire. Le liquide n'a plus qu'une action mécanique entraînant les mucosités, et la muqueuse reste indifférente à son passage.

Depierris a démontré que ces données avaient une application intéressante en thérapeutique. Ainsi il a remarqué que le sucre à 40/0, le bicarbonate de soude à 15 pour 1.000 et le chlorure de sodium, en solution physiologique normale, constituaient des solutions isotoniques ne déterminant sur la muqueuse ni cuisson, ni modification organique. On voit que, dans le coryza hypertrophique, on doit avoir recours aux solutions hypertoniques ou au moins isotoniques, tandis que, dans l'ozène, les solutions hypotoniques seront préférables pour combattre les lésions atrophiques.

Nous arrivons maintenant à ce que l'on est convenu d'appeler la *douche nasale ou irrigation naso-pharyngienne*. C'est E.-H. Weber, en 1847, qui a le premier établi la théorie de cette méthode thérapeutique. Elle repose sur ce fait que, lorsqu'on introduit un liquide par une narine sous une pression suffisante, le malade respirant la bouche ouverte, le voile du palais, par action réflexe, se relève et ferme hermétiquement la communication entre la bouche et le pharynx. Le liquide n'a plus alors d'autre issue que la narine opposée et s'échappe après avoir parcouru les fosses nasales dans tout leur trajet. Ce réflexe est indépendant de la position du malade et se produit même dans le décubitus. Il ne s'agit donc pas d'un phénomène relevant des lois de la pesanteur. Par ce réflexe, le voile obture la partie postérieure, mais il n'intervient pas seul avec les piliers postérieurs. L'obstruction, dans ce cas, est complétée par le relief musculo-muqueux décrit sous le nom de pli *salpingo-pharyngien*, comme l'a observé ZAUFAL, à l'aide de son grand spéculum allongé. Notre ami le Dr RAUGÉ, DE CHALLES, dans une excellente monographie, en 1889, a fort bien décrit le mécanisme de l'irrigation nasale.

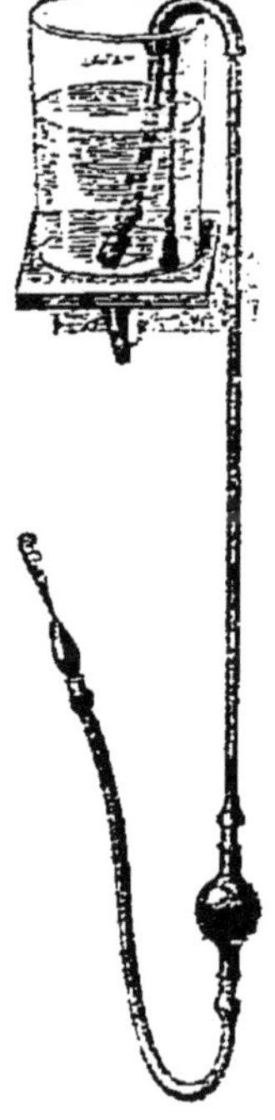

FIG. 49.
Siphon nasal.

Quand un liquide est injecté dans une fosse nasale, il se produit un réflexe analogue à celui de la déglutition. Le voile s'élève; mais, au lieu de retomber ensuite comme dans la déglutition, il garde cette première position, pendant laquelle les trompes restent fermées. De la sorte, le liquide ne peut pénétrer dans l'oreille moyenne et provoquer des lésions de l'appareil auditif. La pénétration des liquides dans les trompes est plus facile chez l'enfant et le vieillard. Chez l'adulte, il n'en est plus de même, car la trompe fait une saillie qui met à l'abri de la pénétration.

Nous devons insister sur la pratique même de l'irrigation nasale, cette méthode thérapeutique étant d'un emploi fréquent, trop fréquent même dans beaucoup de cas.

Comme instrument, on se servira du siphon nasal de WEBER, simple tube de caoutchouc, muni d'un côté d'une canule olivaire, de l'autre côté d'un ajutage métallique maintenant par son poids le bout du tube dans un récipient. Actuellement on préfère le siphon muni d'une poire de caoutchouc à deux soupapes (*fig*. 49).

La simple pression de la poire avec la main suffit pour amorcer le siphon. Le robinet est complètement inutile, car, pour arrêter le liquide, il suffit de pincer le tube avec les doigts.

Nous rejetons complètement l'irrigateur Eguisier, appareil dangereux pour le nez, car on ne peut en régulariser la pression.

Quelle forme doit-on donner à la canule nasale? On en a

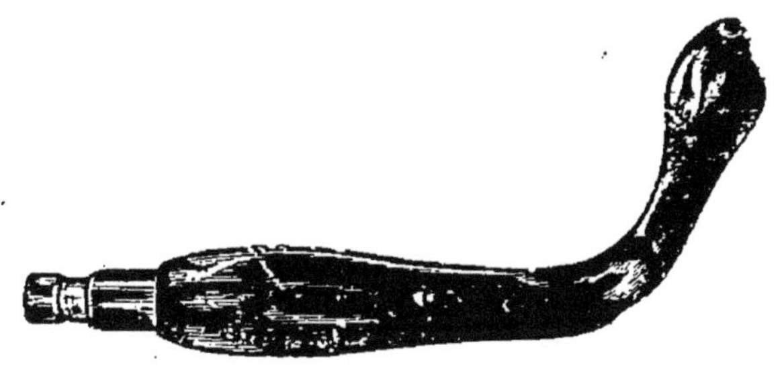

Fig. 50. — Canule coudée de Moure, pour l'irrigation nasale.

construit de diverses formes. Nous donnons la préférence aux canules olivaires, qui s'adaptent mieux à la narine. A Challes, on se sert d'une simple ampoule de verre, munie d'un petit orifice; cette ampoule coiffe la narine d'une façon complète sans imprimer au liquide une direction déterminée. Il existe des canules dont la forme est pour ainsi dire moulée sur celle des fosses nasales; mais nous trouvons qu'elles s'adaptent moins bien que les canules olivaires.

Enfin Moure, pour empêcher les malades de diriger le liquide vers la partie supérieure des fosses nasales, a imaginé une olive coudée à angle droit (*fig*. 50) qui, une fois introduite, ne permet pas au liquide de s'écouler autrement qu'en suivant le méat et le cornet inférieurs.

Ceci dit au point de vue instrumental, passons au manuel opératoire. Pour RAUGÉ, on a peut-être tort de s'inquiéter outre mesure de la direction à donner au liquide. Le liquide, dans la cavité nasale, ne forme pas de jet, à proprement parler, mais il se répartit à pression uniforme sur tous les points des parois. Néanmoins il se produit dans le liquide des ondulations, qui varient suivant la direction de la canule ; aussi est-il préférable, si l'on ne se sert pas de la canule de MOURE, de relever fortement l'olive, dans une position perpendiculaire à la face, suivant une ligne qui, de la narine, rejoindrait la nuque. De cette manière on évite la pénétration douloureuse du liquide dans le sinus frontal. Nous ne pensons pas, comme MICHEL, que cette pénétration soit avantageuse.

La canule mise en place, le malade incline la tête en avant, sans inclinaison latérale. Le liquide entre alors par une narine et sort par l'autre, si toutefois il n'existe aucune obstruction nasale. Dans le cas où l'on aurait constaté un obstacle dans une narine, c'est par la narine obstruée seule que la canule doit être introduite. En effet, dans l'irrigation nasale, le liquide s'accumule sous une certaine pression ; si le liquide pénètre en plus grande quantité qu'il ne sort, la pression s'élève et le liquide peut alors pénétrer dans les trompes et déterminer des accidents. Il faut, en somme, que le débit de sortie soit au moins égal à celui de l'entrée pour éviter les dangereux excès de pression. Cependant la douche nasale doit toujours être faite avec prudence, car la perméabilité nasale varie d'un jour à l'autre dans certains cas, suivant le degré de turgescence des cornets.

Pendant la douche nasale, il faut tenir la bouche ouverte, au besoin même en tirant la langue en dehors. On évitera les mouvements de déglutition pour ne pas ouvrir les trompes. De même le malade doit s'abstenir de parler. Pour éviter ces divers inconvénients, PINS place le liquide à injecter dans une bouteille dont le bouchon est traversé par deux tubes, l'un pour la bouche, l'autre pour le nez. Le malade pousse alors le liquide dans le nez par des efforts expiratoires. De cette manière aucun accident n'est possible.

La quantité de liquide est fort variable. La dose d'un litre est une dose moyenne ; mais on peut également arriver à 12 ou 15 litres (RAUGÉ). La température du liquide est de 30° environ ; mais, s'il s'agit d'une hémorragie, on fera des irrigations chaudes à température beaucoup plus élevée. L'irrigation froide est mal supportée par la muqueuse. L'eau pure est plus nuisible qu'utile. Les solutions salines sont préférables ; elles doivent être assez concentrées pour se rapprocher du degré de concentration de la sérosité normale. Le chlorure de sodium est bien toléré par la muqueuse ; il est toutefois plus dangereux que l'acide borique quand il pénètre dans les trompes.

COZZOLINO a recommandé la *microcidine* (naphtolate de soude) en lavage à 1 ou 1/2 0/0. Cette substance est un antiseptique, bien supérieur à l'acide borique, mais elle provoque une cuisson désagréable.

Toutefois il faut bien savoir que l'irrigation nasale a des indications relativement limitées. Comme BOURDETTE (*Thèse de Bordeaux*, 1898), nous croyons qu'elle est contre-indiquée dans tous les processus à tendance hypertrophique. Dans toutes les formes aiguës, elle fait courir des dangers à l'oreille. La douche nasale peut provoquer de l'anosmie, de la céphalalgie, des otites et des infections sinusiennes. On ne devra donc la prescrire qu'avec beaucoup de prudence.

Pour des lavages moins importants, une seringue ordinaire peut suffire. Pour le naso-pharynx, on se servira de la seringue naso-pharyngienne à trois anneaux, munie d'un tube à courbure appropriée. Ce tube est percé à son extrémité d'une série de trous donnant des jets multiples, comme une pomme d'arrosoir (*fig.* 51).

Cozzolino a remplacé avantageusement le corps de pompe par une poire de caoutchouc.

Vacher a fait construire une canule pour irrigation naso-pharyngienne, en remplaçant la pomme d'arrosoir par une extrémité aplatie donnant un jet en forme d'éventail.

On peut encore laver les fosses nasales, en faisant aspirer, par les narines, des liquides médicamenteux préalablement placés dans un petit récipient.

Enfin, Guinier de Cauterets a préconisé le gargarisme rétro-nasal. Ce gargarisme réclame une véritable éduca-

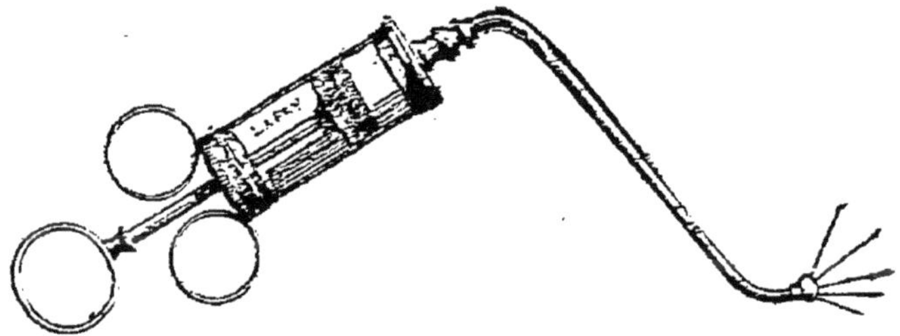

Fig. 51. — Seringue naso-pharyngienne.

tion spéciale. On prend une gorgée d'eau dans la bouche, on ferme la bouche et on renverse la tête en arrière; puis brusquement on incline la tête en avant en ayant soin de faire, en même temps, une expiration nasale. Le liquide s'engage alors d'arrière en avant dans la partie supérieure du pharynx et sort par les fosses nasales.

4° INHALATIONS DE VAPEURS

On se propose, dans ce cas, de faire pénétrer dans les fosses nasales des vapeurs médicamenteuses chaudes ou froides. Les liquides, sous forme de vapeurs, sont administrés de diverses manières sous le nom de fumigation, humage, inhalation, etc.

On peut se servir de fumigateurs spéciaux pour les vapeurs chaudes. Un des meilleurs modèles de ce genre est l'inhalateur Nicolaï (*fig.* 52). Mais il est plus simple d'avoir recours à un appareil facile à construire soi-même. Un entonnoir en papier un peu fort, d'une longueur de 40 à 50 centimètres, est introduit par sa petite extrémité dans l'une des narines tandis que l'extrémité large recouvre exactement le récipient contenant le liquide. On prépare la solution en faisant bouillir un demi-litre d'eau contenant la substance médicamenteuse; ou bien, si la substance est volatile, elle est versée dans l'eau quand on retire le récipient du feu. Le liquide ne doit pas, en effet, rester sur le feu pendant l'inhalation. Parfois l'inhalation se fait en même temps par les deux narines, ou même simultanément par le nez et par la bouche. Il suffit alors de donner à l'ouverture supérieure du cornet un plus large diamètre.

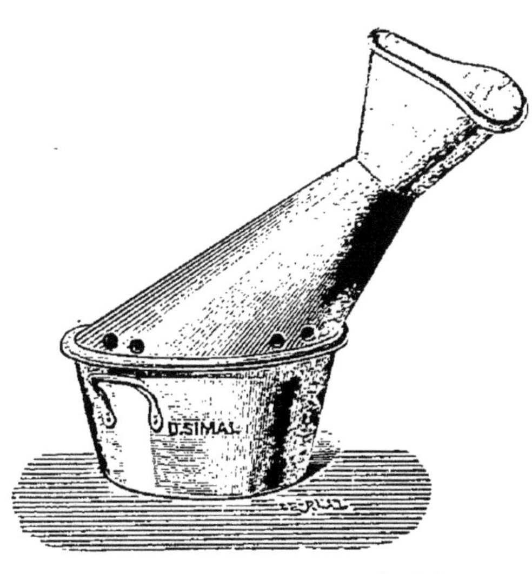

Fig. 52. — Inhalateur Nicolaï.

Signalons encore la méthode de vaporisation sulfureuse chaude, sous pression, imaginée par de Lavarenne à Luchon et perfectionnée par Bousquet d'Ax-les-Thermes. Cette méthode est dérivée de l'aérothermothérapie de Lermoyez et Mahu, que nous décrirons plus loin.

Reiniger a également construit un appareil pour inhalation de vapeurs médicamenteuses chaudes. La substance médicamenteuse est versée sur du coton et le courant d'air chaud est fourni par une soufflerie chassant de l'air dans un cylindre de métal contenant une ampoule électrique incandescente.

On a conseillé aussi l'emploi de vapeurs médicamenteuses froides. On place la substance volatile au fond d'un ballon fermé par un bouchon muni de deux tubes de verre ne pénétrant que d'un ou deux centimètres au-dessous du bouchon. A l'un des tubes est fixée une poire de caoutchouc à soupape destinée à lancer de l'air dans le flacon ; à l'autre tube, on fixe un tube de caoutchouc terminé par une canule olivaire.

En Angleterre, on fait un usage fréquent d'un appareil permettant d'inhaler du chlorhydrate d'ammoniaque gazeux à l'état naissant.

En mai 1900, Joal, revenant sur les propriétés anesthésiques de l'acide carbonique, recommande ce gaz dans les affections nasales, rhinite vaso-motrice, hay fever, coryza aigu et certaines rhinites chroniques. On emploie ces douches gazeuses soit au Mont-Dore, soit à Royat, en utilisant le gaz de l'eau minérale naturelle. On peut aussi, à l'instar de mon collègue Weil, se servir d'un flacon à deux tubulures. Enfin, Joal recommande le *sparklet nasal*, composé d'un sac de toile caoutchoutée, muni, d'un côté, du chapeau métallique du sparklet, et, de l'autre côté, d'un robinet à fine ouverture.

5° APPLICATION DE SUBSTANCES SOLIDES

Les topiques solides sont introduits dans le nez, soit à l'aide d'un lance-poudre, soit en les faisant priser par le malade. On peut encore les porter directement à l'aide d'un stylet métallique.

Le modèle le plus simple de lance-poudre est un petit tube d'ébonite muni d'une balle de caoutchouc. Nous avons aussi l'appareil de Devilbiss (*fig.* 53), puis celui de Lichtwitz, que nous indiquerons plus loin dans le chapitre de la sinusite maxillaire. Ces divers appareils nous permettront d'insuffler des poudres caustiques, astringentes ou antiseptiques, pures ou mélangées avec des substances inertes, telles que le talc, l'amidon ou le bismuth. Les poudres le plus souvent employées sont : le nitrate d'argent, l'iode, l'iodol, l'aristol, le menthol, le camphre, l'acide borique, le calomel, le salol, etc.

On insuffle aussi des poudres hémostatiques telles que le tannin et l'europhène.

Lorsque le malade doit faire lui-même les insufflations, on remplacera avantageusement le lance-poudre par un simple tube de caoutchouc de la grosseur d'un crayon et long de 30 centimètres. L'une des extrémités, taillée en

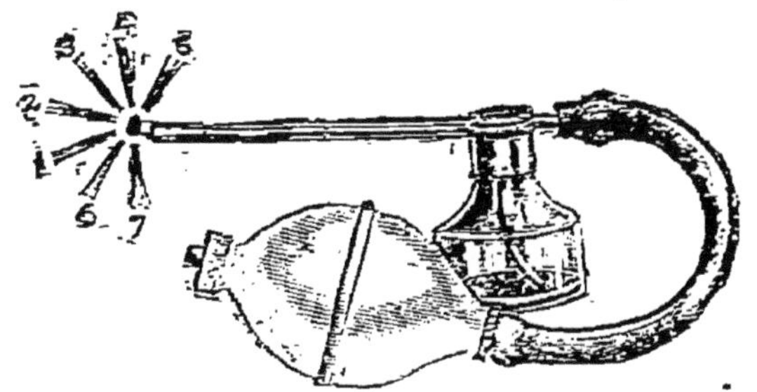

FIG. 53. — Lance-poudre de Devilbiss.

biseau, est placée à l'entrée de l'une des fosses nasales, tandis que l'autre est introduite dans la bouche. Le malade, soufflant lui-même dans le tube, évite ainsi la pénétration désagréable des poudres dans le larynx.

On remplace, dans quelques cas, les poudres par des tampons de coton préparé avec diverses substances médicamenteuses antiseptiques ou autres. C'est ainsi que nous nous servons, dans les cas d'hémorragie, de coton aseptique préparé à l'antipyrine, à l'acide trichloracétique, ou mieux encore à la ferripyrine.

Les bougies médicamenteuses, à base de gélatine et glycérine, sont d'un emploi peu fréquent.

Le nitrate d'argent peut être fondu à l'extrémité d'un

stylet d'argent ou de platine, ou bien dans le porte-caustique nasal cannelé de SCHRÖTTER. La rainure contenant le caustique est recouverte par un tube tournant fenêtré, qui permet de découvrir le caustique au moment où la sonde arrive sur le point malade.

Depuis longtemps on a préconisé l'*acide chromique*. On a objecté les propriétés toxiques de cet acide; mais, avec les précautions indiquées par HERYNG, on évitera facilement toute complication. On prend un stylet de préférence en argent ou en platine. On place à l'extrémité un petit cristal d'acide chromique que l'on présente ensuite au-dessus d'une flamme. Le cristal fond et devient brun foncé. Si l'on chauffait trop longtemps, on transformerait l'acide en hyperoxyde de chrome friable qui n'aurait plus d'action caustique. On badigeonne alors la muqueuse à la cocaïne et on fait avec le stylet des cautérisations linéaires. La muqueuse devient jaunâtre, puis il se forme une escharre. Après la cautérisation, on lave la fosse nasale avec une solution de bicarbonate de soude qui neutralise l'acide en excès. On cesse l'irrigation quand le liquide ne sort plus teinté en jaune. Si l'acide chromique pénétrait en petite quantité dans l'estomac, il donnerait lieu à des vomissements.

BRESGEN a modifié la méthode d'HERYNG. Il roule à l'extrémité de la sonde un peu d'ouate en forme de drapeau. Sur la partie non enroulée de l'ouate, il dépose un ou deux cristaux d'acide chromique, puis il achève d'enrouler l'ouate autour de la sonde. On applique alors le coton sur le point malade, et le cristal se dissout grâce au mucus qui recouvre la muqueuse.

L'acide trichloracétique s'emploie d'une manière à peu près semblable.

6° APPLICATIONS THÉRAPEUTIQUES DE L'ÉLECTRICITÉ

Comme nous l'avons dit dans le chapitre II, nous étudierons ici le système d'organisation électrique le plus convenable pour le rhinologiste et le laryngologiste. L'électricité, en effet, se prête à différents usages, qui sont : la lumière, la galvanocaustie, la faradisation et l'électrolyse. Le massage vibratoire lui-même peut être appliqué au moyen d'un vibrateur électrique.

Le procédé le plus pratique consiste dans l'emploi du courant fourni par une station centrale d'électricité. Mais, on le sait, les compagnies chargées de l'éclairage des villes nous fournissent ordinairement le courant sous une tension de 110 volts, tension de beaucoup supérieure à celle que réclament nos différents appareils. Il s'agit donc de transformer ce courant de manière à en abaisser le voltage et à en régler l'intensité suivant chacun de nos appareils.

Toutefois les stations électriques des grandes villes ne distribuent pas toutes le courant sous le même régime. Les unes nous livrent du courant alternatif, les autres du courant continu. Ces deux formes de courant ne peuvent être domestiquées de la même manière pour l'usage des spécialistes. Avec le courant continu, on peut pratiquer toutes les opérations, électrolyse comprise, sans aucun intermédiaire autre que des résistances régulatrices. Le courant alternatif peut également s'employer directement ; mais, s'il s'agit d'opérations électrolytiques, il faudra lui faire subir une transformation spéciale.

Quelques constructeurs ont pensé réaliser des appareils pratiques en transformant les deux espèces de courant, soit continu, soit alternatif, au moyen d'un dynamoteur, c'est-à-dire d'un appareil composé d'un moteur marchant par le courant de ville à la tension de 110 volts, tension la plus courante. Ce moteur est intimement accouplé avec une petite dynamo qu'il met en mouvement. Cette petite dynamo fournit alors un courant continu de bas voltage (20 à 25 volts), mais d'un nombre suffisant d'ampères pour alimenter le galvano-cautère. Comme le courant de cette dynamo est toujours continu, quel que soit le régime du moteur, il s'ensuit qu'on peut faire avec elle toutes les opérations ordinaires du domaine des spécialistes. Chaque appareil alimenté par la dynamo est, bien entendu, réglé par un rhéostat particulier. Ces transformateurs sont loin d'être silencieux, et comme ils doivent marcher pendant la durée des opérations, on est obligé de les installer avec beaucoup de soin pour atténuer le bruit et diminuer les vibrations.

Nous nous déclarons franchement l'adversaire de ces installations par utilisation directe du courant au moyen d'un dynamoteur. Le réglage est plus difficile et la consommation électrique est plus élevée. Puis, avec ces appareils, on est branché directement sur le courant de la station centrale et par conséquent à la merci d'interruptions pouvant devenir dangereuses.

Nous croyons qu'il est préférable de passer par une petite batterie d'accumulateurs qui nous fournira le courant nécessaire pour toutes nos opérations. Une batterie de 8 à 10 accumulateurs est suffisante pour faire la lumière, la galvanocaustie, l'électrolyse et la faradisation. Les accumulateurs seront de petite dimension, sauf les deux éléments consacrés à la galvanocaustie.

Quant à la charge de la batterie, elle se fera par le courant d'une station centrale. Si l'on a le choix, on n'hésitera pas à se brancher sur le courant continu qui permet de charger simplement au moyen d'une lampe de 25 à 32 bougies montée en tension avec la batterie. Si l'on ne dispose que du courant alternatif, l'installation sera beaucoup plus compliquée, car il faudra remplacer une simple lampe à incandescence par un dynamoteur transformateur d'un prix sensiblement plus élevé. Comme nous l'avons dit, au lieu de nous servir directement du courant continu fourni par cette transformation, nous préférons l'emmagasiner dans une batterie d'accumulateurs.

Dans notre nouvelle organisation hospitalière, nous avons été mis dans l'obligation de nous brancher sur un secteur à courant alternatif, et, pendant plus d'un an, nous avons alimenté nos accumulateurs au moyen d'un dynamoteur. Nous devons déclarer que cette organisation ne nous a pas donné grande satisfaction. Dès que nous avons pu nous brancher sur le secteur à courant continu, nous l'avons fait avec empressement pour revenir à notre ancienne combinaison.

En somme, le courant du secteur, au lieu de subir une transformation, ne nous sert que comme pile de charge pour une batterie d'accumulateurs. C'est à cette batterie seule que nous empruntons le courant nécessaire pour alimenter nos divers appareils et pratiquer toutes nos opérations. Tel est, à notre avis, le système le plus économique et le plus simple, celui avec lequel on aura le moins de déboires.

A Lyon, il y a déjà quinze ans que la Compagnie du Gaz nous fournit du courant continu. Le courant alternatif de la Société des Forces motrices du Rhône n'a été installé que quelques années plus tard. Nous n'avions donc pas le choix au début, et nous avons pris le courant continu, trop heureux d'en avoir fini avec l'ennui de fabriquer nous-même le courant électrique au moyen de piles, comme nous l'avions fait depuis 1881.

Dans notre cabinet de consultation, nous sommes ainsi branché sur le courant continu, et nous marchons sans arrêt depuis quinze ans. Nous disons *sans arrêt*, car nos accumulateurs nous permettent l'utilisation de notre tableau, quand bien même l'usine du secteur nous ferait défaut pour quelques instants. Le tableau que nous avons combiné et construit pour notre usage comprend tous les instruments indispensables pour l'examen et le traitement des affections de la gorge et du nez (*fig.* 54).

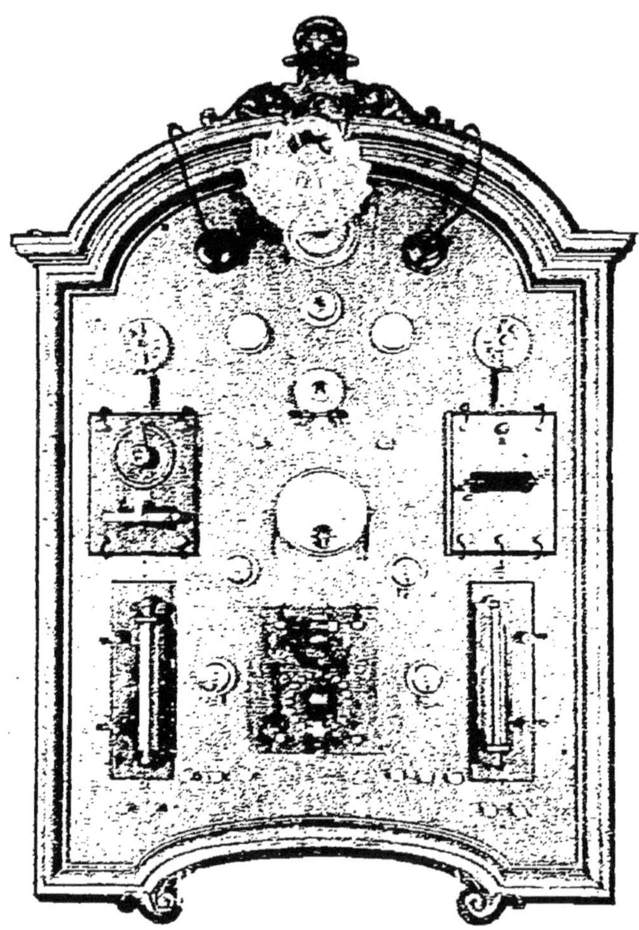

Fig. 54. — Cette planche représente notre tableau muni de tous les appareils nécessaires pour le diagnostic et le traitement des maladies de la gorge et du nez.

Dans notre clinique d'hôpital, nous avons installé un tableau semblable qui ne diffère du premier que par quelques simplifications ou perfectionnements (*fig.* 55).

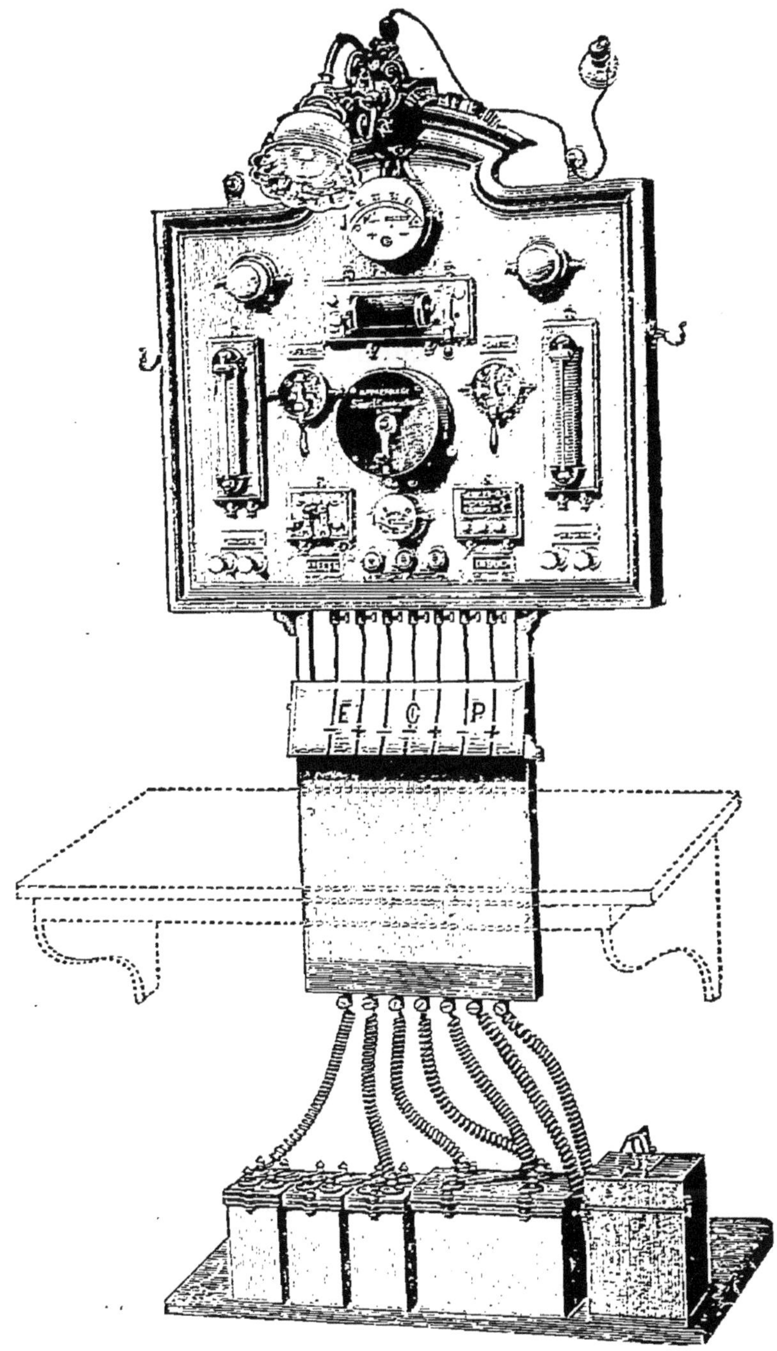

Fig. 55. — Tableau de notre service hospitalier.

Voyons, maintenant, comment nous allons nous servir de la batterie d'accumulateurs placée sous le tableau. Quelle tension faut-il, en effet, pour alimenter nos divers appareils? Les 6 accumulateurs réservés pour la lumière donneront les 10 à 12 volts nécessaires pour les petites lampes d'examen. Les 4 volts réclamés par le galvanocautère seront fournis par deux autres accumulateurs de plus grande capacité. La bobine d'induction sera actionnée par l'un des deux éléments destinés à la galvanocaustie. Enfin, l'électrolyse sera faite à l'aide de la batterie entière, soit 8 accumulateurs donnant une tension au minimum de 16 volts, tension suffisante pour toutes nos opérations électrolytiques.

Pour charger cette batterie de 8 éléments, nous devrons faire passer un courant de 18 à 20 volts, puisque chaque accumulateur réclame pour sa charge une tension un peu supérieure à 2 volts. Rien n'est plus simple que de fournir économiquement le courant à notre batterie au moyen d'une lampe à incandescence montée en tension sur le courant continu de la station centrale. A cet effet, nous nous servons de la lampe placée à la partie supérieure de notre tableau, cette lampe étant destinée, d'ailleurs, à éclairer la table sur laquelle nous déposons nos instruments. Grâce à ce système nous ne nous occupons jamais de la charge de nos accumulateurs, nous laissons simplement briller la lampe pendant toute la durée de nos examens et cette lampe restitue à la batterie le courant dépensé dans les diverses opérations. Des expériences que nous avons faites, dans ces dernières années, il résulte que la charge sera toujours suffisante avec une lampe de charge capable de laisser passer un courant de 1 ampère, c'est-à-dire avec une lampe de 32 bougies. Quand on se sert d'une lampe de 16 bougies, donnant seulement 5 dixièmes d'ampère, il arrive fatalement un moment où la consommation des appareils a dépassé la quantité fournie par la charge, et l'on subit alors un instant d'arrêt. On n'oubliera pas que, dans une installation de ce genre, on ne doit pas chercher à obtenir une charge trop rapide de 4 à 5 ampères comme dans les accumulateurs industriels. Ici, en dehors des deux éléments pour galvano-cautère, éléments de grande capacité, les autres éléments sont d'une capacité de 10 à 15 ampères au plus et ne peuvent sans danger supporter une charge supérieure à 1 ampère.

Ceux qui ne voudraient pas avoir une lampe éclairée près de la table d'opération, pourraient la remplacer par leur lampe de bureau. Dans ce cas, la charge se répartissant sur une plus longue durée, on pourra se contenter d'une lampe ordinaire de 16 bougies consommant de 4 à 5 dixièmes d'ampère. Nous nous empressons d'ajouter que ce système de charge ne serait guère pratique pendant la saison d'été. De plus, la lampe de bureau étant montée en tension sur la batterie d'accumulateurs, lui cède environ une vingtaine de volts, et, si l'on veut avoir un éclairage de bureau suffisant, on devra choisir une lampe de 90 à 95 volts au lieu de 110. Une lampe ordinaire de 110 volts ainsi montée en tension n'atteindrait que le rouge sombre; elle ne pourrait acquérir une incandescence complète, une partie de la tension du courant étant arrêtée par les accumulateurs.

En outre, par un dispositif spécial, dans le cas où les accumulateurs destinés à la lumière seraient mis hors d'usage accidentellement, nous pouvons, sur notre tableau relié à la station centrale, alimenter notre petite lampe d'examen en la plaçant directement en tension sur la lampe de charge. Il suffit pour cela de savoir que les petites lampes, pour briller suffisamment, réclament un courant moyen de 6 à 8 dixièmes d'ampère; il faut donc que la lampe de charge soit d'une consommation au minimum égale à ce chiffre. Si toutefois la lampe de charge était d'une consommation plus élevée, on en réglerait l'intensité à l'aide du rhéostat à lumière.

Nous avons parlé plus haut des lampes M. S. qui, à 4 volts, donnent une lumière blanche éclatante. Il serait difficile de les employer sur le tableau à moins de les alimenter en tension sur la lampe de charge ou bien de les relier seulement aux deux accumulateurs destinés à la galvanocaustie. Les lampes M. S. de 8 à 10 volts ne peuvent se placer sur le miroir de Clar, à cause de leur diamètre plus considérable exigé par la longueur du filament.

Il est très important de savoir que toutes les installations électriques du genre de celles que nous venons de décrire et qui sont reliées à une station centrale réclament une salle dont le sol ne soit pas conducteur. Plancher en bois, linoléum épais doivent remplacer le carrelage ou la mosaïque si l'on veut éviter les communications avec la terre, et partant des commotions électriques peu agréables pour l'opérateur ou l'opéré.

Tel est, dans son ensemble, le plan que nous avons adopté pour l'utilisation du courant sous les diverses formes qui nous sont nécessaires. Nous sommes arrivé à une solution très pratique, puisque, depuis plus de quinze ans, nos appareils fonctionnent sans autre ennui que celui de changer, à de rares intervalles, les accumulateurs mis hors d'usage.

Avec notre dispositif, les accumulateurs sont chargés par la lampe placée sur le tableau et seulement pendant que nous pratiquons nos examens ou opérations. Ils sont répartis de la manière suivante : Les 6 premiers éléments sont affectés au miroir de Clar ou au masseur vibratoire. Les deux autres, de capacité plus grande, se rendent au galvanocautère et à la bobine d'induction. Enfin, pour l'électrolyse, nous nous servons de la batterie totale, c'est-à-dire des 8 éléments. Endoscopie et galvanocaustie ont l'une et l'autre un rhéostat propre destiné à régler l'intensité du courant, puis le courant électrolytique est dosé à l'aide d'un réducteur de potentiel ou d'un rhéostat à fil très fin, qui nous permet d'employer de 35 à 40 milliampères, que l'on mesure d'ailleurs au moyen d'un milliampère-mètre annexé au tableau.

Il nous reste encore à actionner le moteur électrique pour l'emploi du drill. Nous nous servons alors d'un moteur marchant à 110 volts, branché directement sur le courant de la station centrale. On trouve aussi dans le commerce des moteurs pour courant continu de basse tension de 8 ou 10 volts et des moteurs pour le courant alternatif.

Ajoutons, en terminant, que nous pouvons, à l'aide de notre dispositif, faire marcher simultanément la lumière avec la bobine d'induction, le vibrateur ou l'électrolyse : la galvanocaustie seule doit être indépendante de la lumière pour ne pas imprimer à la lampe des oscillations un peu gênantes.

Nous n'avons pas craint de nous appesantir sur ces détails pratiques, fruit de notre expérience. Nous l'avons fait sous une forme aussi peu scientifique que possible pour ne point émailler nos explications de formules gênantes. Heureusement aujourd'hui, les électriciens professionnels sont plus au courant de nos aspirations et de nos désirs, et le médecin n'est plus obligé, comme précédemment, d'être en quelque sorte tout à la fois l'ingénieur et le constructeur de son installation.

Bien que nous ayons adopté pour notre usage l'organisation que nous venons de décrire, il ne s'ensuit point que l'on ne puisse recourir à d'autres systèmes.

D'abord, pour celui qui n'a pas l'occasion de faire un usage continu de son tableau, nous reconnaissons que l'emploi des accumulateurs pourrait lui causer quelques ennuis. Les accumulateurs, en effet, fonctionnent bien, mais à la condition qu'ils travaillent d'une façon constante. Il est nécessaire de les vérifier à certains intervalles et de remplacer par de l'eau distillée le liquide évaporé. Il faut aussi nettoyer de temps en temps les bornes positives sur lesquelles il se forme des sels grimpants, ces sels pouvant interrompre le passage du courant[1]. Quand l'accumulateur

1. Depuis quelque temps la maison TUDOR a supprimé les bornes de cuivre dans ses accumulateurs et les a remplacées par un contact par

est neuf, on aura soin d'enduire les bornes de vaseline ou mieux d'*accumoline*, substance qui se vend en petits tubes d'étain chez les fournisseurs pour automobiles. Enfin les accumulateurs n'ont pas une durée indéfinie et, au bout de deux ou trois ans, il est bon de les remplacer. Si nous recommandons si chaudement les accumulateurs, malgré les quelques inconvenients qu'ils présentent, c'est que nous n'avons encore rien trouvé qui leur soit supérieur pour les opérations à l'anse galvanique. Nous avons essayé maintes fois l'anse chaude sur des transformateurs de courant alternatif ou sur des rhéostats directs sur courant continu, nous n'avons jamais pu obtenir cette régularité absolue que donnent deux accumulateurs en tension, régularité indispensable si l'on ne veut pas brûler l'anse avant d'avoir terminé l'opération. Puis, il y a aussi les petits arcs voltaïques qui se produisent au manche à chaque rupture de courant et qui mettent le manche rapidement hors d'usage.

Nous avouons bien que nous avons une prédilection pour l'emploi de l'anse chaude dans de nombreuses opérations spéciales. Cet engouement n'est pas partagé par tous, et il est des praticiens qui lui préfèrent de beaucoup l'anse froide. Loin de nous l'intention de critiquer de telles préférences. Mais, pour ceux que l'anse chaude n'intéresse point, toutes les organisations sont bonnes et nous croyons qu'ils feront mieux de renoncer aux accumulateurs.

Nous allons donc passer en revue les diverses combinaisons qui ont été proposées et qui sont en usage dans un grand nombre de cliniques.

La Maison Gaiffe, en vue du cautère, transforme le courant continu en alternatif au moyen d'une commutatrice ou sorte de dynamoteur qui fournit le courant alternatif nécessaire au *transformateur universel* et qui sert en

pression directe sur le plomb au moyen d'un écrou en caoutchouc durci. De cette manière il n'y a plus d'oxydation aux bornes positives, et l'entretien des accumulateurs est bien simplifié.

même temps à actionner le flexible. Comme la figure 56 le représente, le transformateur universel est à circuit magnétique fermé. Il est constitué par un noyau annulaire assez grand pour être recouvert de deux fils secondaires, l'un à fil fin pour régler au moyen de la manette *b* les petites lampes du miroir de CLAR, l'autre à gros fil pour régler l'anse ou le cautère au moyen de la manette B. La manette *b* peut faire le tour complet de l'anneau lorsqu'on veut faire de l'électrisation sinusoïdale.

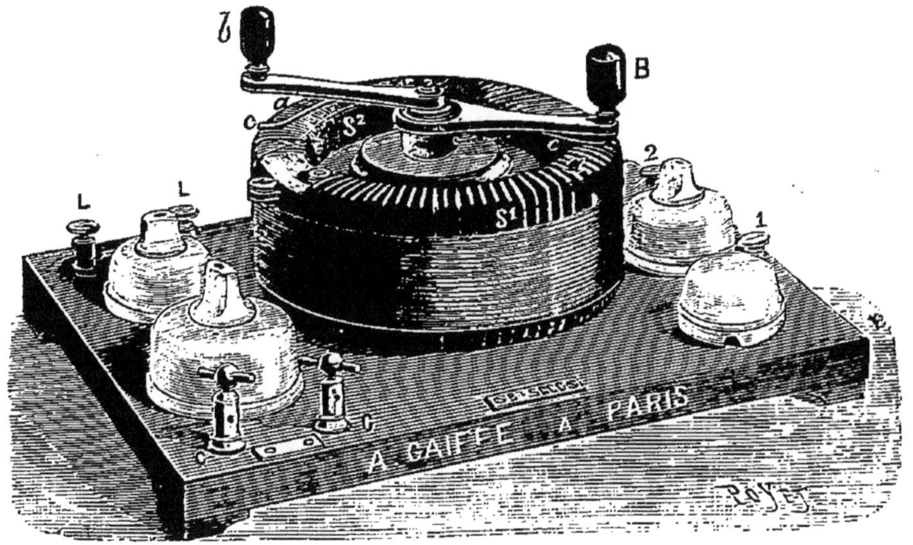

FIG. 56. — Transformateur universel de Gaiffe.

Avec ce transformateur, malade et opérateur sont à l'abri de toute communication avec le courant du secteur. Ce transformateur peut être appliqué au mur ou placé sur une sellette supportant aussi la commutatrice. Une pédale-rhéostat donne l'arrêt instantané du moteur (*fig.* 57).

Si le secteur ne donne que du courant alternatif, l'organisation est bien plus simple, la commutatrice est supprimée et le transformateur universel est relié directement au courant alternatif. Mais dans ce cas, il faudra renoncer

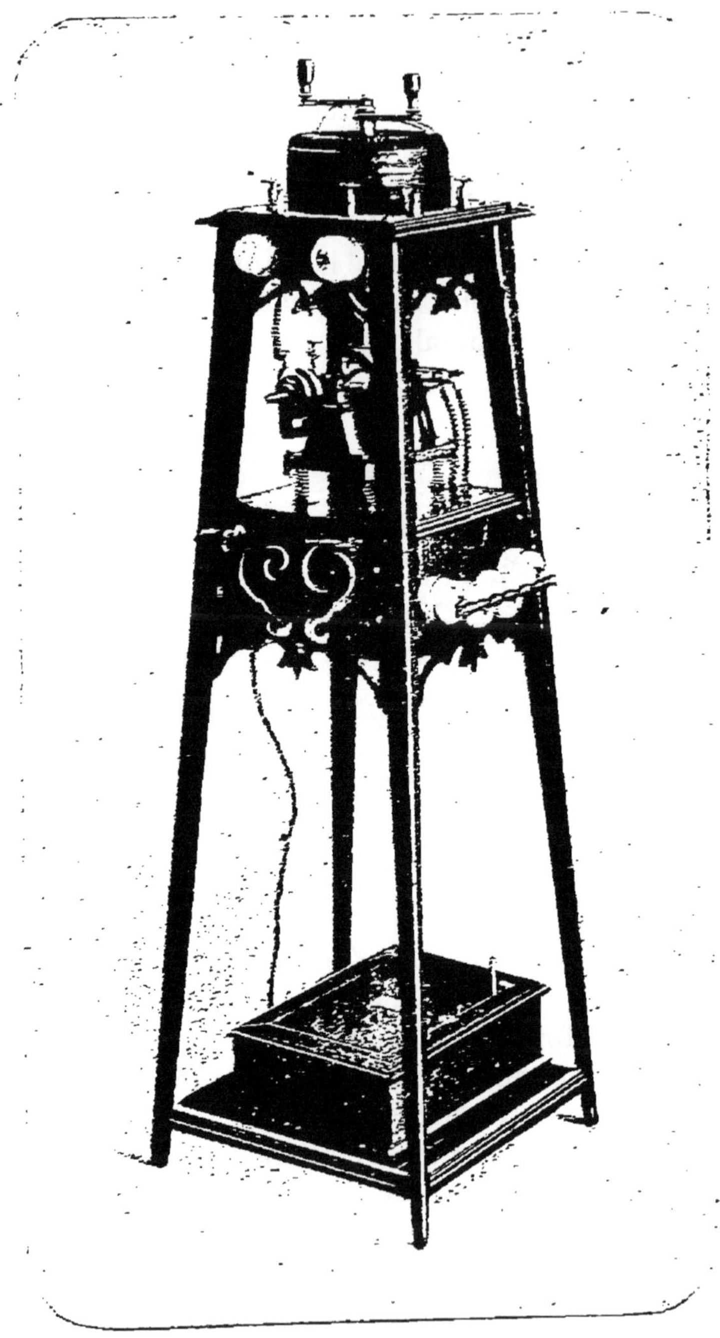

FIG. 57. — Transformateur universel de Gaiffe sur sellette.

à faire de l'électrolyse. En résumé, pour l'appareil Gaiffe, il est plus avantageux d'être branché sur le courant alternatif ; mais on ne peut faire de l'électrolyse. D'un autre côté, si l'on est alimenté par le courant continu, on aura l'inconvénient d'avoir recours à une commutatrice qui compliquera l'installation ; mais on pourra faire des opérations électrolytiques en utilisant le courant directement, en dehors de la commutatrice, et en le réglant au moyen du réducteur de potentiel Gaiffe. Toutefois, par ce procédé, le malade ne sera pas toujours à l'abri des ruptures de courant du secteur.

Nous ne pouvons nous prononcer sur la façon dont se comporte l'anse galvanique sur le transformateur universel Gaiffe ; nous n'avons pas eu l'occasion de l'expérimenter. Nous savons que cet appareil est utilisé dans plusieurs cliniques.

A la réunion de la Société française de Laryngologie (1908), il a été présenté, par Raoult de Nancy, un appareil d'une nouvelle combinaison fabriqué par M. Leimer. Cet appareil est composé d'une bobine à plusieurs enroulements, logée sur un corps en fer doux feuilleté à champs magnétiques fermés. Il est muni d'un vibrateur à platine d'une construction spéciale. Cet appareil, au dire de M. Leimer, ne dépense qu'une quantité minime d'électricité. Chaque sorte de courant a son rhéostat propre réglable avec lequel on dose graduellement la force du courant à appliquer. Ce transformateur peut s'appliquer sur n'importe quelle douille ou prise de courant. Il se fabrique pour courant alternatif ou pour courant continu. Dans ce dernier cas on peut s'en servir pour l'électrolyse et la galvanisation.

M. François, à Paris-St-Ouen, a construit également une table transportable très complète, comprenant tous les appareils utiles à notre spécialité. Comme on peut s'en rendre compte sur les figures 58 et 59, cet appareil permet de faire l'endoscopie, la galvanocaustie, la faradisation. Il porte au dessous de la table un moteur pour actionner le drill et faire le massage vibratoire (*fig.* 58). On peut aussi adapter

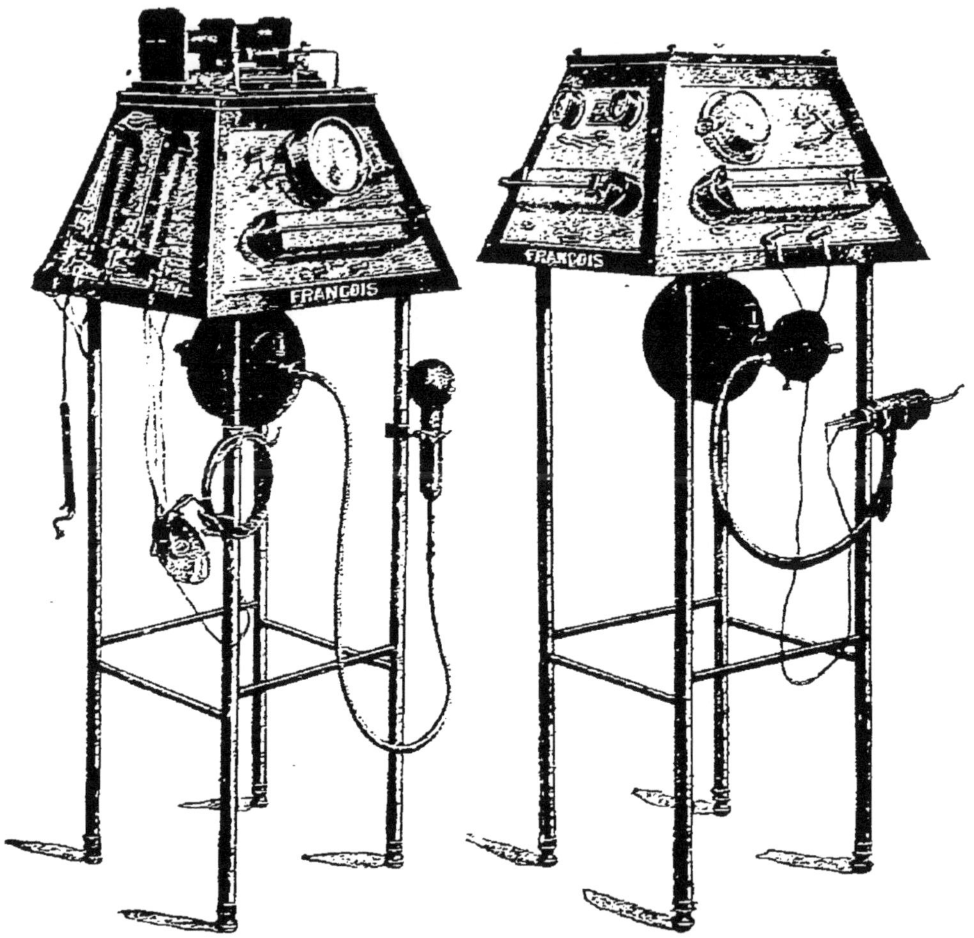

Fig. 58. — Table universelle transportable de François. Lumière. Cautère. Faradisation. Electrolyse. Massage vibratoire.

Fig. 59. — Table universelle de François. Moteur et Pompe à turbine pour air chaud.

au moteur la pompe à turbine de Lermoyez et Mahu pour l'emploi de l'air chaud dans le traitement des affections du nez et des trompes (*fig.* 59). Sur chaque face inclinée de la table se trouvent les instruments de mesure et les rhéostats pour les diverses utilisations du courant. L'appareil est livré plus ou moins complet suivant les désirs de chacun.

A l'Exposition du Cinquantenaire de la Laryngologie à Vienne, au mois d'avril 1908, nous avons eu l'occasion de voir différents appareils de construction intéressante. Citons plus particulièrement le *Pantostat* de REINIGER GEBBERT, qui permet de faire la galvanocaustie, l'électrolyse, la faradisation, l'endoscopie, la galvanisation, le massage

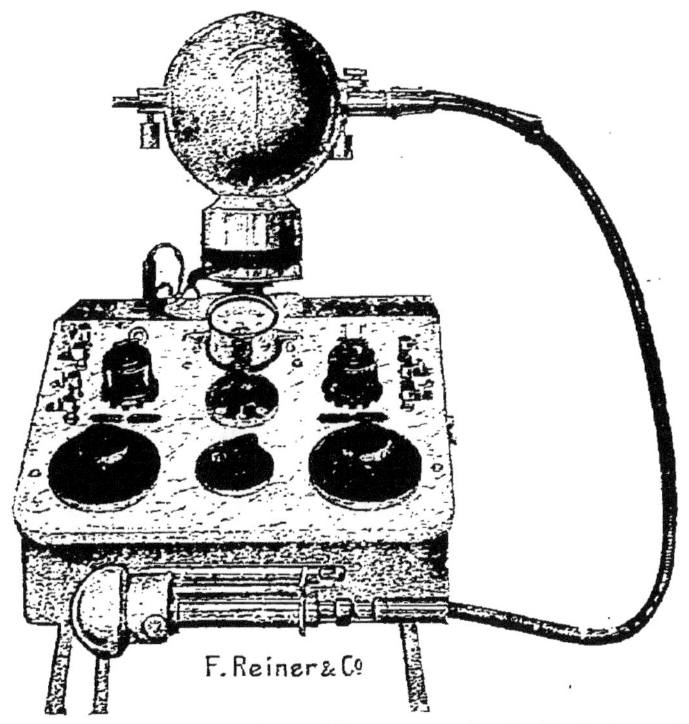

FIG. 60. — Transformateur universel transportable de F. Reiner de Vienne.

vibratoire et toutes les operations chirurgicales réclamant l'emploi d'un moteur.

M. F. Reiner a exposé également un appareil dont il construit deux modèles, l'un pour le courant continu, l'autre pour le courant alternatif. Tout le système repose sur un pied à roulettes et peut se transporter facilement dans une salle de malades. Il comprend un moteur avec lequel on actionne les flexibles pour le drill ou pour le massage vibratoire. Il est organisé spécialement pour la galvanocaustie, l'électrolyse, la faradisation, le cautère et l'endoscopie (*fig.* 60).

Il nous faudrait citer encore de nombreux systèmes construits dans le même but, en Amérique plus spécialement. Mais, nous le répétons, nous ne pouvons formuler aucune opinion sur la manière dont se comporte l'anse galvanique sur les appareils ne comportant pas d'accumulateurs. Nous en avons essayé quelques-uns, mais des plus anciens, et nous n'avons jamais obtenu la même régularité qu'avec les accumulateurs. Il est certain que ces divers systèmes peuvent rendre des services, si l'on excepte toutefois ceux qui ne permettent pas l'emploi de l'électrolyse. Le seul avantage de tous ces appareils est de ne réclamer aucune surveillance et de n'exiger aucun entretien. Ils sont apparemment inusables.

Étudions maintenant les diverses applications thérapeutiques de l'électricité, en commençant par la galvanocaustie.

Galvanocaustie. — Nous venons de voir que, dans une installation fixe, nous nous servons exclusivement d'accumulateurs pour produire l'incandescence du galvanocautère. Nous n'avons jamais employé d'autre source d'électricité depuis 1881. A cette époque, il existait dans le commerce des piles en batteries à treuil fonctionnant au bichromate de potasse. Nous pouvons affirmer qu'on n'aura que des déboires avec ce genre d'appareil, car ces piles sont inconstantes et se polarisent avec une grande rapidité.

Comme il est parfois indispensable de transporter chez le malade toute l'instrumentation nécessaire pour la lumière et la galvanocaustie, on devra se servir des accumulateurs qui sont en fonctionnement régulier sur le tableau, ou mieux d'une batterie en location. Quatre éléments suffisent, deux pour le cautère et deux pour l'endoscopie, si cette dernière est faite avec les lampes M. S. de 4 volts. Surtout il ne faut jamais avoir de batterie spéciale pour le transport; elle serait toujours détériorée au moment de s'en servir.

La galvanocaustie, anse ou cautère, pour être pratiquée

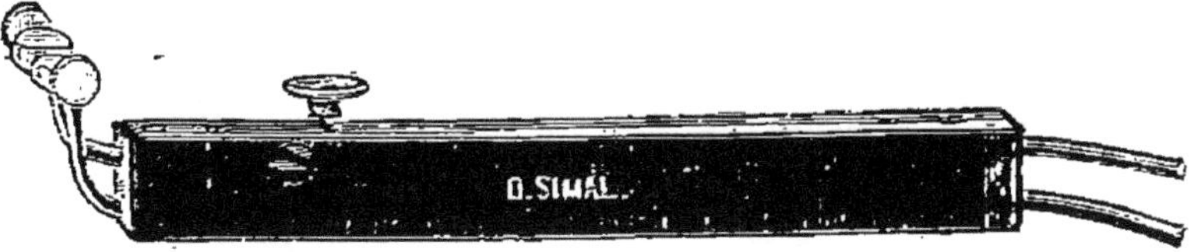

Fig. 61. — Manche simple pour cautères.

facilement, réclame deux accumulateurs en tension. On ne saurait apporter trop d'attention dans le choix des conducteurs pour la galvanocaustie. Ils doivent être formés d'un grand nombre de fils pour n'offrir aucune résistance au passage du courant, car ils sont appelés à permettre un grand débit électrique. Mais il faut aussi qu'ils soient d'un poids minime et d'une grande souplesse pour ne pas gêner

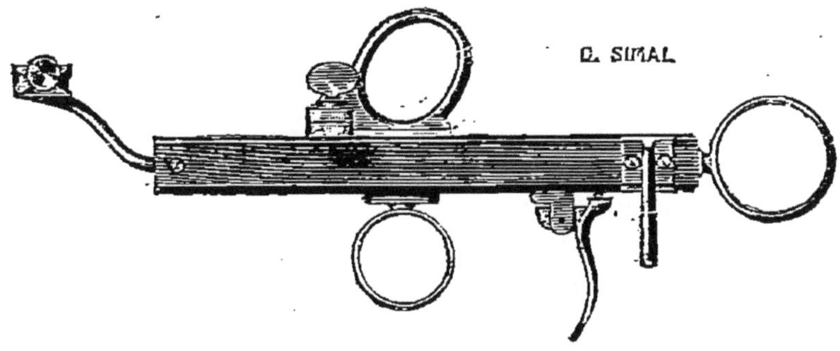

Fig. 62. — Manche de Schech pour anse chaude.

les mouvements de l'opérateur. Pour les simples cautérisations, on se sert d'un manche ordinaire avec interrupteur (*fig.* 61).

On devra choisir ce manche avec le plus grand soin. La principale qualité d'un manche réside dans l'interrupteur.

Celui-ci doit avoir des contacts inoxydables à large surface. Si le contact est imparfait, il s'oxyde rapidement et offre une grande résistance au passage du courant. On fera bien alors de vérifier les contacts et d'enlever les taches d'oxydation au moyen de papier-émeri très fin. On reconnaîtra facilement un tel défaut de construction lorsqu'on verra le manche s'échauffer au niveau des contacts.

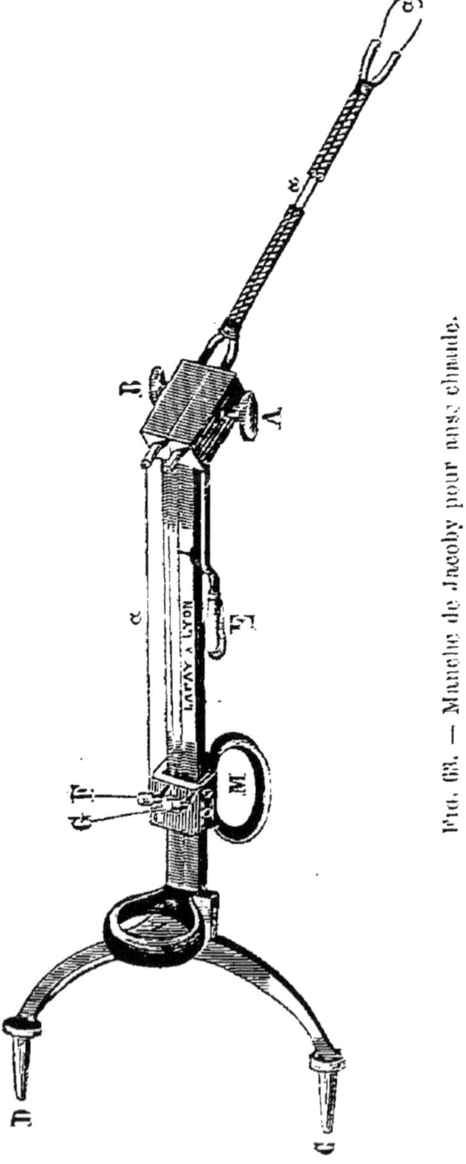

FIG. 63. — Manche de Jacoby pour anse chaude.

Pour l'anse galvanocaustique on a préconisé un grand nombre de manches plus ou moins commodes. Nous les avons presque tous essayés. Un modèle très courant est celui de SCHECH, de KUTTNER, de MORITZ-SCHMIDT (*fig.* 62). Nous nous en sommes servi pendant plusieurs années. Le jour où parut le Traité de MOLDENHAUER, nous nous sommes empressé d'adopter le manche de JACOBY recommandé dans cet ouvrage (*fig.* 63). Ce manche est, à notre avis, le meilleur de tous. C'est le plus léger et le plus pratique, le seul qui permette à la main d'exécuter des mouvements dans tous les sens sans la moindre difficulté.

M. Radiguet a fabriqué, sur les indications de Ruault, un manche qui est construit de telle façon que, à l'aide d'un rhéostat placé sur le manche même, l'anse galvanocaustique se maintient à une incandescence constante. On sait, en effet, que, dans les autres manches, l'anse devient de plus en plus incandescente à mesure qu'elle diminue de longueur, et Cheval, de Bruxelles, pour éviter de fondre l'anse, fait régler l'intensité du courant par un aide qui veille à ce que l'ampère-mètre soit toujours au même degré. A notre avis, tout cela est très bien théoriquement, mais, dans la pratique, ce n'est pas indispensable. On évitera facilement la fusion de l'anse galvanocaustique en procédant avec précaution. On aura soin de ne jamais appuyer d'une façon continue sur l'interrupteur. Il faudra procéder par petits coups répétés. En outre, on a dans l'humidité des tissus un rhéostat naturel excellent. Actuellement, nous ne brûlons pour ainsi dire jamais notre fil, soit dans l'ablation des polypes, soit dans l'amygdalotomie.

On a, bien à tort, conseillé d'employer des fils de platine. Le vulgaire fil de fer recuit galvanisé est amplement suffisant. En général, le fil n° 16 du commerce est celui dont le diamètre nous paraît le plus convenable. Les tubes dans lesquels glisse l'anse ne doivent pas avoir une lumière trop large pour mieux assurer le passage du courant.

Quant aux cautères, on en possédera de différentes formes. Les uns seront effilés et pointus, les autres auront une forme aplatie pour agir sur une plus large surface. Les pointes de platine des cautères sont montées sur deux tiges de cuivre isolées. Autrefois, l'isolement se faisait à l'aide de fils de soie enroulés en 8 autour des tiges. Ce genre d'isolement était très défectueux. On construit maintenant des tubes isolés par deux ou trois petites viroles de cuivre espacées et séparées des tiges par du papier d'amiante. Ces cautères offrent sur les autres le grand avantage de pouvoir être flambés, et, par conséquent, permettent une asepsie complète.

Il se fait aussi des cautères qui sont complètement enchâssés dans un tube métallique, les deux conducteurs étant isolés à l'intérieur par de l'amiante ou du mica. Pour les fosses nasales, ces cautères ne sont pas assez fins, surtout quand il faut évoluer dans des cavités tant soit peu rétrécies.

Électrolyse. — L'électrolyse consiste à détruire chimiquement les tissus à l'aide d'une pile à courant continu. C'est Voltolini et Kafemann qui ont le plus contribué au développement de cette méthode. Depuis quelques années, en France, le procédé a été fréquemment employé par les rhinologistes. Nous nous bornerons à des remarques d'ensemble, devant revenir plus tard sur les points particuliers.

L'électrolyse a pour but de produire dans les tissus une décomposition analogue à celle de l'eau dans le voltamètre. L'action chimique s'accompagne de dégagement gazeux. Nous n'avons pas l'intention d'étudier ici l'action coagulante du pôle positif et l'action caustique du pôle négatif; nous dirons seulement que les tissus frappés par le courant sont transformés en escharres qui s'éliminent ultérieurement.

Et d'abord quelle source d'électricité convient-il d'employer ? Nous rejetons complètement les batteries au sulfate de cuivre et les éléments système Leclanché. Neufs, ces appareils sont excellents; mais ils sont toujours détériorés au moment opportun. On peut se servir de petits éléments Grenet minuscules au bichromate: mais l'emploi d'une solution caustique, dans ce cas, complique les manipulations. Nous préférons de beaucoup la pile dont les éléments sont composés d'un crayon de charbon et d'un crayon de zinc que l'on plonge dans une solution de bisulfate de mercure, au moment de l'opération. Cette pile est toujours prête à fonctionner, même à plusieurs mois d'intervalle.

Une petite batterie de 12 éléments répondra à peu près à tous les usages de la rhinologie, car alors les deux électrodes sont placées à peu de distance l'une de l'autre.

L'appareil doit être muni d'un bon collecteur permettant d'intercaler chaque élément d'une manière progressive sans ouverture de courant. Chaque interruption de courant produirait une secousse fort désagréable pour l'opéré. On pourra joindre encore à l'appareil un milliampèremètre et un rhéostat, celui de Bergonié, par exemple. Actuellement M. Gaiffe, à Paris, M. Lépine, à Lyon, ont construit d'excellents rhéostats permettant d'utiliser, pour l'électrolyse, le courant d'une station d'électricité. MM. Hélot et Létang, à Rouen, ont aussi imaginé un rhéostat simple que l'on peut fabriquer soi-même. (Voir la description dans la *Revue Internationale de Rhinologie* de Natier, 10 juin 1895). Pour nous, nous employons simplement huit accumulateurs et un réducteur de potentiel calculé de façon à augmenter le courant insensiblement par fractions depuis 1 milliampère jusqu'à un chiffre maximum de 30 à 40 milliampères environ. Tel est le modèle construit par Souël pour le tableau de notre clinique hospitalière.

Les électrodes se composeront tantôt de plaques métalliques vernies sur l'une de leurs faces, tantôt de simples aiguilles d'acier ou de platine que l'on implantera dans les tissus. On a imaginé aussi des pinces électrolytiques dont les deux branches sont isolées au niveau de leur articulation. Rivière et Vincent ont fait construire un spéculum porte-électrode qui permet de fixer, d'une façon précise, l'électrode négative en plaque sur le point que l'on veut détruire. Enfin, on a également enlevé des tumeurs à l'anse électrolytique, au moyen d'un fil interrompu dans son milieu par une olive minuscule en ivoire.

7° MASSAGE VIBRATOIRE

On sait que CHARCOT a déjà signalé les heureux effets des vibrations rapides appliquées à quelques maladies du système nerveux. C'est d'un procédé analogue que nous voulons parler maintenant. M. GARNAULT a appelé l'attention sur la méthode vibratoire inventée par KELLGREN et appliquée par MICHEL BRAUN, BLONDIAU, LAKER, aux muqueuses des voies aériennes supérieures. Cette méthode a été peu appliquée en France et, à l'instar de TISSIER, nous n'aurions garde de nous prononcer sur sa juste valeur.

La technique du massage vibratoire n'est d'ailleurs pas facile. On se sert de tiges métalliques portant à leur extrémité un petit tampon d'ouate aseptique. On anesthésie d'abord la muqueuse à la cocaïne, puis on commence le massage. La durée d'excitation vibratoire est de 1 à 3 secondes sur chaque point. On passe ainsi en revue toutes les régions du nez et du naso-pharynx. Pour produire les vibrations, on replie l'avant-bras sur le bras. Les mouvements doivent se passer dans le pli du coude et résultent de contractions tétaniques des muscles de l'épaule et du bras. Les vibrations doivent être à peine perceptibles. Elles sont très rapides (5 à 20 par seconde), régulières et d'une intensité égale. Pour se former à ce massage, on appuie le coude replié sur une table et l'on produit des vibrations, de telle façon que, sur un verre plein d'eau placé sur la table, on ne fasse vibrer que la partie centrale du liquide. GARNAULT a combiné l'électricité avec la méthode vibratoire en reliant la tige avec un appareil à courant continu ou faradique.

On a construit aussi des tiges dans lesquelles les vibrations sont produites directement par un courant électrique. Nous nous servons soit du vibrateur électrique de SELIGMANN, soit d'un vibrateur monté sur un flexible et actionné par notre moteur.

8° DE L'HYGIÈNE DANS LES AFFECTIONS DU NEZ

Dans la majorité des cas, avant de pratiquer une opération nasale, il est utile de faire laver les fosses nasales à l'aide de solutions antiseptiques, ou de faire priser des poudres désinfectantes, telles que l'aristol ou l'iodol.

Les poudres sont préférables au lavage, car les liquides, en chassant le mucus nasal, enlèvent au nez l'un de ses agents microbicides les plus puissants.

Ces mêmes précautions doivent être prises, *a fortiori*, après tous les traumatismes opératoires de la muqueuse nasale, afin de supprimer toutes les substances toxiques intranasales. On peut, en effet, voir survenir dans le nez, ou à distance sur les amygdales (Ruault, Lermoyez) des accidents résultant de l'absence de précautions hygiéniques post-opératoires.

Pour les sujets prédisposés aux affections nasales ou respiratoires, on évitera dans les chambres à coucher tout ce qui peut être la cause de rétention des poussières, rideaux, tentures, tapis, meubles capitonnés, etc. Les tapis seront remplacés par du linoléum et les murs seront revêtus d'un vernis ou d'une tapisserie lavable.

Des précautions spéciales devront être prises au sujet des mouchoirs de poche, ils seront très propres et changés le plus souvent possible. Les mères de famille devront perdre l'habitude déplorable de moucher leurs jeunes enfants avec le même mouchoir pour éviter de transmettre de l'un à l'autre des affections infectieuses latentes des fosses nasales, la diphtérie plus spécialement.

On apprendra de bonne heure aux enfants à ne jamais se moucher en serrant trop fortement le nez pour ne pas chasser l'air sous pression dans les trompes d'Eustache. On les formera à se moucher alternativement d'un côté, puis de l'autre, et non des deux côtés simultanément.

S'il existait quelque infection nasale, il serait bon de faire des lavages ou lotions antiseptiques au moyen de petits récipients de verre permettant de faire passer les liquides d'avant en arrière, sans pression, en renversant simplement la tête. Les irrigations ou douches nasales seraient toujours dangereuses dans le cas d'infection aiguë, elles pourraient favoriser la pénétration de sécrétions septiques dans les pavillons tubaires.

Il faudra, chez les sujets à réceptivité microbienne facile, prévenir les infections par un endurcissement progressif qui permettra de lutter avantageusement contre les influences extérieures, chaud, froid, humidité, poussières, etc. L'hydrothérapie est, à cet égard, un des moyens les plus efficaces.

Les chambres à coucher seront spacieuses, bien aérées, elles recevront largement la lumière. La température, pendant l'hiver, sera modérée et ne dépassera guère 18 degrés. Si le climat le permet, on s'entraînera à coucher la fenêtre ouverte. La fenêtre sera garnie d'un store et le lit en sera le moins rapproché possible.

Les jeux et exercices sportifs qui tendent de plus en plus à se généraliser chez nous seront fort encouragés, toujours dans le but de concourir à l'endurcissement des sujets.

Les lois en vigueur concernant la déclaration obligatoire des maladies contagieuses seront respectées par le médecin, car, grâce à une désinfection sérieuse, on pourra diminuer considérablement le chiffre des contagions.

Il est de nombreuses professions dans lesquelles une prophylaxie sévère empêchera les inflammations chroniques de la pituitaire. On évitera chez les ouvriers la pénétration de poussières ou vapeurs irritantes, caustiques ou toxiques. D'ailleurs, dans beaucoup d'usines, il existe des règlements précis qui ne sont malheureusement pas toujours observés par les ouvriers eux-mêmes.

N'oublions pas non plus l'influence nocive de l'abus de

l'alcool et du tabac. Nous signalerons plus loin le tabac à priser comme une des grandes causes du coryza hypertrophique.

Tous nos efforts doivent tendre à rétablir la libre circulation de l'air dans les fosses nasales. Il faut levér tous les obstacles, supprimer toutes les sécrétions irritantes chroniques qui aboutissent à la formation du sycosis, de la couperose. Combien de céphalées ne relèvent-elles pas d'une affection nasale. Et les lésions oculaires, et les troubles de l'ouïe, ne sont-ils pas sous la dépendance fréquente et directe de semblable lésion.

On se souviendra que le nez peut être le siège d'inoculations de maladies qui se généralisent ensuite à tout l'organisme. Ces inoculations sont favorisées d'abord par la fragilité anormale de la pituitaire, puis par les petites ulcérations que produisent, sur leur cloison, les sujets qui ont la fâcheuse habitude de porter leurs doigts au nez fréquemment.

Telles sont les notions sommaires d'hygiène pratique que nous devons connaître. Pour une étude plus approfondie sur ce point, nous conseillons la lecture de l'excellent manuel de HANS NEUMAYER, traduit par C. CHAUVEAU[1].

1. *Hygiène du Nez, de la Gorge et du Larynx*, par HANS NEUMAYER. J.-B. Baillière. Paris, 1906.

DEUXIÈME PARTIE

CHAPITRE PREMIER

SÉMÉIOLOGIE SPÉCIALE

Dans cette deuxième partie, nous abordons l'étude du diagnostic des diverses affections nasales. Nous insisterons plus spécialement sur les affections les plus fréquentes, sur celles que le praticien est appelé à rencontrer le plus souvent. Nous glisserons, au contraire, rapidement sur les maladies d'une rareté relative. Chaque chapitre sera suivi de quelques considérations thérapeutiques, d'autant plus détaillées que nous aurons affaire à des affections plus importantes.

Comme classification, nous avons adopté, à peu de chose près, celle donnée par M. Bride, dans son *Traité sur les affections de la gorge et du nez.*

A. — RHINITES AIGUES

Coryza aigu. — Il nous paraît presque superflu de donner ici les signes distinctifs du coryza aigu. Nous savons que certains sujets y sont plus prédisposés que d'autres, et que l'affection varie d'intensité suivant les individus.

Vu la forme du début, vu la contagiosité évidente, nous n'hésitons pas à croire à une affection infectieuse simple en tout semblable à l'amygdalite infectieuse vulgaire. Bien que l'influence du diplococcus de Hajek ne soit pas absolument démontrée, tout nous porte à croire que le *refroidissement*, si souvent invoqué, n'est que l'occasion favorable à l'infection. Comme le dit Lermoyez, le refroidissement arrête brusquement la sécrétion du mucus nasal, supprimant du même coup le pouvoir bactéricide.

Le début de l'affection est marqué, à quelques exceptions près, par des frissons, de la courbature et de la céphalalgie frontale. La muqueuse nasale devient sèche, mais elle se défend contre les germes qui l'attaquent par une augmentation anormale de sécrétion limpide. Cette hypersécrétion provoque des chatouillements et des éternuements répétés. Les yeux s'injectent et deviennent larmoyants. Le malade se mouche à chaque instant. La muqueuse devient bientôt turgescente et détermine ainsi l'obstruction des fosses nasales. Pendant deux ou trois nuits, le sommeil est pénible, la bouche se dessèche et le malade éprouve au réveil de la sécheresse de la gorge. La tuméfaction de la pituitaire s'étend dans les sinus eux-mêmes, le sinus frontal surtout, et provoque de la tension douloureuse à la racine du nez. Chez les malades porteurs de végétations adénoïdes, celles-ci s'enflamment également, deviennent turgescentes tout comme les tonsilles dans l'amygdalite aiguë.

Quelquefois, l'affection cède et tout rentre dans l'ordre. Mais, si l'infection est plus intense, les sécrétions deviennent muco-purulentes ; c'est que, d'après Lermoyez, la pituitaire a appelé à son aide un second mode de résistance ; aux actes bactéricides se joignent les réactions phagocytaires. Nous entrons dans la période de suppuration. Cette nouvelle phase est plus longue que la première, elle peut durer 8 ou 15 jours et même davantage. Enfin, dans quelques cas, surviennent des otites suppurées par propagation de l'inflammation à la trompe d'Eustache.

Bien qu'il existe des formes abortives de coryza aigu, il sera difficile de confondre cette affection avec le coryza paroxystique à début et disparition rapides. Il en sera de même pour le rhume des foins, qui n'apparaît qu'à une date spéciale de l'année.

Rappelons ici la gravité du *coryza aigu chez les nourrissons*. L'obstruction nasale qui en résulte compromet l'alimentation et peut mettre la vie en danger.

Traitement. — Au début, on pourra instituer un traitement général : sudation, alcoolature d'aconit, poudre de Dover, esprit de Mindérérus, etc. On pourra aussi conseiller des pédiluves sinapisés.

Si l'on veut arrêter le coryza dans son évolution, on pourra le traiter dès le début, 3 ou 4 fois par jour, par des inhalations de vapeurs d'eau oxygénée chirurgicale, 5 minutes chaque fois. Il s'agit d'inhalations de vapeurs d'eau oxygénée bouillante et non de pulvérisations. On facilitera le passage des vapeurs dans les fosses nasales en faisant tout d'abord un léger badigeonnage sur la pituitaire avec 2 ou 3 gouttes de solution d'adrénaline à 1 pour 1.000.

On combattra les sécrétions liquides trop abondantes du début du coryza, en donnant matin et soir, chez l'adulte, 1/4 de milligramme de sulfate d'atropine.

Henle de Breslau a obtenu des succès par la méthode de Bier en passant autour du cou un tube de caoutchouc serré pendant quelques instants.

Citons pour mémoire la méthode dessiccante de Williams qui consiste à supprimer toutes les boissons et à les réduire à deux ou trois cuillerées seulement par jour.

Comme traitement abortif, Onimus, de Monaco, conseille de humer par les narines du jus de citron, de manière qu'il revienne par l'arrière-gorge. Deux ou trois aspirations de ce genre suffisent généralement.

G. Roux préconise un traitement semblable avec de l'eau de Cologne.

Wunsche, de Dresde, recommande d'inhaler quelques gouttes de chloroforme mentholé à 5 ou 10 0/0.

Schnee prétend avoir obtenu des succès en frappant avec

nn marteau de caoutchouc la région frontale, ainsi que la racine et la surface externe du nez; on doit aussi frictionner le nez avec le pouce et l'index.

Hayem conseille de verser quelques gouttes du mélange suivant sur du papier buvard et d'en respirer les vapeurs pendant quelques secondes :

Acide phénique pur	5 gr.
Ammoniaque liquide	5 —
Alcool	10 —
Eau distillée	15 —

Il ne faut pas cependant abuser des inhalations caustiques, car, suivant Moldenhauer, elles favorisent les complications auriculaires.

Autrefois, on conseillait un mélange, à parties égales, de camphre et de sous-nitrate de bismuth. Mais, actuellement, on peut lutter plus avantageusement contre l'obstruction nasale. La cocaïne agit beaucoup plus rapidement. On peut faire priser la poudre suivante :

Chlorhydrate de cocaïne	0 gr. 30
Menthol	0 gr. 50
Café torréfié et pulvérisé	1 gr.
Acide borique	10 —

L'action de la cocaïne étant rapide, mais de courte durée, le menthol en prolonge les effets. Le café a pour but de rendre la poudre moins impalpable et permet de la priser plus facilement :

Nous recommandons encore une autre formule, ainsi composée :

Menthol	0 50
Chlorhydrate d'ammoniaque ou Salol	2 gr.
Acide borique	8 —

Comme le malade, en raison de l'obstructiou nasale, ne peut priser facilement, il fera mieux de prendre un tube de caoutchouc de 20 centimètres de long. Une des extrémités, chargée de poudre, est placée dans la narine, tandis que l'autre est introduite dans la bouche. Il suffit de souffler dans le tube pour lancer la poudre avec force dans la cavité nasale.

Une pulvérisation très courte, d'une solution de cocaïne à 1 ou 2 0/0, donne aussi un très bon résultat, mais il faut se méfier de la toxicité de cette substance.

En 1899, Clarence Sharp recommande de remplacer la cocaïne par l'extrait de capsule surrénale qui fait aussi rétracter la muqueuse, mais sans danger pour le patient. Il fait des badigeonnages avec cet extrait en solution aqueuse à 10 0/0. Il obtient des résultats remarquables dans le coryza aigu ainsi que dans les laryngites et les amygdalites aiguës. L'extrait de capsule surrénale agit parfaitement et réduit même les hypertrophies des cornets sur lesquelles la cocaïne est impuissante.

Actuellement l'extrait de capsule surrénale est détrôné par l'adrénaline qui se conserve mieux et dont le dosage est plus certain. Il suffit de toucher la pituitaire avec un pinceau chargé de 2 ou 3 gouttes de solution d'adrénaline à 1 gramme pour 2 ou 3.000 pour obtenir un soulagement rapide et plus durable que celui que donne la cocaïne. On a fait, dans ce but, de petits pulvérisateurs de poche qui permettent de pulvériser des solutions huileuses ou aqueuses d'adrénaline à faible dosage. Ce sont les mêmes appareils qui sont employés pour le rhume des foins.

On peut d'ailleurs associer l'adrénaline et la cocaïne en les employant successivement ou simultanément comme dans la formule indiquée par Boulai, de Rennes.

Solution d'adrénaline au 1000e	X gouttes.
Solution de cocaïne à 1 0/0	āā 20 gr.
Eau de laurier-cerise	

On humera quelques gouttes de ce mélange 3 ou 4 fois par jour.

UNNA, de Hambourg, recommande une petite pulvérisation de :

Ichthyol	0 gr. 50
Ether	āā 50 gr.
Alcool	

Avec moins de danger, et cependant avec avantage, on pulvérisera à l'aide du pulvérisateur de RUAULT un mélange composé de 1 gramme de menthol pour 30 grammes d'huile de vaseline.

Le menthol dilate rapidement les fosses nasales et procure une agréable sensation de fraîcheur.

On pourra également faire des inhalations chaudes de décoction de verveine, sureau ou mauve en y ajoutant une cuillerée à café de

Huile d'olive	50 gr.
Menthol	2 —

ou bien des fumigations de quelques gouttes de goménol pur dans de l'eau bouillante.

S'il survient de l'inflammation à la lèvre ou au bord des narines, on fera des onctions avec la pommade suivante :

Chl. de cocaïne	0 gr. 20
Tanin	5 —
Cold Cream	20 —

Le salol, le tanin, sont certainement inférieurs aux substances que nous venons d'indiquer.

Le spray d'antipyrine à 2 ou 4 grammes 0/0 est un assez bon calmant. Cependant, au début, le malade éprouve une sensation de brûlure et de picotement, puis la muqueuse s'ischémie, elle pâlit, les cornets s'affaissent. L'analgésie de la muqueuse est complète et tous les symptômes désagréables disparaissent pour quelques heures. On peut éviter la sensation pénible du début par une application de cocaïne.

Le *coryza du nouveau-né* mérite une mention spéciale, car il est particulièrement grave par les troubles qu'il apporte dans la nutrition du petit malade. Ce coryza s'observe chez les tout jeunes bébés, parfois un jour ou deux après la naissance, surtout si l'on a laissé l'enfant exposé à l'air froid ou humide. Il survient de l'enchifrènement, de l'obstruction nasale plus ou moins complète avec respiration bruyante et sifflante. L'enfant tient la bouche ouverte, et il survient par intervalles des crises d'éternuements suivis de rejet de mucosités par les narines. LERMOYEZ a fait un tableau très précis de ces jeunes enfants atteints de coryza, qui s'asphyxient dès qu'on les couche et qui ont des crises dyspnéiques aboutissant souvent au spasme de la glotte et même aux convulsions.

Si le coryza n'est pas enrayé, l'enfant privé de sommeil s'affaiblit rapidement, il tombe dans une inanition complète, car dès qu'il prend le sein il est obligé de s'arrêter pour respirer par la bouche. Enfin il peut mourir de complications du côté des bronches.

Le coryza du nouveau-né, s'il existe de suite après la naissance, peut se confondre avec des lésions congénitales : occlusion des choanes ou végétations adénoïdes. Si le coryza ne survient que quinze jours environ après la naissance, l'attention du médecin doit toujours être éveillée du côté d'une syphilis probable, surtout si le coryza tend à durer longtemps et s'il survient des sécrétions purulentes avec des excoriations de la lèvre supérieure et des narines. Il faudra alors chercher avec grand soin s'il existe les manifestations cutanées ordinaires concomitantes de la syphilis.

Le traitement du coryza simple des nouveau-nés n'est pas toujours chose facile. Les moyens à employer sont limités. On aspirera autant que possible les mucosités nasales en se servant d'une poire de POLITZER employée comme pompe aspirante et non foulante.

Depuis de longues années, nous recommandons l'emploi

de petits tubes de caoutchouc ou drains qu'on glisse le long du plancher nasal pendant chaque tétée. On empêche ces drains de tomber dans le pharynx en passant une anse de fil entre les extrémités antérieures des deux tubes, ce fil restant à cheval sous la sous-cloison. En 1906, MINERBI et VACCARI ont aussi conseillé ce même tubage nasal. Ils se servent de sondes de NÉLATON n° 11 ou 12, les sondes sont retenues en avant par une bande élastique percée de deux trous et placée en travers du nez.

Pour faciliter la sortie des mucosités, on pourra exciter avec prudence l'entrée des fosses nasales, au moyen d'une tige garnie d'un peu de coton aseptique pour provoquer des éternuements.

Généralement on conseille d'introduire à l'entrée du nez un peu de vaseline mentholée d'après la formule suivante :

Vaseline solide ou liquide.....................	20 gr.
Menthol...	0 gr. 10

Nous avons eu recours plusieurs fois, et avec succès, au procédé préconisé par M. VARIOT. Il consiste à instiller dans chaque fosse nasale deux gouttes du mélange ci-dessous :

Glycérine bien stérilisée........................	30 gr.
Acide borique...................................	1 —

Le principal avantage de ce mélange est de ramollir les sécrétions et par conséquent de faciliter leur élimination.

Les enfants plus âgés sont souvent sujets à des coryzas de forme un peu spéciale. Il s'agit le plus souvent d'enfants lymphatiques que l'on n'a pas endurcis et qui sont excessivement sensibles à la moindre transition de température. Ils ne peuvent sortir au grand air si le temps n'est pas exceptionnellement beau, d'où la triste obligation d'interrompre à chaque instant leurs études. Dès que le coryza commence, tout le système lymphatique du fond de la gorge s'enflamme. On observe alors des amygdalites, des adénoïdites, des otites, de l'engorgement ganglionnaire.

Chez ces enfants, le traitement sera d'abord celui du coryza simple, mais il faudra songer surtout au traitement prophylactique : ablation des amygdales ou des végétations adénoïdes. S'il y a de la tendance marquée aux bronchites, on prescrira une saison au Mont-Dore ou à la Bourboule.

B. — RHINITE PURULENTE AIGUE

Une première forme de rhinite purulente aiguë est la forme *blennorrhagique* résultant chez l'adulte d'une contamination par les mains ou par des mouchoirs souillés. C'est une forme très rare.

Elle peut exister plus souvent chez le nouveau-né. D'après Lermoyez, l'enfant peut venir au monde avec une rhinite blennhorragique, infection par la poche des eaux prématurément rompue. Dans d'autres cas, cette rhinite débute un ou deux jours après la naissance, elle résulte alors d'une contamination au passage de la tête dans un vagin infecté. Elle coïncide parfois avec l'ophtalmie purulente spéciale aux nouveau-nés. La nature de l'infection, s'il existe quelque doute, peut toujours être démontrée par la recherche facile du gonocoque. Le pus est crémeux, très abondant et la suppuration peut passer à l'état chronique.

Le traitement de la rhinite blennorrhagique doit consister en lavages antiseptiques des fosses nasales au moyen d'une petite seringue. On fera des lavages tièdes au sel de Vichy à la dose d'une cuillerée à café par litre. On pourra toucher la muqueuse avec un petit tampon de coton imbibé d'une solution faible de protargol à 1 0 0. Lermoyez conseille des lavages avec 1 gramme de résorcine dans 100 grammes d'eau.

Si l'accoucheur soupçonne une infection blennorrhagique chez la parturiente, il fera bien de pratiquer des lavages très minutieux du vagin avant l'accouchement pour prévenir les infections nasale et oculaire.

Il est une autre forme de rhinite purulente aiguë complètement étrangère au gonocoque, mais qui relève de causes différentes. Ainsi BOSWORTH a décrit la rhinite purulente de la deuxième dentition. La rhinite peut aussi être la conséquence de maladies générales telles que la rougeole, la scarlatine, etc. Les maladies de l'enfance peuvent, en effet, produire la rhinite purulente aiguë, surtout quand le terrain constitutionnel de l'enfant est favorable à cette infection. D'ailleurs cette forme de rhinite est presque toujours l'apanage des enfants strumeux et lymphatiques.

L'affection peut rester tout d'abord cantonnée à l'entrée des fosses nasales, produisant du gonflement des ailes du nez, des croûtes et des fissures ou ulcérations sur le bord des narines. En même temps l'affection se propage du côté des yeux, elle détermine de la blépharite, de la conjonctivite et même de la kératite. Le nez gros et rouge, tuméfié, prend l'aspect érysipélateux. La lèvre supérieure elle-même s'épaissit et donne au facies ce type caractéristique que l'on rencontre chez les enfants de 12 à 13 ans et principalement chez les fillettes de cet âge.

Cette forme ne se limite pourtant pas toujours à la partie antérieure des fosses nasales, elle se propage en arrière jusqu'au naso-pharynx, d'où production fréquente d'adénoïdites, d'otites et de pharyngites interminables qui aggravent le tableau symptomatique de cette affection.

On ne confondra pas, bien entendu, cette sorte de rhinite avec les suppurations unilatérales des corps étrangers ou rhinolithes ; ni avec le coryza syphilitique à sécrétions séreuses et striées de sang, qui s'accompagne en outre d'un cortège de symptômes tout spécial.

Comme traitement, il faut d'abord s'adresser à la cause générale, au lymphatisme, dont la médication est trop connue de tous pour que nous insistions sur ce point.

On prescrira des lavages tièdes avec des solutions de boraie de soude ou de sel de Vichy, à la dose d'une ou deux cuillerées à café par litre. On fera priser souvent des poudres antiseptiques pour limiter l'extension de la maladie. MOURE recommande de petites pulvérisations avec des solutions de nitrate d'argent à 10 ou 20 0/0, pulvérisations très courtes et qu'on ne doit faire qu'après avoir enduit le pourtour du nez et la lèvre avec de la vaseline pour éviter les taches noires sur les téguments.

Dans tous les cas, on doit être prévenu que l'affection peut devenir chronique et durer souvent plusieurs années.

C. — RHINITE FIBRINEUSE OU PSEUDO-MEMBRANEUSE

Forme très rare signalée en premier lieu par HENOCH, puis par HARTMANN, POTTER, RAULIN, etc. On croyait tout d'abord qu'elle ne sévissait que sur les enfants, mais elle a été ensuite observée également chez l'adulte. POTTER prétend qu'elle existe dans une proportion de 2 0/0 dans les cas de rhinite aiguë. L'affection ne donne pas lieu à des symptômes généraux. Elle détermine une sténose complète des fosses nasales par une membrane d'un blanc jaunâtre qui adhère à la muqueuse. La muqueuse est rouge, tuméfiée et saigne facilement après l'ablation de la membrane. Cette membrane peut siéger sur tous les points de la pituitaire, même sur la cloison. La maladie dure 15 à 20 jours environ, souvent davantage. Elle est parfois unilatérale. La gravité est nulle. L'intensité des troubles locaux, l'absence de propagation et de troubles généraux permettent facilement de rejeter la diphtérie. Dans les cas douteux, on pourra d'ailleurs faire des cultures. La membrane ressemble surtout à celle produite par le galvanocautère. Ajoutons, en outre, qu'on a vu la rhinite fibrineuse survenir après des cautérisations nasales.

Actuellement, ce que l'on doit savoir, c'est qu'il existe des rhinites à fausses membranes non diphtériques aussi bien que des angines pseudo-membraneuses sans bacille de Löffler.

Le professeur Collet, en 1907, a décrit une forme de laryngite à fausses membranes sans bacille de Löffler, forme grave, non modifiée par le sérum et mortelle dans 35 0/0 des cas.

On peut se trouver en présence de rhinites fibrineuses résultant d'infections très variées. Il en est du nez comme de la gorge où des angines infectieuses sont produites, tantôt par un germe unique prédominant, tantôt par des associations microbiennes. Il y aura des rhinites à streptocoque, à staphylocoque, à pneumocoque, etc. Dernièrement nous avons observé une rhinite suspecte simulant la diphtérie nasale; la culture ne donna que du coccus Brisou.

Si ces formes sont peu connues, c'est que l'on néglige trop de vérifier par des cultures la nature microbienne des rhinites fibrineuses. Le nez, comme la gorge, peut offrir parfois une hospitalité trop bienfaisante à des micro-organismes qui, sous certaines conditions, deviennent pathogènes à des degrés divers, alors que normalement ils ne trahissaient en aucune manière leur présence. En somme, tout ce que l'on a dit sur les angines peut s'appliquer exactement aux rhinites infectieuses. Rien d'étonnant à cela, l'amygdale naso-pharyngée peut être assiégée au même titre et par les mêmes ennemis que les tonsilles palatines. Elle peut s'infecter avant, pendant ou après une angine infectieuse, ou même isolément à l'exclusion de toute angine.

Cependant, si l'on s'en rapporte aux travaux les plus récents, il faut envisager la rhinite fibrineuse avec grande méfiance. Cartaz, et plus tard J. Gibb, Wishart (*The Laryngoscope*, sept. 1899), ont soutenu que cette affection est presque toujours diphtérique. Aussi, en présence d'un cas de rhinite fibrineuse, doit-on rechercher le bacille de Löffler. Et quand bien même on ne trouverait pas le bacille, l'isolement du malade est de rigueur jusqu'à sa guérison complète et jusqu'à ce que l'on ait pratiqué une série d'examens bactériologiques. Des cas de rhinite fibrineuse considérés comme non contagieux par absence de bacilles de Löffler ont parfaitement bien transmis à d'autres la diphtérie véritable dans toute sa gravité. On aurait également tort de négliger l'isolement des cas dans lesquels on constate pendant plusieurs mois la présence de bacilles courts atténués de Löffler.

Toutefois il ne faut pas perdre de vue qu'on ne doit pas affirmer la nature diphtérique du bacille par la simple culture; il faut encore que le bacille prenne le Gram. Ce point est essentiel à trancher si l'on veut éviter de jeter inutilement le trouble dans les familles.

Traitement. — Enlever la membrane et insuffler des antiseptiques (aristol, iodoforme) est l'indication naturelle; mais cela offre peu d'avantage, car la membrane se reforme rapidement. Lermoyez conseille aussi au médecin de pratiquer lui-même des badigeonnages antiseptiques suivant la formule de Raulin :

Acide lactique	1 gr.
Acide phénique	1 gr. 50
Glycérine	15 —

On cherchera à diminuer l'obstruction par la cocaïne ou le menthol ; ou bien on placera à demeure pendant quelques minutes un tampon d'ouate aseptique. Il sera bon de faire des irrigations ou des pulvérisations chaudes d'eau de chaux ou de solutions antiseptiques.

D.-DIPHTÉRIE NASALE.

Il est faux de croire à la rareté du coryza pseudo-membraneux diphtérique primitif. Nous estimons que si l'on faisait systématiquement des cultures de mucus nasal sur les enfants de nos grandes maisons d'éducation, on trouverait un certain nombre de coryzas à bacille de Löffler. Aussi a-t-on raison de soutenir qu'il existe probablement une forme atténuée de bacille de Löffler qui ne donne pas lieu à la contagion. Il ne faut pourtant pas trop se fier à une telle affirmation. Nous avons vu éclater parfois dans une famille des angines diphtériques dont on ne pouvait retrouver l'origine. Un enfant revenant de pension avec un coryza soi-disant banal avait été l'unique cause de la contagion.

En général, il faut toujours se méfier du coryza chez les petits enfants, et surtout du coryza hémorragique, comme le disait Rabot. Nous sommes convaincu que la culture diagnostique qui se pratique couramment pour les angines, passera aussi dans les usages pour les coryzas chez les enfants.

Pour Thomas Hubbard, la culture s'impose toutes les fois qu'on est en présence d'une rhinorrhée aqueuse purulente acide.

Souvent on nous a présenté des enfants atteints de coryza suspect, à cause de la ténacité et de l'abondance de l'écoulement. A la rhinoscopie on trouvait ou on ne trouvait pas de fausses membranes, et pourtant, dans la grande majorité des cas, la culture indiquait du bacille de Löffler. Nous avons vu quelques-uns de ces coryzas diphtériques durer des mois, des années même. C'est la forme que Fage a désignée sous le nom de *diphtérie prolongée*. Dans ces cas, les parents se lassent d'un isolement perpétuel qui tourne à la tyrannie. Un beau jour le jeune malade est réintroduit dans la famille au milieu de ses frères et sœurs, souvent sans provoquer la moindre contagion. Cela nous démontre bien que le bacille de LÖFFLER, forme courte atténuée, que l'on trouve dans ces cas de longue durée, n'est peut-être qu'un pseudo-bacille diphtérique non redoutable, ou du moins un bacille de faible virulence. La question est donc délicate à trancher et HÉLOT déclare qu'un examen bactériologique est insuffisant pour nous dire si la contagion est encore possible. L'inoculation au cobaye est la seule manière d'apprécier le degré de la virulence.

Tout ce que nous venons de dire a trait plus spécialement à la forme de diphtérie nasale primitive insidieuse. Cette forme n'est pas toujours à type fibrineux, mais dans les cas où il existe des fausses membranes, il faut se souvenir que 70 0/0 sont diphtériques, d'après la statistique de RICHARD JOHNSTON. Les 30 0/0 qui restent relèvent d'autres germes infectieux. La forme fibrineuse a ordinairement un début moins insidieux et beaucoup plus aigu que la forme séreuse ou séro-purulente. Il n'est pas jusqu'au coryza du premier âge qui ne doive faire songer au bacille de LÖFFLER, quand la syphilis doit être logiquement écartée.

Mais à côté de ces formes légères, insidieuses, qui se réduisent, pour le porteur, à quelques signes d'obstruction nasale et à un écoulement plus ou moins chronique, avec ou sans débris de membranes, il existe une forme grave de coryza diphtérique. Ce coryza, comme les angines de même ordre, tire sa gravité d'une association microbienne. C'est la forme *strepto-diphtérique* de SEVESTRE et MARTIN.

Ici la lésion nasale est bilatérale et la concomitance avec l'angine est presque la règle. D'après LERMOYEZ, les membranes s'étalent, sous un aspect grisâtre, depuis le cavum jusqu'à la partie antérieure des fosses nasales. Il existe une sécrétion abondante de sérosité roussâtre et plus tard un écoulement purulent mêlé parfois de débris pseudo-membraneux. Des épistaxis de quantité variable, des engorgements ganglionnaires volumineux complètent le tableau en aggravant le pronostic. Le malade, de plus en plus affaibli, prend un teint plombé caractéristique, sa température s'élève et il succombe bientôt sous le coup de cette grave intoxication.

Traitement. — Dans la rhinite diphtérique, la première indication est de faire d'urgence des injections de sérum de Roux, suivant la méthode usuelle. Dans le nez, comme dans la gorge, on doit respecter les fausses membranes et se contenter de lavages antiseptiques, comme le conseille Lermoyez. On se servira de solutions phéniquées faibles à 5 grammes par litre ou d'une solution de résorcine à 1 0/0. Lermoyez recommande encore des instillations avec la solution suivante :

Papayotine		0 gr. 50
Eau distillée		10 gr.
Acide chlorhydrique	Q. S. pour	Réaction acide.

On insufflera des poudres telles que du di-iodoforme et sucre de lait à parties égales, de l'iodol, de l'aristol, etc.

Rabot a insisté sur les grands lavages avec de l'eau contenant un peu de liqueur de Labarraque. Il préconisait aussi des pulvérisations avec

Eau de chaux seconde	āā 250 gr.
Eau oxygénée à 12 vol.	
Eau bouillie	500 gr.

Dans une affection à début si souvent insidieux, on fera bien d'isoler le malade dès la première heure, quand bien même les cultures seraient négatives. On ne permettra la rentrée dans la circulation que lorsque le Löffler aura totalement disparu des fosses nasales. Cependant, dans les formes interminables, où les cultures sont indéfiniment positives, il nous semble que l'inoculation au cobaye sera la pierre de touche de la virulence du bacille. Cette expérience seule nous dira si la contagion est encore possible.

Dans les diphtéries chroniques, lorsqu'il existe des végétations adénoïdes et de l'hypertrophie des amygdales, on peut se demander si une intervention chirurgicale ne doit pas mettre fin à la persistance du bacille. J. Green prétend qu'il faut opérer, car ce sont les cryptes du tissu lymphoïde de la région qui donnent abri à l'agent infectieux, mais il faudra profiter d'une période d'immunité après une attaque de diphtérie.

Nous ne croyons pas cette manière d'agir très prudente ; on peut de la sorte ouvrir au bacille une nouvelle porte d'entrée. Nous avons vu, dans ces conditions, une angine infectieuse grave survenir après une amygdalotomie, chez un enfant atteint de diphtérie chronique depuis plus d'un an.

E. — RHINITES LIÉES A DIVERSES MALADIES AIGUES

Nous ne nous attarderons pas à établir ici le diagnostic différentiel des rhinites survenant dans le cours de la *rougeole*, de la *scarlatine*, de la *variole*, de la *varicelle*, de la *grippe* et de la *fièvre typhoïde*, ni même de la *rhinite morveuse* caractérisée par le *jetage*. Toutes ces formes s'accompagnent des symptômes typiques de ces diverses affections, et il suffit d'être prévenu de la possibilité de cette complication pour que toute méprise soit impossible.

Néanmoins, on ne négligera pas de pratiquer l'examen rhinoscopique dans ces différentes affections. On se souviendra que la *rougeole* peut se compliquer de catarrhe nasal postérieur susceptible d'envahir les trompes et de déterminer des otites suppurées. Dans ce cas, un traitement antiseptique prophylactique peut rendre de grands services.

Dans la *scarlatine*, H. Roger signale le coryza purulent à streptocoques, forme grave qui peut amener une infection générale de l'organisme. Il préconise dans ce cas des lavages avec de l'eau oxygénée à 12 volumes, étendue de moitié d'une solution de bicarbonate de soude à 2 0/0 pour neutraliser l'acidité. Après le lavage, on applique une pommade contenant 7 à 10 0/0 de menthol.

Dans la *fièvre typhoïde*, nous n'oublierons pas que des abcès peuvent compliquer la rhinite, comme l'a démontré GOUGUENHEIM. Ces lésions peuvent devenir ulcéreuses et destructives et, par conséquent, causer dans la suite des désordres graves dans la charpente nasale.

Un coryza intense peut accompagner *l'érysipèle de la face*. On peut même dire que c'est la règle, car il est admis que le plus souvent le point de départ de l'érysipèle de la face est une petite ulcération intranasale. Cette forme est d'un diagnostic facile. Cependant, dans quelques cas, l'érysipèle peut sévir sur la pituitaire avant d'envahir la face. Ainsi, nous avons publié un cas d'érysipèle ayant débuté par la langue; l'affection pénétra ensuite dans le nez en arrière par le naso-pharynx et vint enfin s'épanouir en dernier lieu sur la face.

En 1898, nous avons eu l'occasion de soigner un malade chez lequel l'érysipèle débuta par le naso-pharynx. Ce malade se plaignait de douleurs dans l'arrière-gorge; à l'examen rhinoscopique postérieur on voyait dans le naso-pharynx une rougeur très intense avec sécheresse. Le malade éprouvait un malaise général, mais vaquait, cependant, à ses occupations ordinaires. Tout en reconnaissant que nous n'avions jamais observé une semblable rougeur du naso-pharynx, nous ne songeâmes pas à la possibilité d'un érysipèle. Au bout de trois jours, l'érysipèle apparaissait sur l'aile droite du nez et de là envahissait toute la face et le cuir chevelu. La guérison fut complète au bout de peu de jours.

On peut même se demander s'il n'existe pas un coryza érysipélateux pur. P. TISSIER, en 1893, affirme l'existence de cette forme nasale primitive. Elle n'est pas douteuse quand elle est confirmée par l'envahissement ultérieur sur la face. Mais il admet aussi l'érysipèle localisé à la pituitaire, analogue à l'érysipèle du larynx décrit par MASSEI.

Voici, d'après TISSIER, les symptômes de l'érysipèle intranasal : début fébrile avec frissons, céphalalgie frontale, quelquefois douleur à la nuque, douleurs vives et continues, épistaxis fréquentes, ardeur et sécheresse du nez, enchifrènement absolu ; muco-pus abondant, se concrétant sur les cornets en croûtes adhérentes de couleur foncée ; muqueuse tuméfiée, lie de vin avec quelques ecchymoses. A tout cela on peut ajouter la recherche du streptocoque de FEHLEISEN.

TISSIER mentionne encore un signe qu'il considère comme pathognomonique, c'est une adénopathie douloureuse qui ne se rencontre dans aucune autre forme de rhinite. La tête du malade est immobile. Les flexions du cou sont impossibles et la palpation de la région cervicale est très douloureuse.

Comme traitement de cette forme, TISSIER recommande les lavages au sublimé à 1 gramme pour 5.000, et des insufflations de poudre à base de calomel.

Le naso-pharynx et les fosses nasales tendent peu à peu à être considérés comme l'étape initiale fréquente de quelques éléments pathogènes avant leur pénétration dans l'organisme. Pour le LÖFFLER, au contraire, ils semblent être le dernier refuge de l'infection à son déclin. Telle est l'opinion que soutient M. LAFFORGUE en 1908 en apportant des faits nouveaux à l'appui de cette thèse.

Ce début naso-pharyngé a déjà été démontré pour le bacille de Hansen dans la lèpre. Puis on a trouvé également dans le naso-pharynx le méningocoque caractéristique de WEICHSELBAUM. Toutefois pour le germe de la méningite cérébro-spinale épidémique, DOPTER et R. KOCH ont démontré que la preuve par le microscope n'était pas suffisante pour la détermination du germe et qu'on ne pouvait affirmer vraiment l'existence du méningocoque qu'en le soumettant à deux épreuves : la fermentation des sucres et l'agglutination par un sérum spécifique.

GALLOIS, en 1902, par la méthode du gélo-diagnostic de CHANTEMESSE est parvenu à isoler, dans le mucus naso-pharyngien, le bacille d'EBERTH dans deux cas de rhino-pharyngites typhoïdiques. Ce sont là des faits qui tendent à faire admettre l'origine naso-pharyngienne des septicémies. M. LAFFORGUE apporte à l'appui de cette théorie deux faits nouveaux, qui, sous le masque d'érythèmes rhumatismaux, semblent n'être que des septicémies à manifestations cutanées, dont il a décelé la nature véritable par l'hémoculture et dont le point de départ résidait dans le naso-pharynx. Les deux germes ainsi démontrés sont, dans le premier cas, le *tétragène*, dans le second, le *micrococcus catarrhalis*.

Ces divers faits constituent les premiers fondements d'un chapitre obscur encore de bactériologie clinique, l'origine naso-pharyngienne des infections.

CHAPITRE II

RHINITES CHRONIQUES SIMPLES

Parmi les rhinites chroniques, il en est qui dépendent de maladies générales telles que la syphilis, la tuberculose, etc. Elles seront étudiées dans un chapitre spécial. Il en est d'autres, au contraire, qui paraissent avoir une origine purement nasale. Ce sont celles dont nous allons établir les caractères distinctifs.

Nous engloberons, dans ce chapitre, la rhinite hypertrophique des cornets inférieurs et moyens, la rhinite atrophique et le catarrhe nasal postérieur lié ou non à l'hypertrophie de la tonsille pharyngée.

A. — RHINITE CHRONIQUE SIMPLE ET HYPERTROPHIQUE

La rhinite chronique simple consiste dans une inflammation persistante de la muqueuse, à la suite de coryzas répétés. Elle est caractérisée par de l'enchifrènement, de la gêne nasale. La voix est un peu nasonnée, et l'odorat plus ou moins altéré. On constate que la muqueuse est enflammée, et l'on aperçoit sous le cornet inférieur des sécrétions muco-purulentes très adhérentes. Plus tard, ce catarrhe se complique de lésions hypertrophiques ou atrophiques. Quelquefois, cependant, il disparaît complètement.

Il ne faudrait pas confondre cette forme avec les coryzas purulents, provenant d'une suppuration des sinus, et l'on se souviendra que, dans les sinusites, le pus apparaît dans certains points bien déterminés. Enfin, en présence d'un processus chronique, on devra toujours chercher, avec le soin le plus minutieux, s'il n'existe pas, dans les fosses nasales, quelque altération susceptible d'entretenir le catarrhe chronique.

Mais l'inflammation ne se borne pas toujours aux simples lésions que nous venons d'énumérer. Souvent elle provoque, du côté de la muqueuse, un gonflement inflammatoire qui peut aboutir à une hypertrophie parfois considérable. L'hypertrophie peut survenir simultanément sur les cornets inférieurs et sur les cornets moyens; mais, en général, comme l'hypertrophie est le plus souvent localisée à une seule catégorie de cornets, nous décrirons deux formes absolument distinctes, suivant qu'il s'agit de la lésion des cornets inférieurs ou des cornets moyens.

1° Rhinite hypertrophique des cornets inférieurs. — Le cornet inférieur, a dit Lacoarret, présente une véritable personnalité anatomique et pathologique. Il est constitué par un os distinct, tandis que les autres cornets ne sont que de simples diverticules osseux. Aussi l'inflammation du cornet inférieur mérite-t-elle une mention spéciale.

Cette affection présente des degrés très variables, suivant l'importance de l'hypertrophie. Les symptômes paraissent et disparaissent très facilement, car l'hypertrophie, dans un grand nombre de cas, n'est nullement permanente. On sait que la muqueuse des cornets inférieurs, et même celle du plancher nasal et de la cloison, ont une structure érectile qui permet de grandes variations de volume. Toutefois, dans les cas sérieux d'hypertrophie, l'obstruction tend à persister et le tissu érectile ne joue plus qu'un rôle secondaire.

Dans les cas légers, l'obstruction nasale n'apparaît qu'à

certains intervalles. Les troubles sont plus accusés la nuit, et les cavités nasales s'obstruent tantôt d'un côté, tantôt de l'autre, principalement du côté sur lequel on se couche. On a invoqué l'influence de la pesanteur pour expliquer cette particularité. L'affluence sanguine se produirait vers la partie la plus déclive. L'obstruction entraîne des troubles pendant le sommeil : ronflements, insomnies, cauchemars, etc.

Il s'établit, en outre, une sécrétion muqueuse ou mucopurulente, et si le méat inférieur est obstrué, les mucosités prennent une direction postérieure. Le malade ne se mouche plus, mais, chaque matin, il éprouve le besoin de déblayer les fosses nasales postérieures. Les mucosités visqueuses et adhérentes pendent sur la face postérieure du voile et déterminent de la toux, de fortes aspirations nasales et même des efforts de vomissement. Les reniflements persistent même dans la journée, au grand désagrément du malade et des personnes qui l'entourent.

On a bien signalé quelques cas dans lesquels les sécrétions ont une odeur fade plutôt que fétide. Mais lorsqu'il y a fétidité vraie, il faudra songer à d'autres affections, telles que la rhinite atrophique, l'empyème des sinus, les corps étrangers et les lésions syphilitiques du nez.

L'hypertrophie nasale peut produire l'altération de la voix, car les sécrétions passant par la partie postérieure du nez viennent se dessécher sur le pharynx. Ce dernier perd alors la faculté de s'accommoder facilement avec les sons émis. Le larynx s'impose des contractions plus fortes qui aboutissent à une fatigue rapide et à une difficulté dans l'émission des sons. Il faut ajouter à cela l'influence nuisible de l'air inspiré directement par la bouche. L'hypertrophie des cornets inférieurs détermine souvent des bourdonnements d'oreille et même une diminution marquée de l'ouïe. Tantôt il s'agit d'une compression directe du pavillon de la trompe par une hypertrophie faisant une saillie considérable en dehors des choanes; tantôt le muco-pus sécrété en permanence, provoque un catarrhe de la trompe par propagation.

Si l'hypertrophie produit de l'obstruction, si elle existe sur tout le cornet inférieur et sur le cornet moyen, la fonction olfactive est diminuée ou même abolie. Du même coup, la gustation est également altérée.

La pesanteur de tête est un signe fréquent d'obstruction nasale. Cette céphalée a été attribuée en grande partie à l'obstruction des cavités accessoires du nez, du sinus frontal principalement; elle proviendrait de la raréfaction de l'air dans les sinus.

La céphalée entraîne, dans la suite, un certain degré de paresse intellectuelle, même chez les gens les mieux organisés.

Quand l'hypertrophie domine sur l'extrémité antérieure du cornet, elle comble complètement le méat inférieur et obstrue le canal nasal. Il survient alors de l'*épiphora*; on voit même des troubles congestifs se produire du côté de la conjonctive.

Signalons enfin les troubles réflexes qui sont quelquefois même les seuls symptômes de la rhinite hypertrophique. Ce sont des éternuements fréquents résultant de l'excitation de certains points de la muqueuse par la masse hypertrophiée ou par les sécrétions. Tel est le cas dans la forme hypertrophique érectile caractérisée par des alternatives de gonflement et d'affaissement de la muqueuse.

La toux est un symptôme de même ordre. On sait en effet que l'excitation de la muqueuse, à l'aide de la sonde, provoque tantôt la toux, tantôt l'éternuement. Depuis la découverte de la cocaïne, on a cherché à localiser exactement la zone d'excitation réflexe. On tend généralement à la reléguer dans le segment postérieur du cornet inférieur ou dans la portion correspondante de la cloison.

Quoi qu'il en soit, lorsqu'il se présente à nous un malade

accusant des éternuements ou même simplement de la toux, nous nous empressons de faire la rhinoscopie avant de pratiquer l'auscultation. Cette toux, d'ailleurs, d'origine nasale, offre cette particularité qu'elle est spasmodique, quinteuse, coqueluchoïde ; elle ne s'accompagne d'aucune expectoration. Le diagnostic est de la plus haute importance, car il nous permettra d'obtenir une guérison rapide.

Certains accès d'asthme sont la conséquence de l'hypertrophie des cornets, et il suffira de traiter l'affection nasale pour voir disparaître les troubles dyspnéiques. D'autres troubles, tels que : vomissements, spasmes glottiques, névralgies, etc., peuvent être observés; mais nous pensons qu'on en a exagéré l'importance.

L'hypertrophie de la muqueuse peut survenir également à titre de complication d'une autre affection nasale ; on la rencontre, par exemple, dans quelques cas de polypes du nez. Il faut alors, après avoir enlevé tous les polypes, pratiquer l'ablation des extrémités postérieures des cornets pour supprimer l'obstruction nasale. La même remarque s'applique aux cas de végétations adénoïdes compliqués de rhinite hypertrophique.

Ajoutons, en terminant, que l'hypertrophie peut survevenir en même temps sur les cornets moyens et renforcer de la sorte tous les symptômes précédemment décrits.

Aspect rhinoscopique. — A la rhinoscopie antérieure, on aperçoit l'extrémité antérieure du cornet inférieur qui, transformée en une masse rougeâtre lisse ou lobulée, comble en grande partie la cavité. A l'aide d'un stylet, on se rendra compte que la masse appartient au cornet inférieur, et, par conséquent, qu'il ne s'agit pas d'un polype. Les polypes ont d'ailleurs une coloration grisâtre.

Souvent, l'extrémité antérieure du cornet n'est pas augmentée de volume, mais il est impossible de voir, par la cavité nasale, la paroi postérieure du pharynx. Le stylet, introduit dans le méat inférieur, déplace facilement la partie hypertrophiée du cornet. Dans le cas d'hypertrophie non permanente, le stylet produit, par simple pression, un affaissement de la muqueuse comme sur un tissu œdémateux. La cocaïne-adrénaline fait disparaître momentanément l'hypertrophie. Mais, souvent aussi, le stylet et la cocaïne n'agissent d'une façon efficace que sur la partie superficielle de l'hypertrophie, les phénomènes d'érectilité n'intervenant que partiellement. Une fois le chemin déblayé en avant par la cocaïne, on peut voir si l'hypertrophie s'étend jusque sur les parties profondes.

L'hypertrophie, siégeant le long du cornet inférieur, est mamelonnée et forme une série de lobes plus ou moins volumineux que l'on aurait tort de regarder comme du papillome. Si le cornet moyen participe aussi à l'hypertrophie, il arrive au contact du cornet inférieur et complète ainsi l'obstruction déjà assez marquée du conduit nasal.

On peut déjà voir, par la rhinoscopie antérieure, si les extrémités postérieures des cornets inférieurs font une saillie dans les choanes. On passe la cocaïne-adrénaline seulement dans la partie antérieure des fosses nasales et, en suivant le cornet inférieur, on cherche à voir la paroi postérieure du pharynx. Dans les cas douteux, on fait prononcer « *deux* » plusieurs fois au malade, pour observer les mouvements du voile du palais. Si le dernier plan visible est formé par la masse hypertrophiée du cornet, les mouvements du voile ne peuvent être observés. Le stylet permet, en outre, de vérifier l'existence de l'hypertrophie postérieure, car si l'on veut contourner avec la pointe l'extrémité postérieure, on éprouve une certaine résistance due à une partie molle flottante.

La rhinoscopie postérieure nous donne alors une certitude absolue en nous permettant de constater à la partie inférieure des choanes, de chaque côté de la cloison, une masse d'aspect œdémateux grisâtre, ou bien rouge et mûriforme (*fig.* 64). Cette masse n'est pas toujours de même diamètre des deux côtés : mais, dans certains cas, nous l'avons vue présenter de chaque côté le volume d'une noix. Dans ces cas, les deux masses débordent dans la cavité naso-pharyngée, elles effacent complètement les choanes et s'adossent l'une à l'autre en masquant le bord postérieur de la cloison. S'il s'agit d'hypertrophie grisâtre lisse, il faut se méfier de l'action de la cocaïne qui fait disparaître rapidement l'hypertrophie et rend, par conséquent, toute intervention impossible.

Outre les lésions que nous avons signalées, nous rencontrons encore dans le méat inférieur une certaine quantité de muco-pus, qui adhère assez intimement à la surface de la muqueuse.

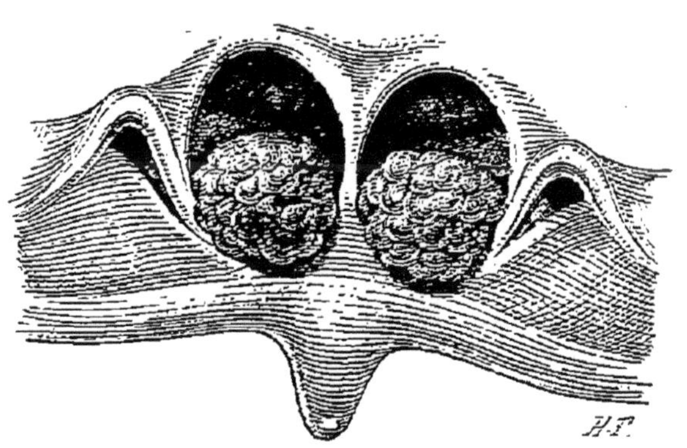

Fig. 64. — Hypertrophie de l'extrémité postérieure des cornets inférieurs (d'après Moure).

On ne pourra, grâce au stylet, confondre l'hypertrophie de la muqueuse avec les déviations et les crêtes de la cloison. Les végétations adénoïdes ont, en arrière, une implantation spéciale que l'on vérifiera par le toucher. Quant aux papillomes, tumeurs rares du nez, ils ont un aspect grisâtre particulier; ils saignent facilement au contact de la sonde et diffèrent beaucoup des masses lobulées de la rhinite hypertrophique. Quelques polypes muqueux anciens revêtent aussi l'aspect papillomateux; on les distingue aisément par leur siège.

En terminant, nous ferons remarquer que cette hypertrophie des cornets se rapproche beaucoup du tissu des polypes muqueux par sa constitution histologique. L'abondance des vaisseaux lui a fait donner le nom de *Myxan-*

giome diffus par notre savant maître le professeur RENAUT, dans l'étude des pièces nombreuses que nous avons fournies au docteur BARBIER pour sa thèse inaugurale (Lyon, 1889).

DELLA-VEDOVA et CLERC ont fait une classification histo-pathologique des rhinites hypertrophiques au Congrès de Laryngologie de Vienne (avril 1908).

Nous ne pouvons clore ce chapitre sans rappeler que, dans certaines professions, on peut observer des rhinites chroniques dont le pronostic varie avec la cause. MOURE signale ainsi des rhinites chez les ouvriers employés à la fabrication du bichromate de potasse, de l'arsenic, de la chaux, ainsi que chez ceux qui sont exposés aux vapeurs de chlorure de zinc, de phosphore, de mercure. Le tabac à priser est conseillé dans ces cas à titre de traitement prophylactique éliminateur.

Traitement. — Le véritable clinicien ne doit pas s'en tenir au traitement local pur et simple et croire qu'avec quelques cautérisations linéaires au couteau galvanique il va enrayer du premier coup tous les coryzas chroniques qui lui seront confiés. Comme LERMOYEZ, nous reconnaissons qu'un traitement général est de rigueur, traitement qui sera basé sur la connaissance exacte de la constitution et des tendances morbides du malade.

Le coryza à répétition qui n'a point encore abouti à la forme hypertrophique permanente pourra céder au traitement général aidé de quelques moyens locaux. Au point de vue hygiénique, on proscrira tout ce qui peut provoquer le catarrhe ou la congestion de la muqueuse. Les poussières irritantes, l'alcool, le tabac à priser ou à fumer seront interdits. Tout ce qui, dans le vêtement, peut entraîner des troubles circulatoires par compression sera modifié dans la mesure du possible. Il faudra lutter contre toutes les diathèses, les maladies générales qui, comme la goutte, le rhumatisme, le diabète, l'albuminurie, déterminent des poussées hypérémiques fréquentes du côté des premières voies respiratoires. Nous avons personnellement signalé le fait plus spécialement pour l'albuminurie et le diabète dans des publications antérieures.

Comme tous les auteurs insistent, d'une manière spéciale et à juste raison, sur le froid aux pieds comme cause de coryza chronique, on fera à cet égard des recommandations particulières au malade.

Si le traitement général, le régime approprié à chaque cas, combinés au traitement local, sont insuffisants, on aura recours aux stations thermo-minérales dont le choix sera basé sur l'affection causale reconnue.

Le traitement général réussira d'autant mieux que l'on instituera en même temps un traitement local. Tant que le coryza sera simple, non compliqué d'hypertrophie, on s'en tiendra aux modificateurs locaux : irrigations, bain nasal, pulvérisations, badigeonnages, pommades, poudres à priser, etc.

Les irrigations seront faites avec des solutions tièdes d'acide borique ou de borate de soude à 25 pour 1.000. Le sel de Vichy à 15 pour 1.000 est excellent pour dissoudre les mucosités et déblayer les fosses nasales.

Le bain nasal avec la pipette, comme nous l'avons indiqué dans un chapitre précédent, est ordinairement préférable. On se servira d'ailleurs des solutions ci-dessus et au même titre. LERMOYEZ recommande de prendre le bain nasal aussi chaud que possible. Il conseille de commencer à 35° pour arriver progressivement à 45 et 48°.

Les pulvérisations d'huile de vaseline boriquée mentholée à 1/30 produisent le meilleur effet. A Vienne, on conseille beaucoup les badigeonnages et les pulvérisations de nitrate d'argent, mais cette substance est d'un emploi peu commode, elle tache les lèvres et produit une cuisson désagréable. Le protargol lui est substitué actuellement ; les pulvérisations à 5 0/0 et les badigeonnages à 10 0/0 agissent très bien sans présenter les inconvénients du nitrate.

Les pommades sont introduites dans les fosses nasales au moyen de pinceaux ou directement par pression quand elles sont renfermées dans un tube d'étain. On prescrira différents mélanges à base de vaseline contenant 2 ou 3 0/0 d'aristol, d'iodol ou autre substance analogue. Il existe de nombreuses spécialités en tubes toutes composées également de vaseline avec de la résorcine, du menthol ou autres substances similaires.

Dans le cas de sécrétions trop abondantes, une poudre à priser, composée, à parties égales, d'acide borique et salicylate de bismuth, donnera un bon résultat.

Dans certains cas, on aura recours aux insufflations d'air chaud, suivant la méthode de LERMOYEZ et MAHU.

Nous obtiendrons des effets plus certains avec les applications caustiques. Citons, en première ligne, le *nitrate d'argent* fondu sur le porte-nitrate de SCHRÖTTER. Cet instrument permet de localiser d'une façon précise l'action du caustique. MOURE recommande, de son côté, le chlorure de zinc. On pourra aussi employer les bougies médicamenteuses de gélatine à la glycérine.

Le caustique le plus usité est l'*acide chromique*, sur l'emploi duquel nous avons déjà attiré l'attention.

Nous avons un autre caustique très énergique, l'*acide trichloracétique*, recommandé par von STEIN, puis par EHRMANN. Cet acide est plus énergique que l'acide chromique; il localise mieux son action et ne donne lieu à aucune réaction inflammatoire. CHOLEWA, de Berlin, a fait construire des tiges terminées en chas d'aiguille. A l'extrémité, on fixe un cristal de cet acide, puis on chauffe la tige légèrement au-dessus d'une lampe. Pour les hypertrophies molles, MOUNIER conseille des attouchements au perchlorure de fer, dissous dans une ou trois parties d'eau.

On a conseillé le *tubage nasal*. On peut, à la rigueur, commencer la dilatation par les tiges de laminaria ou par les éponges préparées ou même avec des lames de celluloïd ;

mais le tubage a une action plus durable. On le pratique soit à l'aide de sondes pleines en gomme, soit à l'aide de tubes en caoutchouc ou en métal. La méthode du tubage nasal a été proposée par Goodwillie (1890) et, ultérieurement, par Petter et J. Gibbons. Ce dernier auteur a fait construire un jeu de tubes dont la section est plus haute que large. Les tubes sont perforés, suivant la longueur, d'une infinité de petits trous pour ne pas isoler complètement l'air inspiré du contact de la muqueuse nasale. Ils peuvent être laissés à demeure, grâce à leur extrémité antérieure recourbée.

Nous arrivons maintenant aux méthodes destructives par les procédés électriques. En premier lieu, signalons l'*électrolyse*, que l'on peut appliquer soit à l'aide de plaques métalliques isolées sur une de leurs faces (Garigou-Désarènes), soit à l'aide d'aiguilles implantées dans l'épaisseur des tissus (Miot). Le procédé des aiguilles nous paraît supérieur à celui des plaques. Nous le décrirons plus loin à propos de la déviation de la cloison.

La *méthode galvanocaustique* est souvent d'un bon effet. L'application en est simple et facile. Grâce à une anesthésie locale bien faite, elle n'est nullement douloureuse. C'est la méthode que nous employons dans les cas simples à hypertrophie érectile moyenne. On se contentera de raies de feu à l'aide du couteau galvanocaustique que l'on promènera d'arrière en avant sur la face interne du cornet et sur sa face inférieure, sans toucher à la cloison pour éviter des synéchies ultérieures. L'hémorragie n'est pas à craindre, à la condition de tenir le cautère à une température modérée ; elle est plus facilement provoquée par une introduction maladroite du cautère. Il faut environ dix ou douze jours pour permettre à l'escharre de tomber, avant de faire une seconde cautérisation.

Cependant, depuis un certain temps, nous pensons que la destruction par l'électrolyse à l'aide d'aiguilles est supérieure à la méthode que nous venons de décrire. Nous trouvons qu'elle donne plus rapidement un résultat définitif, une ou deux séances suffisent pour obtenir la guérison. Cette méthode nous paraît préférable surtout dans les formes lisses, rétractiles, plus encore que dans les formes polypoïdes ou framboisées. L'électrolyse, à notre avis, doit être la méthode de choix dans ces cas où l'anse ne peut être facilement appliquée et où l'on ne peut avoir recours qu'aux cautérisations linéaires. On ne l'emploiera cependant qu'avec circonspection chez les adolescents et chez les sujets trop sensibles, car elle prédispose facilement à la syncope.

Quand l'hypertrophie est nettement lobulée, il ne faut pas se contenter de simples cautérisations linéaires; il faut recourir à l'anse galvanocaustique.

L'anesthésie locale doit être faite ici sans adrénaline pour éviter la rétraction presque instantanée des tissus et les h m orragies secondaires. Vu l'effet vaso-constricteur de la cocaïne, on la remplace par la stovaïne ou mieux par l'alypine. On saisit d'abord l'extrémité antérieure saillante du cornet et on la coupe lentement en ne chauffant le fil que par petits coups répétés sur l'interrupteur. On opère en effet, ici, sur un tissu érectile qui saignerait abondamment par une section trop rapide. On saisit ensuite successivement dans l'anse toutes les parties lobulées du bord interne et de la face inférieure du cornet. A ce niveau, les lobules sont moins saillants; aussi, avant de resserrer l'anse, on devra appuyer deux ou trois fois sur l'interrupteur pour permettre au fil de mordre dans le tissu. Toutes les parcelles que l'on retire ainsi du cornet se recroquevillent immédiatement du côté de la section; la surface opposée a un aspect mûriforme ou bien annelé. Nous savons que quelques médecins pratiquent cette ablation à l'anse froide; mais alors les risques d'hémorragie sont plus importants et l'opération ne peut se faire absolument sans douleur. Il faut, comme le recommande LERMOYEZ, ne pas léser en avant l'apophyse lacrymale du cornet inférieur pour prévenir l'épiphora par oblitération du canal lacrymal.

On rencontre des cas dans lesquels le traitement à l'anse galvanique est difficilement applicable, la lamelle osseuse du cornet inférieur est large et envahit une grande partie de la lumière nasale. Malgré une ablation complète de toutes les parties molles hypertrophiées, l'obstruction persiste, d'autant plus qu'il n'est pas rare de voir une arête saillante de la cloison venir au contact du cornet. Nous croyons qu'il faut alors employer un procédé plus radical et supprimer toute la partie gênante de la lamelle osseuse. On fait alors une anesthésie plus soignée en plaçant à demeure pendant quelques minutes un tampon imbibé de cocaïne-adrénaline. On prend ensuite une pince turbinotome de LAURENS (*fig.* 65) ou de STRUYCKEN (*fig.* 71) entre les mors de laquelle on saisit la lamelle osseuse. L'ablation est instantanée et se fait sans douleur. L'hémorragie est ordinairement insignifiante, toutefois nous croyons bon de placer de suite dans la fosse

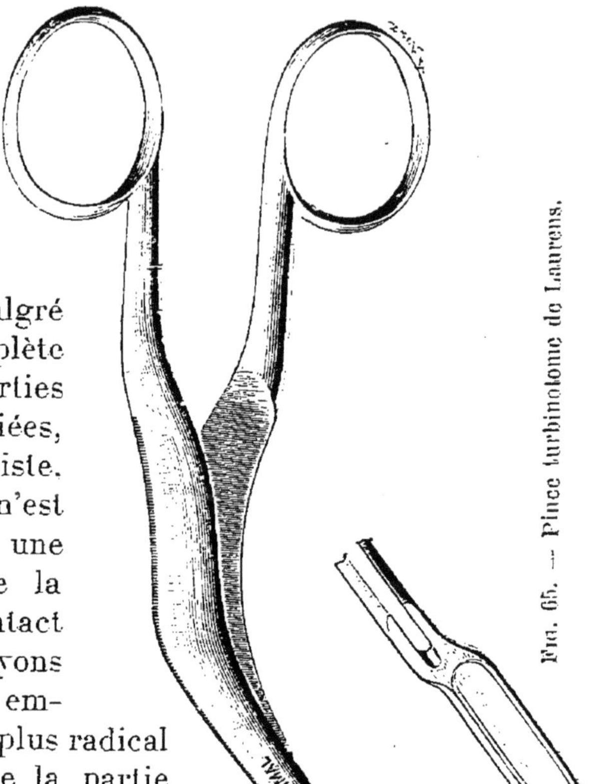

FIG. 65. — Pince turbinotome de Laurens.

nasale un tampon imbibé d'eau oxygénée boriquée à 12 volumes, tampon que nous laissons à demeure pendant une partie de la journée. Inutile d'ajouter que des insufflations quotidiennes répétées de poudres antiseptiques doivent être faites pendant huit ou dix jours à titre de pansement.

Mais si l'ablation des hypertrophies du cornet inférieur est facile lorsqu'il s'agit de la partie antérieure ou moyenne du cornet, il n'en est plus de même pour l'hypertrophie de l'extrémité postérieure. Ici, il faut procéder avec adresse; on se formera néanmoins assez vite au manuel opératoire, si l'on veut bien suivre nos indications. Comme il existe des hypertrophies, même considérables, qui sont susceptibles de s'effacer rapidement sous l'influence de la cocaïne, on ne se servira que de stovaïne ou d'alypine qui restent sans effet sur le volume des parties hypertrophiées. Dans certains cas, la queue du cornet n'est pas rétractile et la cocaïne pourra être employée sans inconvénient, mais *il ne faudra pas se servir de cocaïne-adrénaline* si l'on ne veut pas être appelé chez le malade dans la journée pour arrêter une hémorragie secondaire.

Si l'on veut réussir dans l'application de l'anse en arrière des cornets, il faut savoir que l'extrémité postérieure n'est pas toujours visible par la rhinoscopie antérieure et que la vue ne sera presque d'aucun secours dans ce cas. On devra donner à l'anse une légère courbure pour lui permettre de s'accrocher sur l'extrémité postérieure. Inutile d'employer des fils d'acier faisant ressort, ils sont plus gênants qu'avantageux. D'ailleurs, si l'on ne réussit pas à la première introduction, ils passent à l'état de fil recuit, qui est précisément celui que nous préférons. En outre, comme l'extrémité postérieure du cornet est tantôt plus grosse en haut ou en bas ou dans la direction même du cornet, le fil recuit pourra prendre toutes les inclinaisons exigées par ces diverses positions.

Nous reproduisons (*fig.* 66) les diverses formes que l'on

devra donner à l'anse suivant que l'hypertrophie sera développée en haut, en bas ou en ligne droite. On devra en outre courber légèrement l'anse de dedans en dehors pour mieux coiffer la partie saillante de la queue du cornet.

Pour bien saisir la partie malade, on glissera l'anse le long du bord interne du cornet inférieur, plus haut ou plus bas suivant les cas. Arrivé en arrière, on sent que l'instrument perd son point d'appui ; on incline alors l'anse un peu en dehors et on la ramène légèrement en avant. On éprouve à ce moment une résistance. Aussitôt, sans traction sur l'anse, on donne un petit coup sur l'interrupteur pour que le fil morde dans les tissus, puis on resserre l'anse d'un seul coup et la tumeur est solidement saisie. Il n'est plus possible de retirer l'instrument sans faire intervenir le courant. On procède par petits coups saccadés sur l'interrupteur en ayant soin de ne pas dépasser le rouge sombre, ce qui s'obtient facilement au moyen du rhéostat. Une section au rouge blanc serait beaucoup plus rapide, l'opération serait plus brillante, mais elle entraînerait fatalement une hémorragie, la section portant sur un organe riche en vaisseaux sanguins. La section terminée, toute résistance cède, et on ramène au bout de l'anse la partie hypertrophiée. Dans quelques cas, la portion sectionnée tombe dans le naso-pharynx pour être ensuite rejetée par la bouche. Elle peut aussi rester enclavée dans la fosse nasale ; on la retire alors au moyen d'une pince, ou bien on la re-

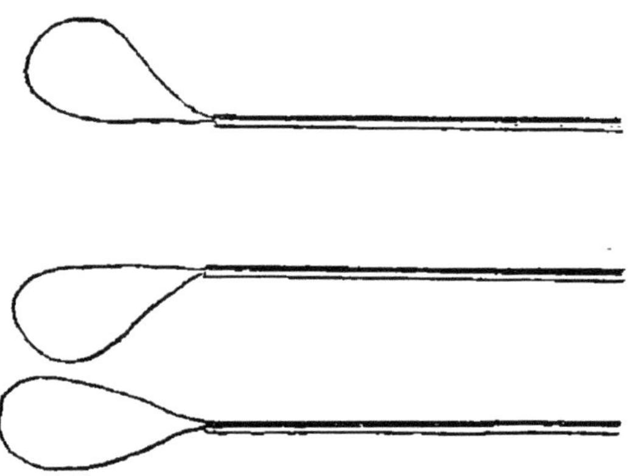

Fig. 66. — Diverses courbures de l'anse pour l'ablation des queues de cornets.

foule dans le naso-pharynx en la chassant avec une tige porte-coton ou un stylet.

Si l'extrémité postérieure est très volumineuse, il faudra la sectionner en plusieurs fois. On peut avoir beaucoup de peine à entamer une masse volumineuse et arrondie, mais la première brèche faite, le reste s'enlève facilement.

Dans certains cas, l'état plus ou moins dévié de la cloison empêche de charger la queue du cornet sur l'anse ; on glisse alors une anse froide par la narine, et la partie hypertrophiée est chargée sur le fil au moyen de l'index introduit par la bouche jusque dans le naso-pharynx.

Mahu a fait construire chez Collin un appareil qui permet de produire à distance automatiquement la courbure des anses flexibles pour l'ablation des queues de cornet. Nous croyons qu'il est préférable de se servir de l'anse galvanique ordinaire, car, dans cette opération, il est indispensable de s'habituer à apprécier le moment précis où l'anse arrive à dépasser la queue du cornet inférieur. A notre avis, les insuccès proviennent souvent de ce que l'on se sert de fil d'acier au lieu de fil recuit ; on devrait se souvenir que c'est l'opérateur qui doit coiffer le cornet avec le fil, au lieu de compter sur une sorte de prise automatique. Nous ne sommes pas de l'avis de Mahu qui regarde l'anse galvanique comme dangereuse dans ce cas.

Ordinairement, l'hémorragie est peu abondante au moment de l'opération, mais l'hémorragie secondaire, quelques heures après, est assez fréquente sans être grave. Pour l'éviter, dès que l'opération est terminée, nous introduisons dans la fosse nasale, le long du cornet inférieur, comme nous l'avons dit, un long tampon de coton imbibé d'eau oxygénée.

Nous n'opérons jamais les deux côtés le même jour pour éviter le tamponnement simultané des deux fosses nasales.

Cozzolino considère l'acide trichloracétique comme un agent hémostatique de premier ordre. Il se sert soit de tampons imbibés d'une solution à 1 0/0, soit d'ouate préparée à l'acide trichloracétique. Le coton à la ferripyrine nous paraît plus efficace.

Nous avons rencontré plusieurs cas dans lesquels l'extrémité postérieure des cornets, tout en obstruant continuellement les fosses nasales, était si sensible à la cocaïne qu'il était impossible d'intervenir à l'anse. Dans ces cas, nous nous servons du miroir abaisse-langue de Voltolini, et, après avoir anesthésié la face antérieure du voile du palais, nous introduisons un couteau galvano-caustique recourbé dans le naso-pharynx. Nous guidant alors sur le miroir, nous allons détruire directement au feu l'extrémité des cornets. Cette méthode est délicate dans son application, elle est plus longue, mais elle nous a donné de très beaux résultats. Dans les premières années, nous appliquions le releveur du voile pour cette opération, mais nous l'avons vite abandonné, le trouvant plus encombrant qu'utile.

Actuellement ce genre d'intervention sera réservé pour des cas exceptionnels, car, soit avec la stovaïne, soit avec l'alypine, nous pouvons obtenir une bonne anesthésie sans rétraction des tissus, ce qui nous permet d'opérer par voie nasale antérieure.

Lorsque nous ne plaçons pas de tampon de coton après l'opération, nous recommandons au malade, en cas d'hémorragie, d'aspirer par le nez de l'eau de Pagliari. Nous n'avons jamais eu à intervenir avec la sonde de Belloc.

Dans le but d'éviter les hémorragies, Hélot préfère l'électrolyse à l'anse galvanique pour la réduction des queues de cornets. La méthode est parfois difficile à appliquer et n'est point aussi radicale.

L'opération terminée, le malade est définitivement guéri, nous n'avons pas observé la moindre récidive. Bien entendu, on ne devra opérer que les cas dans lesquels il existe une véritable obstruction nasale entraînant des désordres sérieux.

2° **Hypertrophie des cornets moyens (maladie ethmoïdale).** — Nous l'avons dit précédemment, l'hypertrophie des cornets moyens se rencontre avec celle des cornets inférieurs; mais elle peut aussi exister d'une façon indépendante. C'est même le cas le plus fréquent. Nous avons souvent rencontré cette affection chez les vieux priseurs; mais le tabac est loin d'en être l'unique cause. D'ailleurs l'étiologie est fort obscure et relève des mêmes facteurs que celle des cornets inférieurs.

Tous les troubles proviennent ici de ce que le cornet moyen présente un volume trop grand pour la cavité qui le contient. L'hypertrophie porte tantôt sur la partie osseuse, tantôt sur la muqueuse elle-même et parfois sur les deux simultanément. Si, par hasard, il existe en outre une hypertrophie de la cloison, il n'est plus nécessaire que le cornet moyen atteigne des dimensions considérables pour provoquer des symptômes fort gênants.

L'hypertrophie du cornet moyen entraîne l'obstruction des méats moyen et supérieur, il en résulte l'arrêt de toute circulation d'air dans les sinus, ainsi que la suppression du drainage de ces cavités. Ou bien, l'écoulement des sécrétions des sinus change de direction; les liquides provenant du sinus frontal, du sinus maxillaire et du groupe ethmoïdal, au lieu de se faire jour par la partie antérieure du méat moyen, suivent naturellement la gouttière de l'infundibulum et tombent dans le naso-pharynx. C'est là une des principales causes du catarrhe nasal postérieur. La pharyngite postérieure peut, à son tour, retentir sur l'oreille et provoquer de la surdité.

Les malades se plaignent surtout de sécheresse des fosses nasales, les sécrétions sont plus ou moins visqueuses et difficilement expulsées. Ce symptôme est principalement marqué au réveil.

L'obstruction par hypertrophie du cornet moyen, sauf quelques exceptions, n'est pas totale. Il n'est même pas rare de voir la muqueuse du cornet inférieur plus affaissée qu'à l'état normal. Macdonald a fait de cet affaissement du tissu érectile du cornet inférieur une maladie spéciale qui entraînerait fatalement la laryngite et la pharyngite sèches. Ce n'est là, certainement, qu'un des stades de la rhinite chronique.

Si la rhinite hypertrophique du cornet moyen supprime la fente olfactive, l'odorat est provisoirement compromis, le goût est également intéressé puisque ces deux fonctions sont physiologiquement unies entre elles. L'anosmie, comme il nous a été donné de l'observer, est quelquefois l'unique symptôme par lequel se manifeste l'affection.

Les symptômes réflexes sont fréquents. Nous avons vu un malade chez lequel il survenait des vomissements au commencement de chaque repas. Les vomissements disparurent après la résection de la partie hypertrophiée. Il nous faut aussi signaler le coryza spasmodique et l'asthme, comme pouvant dépendre d'une hypertrophie du cornet moyen ; la preuve en est dans leur disparition par une intervention chirurgicale. La toux est encore un signe de trouble nasal ; de même qu'on la provoque simplement en excitant la pituitaire au moyen d'une sonde, de même elle résultera de l'excitation de la muqueuse par une hypertrophie flottante du cornet moyen ou par un polype pédiculé.

Il nous reste encore à parler d'un des troubles les plus importants causé par l'affection qui nous occupe, nous voulons parler du mal de tête. La céphalalgie est en effet une conséquence de l'augmentation de volume du cornet moyen, elle est due à la compression qui s'établit entre le cornet et la cloison. Roe a démontré que le mal de tête était permanent quand la compression provenait de tissus durs et osseux. Il est au contraire intermittent quand les tissus mous prennent seuls part à la compression. D'ailleurs, comme l'ont démontré Harrison Allen, puis Edwin Pynchon de Chicago[1], la céphalée existe du même côté que la compression et il est possible de la faire disparaître pour quelques instants par des badigeonnages à la cocaïne. Pynchon prétend qu'elle est plus forte le matin et à la suite d'exercices physiques. Pour Campbell, ce serait une céphalée toxique, car la respiration exclusivement buccale entraverait la parfaite aération du sang.

A l'examen, on constate une hypertrophie volumineuse de l'extrémité antérieure du cornet moyen. Tantôt la muqueuse est pendante, flottante à la façon d'un battant de cloche, simulant en quelque sorte un polype muqueux; tantôt, au contraire, l'extrémité antérieure du cornet est étalée, et présente une surface d'aspect vernissé, sur laquelle siègent des plaques de mucus desséché. Ces plaques se détachent facilement en une seule masse, à l'aide du stylet; néanmoins, en les détachant, on provoque facilement un peu d'hémorragie. Le revêtement muqueux à surface desséchée paraît mobile sur la tête volumineuse du cornet et la sonde lui imprime des mouvements de latéralité, comme si la muqueuse glissait sur une bourse séreuse sous-jacente. Dans ce cas, c'est le squelette même du cornet qui a fourni matière principale à l'hypertrophie par sa transformation ampullaire ; on peut s'en convaincre à l'aide du stylet. Parfois cette dilatation ampullaire atteint un volume considérable. Nous avons observé deux cas dans lesquels la bulle osseuse ainsi formée obstruait complètement la fosse nasale. Nous avons dû enlever la plus grande partie de la coque osseuse au moyen de l'anse galvanique. Toutefois, on doit être prévenu qu'une tumeur semblable peut être formée par la dilatation de la bulle ethmoïdale; alors, le cornet moyen est rejeté en dedans contre la cloison, il est masqué en totalité par la bulle dilatée. Ce fait est important à connaître, car, si l'on tentait de réséquer

1. The offending middle turbinal. *The laryngoscope*, sept. 1899.

cette tumeur ampullaire, on provoquerait une suppuration de la totalité de la masse ethmoïdale. Un examen attentif et l'exploration au stylet permettront d'éviter cette erreur. Nous n'insisterons pas plus longtemps sur les dégénérescences kystiques du cornet moyen, nous réservant d'en faire l'étude à propos des tumeurs bénignes des fosses nasales.

L'hypertrophie du cornet moyen, tout comme celle du cornet inférieur, peut coïncider avec de véritables polypes muqueux, avec cette différence toutefois, que l'on ne voit jamais de polypes muqueux implantés sur les cornets inférieurs. Sur le cornet moyen, au contraire, il n'est pas rare de voir, soit sur l'extrémité antérieure, soit sur les parties latérales interne ou externe, des masses polypeuses ou simplement des saillies polypoïdes plus ou moins sessiles.

On rencontre aussi parfois des caries localisées du cornet moyen ou bien de la suppuration des cellules ethmoïdales. Ajoutons enfin que l'hypertrophie postérieure du cornet moyen est une exception.

En résumé, les signes principaux de cette affection sont faciles à reconnaître. On distinguera sans peine les polypes muqueux indépendants du cornet, soit par la sonde, soit par l'intervention.

Mais le point délicat à trancher, c'est la nature même de ces lésions du cornet moyen. Il est souvent difficile de dire quelle est la limite de la lésion, et nous croyons, avec Bosworth (N. Y. M. J. 1891) que les cellules ethmoïdales ne sont pas étrangères à la production de cette forme d'hypertrophie. Bosworth a englobé toutes les altérations de ce genre dans un cadre unique, *la maladie ethmoïdale*, dont il décrit cinq types. Mais on peut les ramener à trois types principaux que souvent l'intervention seule permettra de diagnostiquer.

Le premier type, c'est l'hypertrophie simple ou dégénérescence myxomateuse, affection purement inflammatoire qui peut exister seule ou bien coïncider avec une sinusite ethmoïdale. C'est une inflammation née sous la dépendance de l'ethmoïdite.

Le second type est celui des ethmoïdites purulentes avec hypertrophie du cornet, polypes du nez et parfois sinusite maxillaire. Enfin, le troisième type concerne l'hypertrophie du cornet, caractérisée par la présence de polypes intercellulaires avec ou sans suppuration des cellules ethmoïdales.

Si l'on veut bien y réfléchir, tous ces types nous sont cliniquement connus. En présence d'une hypertrophie du cornet moyen, nous devons donc songer à toutes les lésions qui peuvent accompagner cette affection. Nous apporterons la plus grande attention aux suppurations qui se feront jour, soit dans le méat moyen, soit à la face supéro-interne du cornet moyen. L'ablation de la tête du cornet sera le plus souvent indispensable non seulement pour le traitement, mais encore pour compléter le diagnostic, surtout dans les formes dites à polypes intracellulaires.

On ne saurait trop s'attacher à l'étude précise de ces lésions si importantes qui troublent l'existence des malades pendant de longues années et qui, cependant, sont parfois susceptibles d'être guéries rapidement.

A tout considérer, on a peut-être tort, comme le dit J. Mackenzie, de faire des divisions et des subdivisions ; il s'agit toujours de la même affection que nous observons à des étapes différentes. D'après cet auteur, la dégénérescence myxomateuse qui survient dans ces cas n'est rien autre que le résultat d'une action inflammatoire. Le processus aboutit plus tard à la suppuration, mais les caries et les nécroses sont exceptionnelles, le tissu osseux tend plutôt à un processus d'absorption ou de disparition comme dans la rhinite atrophique.

Si le processus inflammatoire reste limité à la muqueuse, il n'est pas rare de voir survenir des polypes muqueux. J. Mackenzie considère la région ethmoïdale comme le meilleur point pour étudier l'origine des polypes. Mais il s'élève contre le terme *myxome* employé ordinairement ; pour lui, le nez est la dernière région où l'on devrait trouver le tissu muqueux. En effet, on sait que les polypes sont considérés comme des fibromes œdémateux, produit ultime d'un processus inflammatoire.

Nous avons empiété légèrement ici sur le chapitre des ethmoïdites, forcé par les exigences de la clinique.

Plus tard, nous reviendrons avec plus de détails sur les sinusites ethmoïdales proprement dites.

Traitement. — Les injections détersives ou autres ne donnent pas le moindre résultat. Une intervention active est indispensable.

La première indication est d'extraire la partie saillante du cornet. S'il s'agit d'une simple dégénérescence myxomateuse, on l'enlèvera à l'aide de l'anse galvanique, en ne portant le fil qu'au rouge sombre et en procédant lentement avec des interruptions fréquentes. C'est le seul moyen d'éviter une hémorragie. Cette simple ablation peut suffire, mais, dans quelques cas, il faut enlever la tête du cornet et ouvrir ensuite les cellules, siège de la suppuration. S'il existe une suppuration du sinus maxillaire, il faudra la traiter par un moyen approprié, comme nous le verrons plus loin à propos du traitement des sinusites.

La turbinotomie totale a été préconisée par nombre d'auteurs dans les dégénérescences polypoïdes, mais non dans la simple hypertrophie. Nous croyons la turbinotomie partielle amplement suffisante. Nous n'avons pas de procédé spécial invariable, nous agissons différemment suivant les cas. Nous enlevons tout d'abord, à l'anse galvanique, toutes les parties molles que nous pouvons saisir et parfois aussi les coques osseuses minces des dilatations ampullaires du cornet.

Si les tissus sont plus résistants, nous creusons dans la tête du cornet une brèche verticale au moyen d'un cautère électrique dur et pointu. Cette intervention répétée plusieurs fois nous donne des résultats remarquables, elle réduit assez vite la tête du cornet à ses dimensions normales. L'hémorragie est insignifiante et s'arrête facilement. Quand le cornet atteint un volume plus considérable, nous profitons de la brèche faite au galvanocautère pour introduire les mors d'une pince emporte-pièce et nous enlevons de la sorte la presque totalité de la tête du cornet des deux côtés de la brèche. Dans les cas moins importants, nous nous servons avec avantage de fraises ou de petits trépans actionnés par notre moteur électrique. Nous ne sommes pas partisan de l'ablation par les pinces coupantes seules.

Pynchon se sert d'une tréphine électrique qu'il enfonce directement dans la tête du cornet, puis il imprime à la tréphine des mouvements de haut en bas, il divise ainsi le cornet. Il introduit alors dans la fente pratiquée par la tréphine l'une des lames des ciseaux de Ingals et place l'autre lame dans le méat moyen, et il incise ainsi la partie externe du cornet. Il enlève ensuite la tête du cornet à l'anse froide comme un simple polype.

Dans les cas de polypes intra ou extracellulaires, on procédera à l'ablation de toutes ces productions anormales; il en sera de même des séquestres existant dans quelques rares circonstances.

Il faut se souvenir que toutes ces interventions se passent dans une région dangereuse. Si l'on se sert de curettes, il ne faudra les porter du côté de la voûte nasale qu'avec une prudence extrême. Des méningites et abcès du cerveau ont été cités comme résultant d'interventions de ce genre. La recherche d'une guérison trop radicale peut être fort préjudiciable au malade. L'antisepsie la plus minutieuse doit être observée à la suite de ces diverses opérations.

B. — CATARRHE NASAL POSTÉRIEUR

Cette affection mérite une mention spéciale, bien qu'elle ne soit souvent que la conséquence d'une autre affection nasale ou pharyngée. Comme il existe une forme primitive, on doit savoir la reconnaître pour la traiter d'une façon efficace.

On observera ce catarrhe chronique à la suite d'inflammations répétées, ou bien sous l'influence de causes irritantes, telles que les poussières, le tabac, l'alcool, etc. Ce catarrhe peut tenir à une lésion locale; il peut être la conséquence d'une obstruction nasale ou d'une atrophie des cornets. Dans le cas d'obstruction, les mucosités s'accumulent en arrière; dans le cas d'atrophie, l'air inspiré, perdant le bénéfice ordinaire de son passage par le nez, vient dessécher brutalement la muqueuse de la voûte naso-pharyngée et transformer le mucus en masses concrètes et adhérentes.

En somme, nous reconnaissons avec Woakes que toutes les affections nasales peuvent engendrer le catarrhe nasal postérieur.

Quelle que soit la cause première, le résultat est le même. Au réveil, le malade est pris d'un besoin de tousser; il fait des efforts d'expectoration, il inspire fortement à plusieurs reprises par le nez pour détacher les mucosités du naso-pharynx qui se sont accumulées et desséchées pendant le sommeil. Bientôt ces mucosités incomplètement détachées viennent s'accoler au dos du voile du palais, provoquent des réflexes de la déglutition et même des vomissements. Ces efforts nombreux permettent enfin d'éliminer des filaments muco-purulents visqueux et très consistants. Quelquefois même, on trouve des stries sanguines provenant des efforts d'expulsion.

La toilette naso-pharyngée terminée, tout rentre dans

l'ordre; mais il n'est pas rare de voir les mêmes symptômes se reproduire, surtout à l'occasion des changements brusques de température.

Quand l'affection a duré longtemps, on voit survenir des troubles de l'ouïe : bruissements, bourdonnements, dureté d'oreille, tous symptômes résultant de la propagation de l'inflammation aux trompes d'Eustache.

A l'examen, on cherchera s'il existe quelque affection nasale primitive, sans oublier qu'une sinusite sphénoïdale peut parfaitement simuler le catarrhe nasal postérieur. Tout d'abord, le malade atteint de catarrhe naso-pharyngé ne se présente jamais à nous que comme souffrant d'une maladie de la gorge; mais ce qui frappe dès que l'on place l'abaisse-langue, c'est l'aspect typique de la paroi postérieure du pharynx. Cette paroi est sèche, vernissée comme si elle avait été frottée avec un linge. Dans quelques points, plus spécialement en haut, on aperçoit des traînées de muco-pus descendant du cavum. Cet aspect du pharynx est tout à fait pathognomonique du catarrhe naso-pharyngé et doit de suite nous engager à pratiquer la rhinoscopie postérieure.

Que l'affection soit primitive ou secondaire, on constate l'existence de mucosités épaisses tapissant la voûte, les fossettes de Rosenmüller ainsi que les choanes. Dans quelques cas, on n'aperçoit rien, les mucosités ayant été éliminées avant l'examen. Souvent la glande de Luschka est épaissie et tapissée de croûtes desséchées. Ces croûtes enlevées, on remarque alors au centre une sorte d'orifice qui, d'après Tornwaldt, conduirait dans la bourse pharyngée. Cette bourse n'est que le simple adossement médian de deux lobes de la glande de Luschka, comme l'a démontré Raugé. Sans doute on a observé des tumeurs kystiques à ce niveau, nous avons opéré plusieurs cas de ce genre; ce sont des kystes accidentels développés aux dépens de l'amygdale de Luschka et nullement des dilatations kystiques de la prétendue bourse pharyngée.

Sans vouloir entrer dans une description plus détaillée, nous devons cependant signaler les cas dans lesquels surviennent des troubles laryngés, raucité de la voie et même aphonie complète au réveil. Après le sommeil, les cordes vocales sont chargées de mucosités desséchées qui sont éliminées par quelques efforts de toux. La voix revient alors, mais elle est rauque en permanence. Luc a déjà signalé une forme de laryngite sèche analogue dans l'ozène, dans son travail sur l'*Ozène trachéal.* Mais, d'après de nombreux faits que nous avons certainement tous observés, il existe aussi une laryngite sèche relevant du catarrhe nasal postérieur sans trace d'ozène. Cette variété de coryza avec laryngite sèche sans ozène, sans atrophie des cornets, est caractéristique, et nous sommes heureux de voir que Macdonald soutient la même opinion que nous. Dans son chapitre sur la *Rhinite sèche simple*, il décrit parfaitement les croûtes laryngées descendant jusque sur les parois de la trachée. Ruault voit, dans ce cas, une rhinite atrophiante dont l'ozène n'existe pas encore ou a déjà disparu. Tel n'est point notre avis, les cas que nous avons observés n'ayant aucun rapport avec la rhinite atrophique ordinaire, coïncidant avec l'ozène.

Rappelons enfin que le catarrhe naso-pharyngé peut résulter, chez l'adulte, de végétations adénoïdes à régression incomplète. Ces cas sont néanmoins relativement rares.

On n'oubliera point que le catarrhe nasal postérieur peut masquer un catarrhe purulent chronique du sinus maxillaire dont la sécrétion purulente ne se ferait jour que par les fosses nasales postérieures. C'est un fait sur lequel J. Brady a insisté d'une façon particulière.

Traitement. — En premier lieu, nous supprimerons les causes plus ou moins éloignées. On se souviendra que le catarrhe naso-pharyngien relève dans la majorité des cas d'une maladie générale, goutte, arthritisme, diabète, albuminurie. Nous avons déjà signalé, en 1894, et plus récemment dans la thèse de CHARLES (Lyon, 1899), la fréquence de l'hyperémie pharyngée comme signe révélateur de l'albuminurie ou de la glycosurie. Ces diverses affections seront l'objet d'un traitement général particulier et, comme LERMOYEZ, nous avons souvent enregistré des succès par le traitement hydro-minéral, sulfureux plus particulièrement.

Quant au catarrhe lui-même, on le combattra par l'irrigation ou le bain nasal, ou encore mieux par l'irrigation nasale postérieure au moyen de la canule naso-pharyngée. On se servira des mêmes solutions que nous avons indiquées pour le coryza chronique. Les pulvérisations sulfureuses donnent d'assez bons résultats. On a vanté aussi des insufflations de poudres astringentes. Le véritable traitement consiste dans le badigeonnage de la cavité naso-pharyngée avec un pinceau trempé légèrement dans une solution de nitrate d'argent à 1/10 ou de protargol à 5 0/0. Le chlorure de zinc à 1/30 est également indiqué.

Nous pratiquons souvent des badigeonnages avec une tige porte-coton imbibée de teinture d'iode ou d'iodosol (iode et vasogène). On a encore employé avec succès le nitrate d'argent ou l'acide trichloracétique fondus et solidifiés au bout d'une tige naso-pharyngée. Nous avons parfois recours aussi au galvanocautère. Dans toutes ces interventions avec des substances solides, il est bon de ne toucher que le point précis à cautériser, c'est-à-dire la bourse pharyngée. Pour mener à bien ces cautérisations, nous nous servons du miroir abaisse-langue de BRUNS qui permet de suivre la pointe de l'instrument jusque sur le point malade. Quand on se servira de solutions, on aura soin de ne pas surcharger le pinceau ou le coton de liquide de crainte que quelques gouttes ne s'échappent du côté de la gorge. MINK préfère la voie nasale antérieure et se sert d'une tige de métal de la forme d'une sonde d'ITARD, garnie d'ouate imbibée de sozoiodolate de soude à 10 0/0 ou d'un autre liquide médicamenteux.

Nous avons obtenu de bons effets avec les poudres à priser préconisées par Lermoyez :

Acéto-tartrate d'alumine..	2 gr.
Acide borique	10 —

ou bien :

Sozoiodol de zinc........	1 gr.
Sucre de lait............	10 —

Pour combattre la sécheresse on conseillera les pulvérisations huileuses mentholées avec ou sans résorcine que nous avons déjà mentionnées plus haut, ainsi que les diverses pommades à introduire dans les fosses nasales. Comme la sécheresse domine le plus souvent sur la paroi postérieure du pharynx, on fera des badigeonnages avec le mélange suivant :

Menthol	0 gr. 30
Huile d'olive...................	15 —

Enfin, quand l'affection se prolonge, tous ces moyens deviennent insuffisants et il faut intervenir directement sur le cavum avec le galvanocautère, comme nous l'avons déjà dit, ou bien, pour obtenir un résultat plus rapide, avec la curette de Trautmann (*fig.* 67) ou avec celles de Lermoyez, de Martin ou de Lubet-Barbon. La curette de Fein que nous décrirons plus tard convient également dans ce cas. Tout cela peut se faire avec une bonne anesthésie locale sans la moindre douleur.

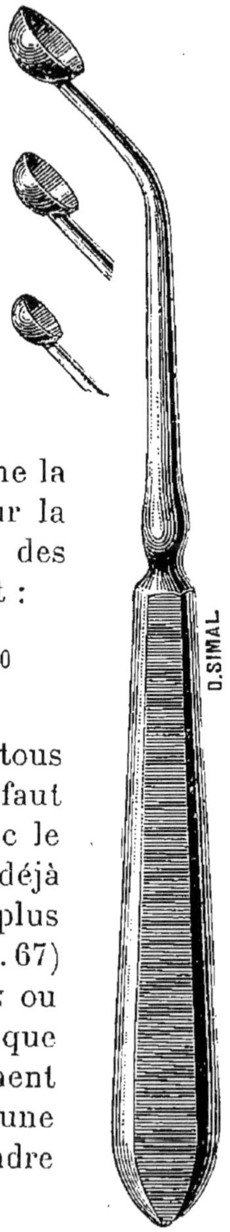

O.SIMAL

Fig. 67. — Curette de Trautmann.

C. — RHINITE ATROPHIQUE. — OZÈNE

La maladie dont nous allons nous occuper mérite une attention particulière; car elle est très tenace et joue souvent un rôle néfaste dans la vie du malheureux qui en est atteint.

Nous ne voulons pas dire que *Rhinite atrophique* et *Ozène* soient synonymes. Nous avons déjà dit qu'il pouvait exister des rhinites plus ou moins atrophiques sans ozène. TISSIER a soutenu cette même opinion. Mais il existe aussi des ozènes n'ayant aucune parenté avec la rhinite atrophique.

Nous allons établir ici les caractères propres à la rhinite ozéneuse atrophique, vulgairement connue sous le nom de *punaisie*, à cause de l'analogie de l'odeur avec celle de la punaise écrasée. La fétidité provient-elle de ferments spéciaux, de germes particuliers (cocco-bacille de LŒWENBERG), de dégénérescence des particules graisseuses, etc.[1]? C'est un point que nous n'aborderons pas, l'accord étant loin d'être établi à cet égard. La fétidité est un signe caractéristique pour ainsi dire, et, avec un peu d'habitude, on pourra la distinguer de celle due aux lésions tertiaires ou à la rhinite dite *caséeuse*.

Nous rencontrons cette affection surtout chez les fillettes de 7 à 12 ans, et, plus tard, nous constatons une recrudescence de la fétidité pendant les règles. Les garçons

1. En 1897, AUCHÉ et BRINDEL ont publié une étude bactériologique sur le coryza atrophique. D'après ces auteurs, les variétés microbiennes rencontrées dans l'ozène atrophique sont au nombre de trois : le diplobacille capsulé de LŒWENBERG, le bacille pseudo-diphtérique de BELFANTI et de DELLA VEDOVA, puis le petit bacille mince de PES-GRADENIGO. Sur 20 cas d'ozène, ils ont trouvé 20 fois le bacille de LŒWENBERG, 18 fois celui de BELFANTI et 3 fois celui de PES-GRADENIGO.

Ces auteurs déclarent en terminant que la pathogénie de l'ozène est encore loin d'être tranchée.

A ces diverses variétés de microbe, il faut ajouter le cocco-bacille décrit et étudié expérimentalement par PÉREZ.

sont plus rarement atteints. Il est probable que, chez les enfants plus jeunes, les fosses nasales sont encore trop étroites pour la production de l'ozène.

On s'aperçoit du début de la maladie à l'haleine fétide dégagée par le malade. Cette odeur fade et pénétrante se perçoit à distance, et l'enfant devient un objet de répulsion pour ses camarades. L'odeur est parfois capable d'infecter une chambre tout entière.

Nous chercherons en vain dans les antécédents la scrofule et la syphilis (cette dernière a été souvent incriminée), car la maladie frappe également les sujets les plus sains en apparence. L'aspect du nez n'est pas caractéristique et, s'il est vrai que l'on constate fréquemment le nez camus *en selle anglaise*, il est aussi certain que, dans nombre de cas, le nez a une forme normale. Dans quelques cas, les ailes du nez sont étalées et la charpente osseuse offre plus d'ampleur.

L'anosmie n'est pas un signe constant; elle ne survient que lorsque les cellules olfactives ont été étouffées par le processus attribué par Göttstein à une véritable cirrhose.

Le malade reste quelquefois trois ou quatre jours sans se moucher, puis subitement, après quelques efforts, il élimine des croûtes volumineuses verdâtres ou brunes, très fétides, qui semblent moulées sur les fosses nasales. La difficulté de se moucher provient de la sécheresse nasale, conséquence de l'atrophie glandulaire et de la dilatation exagérée de la cavité, cette dilatation abaissant considérablement la pression de l'air expiré par les narines. (Zaufal.)

D'après Lacroix, des complications otiques se rencontreraient à un degré variable chez les 3/4 des sujets atteints d'ozène. Des troubles oculaires peuvent encore compliquer la situation.

On a signalé aussi de la céphalée et surtout de l'hypocondrie à cause de la situation sociale créée au malade par cette terrible infirmité. Des troubles de la voix se greffent encore dans quelques cas, par propagation de l'affection jusque dans la trachée.

A l'examen du nez, ce qui frappe au premier abord, c'est que rien n'arrête le regard. On plonge d'emblée jusqu'au pharynx, on peut apercevoir l'orifice des trompes, voir même la face antérieure du sphénoïde. Cette largeur exagérée des fosses nasales résulte de l'atrophie de la muqueuse des cornets inférieurs et moyens. Cependant, on voit des cas d'atrophie unilatérale ainsi que des cas dans lesquels les cornets moyens sont indemnes. Souvent la cavité nasale apparaît comme une vaste voûte ogivale presque lisse, tapissée en haut et en arrière de croûtes verdâtres étendues et adhérentes. L'ablation des croûtes au stylet peut provoquer un peu d'hémorragie, mais il faut bien savoir que la rhinite ozéneuse vraie n'est jamais caractérisée par des ulcérations nasales. Le cornet inférieur réduit au minimum n'apparaît plus que comme une petite crête à peine saillante sur la paroi externe.

Göttstein, Moure et d'autres encore, croient que la rhinite atrophique est le second stade d'une affection débutant par une hypertrophie de la muqueuse. Nous reconnaissons avoir observé quelques cas d'ozène avec hypertrophie des cornets, mais nous n'avons pu les suivre assez longtemps pour constater une atrophie secondaire. La largeur exagérée des cavités reste néanmoins la caractéristique de la rhinite ozéneuse.

A la rhinoscopie postérieure, on voit aussi des croûtes siégeant à la voûte, sur le pourtour des choanes et dans le voisinage des éminences tubaires. Parfois l'examen laryngoscopique décèle des cordes vocales sèches recouvertes de croûtes, on en constate aussi dans la trachée (ozène trachéal de Luc). Taubé en 1907 a décrit l'ozène des bronches, mais l'affection qu'il a étudiée ne semble avoir aucun rapport avec l'ozène de la rhinite atrophique.

Toutes les fois qu'on nous présente un enfant atteint

d'ozène, la première question posée par la famille a trait à la cause de la maladie. Nous sommes fort embarrassés pour répondre, nous cherchons à éluder la question en disant qu'il s'agit d'une atrophie des cornets qui favorise la stagnation des sécrétions. Il est certain que l'on est bien peu avancé encore malgré les nombreuses recherches entreprises sur la pathogénie de l'ozène. FRAENKEL, qui fut un des premiers à s'occuper de la question, déclarait naguère qu'aucune des théories proposées n'a pu donner satisfaction. La théorie microbienne est la seule qui semble rallier tous les suffrages, et cependant le microbe n'est pas encore connu, ou plutôt on en connaît un trop grand nombre.

Depuis plusieurs années, PÉREZ a cherché à reproduire expérimentalement l'ozène. Il a obtenu l'atrophie des cornets et l'odeur caractéristique chez l'animal ; il a même décrit un cocco-bacille spécial, unique cause de la maladie. Il a posé cet aphorisme que : tout cas d'ozène dérive d'un autre cas d'ozène ou bien du museau du chien. Autrement dit l'ozène est une affection contagieuse d'origine canine et transmissible de l'homme à l'homme. Il attache surtout de l'importance à la contagion par le chien. Il a vu un grand nombre de jeunes enfants qui ont été contagionnés par la maladie de jeunes chiens qu'ils avaient l'habitude de caresser. La maladie des jeunes chiens lui semble être la cause première de l'affection. Les cas transmis de l'homme à l'homme seraient des contagions secondaires. Nous avons systématiquement recherché cette origine canine chez nos malades, mais nous ne l'avons pas trouvée bien souvent. Quoi qu'il en soit, il découle de ces faits que la contagion de l'ozène a gagné beaucoup de terrain. LERMOYEZ en 1907 a déclaré que la théorie infectieuse donnait seule la clé des faits cliniques, et il a affirmé hautement la contagiosité.

On ne nous demande pas seulement la cause de la maladie, on s'inquiète aussi de savoir si l'affection prédispose à la tuberculose pulmonaire. JARVIS fut le premier à signaler la fréquence de la tuberculose pulmonaire chez les ozéneux. De nombreux auteurs ont soutenu la même opinion. Alexander a trouvé des traces de tuberculose dans 68 0/0 des cas. En France, Percepied et plus récemment Caboche ont soutenu une opinion semblable. Caboche a même considéré l'ozène comme une forme larvée de la tuberculose. Nous avouons que nous ne nous rallions pas entièrement à cette manière de voir, car nous n'avons pas vu si fréquemment des cas d'ozène aboutir à la tuberculose.

Arrivons maintenant à la question du diagnostic de la rhinite atrophique. Sans doute les signes de l'affection sont nets et précis, tout au plus pourrait-on hésiter dans un cas de rhinite sèche sans ozène. Dans cette dernière affection la dilatation des fosses nasales existe ou n'existe pas et les croûtes desséchées prédominent à la voûte du naso-pharynx. On ne devra pas oublier que certaines rhinites non ozéneuses sont une étape secondaire d'une ancienne rhinite avec ozène sur laquelle le malade garde un silence calculé.

L'ozène dû aux lésions syphilitiques tertiaires a une fétidité spéciale. Il n'est pas rare de voir le nez étalé, pour ainsi dire, à sa racine ; puis, la cavité nasale, loin d'être largement ouverte, est comblée, en grande partie, par un gonflement en masse de la muqueuse de la cloison, des cornets et du plancher. On peut à peine introduire un stylet. Dans d'autres cas, la narine est obstruée par des croûtes irrégulières, jaunâtres, qui masquent de vastes ulcérations siégeant de préférence sur la cloison osseuse.

Le lupus primitif des fosses nasales est souvent difficile à reconnaître ainsi que les rhinites tuberculeuses, mais l'examen microscopique lèvera facilement tous les doutes, à la condition d'être appuyé par l'inoculation au cobaye.

Nous n'insisterons pas sur le diagnostic avec l'ozène relevant d'empyème des cavités accessoires ; mais nous ferons remarquer que Michel a, bien à tort, prétendu que l'ozène atrophique était la conséquence de la suppuration des cellules ethmoïdales ou du sinus sphénoïdal.

Jacques de Nancy, s'appuyant sur l'opinion de Moure, à propos d'un cas personnel, affirme que l'ozène est la conséquence fréquente d'une sinusite frontale ou maxillaire. Il critique Lermoyez et nous-même de ne vouloir admettre cette cause. Pour lui, l'ozène *idiopathique* est une pure hypothèse. Nous ferons remarquer que, si l'ozène atrophique n'était que la conséquence d'une sinusite, on devrait guérir la grande majorité des cas, d'autant plus que l'on a souvent l'occasion de traiter les malades, dès l'enfance, presque au début de l'affection.

Si, d'un autre côté, Moure a trouvé 32 sinusites sur 114 cas d'ozène, on ne peut en conclure que l'ozène atrophique soit causé par la sinusite; cela démontre que lorsqu'on cherche d'une manière systématique les sinusites sur le vivant, on arrive à dépister les sinusites latentes qui ne donnent pas lieu à des symptômes cliniques bien déterminés. La proportion indiquée par Moure se rapproche d'une manière frappante du chiffre de 30 0/0 révélé par les auteurs qui ont recherché systématiquement la fréquence des sinusites sur le cadavre. Or, on sait, d'après les statistiques cliniques, qu'il existe une grande disproportion entre la fréquence des empyèmes sur le cadavre et sur le vivant. Parmi les maladies spéciales traitées par les rhinologistes, les sinusites ne figurent que pour un chiffre de 2 0/0. (Lichtwitz.)

Nous n'admettons pas davantage l'opinion de quelques auteurs, Grünwald, par exemple, qui prétendent que l'ozène provient toujours d'une nécrose plus ou moins cachée.

Il faut encore signaler l'ozène qui accompagne les corps étrangers et les rhinolithes. Nous avons vu aussi des tumeurs nasales bénignes déterminer de la fétidité des sécrétions.

Nous ne devons pas, enfin, passer sous silence le *coryza caséeux*, caractérisé par la présence des sécrétions solidifiées sous forme de magma fétide de cellules épithéliales et de substances grasses décomposées. La fétidité est plus repoussante encore que celle de l'ozène atrophique.

Nous en avons observé un nombre de cas relativement restreint. Dans un cas, l'affection semblait causée par un myxangiome, dans un autre il s'agissait d'un corps étranger. Dans tous les autres cas, la rhinite caséeuse était la conséquence d'une sinusite maxillaire. DUPLAY, COZZOLINO, WAGNIER, MOURE et NATIER en font une entité morbide particulière. Pour nous, nous n'avons pas encore vu un seul cas où le coryza caséeux aurait pu être considéré comme idiopathique.

Nous ne nous étendrons pas plus longtemps sur cette forme de coryza et nous nous dispenserons d'en faire un chapitre spécial, car nous croyons avec POTIQUET et BEAUSOLEIL que la rhinite caséeuse est toujours l'expression symptomatique d'une autre affection nasale.

MASSEI, au contraire, croit à l'existence d'une véritable rhinite caséeuse idiopathique, sous la dépendance d'un germe spécial, le *streptothrix alba*, germe découvert par GUARNANINA. MASSEI est tellement convaincu de l'importance de ce germe, qu'il se refuse à admettre comme rhinite caséeuse les cas dans lesquels le germe fait défaut. Il donne à ces derniers cas le nom de *rhinite pseudo-caséeuse*.

En 1899, ARSLAN, qui avait déjà publié cinq cas de rhinite caséeuse symptomatique, apporte encore deux nouveaux faits pour démontrer que la rhinite caséeuse n'est qu'un épiphénomène qui se montre au cours d'autres affections du nez ou des sinus. Ces deux cas étaient dus, l'un à un corps étranger et l'autre à un empyème du sinus maxillaire.

Avec CARTAZ nous pensons que l'origine sinusale de la rhinite caséeuse est en somme de beaucoup la cause la plus fréquente. La matière caséeuse déborde par l'orifice naturel du sinus, orifice plus ou moins dilaté, elle remplit la fosse nasale et s'élimine difficilement en raison de sa consistance. Mais si d'aventure on nettoie la fosse nasale avec une curette, si l'on enlève toute la substance caséeuse qui la remplit, le sinus trouve alors libre écoulement et se décharge de lui-même des dernières traces de matière caséeuse. La guérison complète s'obtient rapidement. C'est un fait reconnu que toute sinusite qui subit la transformation caséeuse a une tendance naturelle à guérir. Le cas le plus important que nous ayons vu fut guéri par un seul lavage par l'orifice naturel du sinus.

Traitement. — Si le traitement est presque toujours couronné de succès dans l'ozène symptomatique, il n'en est plus de même dans l'ozène atrophique, dont la cause reste encore inconnue. Nous n'avons plus ici qu'à chercher le moyen de pallier l'affection. Nous ne croyons pas qu'on puisse obtenir la guérison complète, en dehors du moins du nouveau traitement par les injections sous-muqueuses de paraffine.

Nous devons savoir que cette affection durera jusqu'à l'âge de 40 ou 50 ans, puis qu'elle disparaîtra dans la dernière période de l'existence. Nous avons observé, cependant, quelques rares cas dans lesquels la fétidité avait cessé spontanément de 20 à 30 ans.

Pour essayer de rendre aux cornets leur volume primitif, il n'y a guère que la paraffine dont nous parlerons plus loin. Royet a conseillé, pour provoquer le gonflement des cornets, de faire des badigeonnages avec une solution de stovaïne, cette substance ayant pour propriété de produire de la vaso-dilatation des tissus. Toutefois, que l'on ait recours ou non à ces moyens, la première précaution à prendre est de détacher les croûtes pour supprimer la fétidité.

Nous faisons pratiquer, matin et soir, de larges lavages de 1 à 5 litres d'eau tiède, contenant, par litre, une cuillerée à soupe de sel de cuisine ou d'acide borique. Cozzolino remplace maintenant l'acide borique par la *microcidine* (naphtolate de soude) de Berlioz, en solution à 1 0/0 ou 1/2 0/0. C'est un antiseptique beaucoup plus puissant, mais moins bien toléré par le malade.

On obtiendra de bons effets avec des solutions de deux ou trois cuillerées à café de sel de Vichy ou de borate de soude par litre d'eau.

Dix minutes avant chaque lavage, nous faisons insuffler dans les deux narines la poudre suivante :

Menthol	0 gr. 50
Chlorhydrate d'ammoniaque	2 —
Acide borique	8 —

L'insufflation peut être aussi remplacée par une pulvérisation de vaseline au menthol à 1 sur 30, avec le pulvérisateur de Ruault.

Moure conseille aussi des pulvérisations avec un mélange ainsi composé :

Menthol	1 à 2 gr.
Eucalyptol	0 — 10
Huile de vaseline	60 —

Cette insufflation et cette pulvérisation ont pour but de provoquer une sécrétion exagérée de la muqueuse nasale, pour permettre aux croûtes de se détacher plus facilement.

Après le lavage, comme modificateur de la muqueuse, nous faisons priser, deux fois par jour, une pincée de la prise suivante, qui nous a été indiquée par notre maître, le professeur Renaut :

Talc	10 gr.
Iode métalloïde	0 — 10

Nous employons aussi, depuis peu, la formule suivante, empruntée à un auteur italien :

Iodol....................................	ãã 3 gr.
Acide tannique..........................	
Acide borique...........................	

à priser quatre à cinq fois par jour.

Si ce traitement est sérieusement suivi, on peut faire disparaître l'ozène en quelques jours, pour quelque temps du moins.

On pourra, dans la suite, diminuer l'importance et la fréquence des lavages, mais sans espoir de les abandonner complètement.

En 1899, HAMM a recommandé la poudre suivante :

Acide citrique..........................	ãã 5 gr.
Sucre de lait...........................	

A priser trois fois par jour. Cette poudre aurait une action désodorisante considérable, et permettrait de faire des lavages moins fréquents.

GÖTTSTEIN a conseillé de placer dans les fosses nasales un tampon d'ouate stérilisée. Ce tampon, devant rester longtemps en place, est fort mal supporté.

Nous préférons la méthode de notre ami TÉDENAT, de Montpellier (Th. de CHAVÉRIAT, 1886). Elle consiste à placer, dans chaque fosse nasale, un tube de caoutchouc de 7 centimètres de longueur, taillé en biseau à son extrémité. Les deux tubes sont réunis par un fil en avant entre les deux narines. Cette méthode a pour but de diminuer le calibre des cavités nasales, sans les obstruer comme le feraient les tampons. MACDONALD a aussi conseillé des tubes respirateurs.

Ce mode de traitement semble logique pour ceux qui admettent la théorie de ZAUFAL attribuant l'ozène à l'élargissement des fosses nasales. Nous croyons plutôt qu'il agit en excitant les organes sécrétoires de la pituitaire et en empêchant le desséchement du mucus.

Une méthode bonne, mais pénible encore à supporter,

consiste à introduire, chaque jour, dans le nez, pendant dix minutes, un long tampon de coton trempé dans le mélange suivant :

Iode	1 gr.
Iodure de potassium	1 —
Glycérine	20 —

Wroblewski, de Varsovie, dit avoir obtenu des guérisons par des attouchements avec la teinture d'iode pure, après badigeonnage à la cocaïne.

Moure fait des badigeonnages avec un tampon imbibé de :

Iode	0 gr. 10 à	0 gr. 25
Iodure de potassium	0 — 20 à	0 — 30
Acide trichloracétique		0 — 15
Glycérine neutre		60 —

Lermoyez badigeonne, tous les deux jours, les fosses nasales, surtout vers le méat moyen et la fente olfactive, avec le mélange suivant :

Vaseline	ãã 20 gr.
Lanoline	
Baume du Pérou	

Comme Moure, il recommande tout particulièrement les badigeonnages avec des solutions de nitrate d'argent de 1/100 à 1/10. On les fait suivre d'une irrigation alcaline, puis on lave les lèvres avec une solution iodurée pour empêcher le nitrate de tacher la peau. Comme nous l'avons déjà dit, le protargol est préférable.

S. von Stein prétend, de son côté, que des badigeonnages avec une solution d'acide trichloracétique à 0,5 et 1 0/0, permettent de remplacer l'atrophie par une hypertrophie qui devient même parfois gênante.

Au Congrès d'Otologie de Bordeaux (1904) Bobone de San Remo a déclaré qu'il obtenait d'excellents résultats par des badigeonnages quotidiens au moyen du mélange suivant :

Pétrole raffiné	40 gr.
Azotate de strychnine	0 — 02
Huile d'Eucalyptus, *odoris citri*	0 — 50

Bryson Delavan et Hartmann emploient avec succès le courant continu pendant des séances de 10 à 12 minutes, avec une intensité de 4 à 7 milliampères. Un tampon de coton, monté sur tige métallique et introduit dans la fosse nasale est relié au pôle négatif : le pôle positif est placé sur le cou.

Nous devons aussi parler d'une méthode décrite pour la première fois, en 1892, par Gauthier et Larat. Il s'agit de l'électrolyse interstitielle cuprique. Jouslain obtint, par ce procédé, d'heureux résultats. Mais ce sont les rhinologistes belges, surtout, qui on appliqué la méthode sur une plus grande échelle. Bayer, Capart, Cheval et Rousseaux, ont donné une statistique de 91 0/0 de guérisons pour les cas d'ozène traités par eux dans ces dernières années. Les électrodes de cuivre ont paru donner de meilleurs résultats que les électrodes d'argent. L'aiguille de cuivre est reliée au pôle positif, tandis que le pôle négatif est terminé par une aiguille de platine ou d'acier. Cette dernière est fixée dans le cornet inférieur ou, au besoin, dans une crête de la cloison, l'aiguille de cuivre est implantée dans le cornet moyen. On a tout d'abord insensibilisé la muqueuse au moyen de la cocaïne.

Pour cette opération, on doit posséder une petite pile portative de 20 à 30 éléments, ou même une simple batterie de 6 à 8 accumulateurs. La batterie sera munie d'un bon rhéostat et d'un milliampèremètre. Bayer réagit contre l'emploi d'un courant de 20 à 30 milliampères; pour lui, il suffit de faire passer 8 à 10 milliampères pendant 15 minutes environ. Il est nécessaire de faire deux ou trois séances à

15 jours d'intervalle, mais parfois une seule séance unilatérale permet d'obtenir la guérison des deux côtés. Le cuivre de l'aiguille positive se dissout et forme un oxychlorure de cuivre verdâtre qui est entraîné dans le sens du courant et se diffuse dans les interstices péricellulaires. Le courant produit une excitation nerveuse qui agit sur les terminaisons des nerfs sensibles et qui provoque, par réflexe, une nouvelle impulsion tropho-motrice dont le premier effet est un afflux vasculaire. La sécrétion devient normale et le mucus ne facilite plus le développement des micro-organismes. Le rôle microbicide du courant est tout à fait secondaire. L'action réflexe permet de comprendre comment la réaction tropho-motrice s'étend à toute la muqueuse nasale atrophiée, dont elle provoque la régénération.

Étant donné ce mode d'action du courant, Bayer rejette la théorie microbienne et adopte celle de la tropho-névrose. Les résultats qu'il a obtenus sont fort encourageants ; toutefois la méthode n'est pas exempte de danger, car il a vu des accidents cérébraux mortels survenir, dans un cas, vingt jours après une séance d'électrolyse.

Pour notre part, d'après nos expériences personnelles, nous sommes loin de reconnaître à cette méthode la valeur que lui attribuent les médecins belges. On obtient certainement, dans quelques cas, mais non dans tous, la disparition momentanée de l'ozène, mais l'effet n'est pas durable. En 1897, un de nos élèves, Hugues, a entrepris, dans notre service, des recherches sur cette question, et il a remarqué que les résultats les plus encourageants étaient obtenus plutôt chez les sujets déjà âgés, à la période où l'affection tend à diminuer spontanément. Nous avons continué encore l'application de cette méthode, mais, à l'heure actuelle, nous l'avons complètement abandonnée.

Vers la même époque, Gouguenhiem et Lombard, puis Brindel, ont fait connaître le résultat de leurs expériences.

Tous arrivent aux mêmes conclusions que nous, et n'accordent à ce procédé qu'une importance bien minime.

Nous n'osons nous prononcer encore sur la valeur réelle du massage vibratoire, tant vanté par quelques auteurs, et principalement par GARNAULT.

Enfin, ROUGE, de Lausanne, partant de ce principe que l'ozène provient toujours d'un séquestre, pratique une opération spéciale qui consiste à relever l'auvent nasal pour mieux explorer la cavité.

Il n'est pas permis de passer sous silence les expériences de BELFANTI, et DELLA VEDOVA, ainsi que celles de GRADENIGO, relatives au traitement de l'ozène par les injections de sérum antidiphtérique.

BELFANTI, dans tous les cas d'ozène, a retrouvé le *bacillus mucosus* de LOEWENBERG et ABEL; mais, à côté de lui, il a signalé la présence d'un autre bacille plus important au point de vue pathogénique. Il se demande si ce bacille est diphtérique ou pseudo-diphtérique ou s'il est simplement de la même famille que celui de la diphtérie. Dans tous les cas, les auteurs précités, se basant sur cette analogie, ont entrepris le traitement de l'ozène par les injections de sérum antidiphtérique. Ils ont obtenu, sinon des guérisons complètes, au moins des états voisins de la guérison.

Peu de temps après, ARSLAN et CATTERINA de Padoue affirmaient, d'après leurs expériences, que l'amélioration produite par le sérum était de courte durée, et que la maladie reparaissait bientôt avec tous ses pénibles symptômes.

Actuellement la méthode est jugée, elle a même été abandonnée par un de ses principaux promoteurs, GRADENIGO, qui déclare que l'amélioration n'est que temporaire et reconnaît que le sérum peut exposer à de très graves accidents. GRADENIGO propose de remplacer le sérum par des injections intra-musculaires d'iode; il injecte de 1 à 3 centigrammes d'iode dissous selon la formule de DURANTE. Nous avons essayé cette méthode sans obtenir aucun résultat.

Tous les auteurs qui ont fait de la sérothérapie, LOMBARD, MOLINIÉ, LAUTMANN, COMPAIRED, etc., considèrent ce traitement comme un palliatif momentané, mais aussi comme un remède dangereux.

Le sérum antidiphtérique doit donc être abandonné définitivement dans le traitement de l'ozène atrophique[1].

Ajoutons, encore, que RIVIÈRE a proposé de traiter l'ozène par des injections organiques d'extrait de pituitaire de mouton.

En 1904, LIARAS et BORDET d'Alger ont traité l'ozène par les courants de haute fréquence et ont pu ainsi diminuer les sécrétions et atténuer la fétidité.

DIONISIO de Turin en 1906 dit avoir guéri des malades par des séances de radiothérapie. Le traitement est assez long et réclame au minimum une centaine d'heures de séances.

On nous reprochera peut-être d'avoir donné trop d'extension à l'exposé de tous les traitements qui ont été conseillés pour le traitement de cette terrible infirmité puisque depuis quelques années MOURE et BRINDEL ont appliqué avec succès à la rhinite atrophique la méthode des injections de paraffine proposées par ECKSTEIN pour la prothèse nasale externe. En effet depuis l'application de cette méthode, depuis les modifications apportées par BROCKAERT, on considère l'injection de paraffine comme le remède infaillible de la rhinite atrophique et on tend à abandonner tout ce qui avait été fait auparavant.

Sans aucun doute l'injection de paraffine sous la pituitaire est ce que nous avons de mieux à offrir à un ozéneux,

1. Au mois d'août dernier (*N. Y. Med. J.*), SKILLERN et BURWILL-HOLMES ont fait quelques tentatives satisfaisantes en inoculant à des malades atteints d'ozène un sérum-vaccin obtenu par culture du *bacillus mucosus*. Ils ont aussi inoculé un sérum provenant de la culture de toutes les bactéries incriminées dans l'ozène. On ne peut encore porter un jugement sur la valeur de ce traitement.

mais ce n'est pas encore la guérison assurée. Nous employons cette méthode depuis le début, et nous sommes obligé de reconnaître que si l'on guérit un certain nombre de malades, il en est beaucoup plus auxquels on ne procure qu'une amélioration plus ou moins durable. Enfin il en est qui ne retirent aucun bénéfice du traitement. Puis, il est une catégorie de malades chez lesquels on ne peut appliquer la méthode. Ce sont des cas trop anciens à pituitaire friable cédant sous la moindre pression et ne gardant pas la paraffine.

On voit donc que pour tous ces malades rebelles au traitement par la paraffine, nous aurions eu tort de biffer simplement d'un trait toute la thérapeutique conseillée antérieurement.

Ce n'est pas que nous voulions élever des objections contre la nouvelle méthode, mais nous désirons mettre en garde les praticiens contre l'optimisme exagéré bien naturel de la première heure.

A part cela, nous le répétons, l'injection de paraffine est le traitement de choix, c'est celui par lequel nous devons toujours commencer, quitte à l'abandonner plus tard si le résultat espéré n'est pas obtenu.

Dans ses premières recherches, Eckstein se servait de paraffine liquide fusible entre 45° et 58°. On avait pour cela des seringues spéciales permettant de maintenir la paraffine à l'état liquide pendant l'injection. C'est à Moure et Brindel que revient l'honneur d'avoir appliqué ce procédé au traitement de l'ozène. Ils imaginèrent dans ce but une seringue spéciale pour liquéfier la paraffine et la maintenir liquide pendant les injections.

Jusqu'à ce jour les injections de paraffine liquide étaient d'un emploi courant pour corriger les difformités nasales externes. Nous avions, de notre côté, commencé l'application de la méthode sous-cutanée et nous allions aussi faire des injections sous muqueuses pour l'ozène, quand on publia quelques accidents qui refroidirent beaucoup notre enthousiasme. Des cas de cécité survenus brusquement pendant des injections, étaient des faits assez graves pour empêcher à la méthode de prendre l'extension qu'elle semblait mériter [1].

Heureusement en 1904, BROCKAERT parvint à construire une seringue qui permettait d'injecter la paraffine à l'état

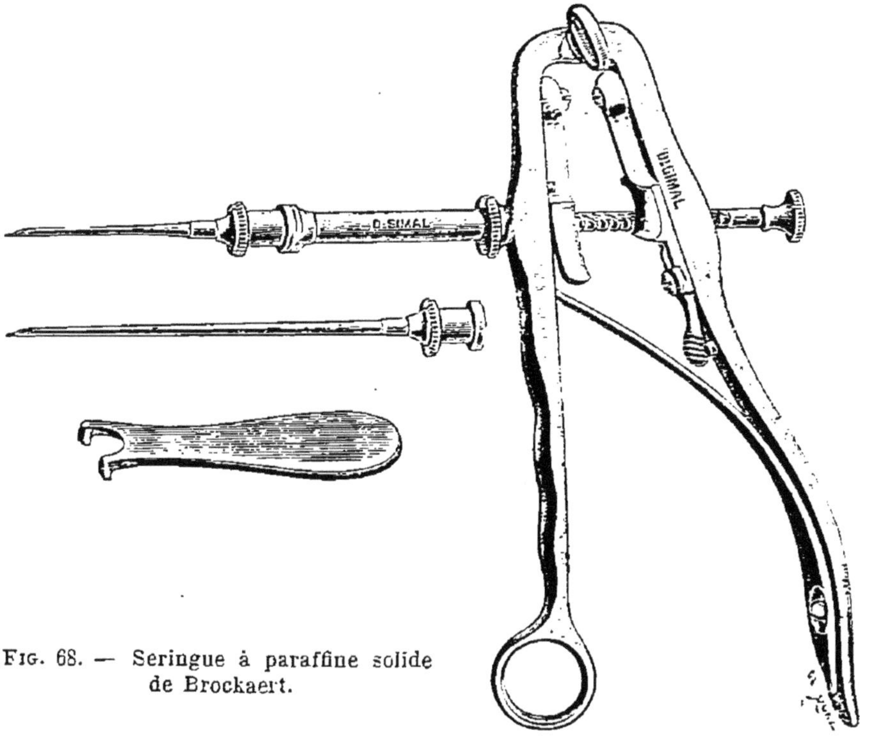

FIG. 68. — Seringue à paraffine solide de Brockaert.

solide. Cela fut le point du départ d'une généralisation sérieuse de la méthode. Disons cependant que le modèle de

1. En 1906, in *Revue hebd. de Laryng.* t. I, p. 67, BRINDEL insiste sur le nécessité de conserver les injections liquides dans le traitement de l'ozène. Il réserve la paraffine solide pour la prothèse externe et pour le coryza spasmodique. Il prétend que la paraffine liquide se diffuse mieux sous la muqueuse et la modifie plus profondément.

Brockaert, celui de Mahu, de Lagarde conviennent beaucoup mieux pour les prothèses externes (*fig.* 68). Pendant longtemps nous nous en sommes servi également pour le traitement de l'ozène, mais actuellement il existe un

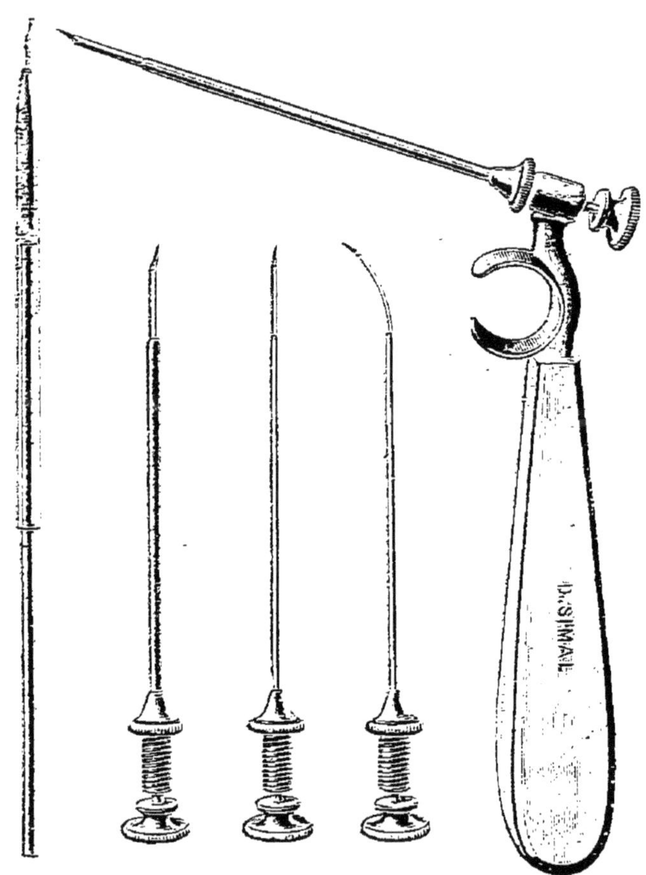

Fig. 69. — Seringue à paraffine solide de Gault.

nouveau modèle beaucoup plus simple et aussi beaucoup plus économique qui ne peut servir, il est vrai, que pour la rhinite atrophique. C'est la seringue à paraffine de Gault (*fig.* 69). Avec cet appareil muni de l'aiguille du plus petit diamètre on peut facilement choisir le point sur lequel on veut faire l'injection; on suit sans peine le gonflement de la muqueuse au fur et à mesure de la pénétration de la paraffine. En outre on ne fait aucun effort qui puisse faire dévier la main pendant l'opération.

La seringue n'est formée que d'un simple tube que l'on charge d'avance au moyen de paraffine fusible à 45°. Cette paraffine stérilisée est livrée dans des tubes de verre dont une des extrémités est un peu effilée pour s'appliquer exactement à l'ouverture postérieure de la seringue. Une tige en métal du diamètre du tube de verre permet de chasser la paraffine dans la seringue jusqu'au moment où l'on voit sourdre un peu de paraffine par l'aiguille. Cette seringue est facilement stérilisable par la chaleur, on est donc à l'abri de toute infection.

Pour pratiquer les injections de paraffine, on fera d'abord un nettoyage parfait des cavités nasales. On anesthésiera la muqueuse avec la stovaïne ou l'alypine et *non avec la cocaïne*, cette dernière produirait une constriction des tissus qui rendrait l'injection impraticable. A plus forte raison l'adrénaline ne sera pas associée aux anesthésiques.

On introduit le spéculum nasal, puis de la main droite on dirige la pointe de la seringue vers la partie la plus profonde du cornet inférieur. On pousse doucement la tige piston en surveillant la formation de la saillie produite par la pénétration sous-muqueuse du vermicelle de paraffine. On voit la muqueuse pâlir à mesure qu'elle se soulève et on a soin de s'arrêter à temps si l'on ne veut pas voir la muqueuse se déchirer et la paraffine tomber dans la cavité nasale.

Au moment où l'on retire l'aiguille une gouttelette de sang apparaît au point de ponction. Parfois il se produit une sorte de petite hémorragie qui s'arrête vite d'ailleurs par l'introduction d'un tampon de coton au besoin imbibé d'eau oxygénée. En général, on peut faire une injection de chaque côté des fosses nasales, quelquefois nous en faisons deux de chaque côté. Nous disons qu'il faut commencer par la partie postérieure des cornets, car dans les injections ultérieures, il faut avoir le champ libre. Si l'on injectait d'abord la partie antérieure, le gonflement de la muqueuse gênerait la vue quand on voudrait agir sur les parties profondes.

Les injections de paraffine sont à peu près indolores et souvent nous les pratiquons sans anesthésie locale. Le malade n'éprouve rien à la suite des injections, sauf parfois un peu de mal de tête. Après chaque séance, il faut toujours faire priser des poudres antiseptiques pour éviter des infections secondaires.

Il est difficile de dire combien de temps durera le traitement et combien il faudra faire d'injections. Cela dépend de l'intensité de l'affection et du degré de l'atrophie. Nous conseillons d'espacer un peu les séances, un intervalle de 15 à 20 jours est nécessaire pour permettre aux points de ponction de se fermer solidement. Si l'on rapproche les injections on s'expose à voir la paraffine pénétrer sous la muqueuse et ressortir plus loin par le point de pénétration de l'injection précédente.

Quand on pousse sous la muqueuse une trop grande quantité de paraffine, la muqueuse trop amincie se sphacèle et le malade retrouve ensuite la paraffine dans son mouchoir Il est d'ailleurs des cas dans lesquels la muqueuse est tellement friable et affaissée qu'il est impossible de pousser la moindre parcelle sans faire une déchirure. Ce sont les cas trop anciens où l'atrophie est à son plus haut degré, on trouve des cas de ce genre, même chez les jeunes sujets. Quand il en est ainsi, on propose de faire des injections sur la cloison, de manière à obtenir par elle la diminution de calibre de la fosse nasale que l'on ne peut produire en agissant sur le cornet. Il ne faut pas trop se hâter d'agir de la sorte, car on peut avoir des accidents regrettables. Nous avons observé une seule fois un abcès chaud de la cloison que nous avons pu ouvrir à temps, mais cet abcès fut très douloureux pendant les premiers jours de sa formation. La malade avait-elle bien suivi les précautions antiseptiques que nous avions ordonnées? Cet accident fort ennuyeux par lui-même peut être bien plus important dans d'autres cas et nous connaissons un de nos confrères qui, dans un cas analogue, a vu le nez de son patient s'effondrer par nécrose et élimination du cartilage de la cloison. Depuis que nous avons eu connaissance de cet accident, nous n'avons plus osé faire de nouvelles injections sur le septum.

Le premier effet des injections de paraffine est de diminuer la formation des croûtes et de rendre les sécrétions nasales beaucoup plus fluides. La fétidité disparaît peu à peu et au bout de quelque temps les malades n'ont plus besoin de faire des irrigations nasales quotidiennes. Enfin, dans les cas heureux, on peut arriver à supprimer complètement les lavages et la guérison est parfaite. Dans d'autres cas, il n'y a qu'amélioration et les irrigations doivent être reprises, mais à des intervalles plus ou moins éloignés.

Puis il est des cas où le résultat est nul et où il faut recourir aux anciennes médications.

Cette méthode n'a pas seulement pour effet de diminuer mécaniquement le calibre des cavités nasales. Brockaert a remarqué qu'il se produisait une véritable régénération de la muqueuse. Les glandes sont en grande partie atrophiées et les globules de paraffine s'entourent d'une zone conjonctive résistante.

CHAPITRE III

RHINITES CHRONIQUES INFECTIEUSES

A. — SYPHILIS NASALE

1° Accidents primitifs. — Le diagnostic du chancre infectant du nez est très difficile et souvent ne peut se faire que rétrospectivement, lors de l'apparition des accidents secondaires. Il siège tantôt sur l'aile du nez, tantôt à l'entrée des narines. Il est dû à une contamination accidentelle, un ongle contaminé par exemple, ou bien il résulte de contacts douteux.

On a signalé aussi des chancres des choanes, provoqués par une sonde d'Itard infectée.

On ne connaît que quelques rares observations de chancres du nez, elles sont dues à SPENCER-WATSON, RASORI, MOURE COZZOLINO, HICQUET, etc. Le chancre externe du nez offre un aspect plus caractéristique. Le chancre interne se présente sous l'aspect d'une ulcération recouverte d'une membrane, *ulcus elevatum*, qui peut le faire confondre avec la rhinite fibrineuse (cas de MOURE). On lira avec avantage les thèses de LE BART, de BAZÉNERYE et de BRUNON, ainsi que le travail de CHAPUIS, relatif à un nouveau cas. Nous avons observé, dans le cours de 1894 à 1899, cinq cas intéressants de chancre de la cloison[1].

Depuis cette époque on a encore publié un certain nombre de cas et nous-même nous pourrions encore augmenter notre statistique. Quand le chancre se présente sous la forme d'ulcère surélevé le diagnostic est possible d'assez bonne heure, longtemps avant l'apparition des accidents secondaires. Mais souvent le diagnostic reste à l'état d'hypothèse et l'on est heureux de voir survenir les accidents secondaires comme signature irréfutable de la nature syphilitique de la lésion. Cela tient à ce que le chancre est polymorphe. Il se présente sous la forme ulcéreuse, sous la forme de tumeur de la cloison ou bien d'œdème de l'aile du nez. Dans d'autres circonstances la lésion est masquée par une fausse membrane qui en impose pour une lésion diphtérique.

Il a pour caractère de s'accompagner de douleurs névralgiques dans la tête et dans la région sus-orbitaire. Il faut tenir le plus grand compte de l'engorgement ganglionnaire dur et volumineux de la région cervicale du côté de la lésion, ainsi que du ganglion préaxoïdien et de ceux voisins de la grande corne de l'os hyoïde.

Le diagnostic du chancre du nez est relativement facile pour celui qui a eu l'occasion d'en observer quelques cas. Cependant le chancre se présente parfois sous une forme telle qu'une erreur est inévitable. Il y a quelques années, nous avons rencontré deux cas de chancre du nez en moins de trois semaines. Nous avons parfaitement diagnostiqué le premier sans hésitation avant tout accident secondaire; pour le second, au contraire, nous avons commis une erreur aussi complète que possible, nous avons diagnostiqué une tumeur de la cloison et nous en avons pratiqué l'ablation avec l'anse galvanique. Il est bon de dire que le chancre

1. Voir notre travail sur le chancre syphilitique intra-nasal (*Lyon médical*, août 1900).

datait de plus de deux mois et demi et qu'il n'offrait plus la moindre trace d'ulcération. Huit jours après, la malade nous montrait des accidents secondaires qu'elle n'avait pas encore remarqués. Elle nous déclara avoir eu antérieurement au cou, du côté du chancre, une tuméfaction (induration ganglionnaire) que le médecin avait prise pour les oreillons.

Nous avons vu plus haut que Moure avait publié un cas de chancre simulant une rhinite fibrineuse; Lermoyez déclare avoir commis la même erreur, il crut être en présence d'une rhinite fibrineuse unilatérale.

Sans doute, il serait important de diagnostiquer de bonne heure le chancre du nez, mais il faut bien avouer que, le plus souvent, le médecin ne pourra faire qu'un diagnostic rétrospectif lors de l'apparition des accidents secondaires.

Cependant quand on soupçonne actuellement l'existence d'un chancre nasal, il n'est plus nécessaire d'attendre la confirmation par les accidents secondaires, puisque l'on peut être fixé de suite par la recherche des spirochètes.

Comme traitement, donner le mercure et traiter le chancre localement comme tout autre chancre infectant.

2° **Accidents secondaires.** — Les lésions secondaires peuvent sévir du côté des fosses nasales, elles donnent lieu à un coryza qui diffère du coryza aigu par sa longue durée. En général, elles doivent être recherchées, car les malades ne s'en plaignent nullement. P. Tissier, en 1893, a appelé l'attention sur les signes de ces accidents secondaires chez l'adulte; ils existeraient, d'après lui, dans 68 0/0 des cas.

Comme le fait remarquer le professeur Dieulafoy, on a tort de considérer ces accidents secondaires comme des lésions survenant seulement dans les deux premières années après l'infection. De même qu'on voit des lésions tertiaires apparaître au bout de six mois, on peut inversement constater des lésions secondaires tardives au bout de quatre ou cinq ans.

Dans les narines, Jullien décrit des lésions ulcératives linéaires, fissuraires d'après Tissier, comme à la commissure labiale.

Dans l'intérieur des fosses nasales, on observe l'érythème *vermillon* à sécrétion peu abondante, siégeant surtout à la partie antéro-inférieure de la cloison. L'*unilatéralité* est un des caractères principaux. On rencontre aussi des lésions érosives qui diffèrent de la plaque muqueuse de la bouche, à cause de la différence du revêtement muqueux. Ces érosions sont rosées ou opalines et entourées d'une zone rouge intense. A cela s'ajoute parfois de l'enchifrènement, des troubles olfactifs et respiratoires, de la céphalée, des névralgies. Les sécrétions, plus abondantes, sont mucopurulentes et même striées de sang. Il est difficile de confondre ces lésions avec les herpétides des narines ou avec les lésions rares de la tuberculose.

En arrière, les plaques muqueuses peuvent envahir le dos du voile du palais. On observe aussi des lésions érosives vers les choanes, au pourtour de l'orifice des trompes, et, dans ces cas, il survient aussi de la dysphagie et des bourdonnements d'oreilles.

Enfin, plus tard, il peut se produire des synéchies entre les cornets et la cloison (Tissier).

Le *coryza syphilitique secondaire des nouveau-nés* est parfois la première manifestation spécifique. Il apparaît rarement avant quinze jours et on ne l'observe qu'exceptionnellement après huit mois. Ce coryza simule un coryza aigu, mais la gêne respiratoire devient rapidement plus marquée surtout pendant la tétée. L'enfant est obligé d'abandonner le sein à tout instant pour reprendre haleine. Les sécrétions nasales deviennent très abondantes, il se forme des croûtes, des excoriations et des fissures à l'entrée des narines et sur la lèvre supérieure. Les lésions, d'après Ripault, envahissent aussi le tissu adénoïde du naso-pharynx.

La longue durée du coryza doit éveiller l'attention surtout chez les enfants chétifs, et l'on devra rechercher s'il existe des éruptions papuleuses sur les fesses, à la plante des pieds ou sur la paume de la main. Le diagnostic est très important, car les lésions s'étendent rapidement au squelette et causent des déformations irrémédiables. En outre, comme l'alimentation est compromise, on conçoit qu'il est urgent d'instituer au plus tôt le traitement spécifique.

En somme, il faut regarder comme suspect tout coryza intense survenant quinze jours après la naissance. Ce coryza ne pourra être pris pour un vulgaire coryza aigu dont la durée est courte et dont les sécrétions sont plus limpides.

Le coryza des fièvres éruptives s'accompagne de symptômes généraux assez caractéristiques pour empêcher toute erreur. Quant au coryza blennorrhagique, il doit fatalement comme la conjonctivite, apparaître de suite après la naissance.

Traitement. — Chez l'adulte, le traitement est celui de la syphilis secondaire : mercure seul ou associé à l'iodure. Comme traitement local : lavages antiseptiques et cautérisations au nitrate d'argent ou au nitrate acide de mercure.

Chez l'enfant, il faudra éviter les irrigations nasales qui seraient dangereuses. On cherchera à diminuer l'obstruction nasale en faisant quelques attouchements avec de la vaseline mentholée à 1 : 20. Laurens conseille d'instiller, cinq minutes avant les tétées, dans chaque fosse nasale III à IV gouttes de solution d'adrénaline au dix-millième. On sera très réservé dans l'emploi de cette substance. A plus forte raison il faudra rejeter la cocaïne. Laurens conseille aussi des instillations de IV à V gouttes d'eau oxygénée à 12 volumes, coupée de quatre fois son volume d'eau. On pourra également, quand l'enfant va prendre le sein, introduire dans les fosses nasales de petits tubes de caoutchouc comme nous l'avons indiqué à propos du coryza aigu de l'enfant. Si l'alimentation était insuffisante, il ne faudrait pas hésiter à nourrir le petit malade à la cuillère ou à la sonde œsophagienne au moyen d'une petite sonde urétrale souple de Nélaton.

Eysell recommande de faire trois fois par jour, dans chaque narine, une insufflation de 0,10 centigrammes d'un mélange à parties égales de calomel et sucre de lait.

Ce traitement par insufflations a une action antisyphilitique générale excellente. Il n'a des effets irritants locaux que si l'on administre des iodures simultanément. D'ailleurs l'iodure n'est pas indiqué dans ces cas.

Ce traitement par le calomel peut être remplacé par la liqueur de Van Swieten suivant le mode indiqué par M. Dieulafoy.

Eau	900 gr.
Alcool	100 —
Bichlorure de mercure	1 —

Un gramme de cette liqueur représente un milligramme de mercure. Dans un 1/2 verre de lait on mettra un gramme de cette liqueur ; à prendre en deux ou trois fois dans la journée.

Si la liqueur est mal supportée, on donnera des bains de sublimé à la condition qu'il n'existe aucune lésion cutanée. Ce bain sera composé de la manière suivante :

Eau	Q. S. pour remplir la baignoire.
Alcool	50 gr.
Sublimé	1 —

3° **Accidents tertiaires.** — Dans ces cas, il ne faut plus compter sur les aveux des malades. Par calcul ou par ignorance, ils ne nous fournissent aucun renseignement, d'autant plus que nous avons vu des accidents de cette nature survenir même trente ans après l'accident primitif.

L'aspect de la lésion est tout pour le diagnostic, et les

erreurs sont très préjudiciables, car du moindre retard apporté dans le traitement, il peut résulter des délabrements importants et irréparables.

Les lésions nasales tertiaires débutent par des infiltrations gommeuses, qui se ramollissent, s'ulcèrent et produisent, dans la suite, des nécroses du squelette nasal.

Les formes de début de la syphilis nasale tertiaire ont été très bien décrites par notre distingué élève, M. Bernoud (Thèse de Lyon, 1898). Ce travail qui embrasse seulement la période tertiaire de la syphilis repose sur plus de trente observations qui nous sont personnelles.

Bernoud a reconnu qu'il existait trois formes de début : l'infiltration diffuse généralisée, l'infiltration localisée et la tumeur gommeuse.

L'*infiltration diffuse généralisée* est, à notre avis, la forme de début la plus fréquente (11 cas sur 16). Elle offre un aspect pathognomonique.

L'affection s'annonce par de l'obstruction nasale avec pesanteur de tête. Ordinairement, la lésion est d'abord unilatérale. La lumière nasale est complètement effacée. On serait tenté de croire à l'existence d'une rhinite hypertrophique, mais en examinant attentivement, on voit que l'hypertrophie est également produite par les cornets, le plancher et la cloison. Ces diverses parties tuméfiées de la muqueuse viennent s'appliquer les unes contre les autres et oblitérer ainsi complètement la cavité nasale.

La cavité nasale n'est pour ainsi dire plus représentée que par une fente étroite médiane dans laquelle on pourrait à peine faire glisser une feuille de papier.

Quand à l'*infiltration localisée*, c'est une forme exceptionnelle. Bernoud en cite trois cas de Scheinmann; nous n'en avons rencontré qu'un seul cas. Cette infiltration simule une vulgaire hypertrophie du cornet inférieur, mais la teinte de la muqueuse est plus foncée. La rhinoscopie postérieure ne doit pas être oubliée dans ces cas, car il existe souvent des lésions concomitantes du naso-pharynx.

Nous avons aussi observé quatre cas de *tumeur gommeuse*. On a eu tort de considérer cette forme comme l'unique forme de début, elle est beaucoup moins fréquente que la forme diffuse généralisée. La tumeur gommeuse a pour siège de prédilection la cloison et la synostose qui unit le bord inférieur du vomer aux lames horizontales des os palatins et du maxillaire supérieur; elle ne détermine pas toujours une obstruction complète de la fosse nasale.

Nous avons observé un cas de gomme de la cloison simulant, par son aspect et sa consistance, une déviation simple de la cloison. Une nécrose ultérieure nous éclaira sur la nature de l'affection. Ici, un traitement intempestif par le galvanocautère ne donnerait pas le moindre résultat. Le malade ne vient d'ailleurs réclamer nos soins que lorsque l'obstruction dure depuis quelques semaines.

A une période plus avancée, le malade se présente souvent sous un aspect bien spécial également. Il offre, au niveau de la racine du nez, une déformation particulière pathognomonique pour ainsi dire de la syphilis. Nous voulons parler de la *tuméfaction de la racine du nez*. Cette tuméfaction envahit tout l'espace interoculaire comme dans l'érysipèle de la face, mais les téguments, tout en conservant leur coloration normale, prennent souvent un aspect lisse et vernissé caractéristique. La pression est douloureuse à ce niveau et il existe des névralgies sus ou sous-orbitaires. Nous avons rencontré ce signe chez un enfant de cinq ans. Le diagnostic fut confirmé par le succès rapide du traitement ioduré. On se rappellera que la *céphalée, surtout nocturne et prolongée* d'après Horand, est un précieux indice pour le diagnostic des lésions syphilitiques.

Enfin, en dehors des lésions ci-dessus, il existe des cas dans lesquels l'examen rhinoscopique seul peut nous renseigner. On constate des lésions ulcéreuses suspectes, quelquefois même fort peu étendues. On voit les fosses nasales remplies de sécrétions mélicériques, d'une fétidité repoussante. Cette fétidité, différente de celle de l'ozène, est caractéristique de la nécrose osseuse. Ces sécrétions enlevées, on voit soit les cornets, soit la cloison, ou même les deux simultanément, envahis par des ulcérations irrégulières. Sur la cloison, ces ulcérations siègent à la partie profonde, c'est-à-dire dans sa région osseuse. Un autre point de prédilection est le plancher de la voûte nasale. Aussi faut-il toujours examiner la voûte platine qui peut présenter du gonflement avec rougeur ou bien une perforation *sur la ligne médiane.*

Dans quelques cas, l'appréciation des lésions est fort difficile; l'infiltration débute par la voûte nasale, puis elle se ramollit. La nécrose, qui en est la conséquence, peut retentir sur les os du crâne et causer des troubles cérébraux graves.

Les lésions nécrosiques sont appréciables au stylet; on est gêné quelquefois par des bourgeons charnus, saillants, implantés autour des ulcérations et des parties nécrosées. L'anosmie est la conséquence obligée de semblables lésions. L'élimination de quelques séquestres est, en certains cas, spontanée.

La syphilis tertiaire nasale est encore susceptible de se localiser en arrière des fosses nasales et sur le dos du voile.

Dans plusieurs publications, nous avons insisté sur l'importance de la dysphagie douloureuse prolongée dans le diagnostic de la syphilis de l'arrière-gorge et nous avons signalé des cas dans lesquels la gorge semblait indemne, la dysphagie étant causée par des ulcérations du dos du voile du palais, visibles seulement par la rhinoscopie postérieure.

Nous avons vu aussi la syphilis de la partie postérieure du nez envahir les piliers postérieurs et par rétraction cicatricielle, fermer ultérieurement presque en totalité la communication entre le nez et la cavité buccale.

J. Mackenzie a signalé des tumeurs fibroïdes syphilitiques à aspect polypoïde Ces tumeurs, implantées sur les cornets résistent à l'iodure et ne sont passibles que d'une intervention.

Résumons maintenant les signes de diagnostic les plus importants. Ce sont : l'unilatéralité de la lésion, au moins au début, les névralgies spontanées, le gonflement en masse de la muqueuse nasale, l'empâtement de la racine du nez, la fétidité spéciale et le rejet de petits séquestres, la perforation de la cloison osseuse et de la voûte palatine.

Mais parmi ces symptômes, il en est deux qui sont, pour nous, d'une importance capitale au point de vue du diagnostic. Ce sont, en premier lieu, l'*obstruction en masse d'une fosse nasale datant de quelques mois seulement*; en second lieu, l'*empâtement de la racine du nez*. Ces deux signes isolés ou combinés suffisent à eux seuls pour attirer notre attention sur la spécificité.

Quant aux autres symptômes, douleurs, ozène, ulcérations, ils sont communs à d'autres affections telles que sinusites, rhinite atrophique, corps étrangers, ulcérations diverses de la cloison ; nous aurons l'occasion, à propos de chacune de ces lésions, de discuter le diagnostic différentiel,

La syphilis peut aussi ne siéger que dans le naso-pharynx, à la voûte ou au voisinage des trompes. On peut même dire que toute ulcération reposant sur une muqueuse tuméfiée au niveau du pavillon tubaire, est presque infailliblement syphilitique. Dans un cas de ce genre, une ulcération, située dans cette région, nous a permis d'attribuer à la syphilis une sténose que nous avions constatée au miroir sur la bifurcation des bronches. Le traitement spécifique confirma le diagnostic.

Une fois le diagnostic posé, il faut prévoir si la lésion provoquera des déformations extérieures du nez. On voit de vastes ulcérations osseuses de la cloison sans déformation.

L'effondrement nasal ne surviendrait, d'après Moldenhauer, que par suite de l'inflammation du tissu conjonctif unissant les parties membraneuse et cartilagineuse de la cloison aux os propres du nez.

Les déformations du nez ont été classées sous diverses appellations vulgaires : nez en bec de perroquet, en selle, en lorgnette, en pied de marmite. Fournier considère d'ailleurs cette déformation comme un excellent certificat de syphilis. Nous croyons toutefois cette opinion trop exclusive, car il existe d'autres affections telles que la rhinite atrophique, les abcès de la cloison, les fractures, etc., qui peuvent produire de semblables déformations.

Schech, Sauger et Schuster ont cité des cas de périostite et de périchondrite sans nécrose. Ces cas simulent la rhinite atrophique et il faut trouver quelques points ulcérés pour affirmer la syphilis.

En présence d'altérations nasales, on peut songer à la tuberculose, mais les manifestations tuberculeuses dans le nez sont très rares. Leurs ulcérations sont, de plus, entourées de petits tubercules visibles.

La scrofule nasale chez l'enfant s'annonce par du gonflement de la pointe du nez, de l'épaississement de la lèvre supérieure, et par le cortège ordinaire des lésions scrofuleuses.

La morve, de son côté, est une affection rare; nous verrons plus loin sur quels signes distinctifs on peut la reconnaître.

Traitement. — L'unique remède est l'iodure de potassium à la dose de 4 à 6 grammes. Le traitement mixte est rarement nécessaire. Il est préférable de donner d'emblée une forte dose.

Darzens a conseillé d'associer l'iodure de potassium avec les iodures de sodium et d'ammonium. Ces derniers, s'éliminant plus vite, permettraient à l'iodure de potassium d'être retenu plus longtemps dans l'organisme. Nous reconnaissons cependant que l'iodure de potassium, administré seul, réussit dans tous les cas.

Ce n'est pas à dire que le traitement par les injections mercurielles ne puisse donner un bon résultat. Mais, comme M. QUEYRAT (*Soc. méd. Hôpitaux*, juillet 1907), nous croyons qu'on a tort d'abandonner l'iodure de potassium pour le remplacer exclusivement par le mercure.

Quand il existe de vastes destructions, l'iodure active la cicatrisation des parties ulcérées et oppose une barrière à la nécrose. On enlèvera les granulations à l'aide de la curette et du cautère. L'affection dure jusqu'à ce que les séquestres soient tous éliminés. On favorise cette élimination par des lavages, des fumigations de vapeurs de calomel, ou mieux en cherchant à extraire les parcelles osseuses nécrosées. Nous avons eu l'occasion d'extraire plusieurs fois des séquestres. Ces séquestres sont en général volumineux et spongieux. L'intervention est dangereuse dans le méat supérieur ; on ne connaît jamais l'étendue des lésions et l'on s'expose à déterminer des complications fatales.

Dans le cas de perforation de la voûte palatine, un appareil prothétique est indiqué. En attendant la cicatrisation complète de la perforation palatine, on pourra obstruer momentanément l'orifice au moyen d'un tampon de coton qui rendra à la voix son timbre normal et empêchera la pénétration de parcelles alimentaires dans les fosses nasales.

Quant aux affaissements du nez, ils relèvent aussi de la prothèse, et C. MARTIN, de Lyon, a obtenu dans ces cas de fort beaux résultats. Actuellement les lésions de cette nature sont plus souvent corrigées par les injections de paraffine.

S'il se produit une obstruction nasale postérieure par adhérence du voile au pharynx, on débridera les adhérences cicatricielles suivant la méthode indiquée par ALBERTIN et par M. DURAND ; on préviendra une synéchie nouvelle par l'application d'un appareil provisoire spécialement construit dans ce but par C. Martin.

B. — TUBERCULOSE NASALE

Dans tous les traités classiques, il est d'usage de décrire la tuberculose nasale dans un chapitre spécial qui ne semble avoir que des rapports très éloignés avec le chapitre du lupus nasal proprement dit.

Nous n'avons pas l'intention de déroger à cette coutume, mais nous serons bref sur une affection que nous considérons comme d'une rareté excessive.

Ordinairement on divise la tuberculose nasale en primitive et secondaire. La forme primitive, nous avouons ne pas la connaître. Quant à la forme secondaire, celle qui survient chez des tuberculeux pulmonaires profondément touchés, elle ne se rencontre qu'exceptionnellement et nous aurions vite compté les rares cas observés par nous dans notre service hospitalier, bien que notre statistique soit établie sur un nombre imposant de tuberculeux.

Cartaz, en 1877, avait décrit la forme ulcéreuse et la forme pseudo-polypeuse. Cette dernière forme fut aussi étudiée un peu plus tard par Gouguenheim et Tissier. A côté de ces deux formes, on peut citer avec Plicque quelques cas de tuberculose miliaire aiguë propagée aux fosses nasales.

De ces diverses formes nous ne retiendrons que la forme ulcéreuse, mais nous ne la conserverons qu'en la considérant comme une lésion secondaire très rare et ne survenant que chez les tuberculeux avancés.

Quant à la forme ulcéreuse primitive, nous ne la connaissons pas, nous n'avons pas eu l'occasion d'en observer un seul cas : à la condition, bien entendu, de ne pas regarder comme telle, une ulcération de la cloison ou des cornets résultant d'un lupus.

Et cependant la forme ulcéreuse primitive est décrite et on en a publié des observations. Il existe, à cet égard, deux causes d'erreur. En premier lieu, il y a nombre de cas qui ne peuvent rentrer que dans la catégorie du lupus; en second lieu, dans d'autres cas, il y a erreur de diagnostic et l'on décrit comme tuberculose primitive des lésions syphilitiques tertiaires. Et l'erreur repose exclusivement sur la découverte de cellules géantes dans les tissus malades. Mon savant maître, le professeur Renaut, a démontré, depuis de longues années déjà, que la cellule géante n'avait aucune valeur au point de vue du diagnostic de la tuberculose, et en 1906, le professeur Nicolas, de Lyon, et M. Favre ont prouvé par plusieurs observations que les lésions syphilitiques renfermaient des cellules géantes en tout semblables à celles des lésions tuberculeuses.

Avec M. Bernoud, nous avons observé un cas dans lequel un spécialiste avait diagnostiqué une tuberculose nasale ulcéreuse primitive en s'appuyant sur une biopsie. Cliniquement la lésion nous semblait présenter des caractères rappelant plutôt une lésion tertiaire. L'iodure de potassium nous donna raison en quelques jours et cependant la lésion durait depuis plusieurs mois.

Grünberg a publié un cas identique au nôtre avec même démonstration anatomo-pathologique. Le diagnostic de tuberculose fut maintenu; mais un de ses assistants ayant guéri le malade par l'iodure en peu de temps, Grünberg, au lieu de réformer son diagnostic, conclut que l'iodure était le spécifique de la tuberculose nasale. Il ajouta qu'à dater de cette époque, il traita par l'iodure tous les cas de tuberculose du nez et de la gorge dans sa clinique. Il obtint toujours de cette manière de nombreux et remarquables succès.

Qu'on nous montre donc un véritable lupus du nez guéri par l'iodure et nous nous rendrons à l'évidence. En attendant cette démonstration, nous soutenons que tous ces cas de tuberculose nasale guéris par l'iodure sont de vulgaires lésions syphilitiques tertiaires, classées à tort par l'anatomie pathologique microscopique dans le chapitre de la tuberculose. Des erreurs semblables ont déjà été commises pour les lésions ulcéreuses de la gorge.

En résumé, la tuberculose ulcéreuse primitive du nez nous semble ne pas exister. Nous n'en avons vu aucun cas : Escat et Caboche soutiennent la même opinion que nous sur ce point.

Nous arrivons maintenant à la forme pseudo-polypeuse que l'on a dit siéger sur la cloison. Cette forme a été décrite à une période où nos connaissances cliniques rhinologiques étaient encore à leur début. Si nous lisons les descriptions de cette forme, nous ne voyons rien autre que ce que nous décrirons au chapitre du lupus. Siège, forme, marche, ulcérations, sécrétions, etc., tout est semblable. C'est une lésion qui avait été cliniquement bien observée, mais mal classée. C'était du lupus et non de la tuberculose au vrai sens que l'on attachait à cette dénomination. En réalité, c'est un peu la même chose, mais ce que nous voulons dire c'est qu'il n'y a pas là deux maladies différentes réclamant chacune une description clinique spéciale. Masseï émet un avis semblable au nôtre.

Il est encore une forme qui a été décrite par Moure dans le chapitre de la tuberculose nasale sous le nom de *coryza pseudo-atrophique*, forme constituée par un élargissement de l'une ou des deux fosses nasales. C'est une rhinite croûteuse sans ozène avec sécrétions abondantes parfois. Il considère cette affection comme une lésion prétuberculeuse. C'est en somme le coryza que l'on rencontre chez ces enfants scrofuleux qui ont, dès l'enfance, des écoulements chroniques du nez. Ils présentent un facies scrofuleux typique. Les lèvres sont épaisses et boursouflées, la lèvre inférieure est retournée en dehors. Le nez est empâté et quelquefois il est le siège d'un érythème simulant l'érysipèle. Le vestibule du nez et les narines sont fendillés. Des croûtes oblitèrent l'orifice nasal et, sous ces croûtes, se cachent des ulcérations superficielles à fond grisâtre saignant facilement. Ajoutons à cela les pléiades ganglionnaires du cou, les cicatrices apparentes, les kératites et les blépharites et enfin souvent des végétations adénoïdes avec suppuration constante. La plupart du temps on ne trouve rien aux poumons, mais on doit se souvenir des liens de parenté de cette affection avec la tuberculose et instituer pour ce motif un traitement pour prévenir une invasion bacillaire ultérieure. L'air marin, l'huile de foie de morue, l'iodure de fer, les préparations iodo-tanniques, etc., agissent bien sur ces lésions et peuvent procurer au petit malade une guérison complète.

Ce coryza scrofuleux ne peut se confondre avec le lupus, les lésions du pourtour des narines sont assez caractéristiques. Nous avons suffisamment discuté les différences avec les lésions syphilitiques, nous n'y reviendrons pas.

C. — LUPUS PRIMITIF DES FOSSES NASALES

Le lupus peut se développer primitivement sur la muqueuse du nez comme sur celle du pharynx.

Dans les premières observations que nous avons publiées avec le Professeur Collet, nous disions que le lupus primitif des fosses nasales était une lésion rare qui ne pouvait bien être affirmée qu'après examen microscopique, à moins que des tubercules cutanés ne viennent confirmer la nature de la lésion. Depuis cette époque, nous avons bien modifié nos idées sur ce point, car nous avons observé un nombre de cas relativement important. Cette affection se présente sous un aspect tellement net et caractéristique que le diagnostic s'impose sans la moindre difficulté. Nous regardons maintenant cette lésion comme assez commune et nous sommes heureux de constater que JOUSSET, de Lille, est arrivé aux mêmes conclusions.

Vu cette soi-disant rareté du lupus, il n'est donc nullement étonnant que les observations de lupus publiées par SCHŒFFER aient été considérées par d'autres comme des cas de tuberculose nasale.

Le lupus nasal, tout comme celui des autres organes, est une lésion tuberculeuse lente à bacilles rares. On a eu tort d'en faire une manifestation de syphilis héréditaire. Si les lésions nasales scrofuleuses appartiennent à l'enfance, le lupus, au contraire, est l'apanage de l'âge adulte de 20 à 30 ans et principalement chez la femme. Cependant nous avons observé deux cas chez des femmes de 60 à 70 ans, et les deux fois, sans l'examen microscopique, nous aurions volontiers pensé à une lésion cancéreuse. L'évolution clinique trancha aussi la question.

Le début est insidieux. On constate des signes de coryza chronique : enchifrènement progressif, gêne de la respiration nasale, timbre nasonné de la voix, un peu de prurit et quelques croûtes jaunes ou verdâtres à l'entrée des narines.

Le lupus respectant la région olfactive, l'anosmie ne peut provenir que d'un obstacle mécanique. Il n'y a pas d'épistaxis, pas d'ozène, pas de séquestres.

Cliniquement, le lupus nasal offre différents aspects. On peut l'observer sous forme de petites granulations lisses, peu saillantes, de couleur rouge livide, tranchant sur la teinte pâle de la muqueuse.

Le plus souvent, le lupus débute par une hypertrophie polypoïde qui évolue dans la suite, soit vers la forme scléreuse, soit vers la forme ulcéreuse. La lésion s'implante *sur la cloison cartilagineuse*, région exposée aux traumatismes, et qui, par sa pauvreté glandulaire, ne peut se débarrasser des poussières qu'elle reçoit. Le lupus est parfois unilatéral, mais dans la majorité des cas, les lésions siègent des deux côtés. Néanmoins la lésion étant toujours prédominante dans l'une des fosses nasales, il est probable que l'autre côté est envahi secondairement par propagation à travers l'épaisseur de la cloison cartilagineuse. Plus tard surviennent sur la peau du nez des nodules lupiques secondaires bien moins destructeurs que les nodules cutanés primitifs, s'il en existe toutefois, car d'après la loi de CH. AUDRY, le lupus de la face dépend toujours d'un lupus nasal. D'ailleurs ces nodules sont en petit nombre, et, si l'on arrive à temps pour les détruire, ils guérissent facilement.

Si les croûtes empêchent l'examen, on devra, suivant la méthode de RAULIN, placer dans le nez, pendant un quart d'heure, un tampon d'ouate aseptique imbibée de :

Glycérine neutre	15 gr.
Bicarbonate de soude	0.10

On lave ensuite avec de l'eau alcaline et on ordonne au malade de se moucher.

On constate alors sur la cloison une ou deux tumeurs du volume d'une noisette et quelques nodules de plus petite dimension. Les nodules saignent facilement; ils ne sont pas douloureux au contact de la sonde. On en remarque aussi sur le plancher, sur la face interne des ailes du nez et sur les cornets.

Nous sommes de l'avis de CABOCHE qu'il faut examiner avec grand soin la partie antérieure du méat inférieur, on peut y rencontrer des lésions lupiques légères qui sont le point de départ d'un larmoiement chronique résultant de l'envahissement tuberculeux du canal lacrymal.

On peut d'un autre côté voir la tuberculose débuter par le sac lacrymal, et suivre une marche descendante, passer par l'orifice nasal du canal lacrymal pour s'étaler ensuite sur le plancher, les cornets et la cloison. Nous avons vu plusieurs cas de ce genre et l'on pourrait croire au début à un simple abcès du sac lacrymal si bientôt après des lésions ne faisaient leur apparition dans les fosses nasales.

La cloison, attaquée par ses deux faces dans la région cartilagineuse, se laisse traverser par le stylet et présente bientôt une perforation à bords décollés et semés de nodosités. La voûte palatine reste intacte.

Les manifestations nasales du lupus peuvent se ramener à deux formes, l'une végétante l'autre ulcéreuse. La forme végétante a souvent l'aspect d'un véritable polype sessile sur la cloison, mais si l'on découvre sur l'autre côté de la cloison une surface dépolie, granuleuse, on voit de suite qu'il s'agit d'une tumeur tuberculeuse qui a déjà envahi le cartilage dans toute son épaisseur.

La transformation scléreuse est rare ; elle peut déterminer une sténose considérable des narines. La forme ulcéreuse, bien que marchant avec lenteur, se généralise à toute la muqueuse.

Les tumeurs lupiques ne ressemblent en rien aux polypes muqueux. Les papillomes, de leur côté, se distinguent par des hémorragies faciles, ils sont relativement rares. Si l'on en enlève une parcelle et qu'on la place dans un godet contenant un peu d'alcool, on voit, au bout d'une minute, se dessiner à la surface une série de papilles en forme de languettes hérissées. Cet aspect macroscopique est caractéristique du papillome.

Les formes pseudo-polypeuses du lupus peuvent être prises pour des polypes hémorragiques de la cloison, mais ces polypes sont plus ou moins pédiculés et, lorsqu'on les enlève, on ne trouve pas au-dessous une surface granuleuse étendue et ramollie dans la profondeur.

On ne peut confondre le lupus nasal avec l'eczéma des narines qui se limite au vestibule nasal. Quant à la syphilis, elle diffère par sa localisation sur la cloison osseuse. Nous reviendrons plus loin sur le diagnostic des ulcérations de la cloison cartilagineuse.

Enfin, si malgré les symptômes observés, on hésite entre le lupus, la tuberculose et la syphilis, on devra procéder à l'examen microscopique de fragments enlevés, ou bien instituer le traitement d'épreuve par l'iodure de potassium.

Le lupus des fosses nasales a pu être confondu avec un cancer. Nous connaissons un cas dans lequel ce diagnostic fut porté et pour lequel on proposa une résection immédiate du maxillaire supérieur. Le médecin avait été induit en erreur par un envahissement du sac lacrymal, avec périostite et gonflement le long du trajet du canal. Une biopsie que nous fîmes pratiquer à temps démontra l'existence d'une lésion tuberculeuse. La malade évita la résection et actuellement toutes les lésions nasales sont guéries.

Dans les cas douteux, on pourra faire la réaction diagnostique de la tuberculine sur la muqueuse nasale. La rhino-réaction avait été tentée par Möller de Berlin en 1904, mais elle a été bien réglée par Lafite-Dupont et Moulinier de Bordeaux (*Annales des maladies de l'oreille*, mai 1909). Ces derniers se servent d'une solution d'eau distillée contenant 1 0/0 de tuberculine sèche de l'Institut Pasteur de Lille. Leur manuel opératoire est très minutieusement décrit.

Traitement. — Comme traitement général, envoyer le malade sur le bord de la mer ou dans les stations salines ; prescrire des phosphates et de l'huile de foie de morue.

Localement, le traitement chirurgical s'impose. La destruction par les agents chimiques est incertaine. On pourra faire aussi des scarifications au bistouri. A propos de ces dernières, Cordier n'admet pas, comme l'a prétendu Besnier, qu'elles ouvrent la voie à la généralisation. Le galvanocautère ne sera pas ici d'une grande utilité, cependant l'anse galvanique pourra servir pour l'ablation des bourgeons les plus volumineux, des formes pseudo-polypeuses. S'il s'agit de petits bourgeons tapissant le fond de surfaces ulcérées, le galvanocautère pourra encore remplacer la curette à la condition de former une sorte de couteaurabot rappelant en diminutif les curettes pour végétations adénoïdes.

Mais ce n'est pas le procédé auquel nous avons recours ordinairement. Nous faisons d'abord une bonne anesthésie locale en plaçant à demeure, pendant deux ou trois minutes, un tampon de coton imbibé de solution anesthésique, cocaïne-adrénaline ou alypine-adrénaline. S'il existe une grosse végétation, nous la supprimons en premier lieu à l'anse galvanique.

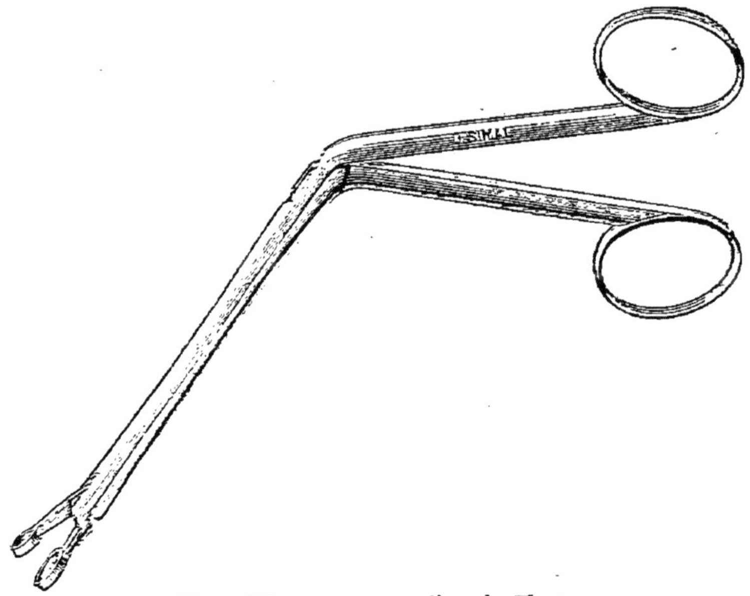

Fig. 70. — Pince emporte-pièce de Hartmann.

Cela est bon pour la première séance, car dans la suite il ne restera à traiter que des bourgeons de petite dimension. Ces bourgeons seront enlevés par un raclage à la curette tranchante de Grünwald (voir *fig.* 131). Pour les bourgeons un peu plus importants on se servira surtout des pinces emporte-pièce de Hartmann ou de Struycken (*fig.* 70 et 71). On fouillera toutes les régions où l'on apercevra une surface granuleuse, chagrinée, afin de racler toutes les parties malades jusqu'au voisinage de la muqueuse saine.

Aussitôt ce raclage effectué, il se produit une hémorragie qu'on arrêtera au moyen d'un tampon imbibé d'eau oxygénée à 12 vol. D'ailleurs cette hémorragie ne dure pas et s'arrête spontanément assez vite. Le curettage terminé, nous avons l'habitude de faire un large badigeonnage sur les parties cruentées avec un pinceau chargé d'une solution d'acide lactique à 80 0/0. Nous nous servons maintenant avec avantage de la nouvelle combinaison d'acide lactique due à F. Blumenfeld (Zeitschrift f. Laryng., vol I, n° 6-1909) et connue sous le nom de *Dianol I* et *II*. Nous donnons la préférence au *Dianol II* qui est plus actif et contient 76 0/0 d'acide lactique. Nous insufflons ensuite une pincée d'aristol et nous obturons la fosse nasale avec un tampon de coton aseptique. Les jours suivants, le malade doit priser plusieurs fois par jour de l'aristol. Il est également bon que le malade fasse tous les deux jours un badigeonnage avec de l'acide lactique à 50 0/0.

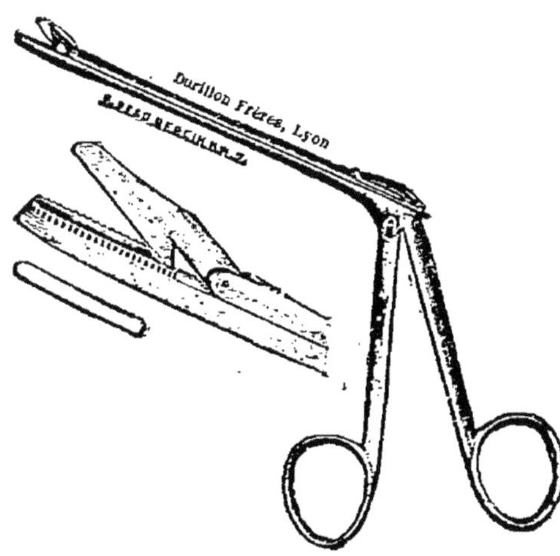

Fig. 71. — Pince emporte-pièce de Struycken.

Lorsque la cloison aura été perforée par la lésion, on devra chercher à faire cicatriser les bords de la perforation en morcellant le pourtour de l'orifice avec l'emporte-pièce pour supprimer tous les bourgeons qui l'encadrent.

Si l'anesthésie locale a été bien faite, cette intervention n'est pas douloureuse, elle est bien tolérée par le patient. Il faudra renouveler ces petites opérations tous les dix ou douze jours jusqu'à complète cicatrisation. Si l'on cesse avant guérison complète, la récidive est fatale. La lésion reprend sa marche envahissante et, au bout de quelque temps, elle peut envahir les téguments du nez. Des nodules lupiques apparaissent extérieurement et, dans les cas graves, on voit se produire des pertes de substance suivies d'une cicatrisation de forme vicieuse qui défigure le malade.

On a prétendu que ces nodules externes étaient la conséquence du curettage, la lésion se propageant par voie lymphatique. Nous ne le pensons pas. Toutefois il sera mieux de combattre ces nodules externes dès leur apparition. On cautérisera chaque nodule au galvanocautère au moyen d'une pointe très fine que l'on enfoncera dans les tissus. La pointe ne rencontre de résistance que sur les parties saines, dès qu'elle touche un point malade elle pénètre facilement. Ces cautérisations externes peuvent être précédées d'une légère anesthésie locale au moyen d'un jet de chlorure d'éthyle.

Avant de se servir du galvanocautère, il faudra soulever toutes les croûtes qui revêtent les nodules. La cautérisation terminée, on souffle un peu d'aristol sur la région et on prescrit quelques lotions aseptiques.

Cette méthode de traitement convient pour les nodules en nombre relativement restreint. Quand on est en présence d'un large lupus de la face, il faut recourir aux procédés ordinaires des dermatologistes ou encore à la radiothérapie.

Les cas guéris peuvent récidiver au bout de quelques années, deux ou trois ans, nous avons eu l'occasion d'en voir des exemples.

L'opération de Rouge, de Lausanne, pratiquée par Ch. Audry et Molinié, n'est applicable qu'aux formes très étendues allant jusqu'à la partie postérieure des fosses nasales.

D. — RHINOSCLÉROME

Le rhinosclérome est une affection très rare. Les trois cas publiés en France venaient tous de pays étrangers[1]. Les observations sont plus fréquentes en Autriche, dans la Petite-Russie et dans l'Amérique centrale. Dans cette dernière région, ALVAREZ en a recueilli 22 cas, qui ont servi aux recherches miscroscopiques de CORNIL et BABÈS.

Nous serons bref dans l'exposé séméiologique d'une maladie si peu commune. On a observé l'affection depuis l'âge de six ans, mais jamais après vingt-huit ans. Elle frappe surtout les sujets robustes de la classe ouvrière. D'après WOLKOWITSCH, le nez est pris plus souvent que le pharynx et le larynx. Le début est insidieux et caractérisé par du coryza chronique, des éternuements, quelques sécrétions et des croûtes jaunâtres rappelant l'odeur de l'ozène.

Plus tard, le nez se tuméfie, s'indure, devient œdémateux. La peau du nez est immobile et résistante comme l'ivoire. Les narines se rétrécissent. Le nez, lisse d'abord, présente des nodosités ou plaques dures, rouges ou cuivrées, entourées de quelques vaisseaux. Les nodules se fondent et donnent lieu à une tumeur plus ou moins volumineuse lobulée. Quelques mois ou quelques années plus tard, la peau s'ulcère, il se forme des rhagades, des ulcérations recouvertes de croûtes noirâtres masquant un liquide séro-purulent. Dans certains cas, l'affection reste cantonnée dans la cavité nasale où elle se traduit par des tumeurs polypiformes ou par des ulcérations.

1. Voir le cas de CASTEX dans la thèse de QUIGNARD (Paris, 1892), le travail de CH. AUDRY (*Province médicale*, 1892) et la monographie de JUFFINGER (Vienne, 1892). En 1894, SECRÉTAN cite quatre cas originaires de la Suisse : 1 du canton de Schaffouse et 3 dans le Valais. Le microbe de FRISCH a été constaté par STILLING.

Citons encore l'envahissement de la lèvre supérieure, du palais, du voile, du pharynx, du larynx et de la trachée. Toutes ces lésions aboutissent à des cicatrices rétractiles brillantes, chéloïdiformes. L'envahissement du larynx peut causer l'asphyxie.

Cette affection est d'un diagnostic facile pour quiconque a eu la bonne fortune d'en observer un premier cas. On ne peut la confondre avec aucune autre lésion. D'ailleurs, la recherche du bacille décrit par Cornil et Alvarez, puis par Frisch, lèvera tous les doutes.

Traitement. — L'affection peut guérir par l'ablation des tumeurs. On les enlève à l'anse galvanique ou bien on les détruit par des pointes de feu. On a conseillé de toucher les ulcérations à l'acide lactique presque pur. Dans les cultures, on arrête le développement du bacille au moyen de l'acide salicylique à 1 0/0. Aussi, a-t-on recommandé de faire, tous les deux jours, dans les tumeurs, une injection interstitielle d'acide salicylique à 1/2 0/0.

S'il survient de la sténose laryngée, on la traitera par le tubage et s'il est nécessaire par la trachéotomie.

On ne pourra guère compter sur l'action antisténosante de la thiosinamine.

Ballin et Stern auraient obtenu une grande amélioration par la radiothérapie et les courants de haute fréquence.

E. — LÈPRE

Maladie fréquente en Norwège, sur les bords de la mer Noire et de la Méditerranée. Très rare en France.

Elle est caractérisée par des tubercules brillants, rouge brun, simulant l'acné rosacée. La pituitaire est épaissie, rougeâtre, elle s'ulcère et donne lieu à des sécrétions fétides. Le diagnostic est facilité par la maladie générale et la recherche du bacille de HANSEN dans les sécrétions nasales ou dans le sang des épistaxis du début de la maladie.

La désinfection des mouchoirs des lépreux est très importante au point de vue prophylactique.

Le traitement doit surtout consister à empêcher l'occlusion cicatricielle des narines. L'huile de chaulmoogra, administrée à l'intérieur, est regardée comme un véritable spécifique de la lèpre.

F. — MORVE

Ici encore le diagnostic est simplifié par la maladie générale qui précède de beaucoup la lésion du nez.

Cette lésion nasale consiste en tubercules et pustules qui aboutissent à des ulcérations et des nécroses. Les sécrétions abondantes sont purulentes et fétides. Le nez est tuméfié et rouge dans la morve aiguë. Le pronostic est moins grave dans la morve chronique.

Le traitement consisterait dans des attouchements à l'eau chlorée ou à l'acide phénique, qui tuent le bacille de la morve.

G. — ACTINOMYCOSE

L'actinomycose est une affection parasitaire connue depuis quelques années et observée primitivement chez les animaux. Elle se rencontre chez l'homme, principalement chez les agriculteurs s'occupant du bétail. Cette affection peut envahir tous les organes. On la rencontre parfois sur le maxillaire supérieur. Le champignon pénètre par une dent cariée jusque dans la profondeur du sinus maxillaire. La lésion est essentiellement destructive. Le liquide qui sort des foyers ulcérés et du sinus maxillaire contient des *grains jaune-soufre* caractéristiques qui, au microscope, révèlent la présence d'*actinomycètes*[1].

Le diagnostic se basera donc sur la présence des grains jaunes et sur la vérification microscopique de leur contenu. Le professeur PONCET a publié un cas dans lequel le sinus maxillaire était largement ouvert dans la bouche, simulant ainsi une lésion syphilitique.

Le traitement consiste dans l'incision des foyers et dans le raclage le plus étendu possible pour éviter les récidives. L'iodure de potassium paraît favoriser la cicatrisation des lésions. La mort est souvent causée par l'envahissement secondaire des poumons.

1. Cette affection a été plus spécialement étudiée à Lyon par MM. PONCET, GANGOLPHE, L. DOR et BÉRARD, etc.

CHAPITRE IV

TUMEURS DU NEZ

A. — POLYPES MUQUEUX DES FOSSES NASALES

Ce chapitre offre le plus grand intérêt, car il s'agit d'une maladie commune, très commune même pour ceux qui savent pratiquer la rhinoscopie. En effet, les polypes muqueux ne se diagnostiquent pas comme autrefois en soulevant simplement l'aile du nez avec le doigt. Il est des polypes dont l'existence ne se révèle que par un examen minutieux. Souvent nous rencontrons des malades se plaignant d'une toux chronique quinteuse sans expectoration ou de crises d'asthme. Chez ces malades, la rhinoscopie s'impose avant l'auscultation. Nous rencontrons alors de petits polypes cachés dans la profondeur du méat moyen, ils ne sont même visibles parfois que par la rhinoscopie postérieure. Rien cependant, chez ces malades, n'attire l'attention du côté du nez. Il n'y a ni perte d'odorat, ni obstruction nasale. Il est important de diagnostiquer ces polypes, car de leur découverte dépend la guérison.

Les variétés de polypes sont nombreuses depuis le polype unique, minuscule, latent, jusqu'aux polypes volumineux et multiples qui débordent et par les narines et par les orifices postérieurs des fosses nasales.

Les polypes ont un développement lent et mettent plusieurs années avant d'incommoder sérieusement le malade. Arrivés à leur apogée, les polypes obstruent les cavités et donnent à la voix un timbre particulier qui permet de faire le diagnostic au premier mot que vous adresse le patient. Celui-ci accuse une obstruction nasale remontant à quelques années ; mais il reconnaît toutefois que l'obstruction a été précédée d'un coryza continuel.

Dans les premiers temps, l'obstruction est intermittente et atteint son maximum lors des temps humides. Les temps secs, au contraire, rétablissent momentanément le passage de l'air. Le séjour sur le bord de la mer paraît favorable.

Une fois que les polypes ont atteint un grand degré de développement, il s'établit un écoulement nasal muqueux ou muco-purulent, quelquefois fétide s'il survient une complication de sinusite. Le malade a le sommeil troublé par l'obligation de dormir la bouche ouverte, il a la gorge sèche et a besoin de boire plusieurs fois pendant la nuit. La pharyngite et la laryngite sèches ne sont point rares. Enfin, quand l'affection dure depuis plusieurs années, le poumon subit le contre-coup de la respiration buccale exclusive et il survient de la bronchite chronique.

Les sujets les plus nerveux sont alors en proie à des troubles réflexes tels que ceux que nous avons signalés plus haut. L'asthme est un de ceux que l'on observe fréquemment. Nous ferons remarquer en passant, que l'accès d'asthme ne provient pas des polypes les plus volumineux, mais bien des plus petits et des plus mobiles. C'est un fait que nous avons maintes fois remarqué.

Les polypes volumineux entretiennent la céphalée, et provoquent l'inaptitude au travail intellectuel. Quand la tumeur masque et comprime la fente olfactive, il survient de l'anosmie. La compression du canal nasal provoque l'épiphora. En arrière, la trompe peut aussi être intéressée par les tumeurs ; il en résulte quelques bourdonnements, et une diminution marquée de l'ouïe.

Le polype muqueux est une maladie de l'âge adulte. D'après les statistiques, celle de NATIER en particulier, 3 0/0 des cas seulement surviendraient au-dessous de 15 ans. Toutes les hypothèses ont été soulevées au sujet de la cause de cette affection ; un seul fait est à retenir, c'est qu'elle est le résultat d'une irritation mécanique ou inflammatoire d'origine variable.

Tous les symptômes précédemment énumérés ne suffisent pas pour établir le diagnostic. L'examen rhinoscopique est l'unique moyen d'affirmer la nature de la maladie. Par la rhinoscopie antérieure, on aperçoit immédiatement dans les fosses nasales une tumeur arrondie, lisse, brillante à aspect gélatineux transparent ; quelques arborisations vasculaires en sillonnent la surface. La teinte est d'un gris bleuâtre caractéristique. La tumeur est dépressible, le stylet la mobilise facilement. Certaines tumeurs anciennes, ou ayant subi des cautérisations, ont un aspect plus rose et moins transparent. Il existe aussi des cas de polype volumineux unique, rougeâtre, sans transparence aucune. Nous en avons observé plusieurs cas ; ce sont ces tumeurs sessiles signalées par ZUCKERKANDL et qui prennent largement leur point d'implantation sur la lèvre de l'hiatus semilunaire.

La rhinoscopie ne nous renseigne pas sur le nombre des polypes. L'opération seule indiquera l'étendue du mal. Il n'est pas rare d'opérer 10 à 12 polypes de chaque côté. On a cité quelquefois des chiffres fantastiques, mais il s'agit alors de tumeurs enlevées en plusieurs parcelles.

Pour diagnostiquer de petits polypes isolés, nous devons anesthésier la muqueuse des cornets à la cocaïne-adrénaline pour faire affaisser le tissu érectile et pour démasquer largement le méat moyen, habitat préféré de ce genre de production. On devra aussi se méfier de l'aspect trompeur de mucosités nasales qui, placées un peu profondément en arrière, simulent parfaitement de petits polypes. La recherche au stylet lèvera, dans ce cas, tous les doutes. Il est important de connaître le siège de prédilection des polypes. Disons d'abord que l'on n'en trouve jamais sur le cornet inférieur et qu'ils sont très rares sur la cloison. La plupart des polypes proviennent du méat moyen, depuis l'ouverture du sinus frontal jusqu'à la partie postérieure la plus reculée. Toutes nos observations à cet égard concordent parfaitement avec les affirmations de ZUCKERKANDL. Il existe aussi des polypes insérés à la partie supérieure en avant vers la racine du nez ; pour les voir, il est utile de renverser fortement en arrière la tête du malade. D'autres tumeurs pendent de la voûte entre le cornet moyen et la cloison ; mais elles sont plus fréquentes en arrière du cornet moyen.

Enfin le cornet moyen lui-même présente souvent des polypes sessiles muqueux coïncidant avec d'autres polypes ou bien liés à une inflammation des cellules ethmoïdales. Mais cliniquement, nous le répétons, c'est dans le méat moyen et en arrière du cornet moyen qu'il faudra poursuivre les tumeurs pour les extirper complètement.

Dans quelques cas, une fois les polypes enlevés, on se trouve en présence d'un cornet moyen totalement déformé. La voûte nasale apparaît comme une masse informe semée de petits polypes ou de petites bosselures. Cette masse est dure, résistante et ne permet plus de distinguer le tissu sain du tissu malade. On est réduit à larder, çà et là au galvanocautère, dans l'épaisseur de ce bloc fibreux pour éviter les récidives.

La constatation de polypes du nez ne constitue pas un diagnostic complet. Les polypes ne sont parfois qu'un épiphénomène greffé sur une altération osseuse ou accompagnant une sinusite de l'une des cavités accessoires.

Mais ces affections ne pourront guère être reconnues qu'après l'ablation des polypes les plus volumineux.

Dans certaines circonstances, le malade conserve de

l'obstruction nasale après l'ablation complète de tous les polypes. Cette obstruction peut tenir à deux causes : ou bien il existe d'autres polypes cachés faisant saillie dans le naso-pharynx; ou bien comme nous l'avons constaté plusieurs fois, le malade est affligé d'une hypertrophie de l'extrémité postérieure des cornets inférieurs. Cette hypertrophie réclame une opération complémentaire.

Ajoutons encore que les polypes muqueux occupent généralement les deux cavités nasales. On voit rarement un polype unilatéral ; et quand le fait se rencontre, il s'agit plutôt de ces gros polypes rougeâtres sessiles dont nous avons parlé plus haut.

Les praticiens peu familiarisés avec la rhinoscopie ont de la tendance à prendre pour des polypes muqueux soit une hypertrophie du cornet inférieur, soit une crête saillante ou une déviation de la cloison. Ici le stylet permet encore de trancher la question.

Le papillome des fosses nasales est une affection très rare, à caractères bien déterminés et dont l'apparence diffère absolument de celle du polype muqueux.

Quant aux tumeurs malignes, elles ont une surface irrégulière, spéciale aux lésions malignes des muqueuses. La cloison souvent n'échappe pas à l'envahissement du néoplasme. Le moindre contact de la sonde provoque une hémorragie. En outre, le malade tombe rapidement dans un état cachectique profond.

Traitement. — S'il est un progrès capital en rhinologie, c'est bien celui qui a été accompli pour l'ablation des polypes du nez.

La destruction par les caustiques, même par l'acide chromique, n'a plus de raison d'être actuellement.

La méthode la plus ancienne d'ablation des polypes, l'extraction par la pince, n'a point encore malheureusement disparu de la pratique. C'est une méthode barbare que l'on ne doit plus oser proposer à un malade. Avec la pince, le chirurgien agit en aveugle, il plonge au hasard dans la fosse nasale et ne retire que ce qui veut bien se placer entre les mors de la pince, ou bien il brise tout ce qui lui fait obstacle, et, sous le prétexte d'éviter des récidives, il arrache une grande partie des cornets.

Nous n'aurions garde d'oublier les douleurs atroces imposées au malade, sans compter l'hémorragie abondante qui accompagne cette terrible intervention.

Nous admettons que tout chirurgien soucieux de l'intérêt de son malade, doit résolument se familiariser avec les méthodes nouvelles. Sans cela il lui est impossible de pénétrer dans le méat moyen pour enlever ces petits polypes qui s'y cachent profondément. M. Mackenzie, dans son traité, affirme que la pince ne mérite ni le souverain mépris dans lequel la tiennent les spécialistes, ni les éloges pompeux des chirurgiens : il reconnaît toutefois la supériorité de l'anse galvanique. Il avoue que le praticien qui se sert habilement du galvanocautère, ne consentirait jamais à se faire opérer lui-même par arrachement à la pince.

Il est donc de toute nécessité de se servir d'instruments minces pénétrant facilement dans les recoins les plus cachés. Le serre-nœud, à cet égard, est l'instrument idéal. On emploiera, tantôt l'anse froide, tantôt l'anse galvanocaustique.

L'emploi du serre-nœud chaud ou froid réclame, en premier lieu, un éclairage parfait. Il ne suffit plus, comme pour la pince, de placer le malade en face d'une fenêtre bien éclairée. Il faut s'armer d'un spéculum et d'une bonne lampe d'examen. On anesthésie d'abord délicatement la muqueuse à l'aide d'une tige porte-coton et d'une solution de cocaïne à 10 0/0, à laquelle on ajoute II gouttes de solution d'adrénaline au 1000e. La pulvérisation est moins douloureuse que le passage du pinceau ; mais il ne faut pas administrer des doses trop élevées, susceptibles de produire des effets toxiques.

Au point de vue de l'anse, il faut être éclectique; l'anse galvanocaustique a ses indications aussi bien que l'anse froide.

L'anse galvanocaustique tranche le polype au niveau même du point de constriction par le fil et, par conséquent, abandonne dans le nez, une partie du pédicule. Mais, comme, d'un autre côté, elle permet d'opérer sans hémorragie, c'est le meilleur instrument pour les premiers temps de l'opération, c'est-à-dire pour déblayer le terrain. Nous avons indiqué (*fig.* 63) le manche galvanocaustique auquel nous donnons la préférence. Lorsque l'anse galvanocaustique a permis d'enlever toutes les tumeurs apparentes des fosses nasales, il reste à extraire toutes les petites tumeurs

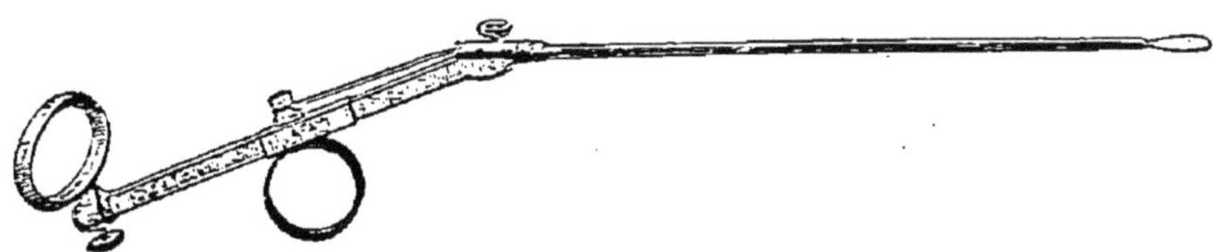

Fig. 72. — Serre-nœud de Black pour l'anse froide.

cachées et les pédicules des grosses tumeurs. On se sert à cet effet du serre-nœud de Black (*fig.* 72) dont la tige fine et délicate peut pénétrer dans les parties les plus cachées et les plus reculées des fosses nasales (1).

On devra, même lorsqu'il paraît ne plus exister un seul polype, fouiller avec l'anse froide, tout le long du méat moyen et l'on découvrira souvent de petits polypes cachés. La plupart des polypes enlevés à l'anse froide se présentent sous une forme arrondie ; quelques-uns portent en un point une sorte de hile, duquel se détache un pédicule effilé et long, parfois de 2 à 3 centimètres. L'anse galvanique sec-

(1) Un serre-nœud, pour être bien en main, doit former entre le tube et le manche un angle obtus de 155°. Un angle moins ouvert gênerait beaucoup les mouvements de l'opérateur.

tionnerait simplement la tumeur au niveau de ce hile, et la récidive serait inévitable ; il est vrai que l'on peut détruire le pédicule au galvanocautère. Mais il n'est pas toujours accessible à la vue ni aux instruments.

En somme, il est bon de commencer l'opération à l'anse galvanocaustique et de la terminer à l'anse froide. Mais pour l'anse froide, il faut maintenir soigneusement l'anesthésie à la cocaïne, car l'arrachement serait plus douloureux que la section au fil incandescent. L'anse chaude doit être chauffée avec précaution, et non d'une façon continue, pour éviter les hémorragies. L'arrachement à l'anse froide, provoque plus facilement de petites hémorragies, qui ont l'inconvénient d'obstruer la narine par des caillots ; mais en recommandant au malade de se moucher, on supprime du même coup et les caillots et l'hémorragie. On peut alors continuer l'opération.

Si l'on veut ne pas avoir de surprises, on aura toujours soin, avant d'opérer un malade atteint de polypes du nez, de faire l'analyse des urines. Dans le cas où l'on trouve du sucre ou de l'albumine, il faut redoubler de précaution, ces états morbides provoquant facilement des hémorragies. On fera même bien de ne se servir que de l'anse chaude, l'anse froide donnant plus facilement des hémorragies.

Dans quelques cas, il existe des polypes visibles seulement par la rhinoscopie postérieure ; on les enlèvera par la voie nasale antérieure à l'anse froide, après avoir reconnu leur situation exacte par la rhinoscopie postérieure.

Une première opération faite, on examine le malade huit jours après, et dans une fosse nasale que l'on croyait complètement déblayée, on est stupéfait de constater l'existence de polypes volumineux. Ce ne sont point assurément des polypes récents, mais bien de vieux polypes qui, comprimés par les premiers, étaient réduits en lamelles minces. Ces polypes trouvant le champ libre, à l'instar d'une éponge comprimée, se tuméfient et prennent un volume considérable.

Il arrive aussi qu'à une première application de l'anse galvanique sur un polype volumineux, on voit sourdre un liquide clair en assez grande abondance. Il s'agit ici de formations kystiques et l'anse ne retire du nez que des lambeaux aplatis, revêtement du kyste. Quelques malades ont une tendance à avoir toujours des récidives sous forme kystique.

Le contenu des kystes est loin d'être toujours clair et limpide. Dans plusieurs cas nous avons vu sourdre un liquide blanc laiteux, simulant du pus. Il s'agit alors de kystes à mucine, comme le démontre l'examen microscopique du liquide. M. Bernoud en a publié un cas remarquable dans lequel il existait, des deux côtés, un grand nombre de poches à mucine. A la rhinoscopie antérieure, on voyait des masses polypeuses parsemées de kystes blanchâtres plus ou moins volumineux.

On se heurte quelquefois à des polypes, glissant continuellement à l'approche de l'anse. Dans ces cas, on a conseillé de fixer la tumeur à l'aide d'une pince à anneaux démontables pour laisser passer l'anse. On pourra avoir recours simplement à une aiguille terminée en crochet et montée sur un petit manche.

L'anse est alors facilement introduite le long de l'axe de cette aiguille, et elle parvient à saisir la tumeur maintenue fixe, grâce au petit crochet.

Dans d'autres circonstances plus rares, on pourra triompher de polypes implantés profondément, en se servant d'une petite éponge munie d'un fil et introduite par la bouche, comme dans le tamponnement des fosses nasales. Cette éponge est ensuite retirée par la narine d'arrière en avant, à l'aide du fil, pour extraire le polype par arrachement. C'est la méthode de Voltolini ; elle est un peu brutale et ne doit être employée qu'exceptionnellement.

Parfois, on croit avoir fait une opération complète, parce qu'on ne trouve plus une seule tumeur apparente. Il faudra pourtant introduire encore l'anse dans le méat moyen, la relever de bas en haut et souvent on retirera de petits polypes dont on ne pouvait soupçonner l'existence. On aura aussi de semblables surprises en plongeant l'anse sous le cornet moyen, jusqu'à son extrémité postérieure, puis en la relevant fortement de bas en haut comme dans le cas précédent.

Vu la possibilité d'hémorragie secondaire, nous n'opérons ordinairement, le même jour, qu'un seul côté. Une séance ultérieure est réservée au côté opposé. L'hémorragie, pendant l'opération, est rarement importante. On l'arrête facilement en introduisant dans la fosse nasale un tampon imbibé d'eau oxygénée. Deux minutes après, on ordonne au malade de se moucher pour enlever les caillots et on continue l'opération.

Lorsqu'après trois ou quatre séances, suivant l'importance des polypes, on croit l'opération terminée, on brûle au galvanocautère tous les points suspects accessibles à la vue et aux instruments. La cocaïne permet de faire cette cautérisation sans douleur. On a conseillé pour éviter la récidive, de faire pulvériser chaque jour un peu d'alcool étendu de trois parties d'eau. Malgré toutes les précautions, la récidive est presque inévitable. D'ailleurs, souvent les nouvelles poussées de polypes sont indépendantes des poussées antérieures. Le malade, pour se mettre à l'abri d'une nouvelle opération, doit se faire examiner, pendant deux ou trois ans, à des intervalles de huit à dix mois. On a ainsi la faculté de pouvoir extraire ou détruire les moindres germes de récidive. On obtient de la sorte une guérison complète et définitive. Malheureusement, le malade, dès qu'il respire librement par le nez, se croit guéri et ne revient nous trouver que plusieurs années après, lorsque le nez est absolument rempli à nouveau de nombreux polypes.

Il est à remarquer que quelques malades sont guéris d'emblée après les premières interventions. Quant à ceux chez lesquels la récidive est fréquente, il n'est nullement démontré que cette récidive se fasse au niveau même des premiers polypes. Il est plus probable que de nouvelles tumeurs prennent naissance en d'autres points.

On peut voir des hémorragies secondaires qui cèdent facilement aux moyens les plus simples. Sur plusieurs centaines de polypes muqueux du nez, nous n'avons encore observé qu'une hémorragie secondaire inquiétante. C'est le *seul cas* pour lequel nous ayons dû arrêter l'hémorragie par le tamponnement avec la sonde de Belloc. Il s'agissait, dans ce cas, d'un diabétique. On fera donc bien, avant toute opération, comme nous l'avons déjà dit, d'examiner les urines afin de se prémunir contre de tels accidents.

Au point de vue hémorragique on se méfiera spécialement des petits polypes implantés très haut à la partie antérieure de la voûte nasale.

Nous n'avons vu qu'une ou deux fois survenir un peu d'inflammation nasale avec légère suppuration à la suite d'ablation de polypes muqueux. Mais, toutes ces complications, le malade les évitera s'il consent à suivre rigoureusement nos conseils après l'opération.

En règle générale, une fois la fosse nasale débarrassée de tous les caillots, nous insufflons au lance-poudre une petite quantité d'europhène, poudre antiseptique et hémostatique ou simplement de l'aristol. Puis nous introduisons dans le nez un tampon de coton, long de 6 à 7 centimètres ; nous conseillons au malade de garder le tampon quelques heures et même jusqu'au lendemain matin.

Pendant huit jours on fait priser de l'aristol ou un mélange de salol et acide borique à 1/10, et on conseille des aspirations nasales tièdes d'eau boriquée.

Dans les cas d'hémorragie immédiate après l'opération, le lavage à l'eau chaude a une action remarquable. Si l'hémorragie est secondaire, on conseille au malade d'aspirer, par les narines, un peu d'eau de Pagliari et de placer dans le nez un nouveau tampon de coton boriqué sec. En cas d'insuccès, on aura recours à l'eau oxygénée ou au coton à la ferripyrine.

En 1897, dans notre première édition, nous avons conseillé pour arrêter les hémorragies nasales, l'emploi du *Penghawar*, sous le nom de *Mousse orientale*. Cette substance a été tirée à nouveau de l'oubli, il y a quelque temps, par LUBET-BARBON, qui l'a préconisée dans les hémorragies rebelles. Actuellement le Penghawar se trouve sous forme de petits tubes stérilisés à l'autoclave et on peut l'employer en toute sécurité. Il a pourtant de petits inconvénients, il peut donner lieu à la formation de tumeurs, dites tumeurs à Penghawar (LERMOYEZ).

Il est inutile de décrire ici le traitement du coryza hypertrophique ou des sinusites pouvant coexister avec les polypes.

B. — POLYPES MUQUEUX DES CHOANES

Les polypes, pendant des choanes dans le naso-pharynx, doivent être décrits à part au point de vue du diagnostic et du traitement. Ces polypes sont parfois uniques ; ils gênent la respiration nasale des deux côtés à cause de leur volume important, ils limitent les mouvements du voile du palais et donnent à la voix un caractère plus ou moins nasonné. Ils compriment même l'orifice des trompes et provoquent de la surdité et des bourdonnements.

Cliniquement, nous les divisons en deux formes : les polypes cachés et les polypes dépassant le bord inférieur du voile. Les seconds se reconnaissent à la simple ouverture de la bouche ; mais ils sont facilement pris pour de vrais polypes naso-pharyngiens à implantation basilaire. Quant aux premiers, on ne peut que les soupçonner par la rhinoscopie antérieure ; la rhinoscopie postérieure seule nous permet d'en affirmer l'existence. On voit le naso-pharynx complètement rempli par une tumeur grisâtre dont on reconnaît l'implantation dans telle ou telle fosse nasale par le toucher digital. Le toucher nous permet d'apprécier le volume du pédicule et son point d'implantation ordinairement, en apparence, sur la partie la plus reculée du méat moyen.

Nous disons, « en apparence », car la plupart du temps ces polypes ont une origine intrasinusale. Nous en avons vu depuis longtemps des exemples fort probants. Ce détail a son importance au point de vue opératoire. Voici comment les choses se passent ordinairement.

Dans certains cas nous trouvons un polype volumineux pendant dans le naso-pharynx, polype que nous sectionnons par le procédé que nous indiquerons plus loin. Dans d'autres cas, il s'agit d'une tumeur volumineuse qui obstrue simplement la partie la plus reculée de l'une des fosses nasales, nous la saisissons à l'anse par voie antérieure et aussitôt un liquide citrin assez abondant, à peine teinté en rose, est rejeté par le malade. Qu'il s'agisse de l'un ou l'autre de ces cas, la fosse nasale n'est pas complètement libérée par notre première intervention. Nous apercevons encore une petite formation polypeuse dans le méat moyen, nous la saisissons à l'anse froide mais nous éprouvons une certaine résistance à la traction. Enfin la résistance cesse et nous ramenons au dehors, à notre grande stupéfaction, une tumeur volumineuse qui ne pouvait être contenue dans le méat moyen. Cette tumeur provient du sinus maxillaire, elle est plus ou moins lobulée et contient des débris de parois kystiques. C'est là un fait d'observation clinique courante qui se rencontre dans les cas de polypes unilatéraux et dans les cas de polypes à développement naso-pharyngé. Ajoutons aussi que ces polypes ne sont souvent qu'une complication d'autres polypes nombreux occupant les deux fosses nasales.

D'ailleurs les polypes kystiques prenant naissance dans le

sinus maxillaire ne se présentent pas seulement sous la forme que nous venons de décrire. Il est des cas où on ne trouve qu'un petit polype du méat moyen et quand on saisit ce petit polype il s'échappe du nez une certaine quantité de liquide qu'on peut évaluer à une ou deux cuillerées à café environ. Ces tumeurs kystiques peuvent aussi se rompre spontanément.

Nous ne sommes point seul à soutenir l'origine sinusale fréquente des polypes kystiques pendant dans le naso-pharynx. KILLIAN, puis SEGURA ont également soutenu la même opinion.

Les polypes plus volumineux dépassant le bord libre du voile du palais et visibles par la simple inspection de la bouche, sont plus rares, nous en avons cependant observé un certain nombre de cas.

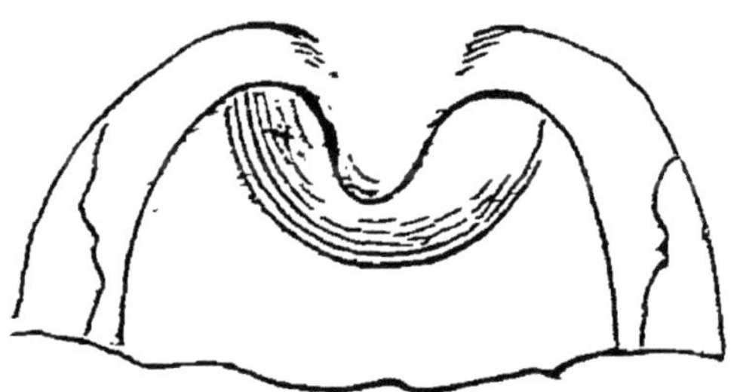

FIG. 73. — Polype du naso-pharynx dépassant le bord libre du voile du palais.

Ils forment une saillie à bord convexe au-dessous du bord concave du voile (*fig.* 73). Chez une jeune femme, que nous avait adressée notre ami MONARD d'Aix-les-Bains, nous avons constaté un polype du volume d'une petite orange qui s'avançait sur la langue jusqu'au milieu de la bouche.

Ces tumeurs s'implantent dans les fosses nasales et s'accompagnent d'autres polypes muqueux du nez. Elles diffèrent cependant des polypes muqueux par leur structure souvent fibreuse. Quand les tumeurs sont moins volumineuses, la structure fibreuse ne s'observe qu'à la surface. La transformation fibreuse de ces tumeurs paraît provenir des frottements constants qu'elles éprouvent dès qu'elles pendent dans la cavité naso-pharyngée. Nous avons rencontré plusieurs cas de ces polypes, complètement kystiques.

Ce genre de tumeurs peut se confondre avec les polypes naso-pharyngiens. Le toucher digital indiquera seul si la tumeur est adhérente au cavum. Les kystes de la bourse pharyngée se reconnaîtront facilement au miroir par leur siège et au toucher par leur fluctuation. Quant aux végétations adénoïdes, leur consistance spéciale, l'irrégularité des bourgeons suffisent pour établir le diagnostic.

Traitement. — C'est un traitement d'inspiration qui varie avec chaque tumeur. Nous allons citer les différents moyens que nous avons l'habitude d'employer.

Pour les polypes de volume moyen, on se servira de l'anse chaude ou froide, en se guidant à l'aide du spéculum. La principale difficulté est de saisir une première parcelle de la tumeur, car l'anse glisse à la surface et ne peut saisir une tumeur de trop grand diamètre. Il ne faudra point chercher à saisir le polype en totalité en une seule fois. L'anse étant appliquée sur la tumeur, on fera passer légèrement le courant pour faire adhérer le fil. Une première partie enlevée, le reste viendra facilement.

Si l'on soupçonne une tumeur kystique, on plongera au centre une pointe de galvanocautère, la poche se videra immédiatement et la tumeur réduite et aplatie comme un ballon dégonflé sera facilement saisie et extraite par voie antérieure.

Dans les premiers temps, pour les tumeurs non susceptibles d'être enlevées par voie antérieure, nous abandonnions l'éclairage et le spéculum, et nous nous servions d'un tube double guide-anse chargé d'un fil, mais non monté sur le manche galvanocaustique. Nous introduisions l'index gauche par la bouche jusque dans le naso-pharynx pour charger le polype sur l'anse passée préalablement par la cavité nasale.

Actuellement nous avons encore simplifié le mode opératoire. Au lieu de prendre un fil monté sur un double tube guide-anse, nous prenons simplement un fil métallique galvanisé N° 16, nous le plions en deux. Nous le passons à la flamme d'un Bunsen et nous glissons la partie courbée en anse à-plat le long du plancher nasal. Lorsque l'anse est arrivée au delà du dos du voile du palais, nous introduisons l'index gauche dans la bouche et nous cherchons à saisir sous l'ongle l'anse à laquelle nous donnons le plus d'ampleur possible. Nous la conduisons en arrière du polype en la poussant contre la paroi postérieure du pharynx, puis nous la remontons en haut le plus possible jusqu'au pédicule du polype. En même temps, tenant entre le pouce et l'index de la main droite les deux extrémités libres du fil sortant par la narine, nous tirons doucement pour ramener l'anse d'arrière en avant. Pendant ces mouvements de traction, l'anse accompagnée par l'index gauche glisse en remontant sur la convexité postérieure de la tumeur et vient coiffer son pédicule dans son point le plus étroit. On confie à un aide les deux extrémités du fil, en lui recommandant de bien maintenir le fil sans bouger au ras de la narine. Par les deux extrémités libres, on glisse alors un tube double guide-anse et, l'aide cessant de tenir le fil, on pousse le tube directement dans la fosse nasale jusqu'au pédicule de la tumeur. Le tube est monté sur le manche de Jacoby. On commence alors la section en appuyant sur le contact électrique une fraction de seconde seulement, puis on fait une traction sur l'anneau du manche pour serrer à nouveau le pédicule. Nouveau passage de courant très court, nouvelle traction sur le manche et ainsi de suite sans se presser, jusqu'au moment où cède le pédicule. On retire alors l'écraseur électrique, le malade fait une aspiration nasale et il crache la tumeur en totalité, sans la moindre hémorragie. Le procédé est simple et élégant. Il nous est arrivé souvent pour des tumeurs peu résistantes, de ne pas monter le fil sur le manche de Jacoby et de faire un arrachement à froid sans aucune difficulté. Cependant en agissant de la sorte on est plus exposé à faire couler quelques gouttes de sang, mais les récidives sont moins fréquentes.

Autrefois nous enlevions aussi ces tumeurs au moyen d'un tube guide-anse à courbure naso-pharyngée introduit par la bouche. Ce mode d'opérer était d'une application difficile. Plus tard nous avions perfectionné notre méthode en passant par la fosse nasale une sonde de Belloc de petit diamètre. Lorsque le ressort de la sonde arrivait dans la bouche nous chargions les deux extrémités libres du fil plié en deux, sur l'œilleton de la sonde et nous ramenions le fil par la fosse nasale en accompagnant l'anse avec l'index gauche par la bouche. Le reste de l'opération se passait comme dans le procédé ci-dessus décrit. La suppression de la sonde de Belloc a été pour le malade et pour l'opérateur un perfectionnement très important.

Il est toutefois des polypes qui sont trop volumineux pour être saisis par la rhinoscopie antérieure et pas assez gros pour bénéficier de la méthode précédente. Dans ces cas, il est avantageux d'introduire l'index dans le naso-pharynx, on malaxe alors la tumeur, on la réduit et on la refoule d'arrière en avant dans la fosse nasale. Alors par voie nasale antérieure, on la fixe au moyen d'une tige à petit crochet ou d'une pince à anneaux démontables, l'anse galvanique est introduite le long de la pince qui sert de guide et on opère la section par la méthode ordinaire.

On peut aussi plus simplement glisser l'index par la bouche, entre le polype et le dos du voile. On plonge le doigt le plus haut possible, puis on le redresse d'avant en arrière en exerçant avec la phalangette des efforts de traction sur le polype pour le faire tomber dans le pharynx. Il est ensuite rejeté par la bouche.

Comme un grand nombre de ces tumeurs sont compliquées de polypes multiples dans l'intérieur des fosses nasales, on devra soigneusement enlever les moindres parcelles pour éviter les récidives. Les polypes des choanes se reproduisent facilement quand ils n'ont pas été enlevés en totalité.

Nous ajouterons que certains polypes qui ne gênaient pas

la respiration nasale arrivent à prendre un développement rapide en quelques semaines quand ils subissent la transformation kystique.

Dans les divers procédés que nous venons d'énumérer, les releveurs du voile du palais sont inutiles et surtout encombrants.

On est étonné, en parcourant quelques travaux sur ce genre de tumeurs, de voir que quelques opérateurs se soient ouvert chirurgicalement une large voie antérieure. Ces opérations préliminaires ne sont utiles que pour certaines tumeurs à véritable implantation naso-pharyngée.

C. — TUMEURS BÉNIGNES DIVERSES DES FOSSES NASALES

Outre les polypes muqueux, le nez peut contenir d'autres tumeurs plus ou moins rares. Nous allons passer en revue ces divers genres de néoplasmes.

Papillomes. — Le papillome nasal a un aspect clinique particulier. Il siège en général sur le cornet inférieur, ou bien sur le plancher ou sur la cloison. La tumeur est petite ou volumineuse, elle a un pédicule assez large et se distingue du polype muqueux non seulement par son siège différent, mais encore par sa couleur blanc-grisâtre et sa consistance plus grande. Son caractère essentiel est de saigner au moindre contact du stylet.

Noquet et Lacoarret ont eu le mérite de démontrer que le papillome vrai est très rare et que les quatorze cas publiés par HOPMAN devaient être pour la plupart des hypertrophies papilliformes du cornet inférieur.

Pour notre part, nous admettons aussi que cette confusion est fort possible, car nous n'avons vu que trois cas de papillome vrai du nez prouvé histologiquement. L'aspect blanc-grisâtre n'est pas pathognomonique, on le rencontre également dans certains néoplasmes macérés. Nous avons observé un cas de tumeur simulant cliniquement le papillome et saignant au moindre contact ; l'examen histologique prouva qu'il ne s'agissait pas d'un papillome.

Un de nos élèves, MARASPINI, du Caire, a étudié la question dans sa thèse (Lyon 1902), puis CHAVANNE de Lyon, en 1907, a repris la question à son tour, il a bien démontré que le papillome vrai des fosses nasales était plus rare que ne semblerait le montrer un certain nombre de cas publiés sous cette dénomination. Il ne faut pas confondre, en effet, avec le papillome, ces surfaces papillomateuses qui recouvrent insidieusement une tumeur maligne à son début.

Les polypes hémorragiques de la cloison pourraient faire songer au papillome, mais le microscope lèvera tous les doutes.

Ajoutons que le pronostic du papillome nasal est absolument bénin et qu'il n'est guère prouvé qu'il puisse se transformer en tumeur de mauvaise nature. Nous avons cependant observé des faits de ce genre du côté du larynx.

Le papillome s'installe sans bruit et ne se traduit plus tard que par des signes d'obstruction nasale et par les troubles variés dépendant de toute obstruction semblable. Il n'y a que les hémorragies fréquentes qui donnent une caractéristique spéciale à cette lésion. La tumeur peut simuler un cancer épithélial, mais la forme même du néoplasme et son siège dans la partie antérieure des fosses nasales, plancher, cloison ou aile du nez suffiront pour guider le clinicien. Le microscope apportera la preuve complémentaire.

Traitement. — L'anse galvanocaustique sera ici très favorable, mais ne mettra pas même à l'abri de l'hémorragie. La cocaïne-adrénaline sera appliquée pour l'anesthésie avec un pulvérisateur et non au pinceau, car le simple contact du pinceau provoquerait une hémorragie et empêcherait de continuer l'opération. Après l'ablation d'une première parcelle, le plancher nasal se couvre de sang et si l'on examine au spéculum, on voit nettement le coagulum sanguin animé de petits battements artériels, tant sont volumineuses les artérioles de la tumeur. L'intervention sera faite en plusieurs séances et, à la suite de chacune d'elles, on placera un tampon de coton hémostatique. Dans deux cas nous avons fait la destruction électrolytique.

Fibromes. — Les fibromes sont très rares et ne se rencontrent guère que dans les cas où les polypes ont évolué du côté du naso-pharynx.

Ostéomes. — L'ostéome est encore une tumeur exceptionnelle. Il consiste en une production très dure, ordinairement d'un petit volume.

C'est une exostose dépendant des régions ethmoïdale ou frontale.

L'ostéome peut acquérir un volume important. On peut tenter l'opération par voie naturelle en combinant l'emploi de la pince coupante et de la pince emporte-pièce. En cas d'insuccès, l'ablation relève de la grande chirurgie et réclame la création d'une voie artificielle.

Kystes osseux. — Les kystes osseux siègent de préférence sur la cloison ou sur le cornet inférieur, mais principalement dans l'épaisseur de l'ethmoïde.

La dilatation de la bulle ethmoïdale peut simuler un kyste du cornet, il faut en être prévenu, car il serait dangereux d'intervenir sur cette dilatation avec l'anse galvanocaustique (Lermoyez).

Le cornet moyen kystique se présente sous forme d'une masse arrondie qui remplit la cavité nasale. Cette masse est dépressible au stylet comme une feuille de mica. Nous nous contentons d'ouvrir la poche osseuse à l'aide d'une pointe galvanocaustique. On peut aussi se servir de la fraise des dentistes et enlever à l'anse des parcelles des parois. On rencontre souvent dans l'intérieur, des polypes muqueux. D'après Beausoleil, le kyste osseux du cornet moyen ne se rencontre que chez la femme.

Nous avons eu l'occasion d'observer un énorme kyste osseux de la tête du cornet moyen chez une femme de soixante ans environ. L'affection simulait une hypertrophie du cornet moyen. Nous avons enlevé d'abord à l'anse une grosse masse polypeuse. L'anse galvanocaustique appliquée une seconde fois nous a permis de retirer une coque osseuse, mince, du volume d'une coquille de noix.

Nous avons d'ailleurs observé plusieurs cas du même genre.

Souvent ces tumeurs renferment un liquide blanc laiteux simulant du pus, il s'agit de mucine qu'il est facile de reconnaître au microscope.

Dans un cas, la tumeur avait pris un développement tel que la masse occupait toute la fosse nasale et déformait le nez extérieurement. Les tumeurs kystiques des fosses nasales ont été étudiées avec soin par Brindel dans la *Revue de Laryngologie* de Moure en 1898. Pour une étude plus approfondie, nous renverrons le lecteur à cet important mémoire.

Enchondromes. — L'enchondrome est encore une production rare que l'on ne peut guère confondre qu'avec l'hypertrophie de la cloison. Moldenhauer en a opéré un cas en se créant une voie artificielle. Moure préfère l'électrolyse.

Moldenhauer cite aussi des *tumeurs à échinocoques* et des *kystes* contenant soit une dent, soit des poils. Il signale aussi des *hernies de la dure-mère* passant par la lame criblée. Ces hernies peuvent simuler des polypes muqueux, elles présentent des mouvements rythmiques et s'accompagnent de troubles cérébraux. Ici, une intervention serait fatale.

Adénomes bénins. — Les adénomes sont des tumeurs unilatérales, volumineuses, d'un aspect blanchâtre, saignant au moindre contact. Il est souvent impossible de les distinguer des tumeurs malignes, l'examen microscopique d'un fragment permet seul de trancher la question. Ce sont des tumeurs rares qui se rencontrent même à un âge avancé d'après nos observations. Nous avons eu en traitement un cas de cette espèce ; la tumeur avait un volume considérable mais elle ne débordait pas dans le naso-pharynx. D'après le diagnostic histologique de M. Pavіot, il s'agissait d'un adénome polypeux bénin avec légère infection de surface.

Le traitement de ces tumeurs consiste dans l'ablation au moyen de l'anse galvanique. Mais il faut procéder avec lenteur, il est impossible d'opérer en une seule séance, car on est entravé par les hémorragies. Toutefois, il est bon, quand on pratique une opération de cette nature, de faire des irrigations d'eau chaude à 45° ; c'est le moyen le plus pratique pour arrêter les hémorragies.

D. — TUMEURS MALIGNES DES FOSSES NASALES

Les tumeurs malignes sont rares et offrent, au début, une grande difficulté de diagnostic ; cependant, le diagnostic établi de bonne heure a une grande importance, car il permet de tenter une intervention efficace.

Newman, dans son *Traité*, a très bien décrit les signes qui permettent d'affirmer la nature maligne de la tumeur. Les tumeurs malignes s'observent plus fréquemment chez l'homme. Les deux formes principales : *sarcome* et *carcinome*, se présentent à des âges différents. Le carcinome est spécial à l'âge avancé (de 50 à 70 ans) ; le sarcome, au contraire, frappe indifféremment tous les âges et même les jeunes sujets. Schmiegelow a même publié un cas de chondro-sarcome chez un enfant de deux ans.

Le cancer nasal a été particulièrement étudié par Grosjean, de Nancy, dans le service de Jacques (*Rev. hebd. de Laryng.*, 1903), puis par Castex à l'Association française de Chirurgie en 1908.

Le début d'un cancer nasal est parfois assez insidieux. Ainsi nous avons observé deux cas d'épithélioma ayant débuté dans la partie la plus reculée de la fosse nasale au niveau de la choane. A la rhinoscopie postérieure on voyait seulement quelques bourgeons encadrant la choane. Nous avions songé à une tumeur de mauvaise nature à cause de l'aspect des bourgeons, à une période où la lésion était encore très limitée. La marche ultérieure de la maladie confirma le diagnostic assez rapidement.

On doit être prévenu que certaines tumeurs bénignes peuvent dégénérer, comme cela a été démontré par RICARD, HOPMANN, SCHŒFFER, etc. PLICQUE (*Annales des maladies de l'oreille, du larynx*, 1890) prétend que tout polype survenant sur la cloison est une tumeur maligne. Nous avons observé plusieurs cas contraires à cette affirmation très exagérée. NEWMAN prétend, en outre, que les tumeurs malignes ne sont pas, en général, pédiculées.

On songera surtout à une tumeur de mauvaise nature en présence d'un néoplasme à développement rapide, s'accompagnant de suppuration fétide. Dans ces cas, le simple examen au stylet peut provoquer des hémorragies même inquiétantes. Des épistaxis spontanées surviennent plus spécialement dans les formes sarcomateuses.

On doit tenir compte des douleurs irradiées provenant de la compression des nerfs voisins. La tumeur peut envahir le sinus maxillaire ou le sinus frontal. L'envahissement du sinus maxillaire que nous avons observé plusieurs fois, s'accuse par du gonflement de la joue ; le plancher orbitaire, repoussé en haut, projette l'œil en avant, déterminant ainsi une exophtalmie unilatérale caractéristique.

Nous avons vu un cas dans lequel la déformation de la face atteignit un degré tel que le néoplasme formait une saillie presque égale à la moitié de la tête. L'œil droit complètement détruit n'était plus représenté que par une petite fente étroite au sommet de la tumeur. La maladie dura ainsi plus de trois ans, causant au pauvre patient des douleurs intolérables.

Quand la tumeur se développe du côté de l'ethmoïde, elle traverse la lame criblée, et provoque une méningite purulente. On constate alors tous les signes classiques de la méningite de la base : cécité, surdité, troubles cérébraux, etc. D'après R. Dreyfus (*Archives inter. de lar.*, 1892), les glandes lymphatiques de la région sont rarement envahies et les métastases générales sont plus rares que pour les cancers des autres régions.

Le cancer peut encore envahir le naso-pharynx. Les symptômes d'obstruction causés par ce genre de tumeurs ne peuvent entrer en ligne au point de vue du diagnostic, car ils sont communs à beaucoup d'autres affections.

Il est important de savoir que le pronostic est plus favorable dans le cas de sarcome; mais l'aspect clinique de la tumeur ne permet pas de trancher cette question. Il faut enlever une parcelle de la tumeur et la soumettre à l'examen microscopique. Dans un cas, chez un malade âgé, chez lequel tout plaidait en faveur d'une tumeur maligne, le microscope nous a révélé une tumeur de nature tuberculeuse.

Par contre, nous avons rencontré un cas d'épithélioma paraissant siéger sur le cornet inférieur. La tumeur récidiva après deux opérations; dans l'espace de quatre à cinq jours, l'obstruction nasale était complète. La résection du maxillaire supérieur pratiquée par mon collègue Vallas démontra que la tumeur remplissait le sinus maxillaire et envahissait déjà l'orbite.

Les lésions syphilitiques tertiaires simulent parfois une lésion maligne. Si alors les caractères des lésions spécifiques, signalés dans un autre chapitre, ne sont point assez précis, on a toujours la ressource du traitement d'épreuve par l'iodure de potassium. On ne devra même jamais négliger cette tentative avant d'entreprendre une opération de quelque importance.

Si les malades se présentaient au début de l'affection, on

pourrait préciser le point d'origine de la tumeur pour mieux diriger l'intervention; mais, la plupart du temps, ils nous consultent trop tard, à une période où toute opération est devenue impossible.

Parmi les variétés que nous avons rencontrées, nous tenons à signaler deux cas de *mélanosarcome* des fosses nasales. Le mélanosarcome est rare dans le nez, comme le démontre un mémoire récent de Cozzolino (*Arch. für Laryngologie*). Dans nos deux cas il s'agissait de femmes qui, l'une et l'autre, avaient depuis de longues années des tumeurs mélaniques de la conjonctive du côté droit. A un moment donné, les tumeurs de la conjonctive évoluèrent et descendirent sur la paroi externe de la fosse nasale droite par la voie lacrymale. Chez les deux malades observées simultanément, l'affection dura un peu plus de deux ans. Malgré des opérations radicales ayant exigé chez l'une une énucléation du globe oculaire, il se fit des récidives successives et elles succombèrent.

Traitement. — Dans le traitement, il faut tenir compte de diverses indications. On saura que les formes les plus malignes et les plus sujettes à récidive sont les sarcomes à cellules embryonnaires et le cancer encéphaloïde. Il n'en est plus de même des adéno-sarcomes et des fibro-sarcomes qui peuvent être l'objet de tentatives chirurgicales importantes. On n'opérera qu'avec une certaine crainte les enfants et les vieillards.

Cependant nous devons reconnaître que, dans certains cas de tumeurs très limitées, il sera parfois avantageux de tenter la cure par la voie naturelle sans recourir aux grandes incisions chirurgicales.

Chez une femme âgée, nous avons eu l'occasion d'opérer par les voies naturelles une tumeur maligne implantée au niveau du cornet et du méat moyens. Trois fois, à des intervalles d'un an, il nous a été possible de faire une ablation complète. Néanmoins il y eut encore une récidive plus importante et il fallut faire une résection du maxillaire supérieur.

En 1899, MOURE, à la Société française de laryngologie, plaide en faveur de l'intervention simple dans quelques tumeurs malignes du nez; il dit que l'on doit toujours tenter l'opération par les voies naturelles avant de recourir à la voie externe, au moins pour les tumeurs de l'étage inférieur et même de l'étage moyen lorsque le sinus n'est pas envahi. Il admet toutefois que, pour les tumeurs de l'étage supérieur, il sera plus sage de ne pas intervenir.

Il est certain que, pour les tumeurs très limitées de la cloison ou des cornets, on a autant de jour par la voie naturelle que par une voie artificielle. Le traitement, dans ces cas, doit se faire avec la curette ou bien avec l'anse galvanique ou l'anse froide. On pourra également, si la tumeur est petite, faire, comme le conseille COSTINIU, des cautérisations à l'acide arsénieux suivant la méthode et la formule de CZERNY. Pour éviter la douleur causée par l'acide arsénieux, il sera utile d'ajouter une petite quantité d'orthoforme au mélange :

Acide arsénieux	1 gr.
Orthoforme	1 —
Alcool éthylique	75 —
Eau	75 —

Des badigeonnages avec une solution d'adrénaline à 1 pour 5.000 procureront, suivant MAHU, une atténuation des symptômes en décongestionnant les tissus. Ils auront aussi une action hémostatique en cas d'hémorragie.

Néanmoins nous recommandons de ne pas perdre trop de temps à pratiquer ces cautérisations et nous conseillons de faire l'ablation rapide et complète. Les cautérisations à l'acide arsénieux seront réservées de préférence aux tumeurs malignes externes du nez.

Mieux vaudra encore recourir à la radiothérapie ou bien à la fulguration qui, d'après les recherches récentes de

Keating-Hart, semblerait donner de fort beaux résultats.

Nous ne nous étendrons pas plus longuement sur le traitement par les voies naturelles, car le plus souvent le traitement de ces tumeurs malignes relève de la grande chirurgie.

Plicque a divisé les tumeurs en quatre groupes au point de vue des indications opératoires. A propos de chacun, il indique le mode d'intervention préférable. Les classifications destinées à servir de guide au point de vue opératoire sont toutes plus théoriques que pratiques et, pour décider une intervention, il sera préférable de se baser sur la nature de la tumeur, sur ses limites à peu près exactes et, en outre, sur l'état général du malade. Notre collègue Rochet, chirurgien de l'Antiquaille, a bien voulu opérer plusieurs malades que nous lui avons présentés. Dans quelques cas, la guérison a été définitive et quelques-unes de ces observations ont été mentionnées dans la Thèse d'un de nos anciens internes, le docteur Gourdiat de Clermont-Ferrand.

Quand une intervention paraît justifiée, il faut ouvrir une large voie.

On a le choix entre trois voies principales.

En premier lieu, la *voie palatine* avec section du voile du palais. On ne l'emploie que rarement car elle s'adresse surtout aux tumeurs situées dans le naso-pharynx.

En second lieu, la *voie jugale ou maxillaire* qui consiste à faire la résection totale du maxillaire supérieur. C'est à Gensoul, notre illustre chirurgien lyonnais, qu'est due l'idée de cette opération; il la pratiqua le premier en 1827.

Cette résection est indiquée quand la tumeur a envahi le maxillaire.

Nous avons vu plusieurs cas opérés de cette manière, sans récidive ultérieure.

Vient en troisième lieu la *voie nasale* qui peut s'établir de diverses manières. Chassaignac faisait une incision dans le sillon naso-génien et renversait l'auvent nasal sur la joue opposée. LAWRENCE a imaginé un autre procédé qui consiste à relever l'auvent nasal sur le frontal en incisant les téguments de chaque côté du nez depuis l'angle de l'œil jusqu'à la jonction des ailes nasales avec la lèvre supérieure. On coupe l'apophyse montante du maxillaire et les os du nez, on sectionne la cloison et on relève l'auvent nasal sur le front.

Enfin, OLLIER, un de nos grands chirurgiens lyonnais, a eu l'idée d'abaisser l'auvent nasal par sa méthode originale, l'ostéotomie verticale bilatérale.

A ces diverses voies nasales on peut encore ajouter le procédé de ROUGE de Lausanne qui consiste à relever le nez après section dans le repli gingivo-labial supérieur. Cette voie donne accès surtout aux tumeurs du plancher et de la partie inférieure des fosses nasales.

Mais à côté de tous ces procédés, celui de MOURE nous semble préférable, il donne un jour suffisant et ne laisse pour ainsi dire aucune déformation extérieure.

MOURE incise l'aile du nez dans toute sa hauteur jusqu'à l'angle interne du sourcil. Il met à nu à la rugine la branche montante du maxillaire, l'os propre du nez et l'épine nasale du frontal ; il découvre l'unguis et l'os planum en rejetant en dehors les parties molles de l'orbite. La résection porte ensuite sur l'os propre, la branche montante, l'épine nasale du frontal et la partie antérieure de l'unguis. Pour l'os propre on respectera les 2 millimètres de son attache à la partie médiane. On crée de la sorte une large ouverture qui permet l'ablation de la tumeur, et si le néoplasme est limité à la masse ethmoïdale, on le détache d'un bloc en le refoulant en bas au moyen d'une gouge que l'on glisse préalablement au-dessous de la lame criblée jusqu'au niveau du sphénoïde. On remplit la fosse nasale de gaze et on suture. Le tampon est enlevé le deuxième jour et n'est pas remplacé.

Cette opération bien réglée semble devoir supplanter toutes les anciennes méthodes.

La complication la plus grave sans contredit de ces diverses opérations est l'hémorragie, qui peut être mortelle d'emblée. Le sang peut aussi pénétrer dans les voies respiratoires. Pour obvier à cet inconvénient, on a proposé la trachéotomie préventive, faite de préférence avec la canule-tampon de TRENDELENBURG.

Mieux vaut, ce nous semble, un bon tamponnement des fosses nasales en arrière avant l'opération.

Parmi les contre-indications à l'opération, citons la cachexie avancée et l'existence de *symptômes cérébraux*. Dans les cas inopérables, on se bornera à un traitement symptomatique.

CHAPITRE V

TUMEURS DU NASO-PHARYNX

A. — FIBROMES

Les fibromes du naso-pharynx sont des tumeurs que l'on pourrait appeler malignes, malgré leur constitution histologique. Leur marche est, en effet, envahissante et les symptômes peuvent être exceptionnellement graves.

La plupart des auteurs prétendent que ces tumeurs ne se rencontrent plus au delà de 25 ans, et, qu'à partir de cet âge, elles entrent en voie de régression. Nous en connaissons des exemples, mais cela ne veut pas dire qu'on ne puisse observer des polypes naso-pharyngiens que dans l'enfance. Nous avons vu et traité simultanément deux cas chez des sujets de 30 à 35 ans.

Au début, le diagnostic est difficile. Il n'y a que du coryza et de l'obstruction nasale. On ne peut reconnaître l'existence de la tumeur qu'au toucher ou par la rhinoscopie postérieure. Le toucher seul indique si l'insertion se fait à la voûte et non dans les fosses nasales. La consistance dure de la tumeur ne permet pas de la confondre avec les bourgeons mous des végétations adénoïdes.

Plus tard, le diagnostic se fait à la simple inspection de la cavité buccale, car la tumeur dépasse le bord libre du voile du palais, mais encore dans ce cas, le doigt permet seul de savoir s'il s'agit d'un vrai fibrome naso-pharyngien implanté sur la région basilaire sphéno-pharyngienne, ou sphéno-ethmoïdale.

D'après notre statistique personnelle, nous affirmons que le fibrome naso-pharyngien vrai est infiniment plus rare que le fibrome naso-pharyngien d'origine nasale pure, distinction de la plus haute importance au point de vue du pronostic et du traitement.

Jacques, de Nancy (*Revue heb. de Laryng.*, 1908), d'après un certain nombre d'observations personnelles, déclare que le fibrome naso-pharyngien a toujours une insertion intranasale. Il rejette à cet égard les conclusions de Tédenat à la Société française de Chirurgie de 1907, admettant l'insertion à la voûte du naso-pharynx. Comme Jacques, nous admettons que les rhinologistes on contribué à mieux localiser le point d'origine des polypes de cette région, mais nous n'allons pas jusqu'à dire que tous les polypes naso-pharyngiens sont d'origine nasale, que ce sont des lésions du toit nasal, du récessus sphéno-ethmoïdal. Nous avons vu et opéré plusieurs polypes ayant leur insertion sur la voûte du cavum. L'examen rhinoscopique postérieur, après l'opération, ne pouvait laisser aucun doute.

Les fibromes naso-pharyngiens vrais ont surtout un caractère envahissant. Ils poussent parfois des prolongements multiples dans les fosses sphéno-palatine et sphéno-maxillaire. Ils peuvent faire saillie sous l'apophyse zygomatique.

Le sinus lui-même n'échappe pas à l'envahisement. La joue se tuméfie, le nez s'élargit. La tumeur arrive à l'orbite par la fente sphéno-maxillaire et produit un exorbitisme considérable.

Deux fois, chez de jeunes sujets, nous avons vu survenir, dans l'épaisseur de la joue, un petit fibrome aberrant de la grosseur d'une cerise et mobile sous la peau.

La tumeur peut encore se diriger du côté de la voûte nasale. Elle défonce la lame criblée, pénètre dans le crâne. Elle donne lieu à des névralgies, à des vomissements et à une tendance à l'assoupissement. Enfin apparaissent des symptômes cérébraux mortels.

Mais, avant d'atteindre un pareil degré de gravité, le fibrome débute comme une tumeur bénigne du naso-pharynx, par du coryza, de l'obstruction nasale de l'altération du timbre de la voix, des bourdonnements d'oreille par compression des orifices tubaires. Le ronflement nocturne s'établit grâce à la pression de la tumeur sur le voile du palais. C'est à cette période qu'il faut intervenir pour obtenir un bon résultat. Plus tard, en effet, surviennent des hémorragies nasales répétées, d'une gravité exceptionnelle, exigeant souvent le tamponnement, la gangue fibreuse de la tumeur empêchant la fermeture spontanée des vaisseaux.

A l'examen du malade, on constate, au miroir au début, et plus tard à la simple inspection de la bouche, l'existence d'une tumeur lisse, arrondie, rougeâtre. Dans le nez, on trouve souvent des bourgeons qui déforment les fosses nasales et pénètrent dans les sinus. Du côté des oreilles, signalons une dépression fréquente de la membrane du tympan.

Le toucher avec le doigt, dans le but de vérifier l'implantation, sera fait avec douceur pour éviter une hémorragie.

On peut confondre le fibrome naso-pharyngien avec une tumeur très rare, le polype fibro-muqueux naso-pharyngien, avec une tumeur maligne, ou bien avec un kyste du naso-pharynx ou un polype nasal faisant saillie dans le cavum.

Traitement. — En parcourant la littérature des polypes naso-pharyngiens, on voit que nombre de polypes, simples prolongements de polypes nasaux, ont été, bien à tort, traités par l'opération préliminaire, c'est-à-dire par l'ouverture d'une voie large artificielle.

Cette opération préliminaire ne doit plus être appliquée qu'à un nombre fort restreint de véritables polypes du naso-pharynx dans les cas graves à prolongements multiples. KOCHER recommande même alors de faire une trachéotomie préventive, suivie d'un tamponnement dans le fond de la cavité buccale, pour empêcher la pénétration du sang dans les voies aériennes. Dans les cas plus simples, on pourra se contenter de guérir ou de soulager le malade, sans lui imposer une opération qui a coûté la vie à plusieurs.

L'opération préliminaire peut se faire de différentes façons. Toutes les méthodes ont été bien résumées dans la Thèse de Julien (P. 1892). Elles peuvent toutes se ramener à trois procédés principaux : *voie nasale*, *voie palatine* et *voie faciale*. Comme nous l'avons dit à propos des tumeurs malignes des fosses nasales, les voies nasale et faciale méritent seules d'être conservées pour un nombre de cas fort restreint.

De tous les procédés par voie nasale, un des meilleurs est celui du professeur OLLIER ; il consiste en une ostéotomie nasale verticale bilatérale.

La voie faciale avec résection temporaire ou ablation totale du maxillaire supérieur a été aussi l'objet de modifications importantes de la part de nos maîtres lyonnais GENSOUL, OLLIER, LÉTIÉVANT. OLLIER appliqua à cette ablation sa méthode sous-périostée. LÉTIÉVANT s'attacha, en outre, à la conservation d'un trépied osseux pour empêcher l'affaissement de la face, et chercha à conserver le nerf sous-orbitaire (CARTIER, Th. Lyon, 1879).

Notre regretté collègue et ami, D. MOLLIÈRE, fut un des premiers à abandonner l'opération préliminaire qui, à son dire, produisait en un jour plus de lésions que le polype en plusieurs années. Il partait de ce principe que, si avant l'âge de vingt ans, le malade n'était pas mort, la tumeur s'atrophierait spontanément. Aussi, il ne tendait qu'à empêcher par l'arrachement simple l'accroissement de la tumeur et sa pénétration dans les cavités du voisinage. Les récidives pour lui étaient peu importantes, puisque l'opération préliminaire ne les évite nullement. D'ailleurs, CALIGNON (Th. de Lyon, 1880) cite cinq cas de mort brusque par l'opération préliminaire.

DESGRANGES, DELORE et LÉTIÉVANT ont réagi à leur tour contre l'opération préalable. OLLIER préconise également l'arrachement par la voie naturelle comme la première opération à tenter. Mais cet arrachement simple offre aussi des dangers, soit à cause de l'hémorragie, soit par la communication possible avec le cerveau des tumeurs même les plus petites.

En 1899, DELIE d'YPRES conseille à nouveau de passer par les voies naturelles et d'éviter les grandes mutilations de la face. Il préconise la méthode de curettage de Doyen, recommandée également par MOURE et ESCAT.

Pour DOYEN, le meilleur moyen préventif et curatif de l'hémorragie consiste à opérer vivement et à détacher rapidement la base d'insertion. Si, après l'éradication complète du polype, la perte de sang continue, il faut recourir au tamponnement rétro-nasal ou s'adresser en dernier ressort à la ligature unie ou bilatérale de la carotide externe.

Pour les polypes naso-pharyngiens d'origine nasale pure, on peut se contenter de la voie *trans-maxillo-nasale* de FAURE, SÉBILEAU et MOURE. Cette opération donne un jour très suffisant et permet d'éviter la résection du maxillaire, elle est donc beaucoup moins dangereuse.

D'après ESCAT, elle se divise en deux temps :

1° Incision verticale allant de la tête du sourcil à l'aile du nez ; incision transversale sur le bord inférieur de l'orbite allant rejoindre la précédente ;

2° Résection de l'os propre du nez, de l'apophyse montante, des parois antérieure et interne du sinus maxillaire, extraction du cornet inférieur.

Mais comme nous le disions plus haut, dans la plupart

des cas nous rejetons tous ces procédés chirurgicaux dont la gravité n'est plus à démontrer. Nous les réservons pour les cas où la tumeur dépasse les limites du naso-pharynx et pénètre dans les cavités accessoires des fosses nasales. La véritable méthode consiste à se servir de la voie naturelle bien assez large pour celui qui sait l'utiliser. Il n'est nullement besoin de faire une ablation radicale, puisque la tumeur est vouée à une disparition spontanée vers l'âge adulte.

A l'heure actuelle, les progrès de la chirurgie nasale spéciale nous ont dotés de deux procédés nouveaux appelés à supplanter les autres dans la majorité des cas, d'autant plus que le diagnostic peut se faire d'une façon plus hâtive.

Le premier de ces procédés est l'ablation à l'aide de l'anse galvanocaustique. L'anse se placera autour de la tumeur comme nous l'avons indiqué dans le chapitre précédent. Ces tumeurs étant largement sessiles, on fera bien de se servir d'un fil d'un numéro supérieur à celui employé ordinairement, n° 14 par exemple. La section devra être faite en ne faisant passer le courant qu'avec beaucoup de lenteur pour éviter l'hémorragie. Nous avons opéré de la sorte plusieurs malades sans complication aucune. Cependant dans le cours de 1893, ayant pratiqué l'ablation d'une grosse tumeur de cette nature chez un jeune garçon de 14 ans, nous avons eu une hémorragie formidable que nous avons heureusement arrêtée de suite en obstruant tout le naso-pharynx à l'aide d'un énorme bloc de coton phéniqué.

Sans avoir renoncé complètement à l'anse galvano caustique, nous avons eu recours, depuis cette époque, à un deuxième procédé qui, s'il agit avec plus de lenteur, nous met du moins à l'abri de toute surprise désagréable. Nous voulons parler de l'anse électrolytique vantée par Bruns, et, plus tard, par Voltolini. Le tube porte-anse est semblable à ceux dont on se sert pour la galvanocaustie, mais il est rendu isolant sur toute sa surface par un vernis composé de gutta-percha dissoute dans le chloroforme ou plus simplement par l'enroulement en spirale d'un ruban étroit de feuille mince de gutta. Quant au fil, dans la partie formant l'anse, il est interrompu en son milieu par une olive minuscule d'ivoire. Les deux extrémités du fil se fixent dans deux petits trous pratiqués sur cette olive. De la sorte, un côté de l'anse agit comme pôle positif et l'autre comme négatif; la tumeur est ainsi sectionnée chimiquement. Le tout est monté sur le manche de Jacoby et relié aux bornes du tableau fournissant le courant électrolytique.

Nous préférons cependant employer l'électrolyse sous une autre forme. VOLTOLINI a inventé une pince courbe dont les deux extrémités acérées et crochues sont introduites par la bouche et enfoncées dans la tumeur de bas en haut. Dans la profondeur du néoplasme, les deux branches de la pince s'écartent d'elles-mêmes l'une de l'autre, et, comme elles sont isolées à leur autre extrémité et vernies dans toute leur longueur, le courant ne peut agir chimiquement que dans la tumeur. Nous avons employé cette pince, mais nous l'avons abandonnée, son champ d'action étant trop restreint. Nous avons fait construire une tige à courbure naso-pharyngienne dont l'extrémité, en forme de fourchette, porte trois aiguilles de platine de 2 centimètres de longueur environ (*fig.* 74). La tige est isolée sur toute la longueur à l'aide d'un ruban de feuille mince de gutta enroulé et passé préalablement à l'eau phéniquée.

FIG. 74. — Fourchette électrolytique bipolaire de GAREL.

Cet isolant peu adhérent facilite la désinfection après chaque opération. Nous fixons cette fourchette perpendiculairement dans la tumeur, et nous la relions aux deux pôles de notre source de courant continu. L'instrument est construit de telle sorte qu'il agit d'une manière bipolaire : des trois aiguilles, deux sont négatives et l'autre est positive. On pourra toujours contrôler le sens du courant, à l'aide du *papier-pôle* qui devient rouge au contact du négatif.

Nous complétons encore la destruction de la tumeur à l'aide de longues aiguilles isolées introduites par les fosses nasales jusque dans l'épaisseur de la tumeur. Ces aiguilles, au nombre de deux, sont reliées l'une au pôle positif, l'autre au pôle négatif, et agissent ainsi sur d'autres points de la tumeur.

Il y a quelques années, nous avons eu l'occasion de traiter un jeune homme de 20 ans porteur d'une grosse tumeur naso-pharyngienne avec prolongement dans la fosse nasale gauche et compression de la trompe gauche. Il fit plusieurs séjours relativement courts dans notre service hospitalier. L'ablation de parcelles de la tumeur donnait lieu à de telles hémorragies qu'il fallut y renoncer. Il fut traité alors exclusivement par l'électrolyse, soit par les aiguilles nasales, soit par notre fourchette naso-pharyngienne. Les séances d'électrolyse furent nombreuses, mais elles donnèrent un excellent résultat. Le malade est actuellement parfaitement guéri.

Nous avons déjà un certain nombre de cas du même genre opérés et guéris par ce traitement combiné de l'anse chaude, de l'électrolyse et des cautérisations avec l'acide trichloracétique.

En résumé, si la tumeur naso-pharyngée a une marche envahissante et pousse des prolongements inquiétants, on devra tenter l'ablation complète par les procédés chirurgicaux ci-dessus décrits. Si la tumeur reste cantonnée dans le naso-pharynx on enlèvera tout ce que l'on pourra saisir avec l'anse galvanocaustique ou mieux électrolytique. Le reste sera détruit en plusieurs séances par des aiguilles électrolytiques introduites par le nez ou par la bouche. On ne fera qu'une intervention incomplète, mais fort palliative, qui permettra d'atteindre sans accident la période de régression spontanée.

Il est aussi des cas dans lesquels la tumeur saigne avec une telle facilité que l'on ne peut pas même introduire les aiguilles électrolytiques sans provoquer une abondante hémorragie. On aura recours alors à la destruction lente au moyen de cautérisations par l'acide chromique ou mieux trichloracétique. On se souviendra que chaque cautérisation doit être suivie d'un lavage avec une solution de bicarbonate de soude.

B. — TUMEURS DIVERSES DU NASO-PHARYNX

En dehors du fibrome, le naso-pharynx peut être le siège de quelques tumeurs rares.

Les polypes *fibro-muqueux* sont exceptionnels si l'on élimine tous ceux d'origine nasale. MACKENZIE en a cité une dizaine de cas. Ces polypes causent peu de désordres et n'exercent pas de compression fâcheuse sur les organes voisins. Ils peuvent coexister avec des polypes des fosses nasales. Nous avons vu des cas de polypes analogues et, comme ils paraissent s'implanter entre les cornets et l'orifice de la trompe, nous avouons qu'il est souvent fort difficile avec le toucher digital de reconnaître si le pédicule n'est pas implanté dans la cavité nasale.

Le traitement de ces tumeurs est fort simple. L'anse galvanocaustique est le procédé le plus sûr et le plus rapide.

Les *Enchondromes* peuvent acquérir un volume considérable ; ils ne s'accompagnent pas d'épistaxis. Leur ablation peut exiger une opération préliminaire. Ils ont été bien décrits par Müller et Heurtaux.

Les *Exostoses* sont peu importantes. D'après M. Bride, elles ne causent que de légers troubles fonctionnels. Mackenzie a publié également un cas d'*adénome*. Nous avons, de notre côté, enlevé sur la partie latérale du pharynx en arrière du voile, un petit myxangiome. Dans tous les cas, l'examen microscopique est l'unique moyen de contrôler le diagnostic.

Enfin, parfois, des *kystes* volumineux se présentent à la voûte du naso-pharynx. Nous les avons mentionnés déjà à propos du catarrhe nasal postérieur. Peu nous importe qu'ils proviennent de la soi-disant bourse de Tornwaldt ou tout simplement d'une rétention glandulaire. Il nous suffit d'être prévenu de la possibilité de l'existence de ces kystes. Le diagnostic en est facile, grâce à la forme arrondie de la tumeur et à sa fluctuation évidente au toucher digital.

Suivant l'importance du kyste, on interviendra par simple ponction au couteau galvanique ou par ablation de la poche avec notre adénotome électrique.

C. — TUMEURS MALIGNES

Les tumeurs malignes du naso-pharynx peuvent être primitives, mais le plus souvent, elles sont consécutives à une tumeur maligne des fosses nasales. Ces tumeurs se distinguent du fibrome par leur consistance molle et leur tendance plus grande aux hémorragies. Elles envahissent les os de la base du crâne et donnent lieu à tous les symptômes de la méningite de la base. Nous en avons observé un cas qui s'accusait surtout par une céphalée très intense et qui a succombé rapidement sous le coup de troubles cérébraux.

Ces lésions n'entraînent pas toujours la mort rapidement. Ainsi R. HAHN, de Turin, a eu l'occasion de traiter pendant dix ans un malade atteint de fibro-épithéliome kystique de la voûte pharyngée.

Les ganglions cervicaux sont les premiers envahis dans les tumeurs malignes du cavum, et si l'adénopathie est précoce, on est en droit de songer à l'épithéliome plutôt qu'au sarcome. Il faut toujours se méfier des adénopathies cervicales sans cause connue et examiner alors avec le plus grand soin le naso-pharynx. On a d'ailleurs décrit la forme ganglionnaire du cancer du cavum; dans cette forme, en dehors des ganglions, il n'y a pas d'autres symptômes, pas d'obstruction nasale, pas de troubles de l'ouïe. Les ganglions peuvent à eux seuls constituer toute la maladie.

Un traitement chirurgical complet, même avec opération préliminaire, est à peu près impossible. La récidive ne se ferait pas attendre. On se contentera de combattre les accidents au fur et à mesure de leur apparition.

Ces tumeurs se traduisent par des paralysies oculaires souvent unilatérales avec ptosis, par des troubles de l'ouïe, des paralysies du palais et surtout par de violentes douleurs de tête que rien ne peut calmer.

D. — VÉGÉTATIONS ADÉNOÏDES

Nous abordons maintenant l'étude d'une affection d'une importance capitale, qui doit intéresser tous les médecins. Une erreur de diagnostic, en effet, peut, dans certains cas, compromettre définitivement l'avenir d'un enfant. Le diagnostic est cependant facile, puisque nous avons vu des chefs d'institution, initiés à l'existence de cette maladie, la soupçonner eux-mêmes chez les enfants qui leur étaient confiés.

C'est à Meyer, de Copenhague, que revient l'honneur de la découverte de cette affection, signalée ensuite en France par Loewenberg.

L'enfant porteur de végétations adénoïdes offre un aspect spécial : le *type adénoïdien*. Néanmoins, on ne peut affirmer le diagnostic de visu, car il existe un type *pseudo-adénoïdien* dépendant de l'obstruction du nez ou de l'hypertrophie des amygdales. Chatellier et depuis, plusieurs autres ont parfaitement décrit la symptomatologie des végétations adénoïdes.

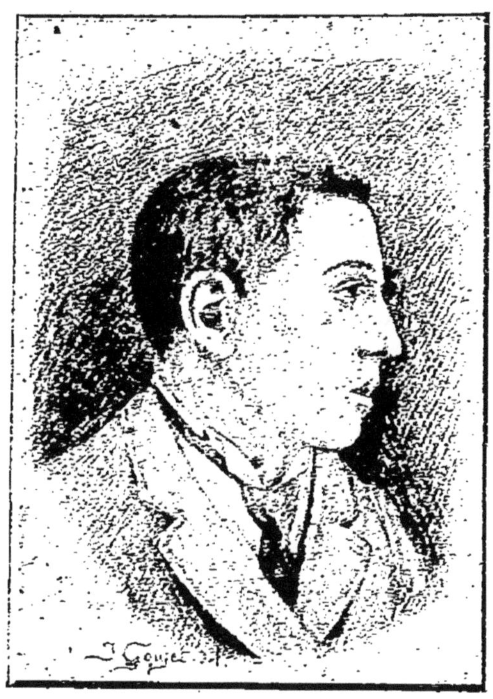

Fig. 75.
Jeune garçon porteur de végétations adénoïdes.

L'enfant se présente à nous avec un facies caractéristique. Il a une expression hébétée ; la bouche est entr'ouverte, la lèvre inférieure pendante : La lèvre supérieure, relevée, laisse voir souvent des incisives chevauchant les unes sur les autres, tant est étroite et ogivale la voûte palatine. Chez les enfants plus âgés le nez est aminci ; dans d'autres cas, il est élargi et d'apparence strumeuse. Les joues manquent de saillie à cause de l'arrêt de développement des maxillaires supérieurs. Ce facies était connu autrefois des chirurgiens. On l'attribuait alors à l'hypertrophie des amygdales qui existe souvent avec les végétations adénoïdes (*fig.* 75).

La respiration nasale est gênée, et, suivant la nature de

l'obtruction, les mucosités nasales entretiennent un coryza antérieur ou postérieur.

L'enfant ronfle la nuit. Le sommeil est troublé par des cauchemars et des sueurs profuses. Aux repas, la mastication est bruyante, ce qui provoque des reproches constants de la part des parents.

L'enfant paraît distrait, il répond difficilement quand on l'appelle, car souvent l'ouïe est diminuée, soit par un catarrhe de la trompe, soit par une simple compression mécanique de l'orifice tubaire.

Signalons encore des troubles de la prononciation : Le nez étant obstrué, les sons *an*, *en*, *on*, *un*, *in* ne sont prononcés que comme de simples voyelles. Les consonnes réclamant un retentissement nasal sont altérées. L'M et l'N se prononcent B et D. L'enfant dira *baddequin* au lieu de *mannequin*. Le P et le T ont de la tendance à être prononcés B et D, le mot *panthère* se prononcera *bandère*.

Dans quelques cas rares, après l'opération, les troubles de la prononciation peuvent être l'inverse de ceux que nous venons d'énumérer. Ils résultent alors de l'impossibilité pour le voile du palais de fermer la communication nasale. Cela peut provenir d'une paresse passagère ou d'une insuffisance vélo-palatine comme celle décrite par Lermoyez.

Aux signes mentionnés ci-dessus, ajoutons encore la lenteur du développement intellectuel, une incapacité relative dans les études, une sorte d'*aprosexie* analogue à celle signalée par Guye, d'Amsterdam.

Le développement physique n'est pas moins retardé. Les enfants sont petits et chétifs. Le thorax se déforme, s'aplatit ; il existe un enfoncement sternal sous la dépendance d'un certain degré de tirage chronique. Redard a même signalé l'existence de scolioses.

Nous avons vu un enfant de quinze ans, atteint d'énormes végétations adénoïdes, dont le thorax était tellement comprimé qu'en un point du sternum la poitrine n'avait pas plus de 10 centimètres d'épaisseur. Cet enfant avait en outre une néphrite chronique. La gêne respiratoire provoque souvent aussi de l'anémie et une grande faiblesse générale.

N'oublions pas que la cause interne productrice des végétations adénoïdes est le rachitisme. C'est l'opinion que soutient Marfan avec quelque vraisemblance.

Les adénoïdiens ne présentent pas seulement de la gêne respiratoire, des troubles dans l'émission des sons, des arrêts dans le développement. Il est un symptôme plus alarmant encore, c'est le retentissement des végétations sur l'oreille. La compression des pavillons tubaires empêche la ventilation de l'oreille moyenne, d'où diminution de la fonction auditive, intermittente d'abord, plus tard définitive.

Survienne une maladie infectieuse de l'enfance retentissant sur les tissus lymphoïdes de la gorge et du nez, aussitôt l'amygdale pharyngée s'infecte et contagionne les organes voisins. L'otite catarrhale aiguë ou l'otite purulente éclatent avec tout le cortège de leurs symptômes plus ou moins sérieux.

Orgebin a insisté particulièrement sur le type lymphatique adénoïdien, type dans lequel il range tous ces enfants atteints de toux quinteuse, spasmodique, de toux de compression bronchique. Ce sont ces jeunes sujets lymphatiques avec ganglions cervicaux et adénopathie bronchique, chez lesquels on constate une hypertrophie des amygdales et une hypertrophie moyenne de la tonsille pharyngée.

Ajoutons à cela les enfants atteints fréquemment de crises de laryngite striduleuse ou de ces crises d'asthme si pénibles et si tenaces de la première enfance. Presque tous sont porteurs de végétations adénoïdes qu'il suffira de supprimer pour obtenir une prompte guérison.

Heureusement tous les enfants porteurs de tumeurs adénoïdes ne présentent pas tous les symptômes que nous venons de décrire ; il y a des variétés nombreuses.

Calmette avait groupé cette affection sous trois types principaux : le *type auriculaire*, le *type nasal* et le *type mixte*. Chatellier a élargi le cadre et a cité huit types différents. Nous retiendrons plus spécialement le *type du chanteur*, qui présente le *hem!* spécial et des trous dans la voix, symptômes qui n'attirent nullement l'attention sur le pharynx nasal.

Tout cela prouve que dans toute affection de la gorge, un diagnostic ne peut être établi si l'on oublie de faire la rhinoscopie postérieure.

Nous avons laissé à dessein jusqu'ici les *végétations adénoïdes de l'adulte*. C'est qu'en effet cette affection est spéciale à l'enfance et tend à disparaître à l'âge adulte. Dans quelques cas néanmoins les végétations peuvent ne pas disparaître à l'âge adulte. Gouguenheim, Luc et Dubief, Cuvillier, en ont cité plusieurs exemples. Chez l'adulte, ces tumeurs s'accuseraient surtout par des troubles de l'ouïe et du catarrhe naso-pharyngé. Luc et Dubief citent même des cas ayant débuté au delà de 30 ans. Moure a également insisté sur la fréquence des végétations adénoïdes chez l'adulte et a décrit les adénoïdites aiguës ainsi que des hypertrophies chroniques.

Nous avons, pour notre part, constaté des cas de végétations adénoïdes chez l'adulte; mais ce sont, à notre avis, des exceptions. Depuis longtemps nous pratiquons systématiquement la rhinoscopie postérieure chez tous nos malades et nous avouons que nous ne rencontrons que rarement cette affection. Bien entendu, nous ne comprenons pas dans cette catégorie des hypertrophies insignifiantes de la glande de Luschka produisant simplement du catarrhe nasal postérieur.

Modestini a étudié l'influence des adénoïdes sur de jeunes militaires.

On sait que chez un sujet bien constitué, la taille correspond à la grande ouverture des bras. Chez les adénoïdiens, il a constaté que la hauteur de la taille est toujours inférieure à cette ouverture. Cela s'explique par l'aplatissement thoracique antéro-postérieur des adénoïdiens.

Si les végétations adénoïdes peuvent exister chez l'adulte, elles peuvent aussi apparaître pour ainsi dire dès la naissance et apporter un trouble considérable dans le développement des jeunes nourrissons.

Les végétations, chez l'enfant du premier âge, ont été signalées par Lubet-Barbon et par Huber. Elles ont été étudiées spécialement par Variot, Le Marc'Hadour, Roger et Emerich.

Le nourrisson atteint de vegétations adéniodes a une respiration pénible et bruyante dans les deux temps de la respiration. Sa bouche reste ouverte à l'état permanent. Il tousse souvent par quintes d'origine réflexe.

Pendant les tétées, il abandonne le sein à chaque instant pour respirer par la bouche. Le cornage que présentent ces enfants est dû à l'obstruction nasale et ne peut se confondre avec le stridor congénital à point de départ laryngé.

Le fait dominant chez le nouveau-né adénoïdien, c'est le dépérissement rapide qui peut même entraîner la mort si le diagnostic n'est pas établi à temps. Par contre, on est étonné de la transformation et de l'augmentation rapide de poids après l'opération.

Nous avons rencontré des cas de ce genre, même huit jours après la naissance. Nous avons vu un enfant de deux ans qui présentait tous les signes de l'athrepsie la plus avancée, le squelette se dessinait sous la peau, il était effrayant à voir. En quelques semaines, après deux ou trois coups de pince dans le cavum, la transformation était surprenante et l'enfant avait doublé de poids.

Chez les nourrissons, nous ne conseillons pas de faire le

diagnostic par le toucher digital, on traumatiserait inutilement le voile du palais et on ne parviendrait pas jusqu'au naso-pharynx. Il faut faire le diagnostic à la pince. On se servira, dans ce but, d'un abaisse-langue très petit et d'une pince du plus petit modèle. Il sera bon d'opérer en plusieurs séances en ne donnant qu'un ou deux coups de pince chaque fois, pour ne pas affaiblir l'enfant en cas d'hémorragie.

Nous avons passé en revue les divers signes capables de nous mettre sur la voie du diagnostic. Il nous reste à confirmer notre opinion par l'examen direct. La rhinoscopie postérieure n'est pas toujours possible chez les enfants. Cependant, quand elle peut se faire, elle nous montre une tumeur lobulée occupant la voûte pharyngée entre les deux orifices tubaires (*fig.* 76). Les tumeurs empiètent sur les deux tiers des choanes et nous avons vu des cas où elles étaient apparentes même sous le bord inférieur du voile du palais.

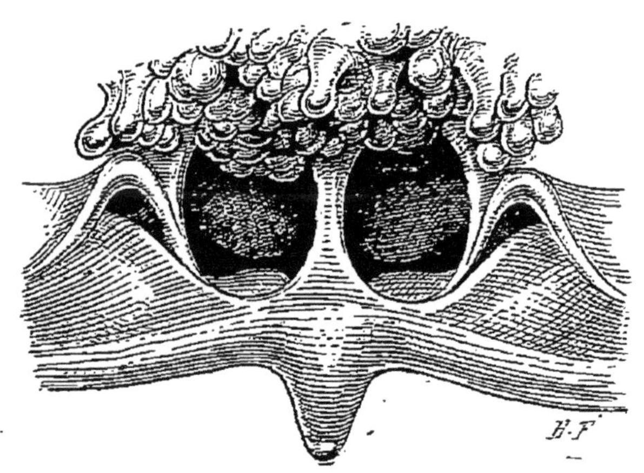

Fig. 76. — Tumeurs adénoïdes du naso-pharynx (d'après Moure).

Le toucher digital, pratiqué comme nous l'avons indiqué dans un autre chapitre, nous donnera des renseignements plus précis.

Il nous permettra de nous mieux renseigner sur le volume réel de la tumeur et sur son siège principal. L'examen rhinoscopique postérieur ne permet pas d'apprécier aussi bien le degré précis d'obstruction des orifices postérieurs des fosses nasales, car il ne nous donne qu'une vue très oblique des végétations.

La rhinoscopie antérieure peut également faciliter le diagnostic des tumeurs adénoïdes. Si la fosse nasale est assez large, on aperçoit dans la partie profonde une masse qui pourrait simuler la paroi postérieure du pharynx. Mais, si l'on fait parler le malade, on voit que le dos du voile du palais, en se relevant, imprime à cette masse des mouvements de bas en haut. Il nous est même arrivé plusieurs fois, dans ces conditions, d'opérer les végétations par la voie nasale antérieure au moyen de l'anse galvanique.

Aucune confusion n'est presque possible avec les autres tumeurs du naso-pharynx. Ajoutons encore que si le doigt tombe sur une voûte absolument lisse, il faudra recourir à un examen approfondi des cavités nasales pour trouver la cause exacte de ces cas que nous avons décrits sous le nom de *type pseudo-adénoïdien*.

Michel Dansac a tenté de diviser les végétations adénoïdes en scrofuleuses, lymphadéniques et syphilitiques, avec caractères cliniques distincts. Lermoyez a décrit également une forme tuberculeuse consistant dans l'éclosion de la tuberculose peu après l'ablation des végétations. Nous croyons cette complication fort rare, comme complication immédiate, car nous n'en avons jamais observé un seul cas. Cependant l'existence de végétations tuberculeuses est prouvée histologiquement comme pour les amygdales palatines, non seulement par Lermoyez, mais encore par Dieulafoy et Cornil. Cette forme est difficile à reconnaître cliniquement. On la soupçonne plutôt, lorsqu'il existe de l'hérédité tuberculeuse, des phénomènes scrofulo-ganglionnaires et un état général mauvais. Dans ces cas l'indication opératoire sera la même que dans les autres formes : mais on aura soin d'insister bien plus spécialement sur le traitement général après l'opération. On prescrira les eaux chlorurées-sodiques et surtout le séjour au bord de la mer.

Ajoutons toutefois que GOURC a entrepris des recherches sur la fréquence des végétations tuberculeuses, et que, sur 101 cas examinés au point de vue bactériologique, il n'a pas trouvé un seul cas tuberculeux.

On a beaucoup discuté, et on discute encore, sur les rapports qui peuvent exister entre les végétations adénoïdes, les adénopathies trachéo-bronchiques et la tuberculose. NOBÉCOURT et APLEKMANN ont remarqué que, dans plus de 80 % des cas, les végétations adénoïdes ne tuberculisent pas le cobaye. On est donc mal fondé à dire que l'hypertrophie de l'amygdale pharyngée est une lésion tuberculeuse, première manifestation de cette infection. Ajoutons en outre que, si les adénopathies trachéo-bronchiques sont souvent tuberculeuses, elles le sont beaucoup moins souvent du fait de leur coexistence avec des végétations adénoïdes.

Quant aux végétations syphilitiques, nous en avons observé deux cas. Il s'agissait de lésions tertiaires héréditaires. Le premier avait été opéré par un de nos confrères, et il était survenu quelques jours plus tard une perforation du voile. Dans le second cas, il s'agissait d'une jeune fille que nous avions refusé d'opérer parce qu'elle était atteinte d'une affection cardiaque sérieuse. Quinze jours après l'examen, le voile était perforé par une gomme. Dans ces cas, le toucher ne donne pas de renseignements précis ; mais il faut tenir grand compte du début relativement récent de l'obstruction nasale et de sa marche assez rapide[1].

On se méfiera plus spécialement des végétations donnant lieu à de fréquentes hémorragies spontanées. Dans ces cas, nous recommandons de faire la rhinoscopie postérieure avec le plus grand soin. Deux fois, chez des sujets de 14 et 18 ans, nous avons trouvé une tumeur adénoïde, ou plutôt que nous considérions comme telle ; mais on voyait ramper

1. Ces deux observations ont été publiées à la Société française de Laryngologie (mai 1896).

à la surface des vaisseaux variqueux abondants, et même chez le plus jeune il existait une grosse veine descendant verticalement le long de la paroi postérieure du pharynx. Dans l'un et l'autre cas, nous n'avons pas osé nous lancer dans une intervention sanglante à la pince ou à la curette, nous nous sommes contenté de détruire la masse végétante au moyen de notre fourchette électrolytique. Le résultat fut remarquable, mais surtout pour le plus jeune. Ce n'est que plusieurs mois plus tard que nous avons pu nous convaincre que nous avions assisté au début de deux cas de sarcome très malin. Il y eut une récidive avec une généralisation rapide.

Il résulte de tout ce que nous venons de dire que, lorsqu'on nous présente un enfant qui paraît atteint de tumeurs adénoïdes, nous devons nous souvenir que notre rôle ne se borne pas à constater une obstruction nasale et à proposer une intervention. Nous sommes en présence d'un malade qu'il faut examiner avec soin. Au point de vue local, nous nous rendrons compte par le toucher digital et par la rhinoscopie postérieure s'il s'agit de véritables bourgeons adénoïdes, nous verrons s'il existe des anomalies vasculaires. Au point de vue général, nous ferons une enquête sérieuse sur les antécédents personnels ou héréditaires. Nous rechercherons s'il existe une maladie générale, une tendance à l'hémophilie, un diabète, une albuminurie. Il faudra ausculter le cœur et les poumons. On se souviendra que la chorée peut être aggravée par une intervention.

Ce n'est qu'après un examen approfondi que l'on pourra se prononcer en toute connaissance de cause pour ne point proposer une opération à la légère. Les lésions cardiaques, pulmonaires, rénales, l'hémophilie, seront autant de contre-indications.

Traitement. — Il est des cas où l'âge déjà avancé du sujet (17 à 20 ans), l'absence de troubles marqués, la conservation de l'ouïe permettent d'attendre la régression spontanée. Chez les jeunes enfants peu développés, présentant des troubles de l'ouïe, l'opération s'impose d'urgence. Ainsi dans un cas, une jeune fille de treize ans nous fut présentée avec des tumeurs adénoïdes et des troubles de l'ouïe assez prononcés. La mère refusa l'opération ; trois ans plus tard on nous pria d'intervenir, mais les végétations avaient disparu et la surdité persistait avec plus d'intensité. Nous avons vu aussi survenir une otite suppurée pour un retard de huit jours apporté à l'intervention.

Doit-on pratiquer l'anesthésie pour l'ablation des tumeurs adénoïdes ? Beaucoup d'opérateurs anesthésient régulièrement leurs petits malades soit au chloroforme, soit au chlorure d'éthyle. Si nous avions à choisir entre les deux, nous préférerions de beaucoup le chlorure d'éthyle, le chloroforme ne pouvant être considéré comme un anesthésique absolument sans danger.

D'ailleurs sous le chloroforme, le malade ne peut être opéré assis comme avec le chlorure d'éthyle. Pour notre part, nous ne pratiquons pour ainsi dire jamais l'anesthésie pour l'ablation des végétations adénoïdes ; car, de l'avis même des enfants, l'opération est à peine douloureuse. Nous estimons qu'en l'absence d'anesthésie l'opération se fait dans de meilleures conditions, on est moins pressé et l'on fait une ablation plus complète. Puis, au lieu de s'en tenir à la curette, on peut d'abord se servir de la pince pour enlever les masses les plus importantes et terminer par la curette. De la sorte, on doit éviter la chute des végétations dans le larynx, comme cela a été observé dans certains cas. Bar, de Nice, qui a publié un fait de ce genre non suivi de mort, attribue cet accident à la position assise et à la curette. Pour nous, nous sommes plus tenté d'incriminer l'anesthésie qui réclame l'emploi presque exclusif des curettes et qui supprime les réflexes.

Nous ne voulons pas dire pourtant que nous condamnons

systématiquement l'anesthésie au chlorure d'éthyle, nous la réservons pour des cas exceptionnels.

Nous croyons cependant que, sans anesthésie générale, on peut sans peine pratiquer l'opération, même avec les enfants qui paraissent le plus récalcitrants.

La seule condition pour réussir est l'élimination des parents pendant l'opération.

L'opération une fois commencée, l'enfant devient très docile et nous laisse terminer l'ablation sans résistance. Suarez de Mendoza partage notre manière de voir et ne fait que très exceptionnellement l'anesthésie.

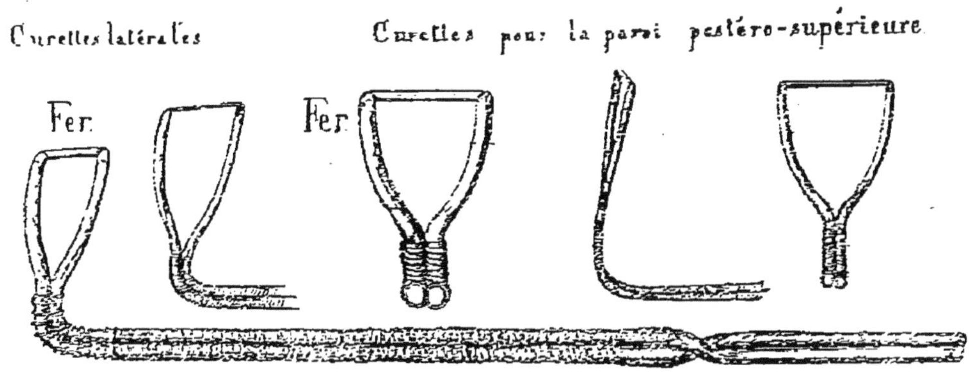

Fig. 77. — Curettes électriques de Rousseaux.

On sait, d'après les statistiques publiées sur les cas de mort causés par l'ablation des végétations adénoïdes, que plus de la moitié sont dus exclusivement à l'anesthésie.

Les procédés opératoires des tumeurs adénoïdes sont très variés. Meyer au début les opérait à l'anse par la voie nasale. On a conseillé aussi l'ablation à l'aide d'un doigt articulé muni d'une curette. On a même préconisé l'ablation simplement à l'aide de l'ongle, procédé insuffisant, préconisé à nouveau par Guillaume. Chatellier puis Rousseaux ont l'un et l'autre inventé des curettes galvanocaustiques pour éviter l'hémorragie.

Nous avons employé les curettes de ROUSSEAUX (*fig.* 77), elles nous paraissent donner un peu de réaction locale post-opératoire. D'un autre côté, nous en trouvons la tige trop flexible pour prendre un point d'appui sur la voûte naso-pharyngée. LABARRE de Bruxelles a perfectionné l'instrument

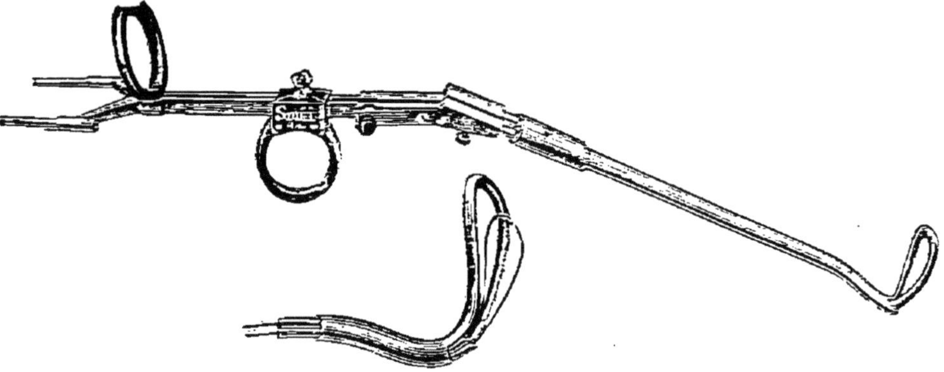

FIG. 78. — Adénotome électrique de Garel.

de ROUSSEAUX, en 1908; il l'a rendu plus rigide et plus aseptique, mais il lui a conservé la forme de curette et l'a muni d'un crochet pour retenir la tumeur après la section.

Depuis plusieurs années, nous cherchions à construire un instrument galvanocaustique pratique pour l'ablation des végétations adénoïdes. Nous croyons avoir atteint notre but, et en 1899, nous avons présenté à la Société française de Laryngologie, notre nouvel adénotome électrique (*fig.* 78).

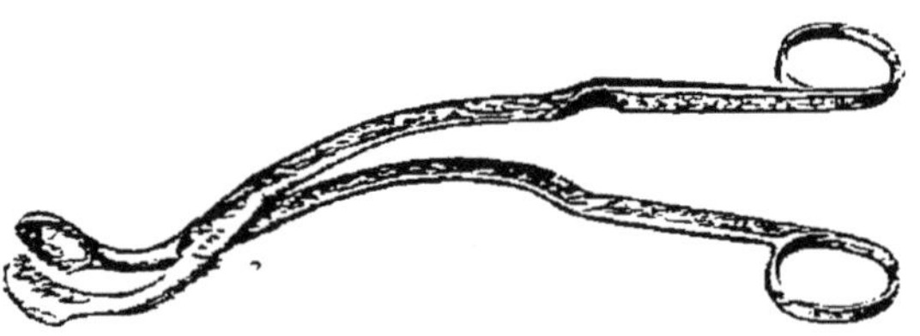

FIG. 79. — Pince de Chatellier pour l'ablation des tumeurs adénoïdes.

Cet instrument rappelle par sa courbure la curette de GÖTTSTEIN, mais, pour répondre aux divers cas, il nous a fallu établir trois courbures différentes. Cet adénotome s'introduit comme une curette ordinaire dans le naso-pharynx, mais, au lieu de lui faire décrire un mouvement circulaire d'avant en arrière et de haut en bas, on doit le maintenir fortement appliqué contre la voûte du naso-pharynx. On tire alors doucement sur le fil qu'on porte à l'incandescence par de petites pressions répétées sur l'interrupteur. Une fois la section achevée, on retire l'instrument et on ramène au dehors un fragment plus ou moins volumineux d'amygdale pharyngée. Deux ou trois applications, une seule même, suffisent pour faire une opération complète. L'hémorragie est pour ainsi dire nulle et les quelques gouttes de sang qui peuvent s'écouler proviennent de la pression de l'instrument sur la muqueuse et non de la section de la tumeur.

L'adénotome électrique n'est pas applicable chez les jeunes enfants qui sont d'ailleurs moins exposés aux fortes hémorragies.

Quand la méthode galvanique ne peut être employée, nous avons recours à la pince et à la curette. Nous nous servons de la pince de CHATELLIER, modification de celle de LOEWENBERG (*fig.* 79).

Cette pince nous paraît supérieure à toutes les autres par les soins apportés dans les moindres détails de sa fabrication.

On devra posséder un jeu complet de pinces, depuis les plus petits modèles jusqu'aux plus grands. Lorsqu'on choisira des pinces, on prendra de préférence celles dont les branches sont assez écartées en position fermée. Les modèles à branches trop rapprochées ont l'inconvénient de pincer la luette au passage pendant l'opération.

Les curettes ont été variées à l'infini au point de vue de la forme et des dimensions. Elles sont toutes des modifications de celles de GÖTTSTEIN. Nous donnons cependant la préférence, après essai des différents modèles, au couteau de M. SCHMIDT (*fig.* 80).

Il nous faut citer aussi la curette à panier de MOURE qui,

grâce à de petits crochets, permet d'éviter la chute des végétations du côté de l'œsophage (*fig.* 81).

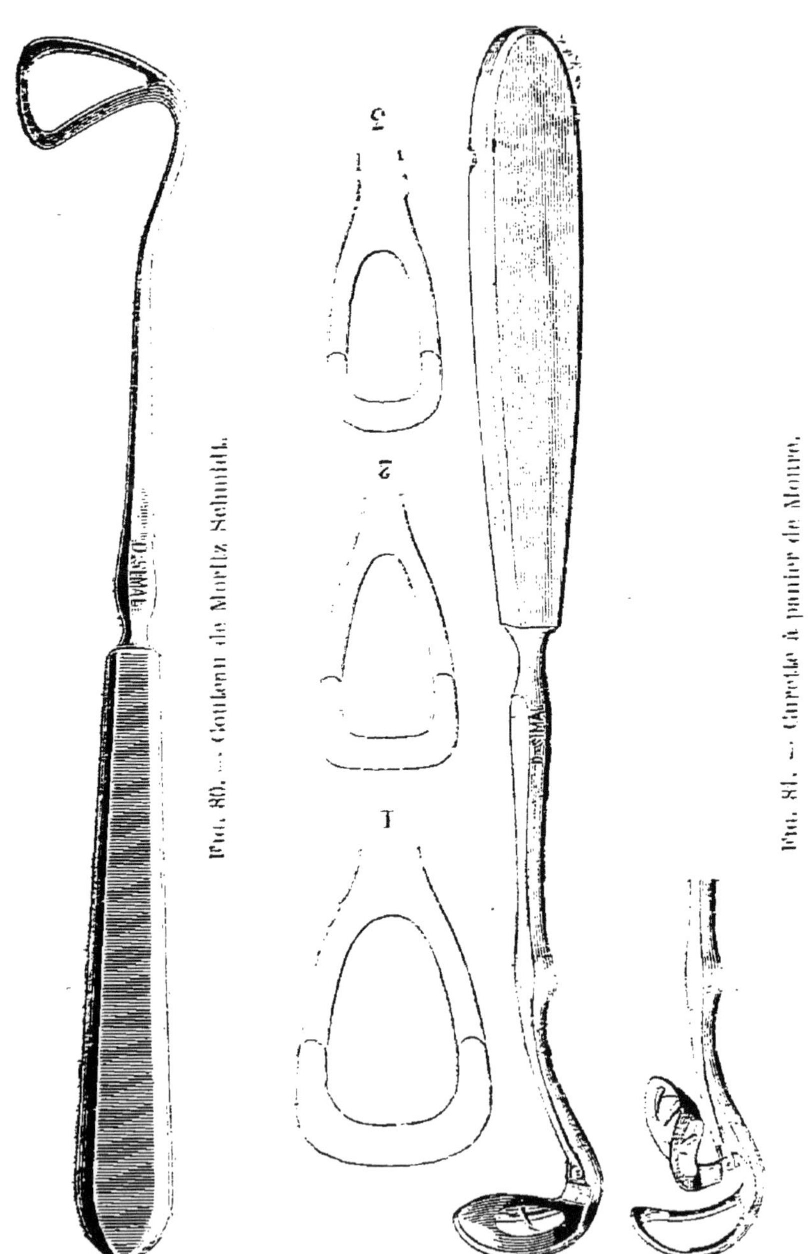

Fig. 80. — Couteau de Moritz Schmidt.

Fig. 81. — Curette à panier de Moure.

Mentionnons aussi la curette de MYGIND, curette courbée à angle droit et latéralement pour le côté droit et le côté gauche.

Enfin, CLAOUÉ a remis en honneur en 1903, une curette connue sous le nom de curette de SCHÜTZ. Nous l'avions essayée plusieurs années auparavant, mais nous l'avions abandonnée à cause de son volume, de sa fragilité et de la difficulté de sa désinfection. C'est une curette à tranchant mobile comme l'amygdalotome, elle est courbée de manière à s'adapter à la courbure du naso-pharynx. Le nouveau modèle est bien supérieur à celui que nous possédons, il se

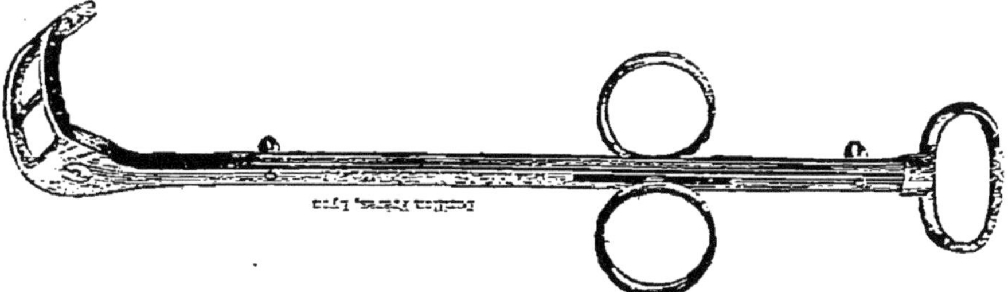

FIG. 82. — Adénotome de Schütz.

fabrique en cinq grandeurs différentes (*fig.* 82). C'est un bon instrument, mais il ne doit pas permettre de faire toujours une opération bien complète. En effet, lorsqu'il existe de petites végétations sur les parties supérieures et latérales, on devra se servir des toutes petites curettes recommandées par LERMOYEZ.

Depuis 1903, quand nous ne pouvons pas nous servir de notre adénotome électrique, à cause de l'âge du sujet ou à cause de la conformation de la voûte pharyngée, nous employons la curette de FEIN, instrument très commode dont la double courbure en baïonnette permet de faire un mouvement de rotation embrassant le naso-pharynx dans toute sa courbure sans être gêné par le maxillaire inférieur (*fig.* 83). LERMOYEZ recommande tout particulièrement cette curette qu'il considère comme un grand perfectionnement sur tous les modèles connus jusqu'ici.

Voyons maintenant comment doit se pratiquer l'opération. L'enfant est placé sur une chaise. S'il est très jeune il est préférable de le faire tenir sur les genoux comme on le fait pour le tubage. L'écarteur des mâchoires est inutile. nous ne nous en servons jamais. On peut se dispenser d'une source de lumière artificielle. On maintient la tête un peu renversée et les mains de l'enfant sont tenues solidement de crainte que, par un mouvement irréfléchi, il ne saisisse la main de l'opérateur. Autrefois nous pratiquions l'anesthésie locale au moyen d'une tige porte-coton de courbure appropriée. Nous y avons renoncé, l'enfant craignant ce coup de pinceau autant qu'un coup de curette et l'anesthésie produisant une sensation de gêne fort désagréable pour le patient. On fixe ensuite solidement la langue avec un abaisse-langue. puis on opère avec tel ou tel instrument que l'on préfère. Ordinairement on donne deux ou trois coups de pince. puis trois coups de curette, un médian et deux latéraux et l'opération est terminée. L'extraction faite, on se désinfecte soigneusement l'index droit ou gauche, suivant l'habitude de chacun, et on fait le toucher pour constater si l'ablation est complète. Ce toucher nous indique s'il reste encore quelque parcelle et aussi sur quel point doit porter le coup de curette complémentaire. Pendant l'opération. on

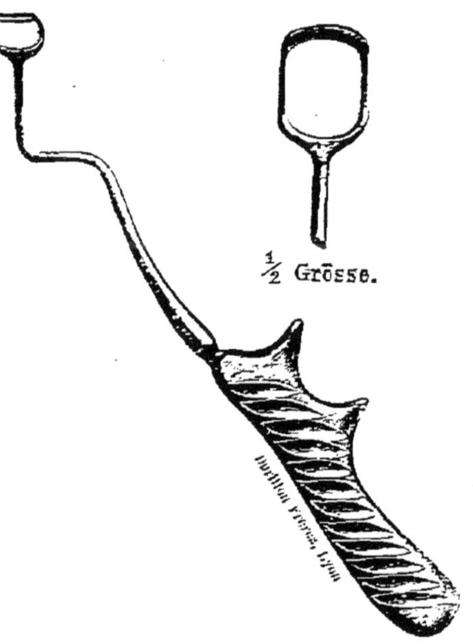

FIG. 83. — Curette coudée de Fein.

voit sourdre du sang par le nez et par la bouche, mais l'hémorragie s'arrête spontanément assez vite.

Certains opérateurs ont l'habitude de faire, après l'opération, un badigeonnage naso-pharyngé avec un tampon imbibé d'eau phéniquée à 5 0/0 ou mieux d'eau oxygénée chirurgicale. Ce badigeonnage nous semble inutile. Si l'hémorragie durait un peu, on pourrait au moyen d'un petit vase à bec verser dans l'une des fosses nasales, soit un peu d'eau oxygénée, soit un peu d'eau de Pagliari.

Quand l'opération est terminée. on fait souffler l'enfant par l'une et l'autre narine alternativement, et avec une certaine force, pour chasser les caillots contenus dans les fosses nasales et surtout les bourgeons adénoïdes qui s'y réfugient facilement après l'emploi de la curette.

On regarde une dernière fois dans la bouche si le sang coule encore sur la paroi du pharynx; on insuffle de l'aristol des deux côtés du nez, et l'opération est terminée.

Dans quelques cas, deux heures environ après l'ablation, le malade a une légère défaillance, il pâlit et vomit une certaine quantité de sang noir avalé pendant l'opération. Cet accident est sans conséquence. On doit prévenir les parents de la possibilité de ce fait pour qu'ils n'en soient pas effrayés.

Comme soins consécutifs, on fera insuffler huit ou dix fois par jour de l'aristol ou un mélange de salol et acide borique pendant les dix jours qui suivront l'opération. Le jour de l'opération, on recommandera le repos. L'enfant ne prendra que des aliments froids et de préférence liquides. Ne rien lui donner d'abord avant deux ou trois heures.

L'enfant ne sortira pas de la maison pendant huit jours. On ne permettra la rentrée en classe qu'après cicatrisation complète, soit dix jours environ.

Il est rare qu'on soit obligé de faire des irrigations chaudes pour arrêter l'hémorragie au moment même de l'intervention. L'hémorragie, si elle se produit, est presque toujours secondaire, deux heures environ après que l'on a quitté le malade. On l'arrêtera le plus souvent en faisant renverser la tête de l'enfant et en versant dans les fosses nasales deux ou trois cuillerées à café d'eau de Pagliari.

Cartaz croit l'hémorragie plus fréquente quand il n'y a pas eu anesthésie ; tel n'est point notre avis, car, bien que nous ne pratiquions presque jamais l'anesthésie, nous estimons à un taux insignifiant nos cas compliqués d'hémorragie. L'hémorragie s'arrête facilement d'ailleurs sous l'influence d'une irrigation. Nous n'avons pratiqué que trois fois le tamponnement des fosses nasales. Nous avons observé aussi un cas d'hémorragie relativement grave qui survint chez un jeune paludéen. Le malade avait quitté Lyon le jour même de l'opération, l'hémorragie fut arrêtée par des injections d'ergotine sans tamponnement.

Cartaz et Ruault ont signalé des complications secondaires, inflammation du pharynx, des amygdales et suppuration des oreilles. Nous n'avons rencontré que deux ou trois cas qui se compliquèrent d'otite, mais toujours chez les enfants ayant eu antérieurement des lésions auriculaires.

Si la dureté de l'ouïe persiste après l'opération, on fera plus tard, avec avantage, quelques insufflations avec la poire de Politzer.

Les résultats éloignés de l'opération sont remarquables. L'enfant est complètement transformé au point de vue physique et intellectuel. Si la bouche persiste à rester ouverte par le fait de l'habitude, on la maintiendra fermée la nuit à l'aide d'un appareil spécial à bandeau élastique.

On croirait avoir terminé sa tâche après une ablation de végétations adénoïdes. Il n'en est rien. L'opération faite, on doit faire de la rééducation respiratoire, c'est-à-dire apprendre à l'enfant à respirer à nouveau par le nez, acte auquel il n'était plus habitué. Comme le dit Rosenthal, il est aussi antiphysiologique de respirer par la bouche que de manger par le nez.

Ceux qui respirent mal et qui ont perdu la respiration costo-diaphragmatique, présentent bientôt des déformations de la cage thoracique. C'est le cas assez fréquent chez les adénoïdiens, aussi LERMOYEZ et ROSENTHAL considèrent la gymnastique respiratoire ou rééducation, comme le complément obligatoire de toute opération adénoïde.

On cherchera surtout à combattre l'inertie du diaphragme, en le faisant jouer d'abord sans aucun mouvement des bras, puis on continuera ces exercices en les combinant avec des mouvements passifs des bras et enfin avec des mouvements actifs. La rééducation respiratoire donnera les meilleurs résultats, mais seulement chez les enfants opérés. Elle reste sans effet quand il existe un obstacle mécanique respiratoire.

Nous abordons maintenant la question de la récidive des végétations adénoïdes. Les récidives sont de deux sortes : les récidives vraies et les fausses récidives. Les premières sont, en réalité, assez rares; nous en avons vu cependant quelques cas.

Les fausses récidives sont beaucoup plus fréquentes, elles sont ordinairement la conséquence d'une opération incomplète. Une opération adénoïde est, à vrai dire, une opération simple, si l'on entend par là le fait d'extraire quelques masses de bourgeons. Si l'on veut faire une opération bien complète, il n'en est plus de même. Parfois les opérateurs les plus habiles sont fort embarrassés. Il est certaines voûtes qui forment avec la paroi pharyngée un angle assez aigu inabordable à la curette. C'est alors que l'on emploiera avec grand avantage les très petites curettes dont nous avons parlé plus haut. Pour nous, nous croyons que c'est chez les enfants opérés en bas âge, que l'on rencontrera le plus souvent les récidives fausses ou véritables. Lorsqu'on s'adresse à des enfants d'un âge plus avancé, les fausses récidives par opération incomplète, sont moins à redouter, l'enfant se rapprochant de l'âge où les végétations ont une tendance naturelle à la régression spontanée.

Les récidives vraies sont difficiles à éviter, elles peuvent survenir malgré les précautions les plus rigoureuses d'hygiène ou d'antisepsie.

Les fausses récidives peuvent être évitées dans la mesure du possible. A la fin de toute opération, quoi qu'en disent certains auteurs, on doit, avec l'index bien aseptisé, faire un toucher digital de vérification. Ce toucher indiquera s'il existe encore une parcelle de végétation, il nous renseignera aussi sur le point précis sur lequel devra porter le coup de curette pour compléter l'intervention. Ce n'est point tout encore. Depuis plusieurs années, nous exigeons que l'on nous remontre l'enfant trois semaines après l'opération. A ce moment le toucher digital nous indique s'il reste encore quelques bourgeons à supprimer. Telle est la ligne de conduite à suivre pour réduire au strict minimum les récidives.

Lorsqu'il survient des récidives, elles se produisent, en général, deux ou trois ans après l'opération. C'est la durée du moins nécessaire pour permettre aux végétations de reprendre un volume suffisant pour entraver la respiration.

Parfois on nous ramène des enfants comme atteints de récidive, nous faisons le toucher digital et nous tombons sur un naso-pharynx absolument lisse et normal. Et cependant l'enfant ronfle la nuit, il dort la bouche ouverte. On fait un examen rhinoscopique sérieux et on trouve, soit des queues de cornets, soit un coryza hypertrophique, soit une déviation ou une crête de la cloison. Une intervention d'un autre ordre viendra compléter l'opération adénoïde antérieure.

La gêne respiratoire persiste parfois après l'adénotomie à cause de l'hypertrophie des amygdales palatines. A ce propos nous ferons remarquer que l'ablation des végétations adénoïdes retentit souvent d'une manière heureuse sur les tonsiles qui régressent alors spontanément. Inversement nous avons vu des cas dans lesquels l'ablation des amygdales déterminait la disparition de tumeurs adénoïdes de volume moyen, au point que l'adénotomie n'était plus indiquée.

Une autre cause d'obstruction post-opératoire signalée par Dundas Grant et que nous avons rencontrée plusieurs fois, c'est la projection exagérée de l'atlas. Cette projection détermine un rétrécissement antéro-postérieur du naso-pharynx. L'ablation des tumeurs adénoïdes ne donne alors qu'un jour insuffisant, puis l'opérateur est fort gêné par la saillie osseuse sur laquelle il se dispensera d'appuyer la curette pour éviter une hémorragie.

En terminant, nous devons signaler la nouvelle méthode de traitement sans opération, due à Marage. Cet auteur affirme avoir guéri, sans récidive, cinquante-quatre malades par de simples attouchements des végétations à l'aide d'une solution aqueuse de résorcine à 50 ou 100 0/0. Le traitement réclame seulement six à dix séances, espacées de deux à trois jours.

Ne s'agissait-il pas dans ces cas de simples adénoïdites aiguës ?

E. — DES ADÉNOÏDITES AIGUËS

Nous croyons utile, à la fin de cette étude sur les végétations adénoïdes, de placer ici un petit chapitre concernant les adénoïdites aiguës.

L'adénoïdite est une affection aiguë infectieuse de l'amygdale pharyngée. A l'instar de l'amygdalite palatine, elle est primitive ou consécutive à d'autres affections, telles que les fièvres éruptives. Il est évident que, vu la coexistence fréquente du coryza et de l'amygdalite palatine, il est permis de supposer que l'amygdalite pharyngée ne doit pas échapper au processus inflammatoire. Nous pensons même que certaines esquinancies à point de départ mal connu peuvent provenir du naso-pharynx. Tous les spécialistes ont signalé l'existence des adénoïdites, mais c'est Moure et Helme qui en ont les premiers donné à part l'ensemble symptomatique.

Intermittence et courte durée sont deux signes caractéristiques des adénoïdites aiguës. Ces adénoïdites donnent lieu à l'apparition du cortège symptomatique ordinaire des végétations adénoïdes, mais le début en est assez brusque et se complique de fièvre, de céphalalgie et de ganglions cervicaux douloureux. En pareil cas, une intervention ne serait nullement justifiée.

Les adénoïdites aiguës doivent certainement jouer un rôle dans la genèse des maladies infectieuses de l'enfance. Plottier, de Genève, considère les végétations comme prédisposant à la diphtérie, puisque, dans les autopsies de maladies infectieuses de l'enfance, il n'y a que la diphtérie dans laquelle les adénoïdes se rencontrent dans plus de la moitié des cas.

Comme traitement, on conseillera le repos et l'on fera quelques lotions et insufflations antiseptiques.

On ne devra donc pas se presser d'opérer dès que l'on sentira au doigt une tuméfaction dans le cavum. Il ne faudra intervenir que si une hypertrophie chronique succède à une série de poussées aiguës.

Parfois, comme pour les amygdales palatines, l'hypertrophie de la tonsille naso-pharyngée disparaît après la poussée aiguë. Alors il suffira de faire quelques séances de galvanopuncture sur la voûte du pharynx pour obtenir une guérison définitive. On se servira pour ces cautérisations d'un cautère courbe, mousse à son extrémité.

Si l'on examine pour la première fois un enfant présentant des symptômes de végétations adénoïdes, on doit, après avoir constaté l'existence de bourgeons, demander aux parents si cette obstruction nasale est constante ou si elle est le résultat d'une inflammation récente. Le fait de constater à la vue et au toucher des végétations adénoïdes n'entraîne pas l'obligation d'une intervention immédiate. S'il s'agit, en effet, d'une poussée aiguë, on est exposé à ne plus trouver de bourgeons au jour fixé pour l'opération. Et même, dans le cas d'obstruction permanente, on doit toujours s'informer si l'enfant est sous le coup d'une poussée inflammatoire, car une intervention faite à ce moment peut être suivie d'hémorragie inquiétante. C'est pour avoir oublié cette précaution importante, que certains opérateurs ont eu à déplorer des complications hémorragiques graves.

La règle de conduite peut se résumer en deux mots : ne jamais opérer pendant une poussée aiguë. Attendre au moins quinze jours après la disparition des symptômes inflammatoires avant de fixer la date de l'intervention.

Nous ne souscrirons donc pas à l'opinion de Boureau de Tours, qui demande qu'on réforme cette règle classique de ne pratiquer l'ablation des végétations adénoïdes qu'en dehors des poussées aiguës. Il recommande d'opérer à chaud, en pleine période inflammatoire ; pour lui, c'est une opération à faire d'urgence, comme l'ouverture d'un abcès chaud, même à la période fébrile.

CHAPITRE VI

MALADIES DE LA CLOISON

A. — DÉVIATION ET HYPERTROPHIE DE LA CLOISON

La cloison nasale est rarement symétrique. Elle est déviée dans 70 ou 80 0/0 des cas. La déviation peut porter dans des points différents. Les déviations et les crêtes les plus fréquentes siègent ordinairement à l'union du vomer, de la lame perpendiculaire et du cartilage quadrangulaire. Les crêtes sont osseuses ou cartilagineuses et quelquefois portent sur les deux sortes de tissus.

Chatellier a signalé comme lieu d'élection le milieu de la lame perpendiculaire et l'articulation du vomer avec la lame cartilagineuse et la lame perpendiculaire ; ces deux points de la cloison sont, en effet, plus faibles et cèdent plus facilement. Un autre lieu d'élection fréquent existerait vers le plancher, au point de rencontre de la cloison et des deux apophyses palatines ; la cloison pourrait même, dans ce cas, faire saillie à la voûte palatine.

Ces anomalies résultent d'un défaut de synchronisme de développement. Potiquet les attribue aussi à une involution insuffisante provenant du cartilage de Jacobson. Toutefois, Zuckerkandl admet que ces déviations sont exceptionnelles avant l'âge de 7 ans. Gouguenheim, Moure et

Baratoux ne sont point de cet avis, ayant souvent observé des déviations chez de plus jeunes enfants.

Qu'il s'agisse d'une anomalie de développement ou d'un traumatisme, cette lésion a une symptomatologie particulière, surtout quand elle est bilatérale.

Si la crête ou déviation siège à la partie supérieure, c'est l'odorat qui est compromis. Si la lésion siège plus bas, elle gêne les fonctions respiratoires, altère la voix et provoque le catarrhe nasal postérieur. Les troubles réflexes, quand on en constate, relèvent plutôt des déviations supérieures.

A l'examen, on voit l'une des fosses nasales comblée par une saillie rougeâtre qui présente quelquefois en un point une crête jaunâtre due au cartilage vu par transparence; c'est le cas, surtout dans les subluxations traumatiques du cartilage. Au stylet, la saillie est résistante et ne peut être prise pour un polype; c'est pourtant une erreur que l'on commet souvent. Pour savoir s'il s'agit d'une crête ou d'une déviation simple, on examine la narine opposée, et, dans le cas de déviation, on constate une dépression plus ou moins anguleuse. La fosse nasale saine, plus élargie, est souvent obstruée à son tour par une hypertrophie du cornet inférieur. Une forte hypertrophie du cornet moyen peut aussi dévier la cloison du côté opposé. Du côté malade, le cornet inférieur se moule sur l'hypertrophie de la cloison. Qu'il survienne alors une inflammation, et il peut s'établir une synéchie entre la cloison et le cornet inférieur. Ces synéchies peuvent être également la conséquence de cautérisations au galvanocautère.

Au niveau des choanes, la déviation est très rare; la petite saillie que l'on constate parfois de chaque côté, à la partie postérieure de la cloison, dépend d'un amas glandulaire dans l'épaisseur de la muqueuse.

Sous la pression du stylet, certaines déviations simples sont réductibles, mais elles reprennent vite la position initiale, à la façon d'un ressort.

Il est difficile de reconnaître l'étendue des saillies de la cloison. On donne le nom d'*ecchondroses* aux crêtes antérieures et d'*hyperostoses* à celles siégeant en arrière, sur la partie osseuse du septum.

Les déviations et crêtes de la cloison ne peuvent donner lieu à des erreurs de diagnostic. Avec le stylet on reconnaîtra facilement les hypertrophies molles de la muqueuse. Une fois, cependant, nous avons pris pour une saillie osseuse une hypertrophie dure de la partie moyenne de la cloison. La suite des événements prouva qu'il s'agissait d'un début de lésion syphilitique tertiaire. Les saillies bilatérales peuvent, au premier abord, se confondre avec les abcès de la cloison.

Traitement. — Une intervention n'est urgente que lorsqu'il existe des symptômes importants.

Pour les déviations simples, Michel conseille d'habituer les enfants à redresser la cloison par pression avec les doigts 50 à 60 fois par jour. Massei a obtenu de bons résultats par la douche d'air comprimé, administrée par séances de cinq minutes, plusieurs fois par jour, avec l'appareil de Waldenburg.

On a aussi comprimé la cloison pendant la nuit, à l'aide de tampons de coton, de tiges de laminaria ou d'éponges comprimées. En Amérique, on préconise un véritable *tubage nasal*, avec des tubes légers, fenêtrés en aluminium.

Adams, Juracz, Delstanche, etc., ont proposé, les uns des forceps, les autres des pinces pour le redressement lent ou brusque ; mais cette méthode ne réussit bien que si l'on a préalablement fait subir à la cloison une perte de substance avec un emporte-pièce de forme linéaire ou étoilée. On a aussi rendu mobile une partie de la cloison par une incision en tabatière, pour la maintenir ensuite en bonne position.

Ces divers procédés chirurgicaux furent au début relativement peu employés en France. Ils le seraient certainement davantage actuellement si la méthode de résection sous-muqueuse de KILLIAN ne les avait relégués au second rang. Ils pouvaient cependant donner d'excellents résultats, comme nous avons pu nous en convaincre nous-même dans plusieurs circonstances.

Parmi ceux qui ont surtout préconisé ce genre d'intervention, nous devons citer CHOLEWA, HAJECK, ASCH, WATSON, GLEASON, DOUGLASS, MOURE, etc. Les méthodes de ces divers auteurs consistent dans la mobilisation de la partie saillante de la cloison après avoir pratiqué sur elle des incisions variées. L'orientation des incisions forme la caractéristique de chaque méthode. Nous renvoyons pour plus amples détails au journal américain *The Laryngoscope* (juin 1899), on y trouvera la description de tous les procédés chirurgicaux, faite par les auteurs eux-mêmes, ainsi qu'une discussion critique fort intéressante. Nous recommandons aussi une revue très complète de DIONISIO (*Arch. ital. di Laring.* — MASSEI, 1892), puis la thèse intéressante de notre élève M. BLANC, d'Oran, soutenue à Lyon en 1905; elle résume parfaitement l'état actuel de la question du traitement chirurgical des déviations de la cloison.

Nous donnerons la description de la méthode de ASCH et de celle de GLEASON, ce sont les deux auteurs qui nous paraissent avoir le plus simplifié la technique chirurgicale. Nous y ajouterons aussi le procédé de MOURE de date plus récente.

Pour l'opération de ASCH, on se sert d'instruments spéciaux : ciseaux droits, ciseaux angulaires, pince-forceps, gouges et un jeu de tubes pour maintenir la cloison (*fig.* 84, 85, 86, 87, 88, 89).

La muqueuse est insensibilisée avec une solution de cocaïne-adrénaline. Puis on introduit dans le nez les ciseaux droits, la lame étroite du côté de la convexité et la lame large du côté concave. L'incision est faite franchement sur la partie la plus saillante de la convexité et parallèlement

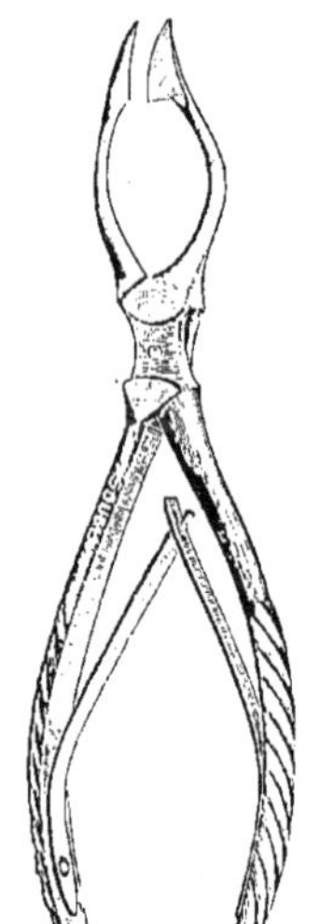

Fig. 84. — Pince coupante pour la section horizontale.

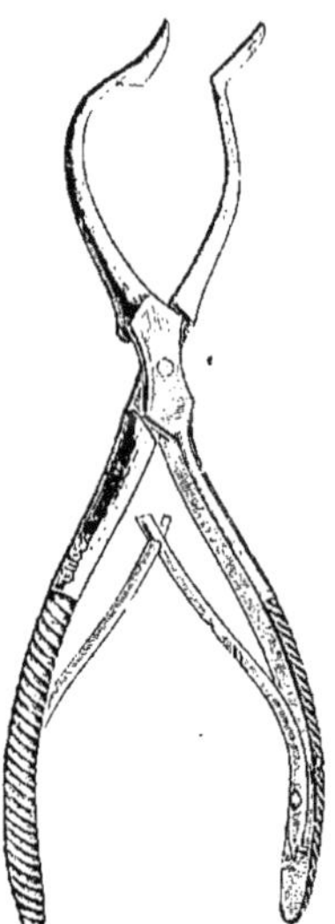

Fig. 85. — Pince coupante pour la section verticale

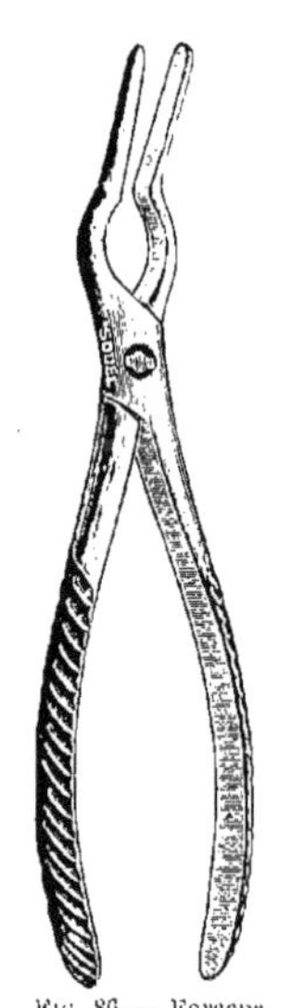

Fig. 86. — Forceps pour le redressement de la cloison.

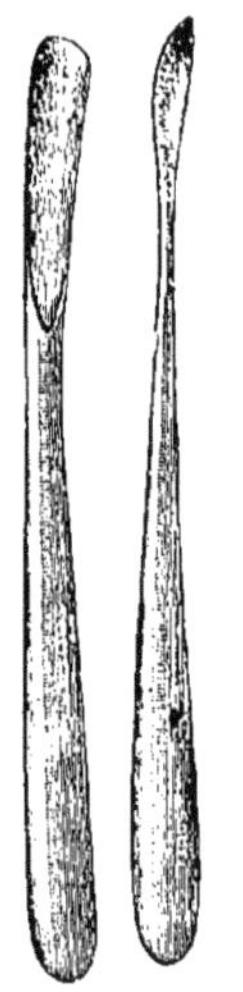

Fig. 87. — Gouge et rugine.

au plancher nasal. Avec les ciseaux angulaires, on pratique alors une seconde incision perpendiculaire à la première et formant avec elle une croix grecque (*fig.* 89). On introduit l'index dans la narine du côté convexe et on luxe complètement du côté opposé les quatre lambeaux triangulaires résultant de l'incision cruciale. Si la luxation des lambeaux est incomplète, on l'achève avec le petit forceps. Au moyen de deux tubes de caoutchouc durci on maintient la cloison dans sa position nouvelle. Le tube du côté sain est enlevé au bout de vingt-quatre heures. Quant à l'autre on le laisse en place pendant quatre semaines, à la condition toutefois de l'enlever quelques minutes chaque jour pour faire un lavage antiseptique. L'hémorragie causée par cette intervention s'arrête en général facilement S'il reste quelques saillies osseuses ou cartilagineuses, on les supprime plus tard avec la gouge ou la tréphine.

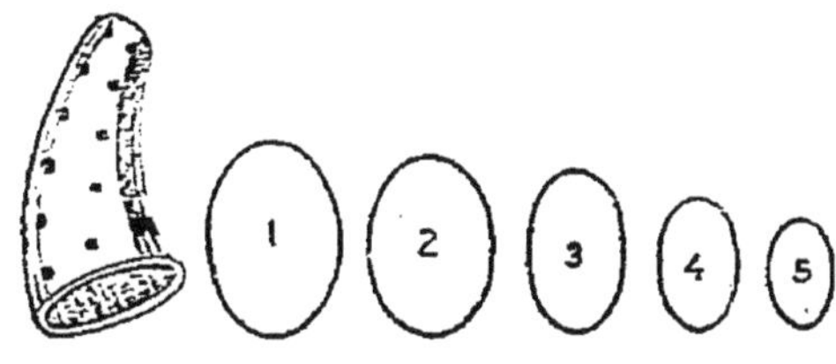

Fig. 88. — Tubes de différents diamètres pour maintenir le redressement de la cloison.

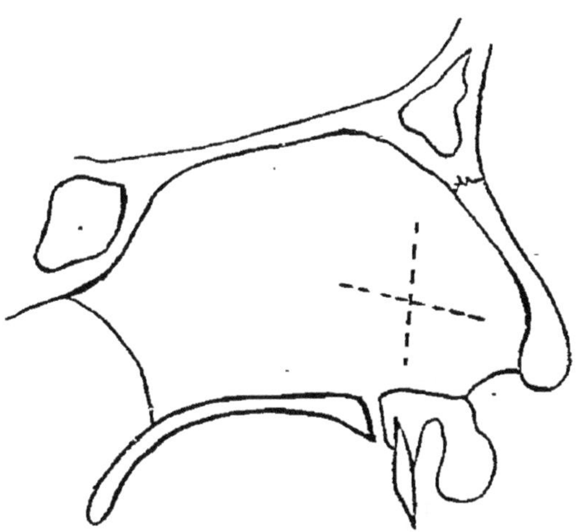
Fig. 89. — La ligne pointillée indique l'incision cruciale du procédé de Asch.

L'opération de Asch n'est applicable qu'aux déviations cartilagineuses. Pour les crêtes osseuses, elle pourrait provoquer des hémorragies sérieuses et même des accidents méningés.

Le procédé de Gleason diffère de celui de Asch en ce

que les incisions simples sont remplacées par un véritable lambeau, sorte de volet en forme d'U, embrassant toute la partie convexe de la cloison. GLEASON préfère la scie au bistouri. La scie est introduite sous la partie inférieure de la déviation parallèlement au plancher nasal. Dès que la scie a mordu dans le cartilage, on lui imprime une direction presque verticale et on continue l'incision de bas en haut jusqu'à la partie supérieure de la déviation. Toute la partie déviée convexe se trouve ainsi englobée par l'incision en U et ne tient plus que comme par une charnière à sa partie supérieure (*fig.* 90).

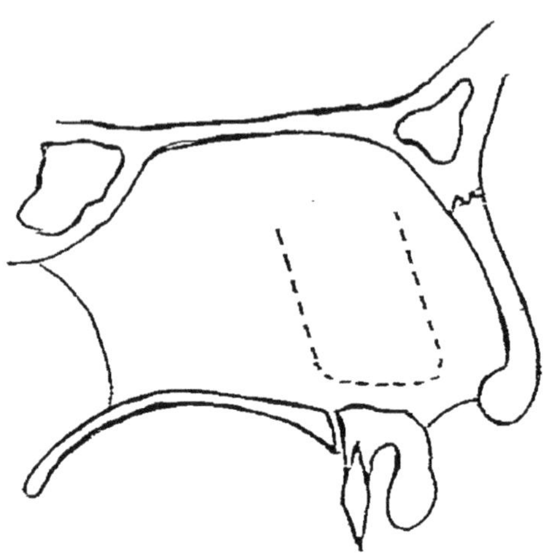

FIG. 90. — La ligne pointillée indique l'incision en U du procédé de Gleason.

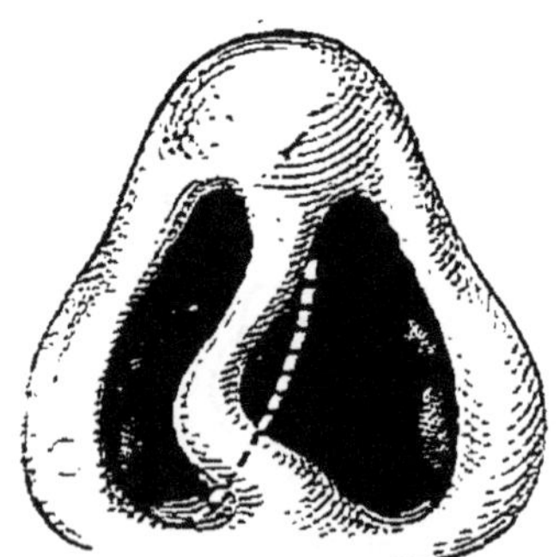

FIG. 91. — Déviation angulaire de la cloison sans hypertrophie. La ligne pointillée indique la direction du trait de scie pour tailler le lambeau.

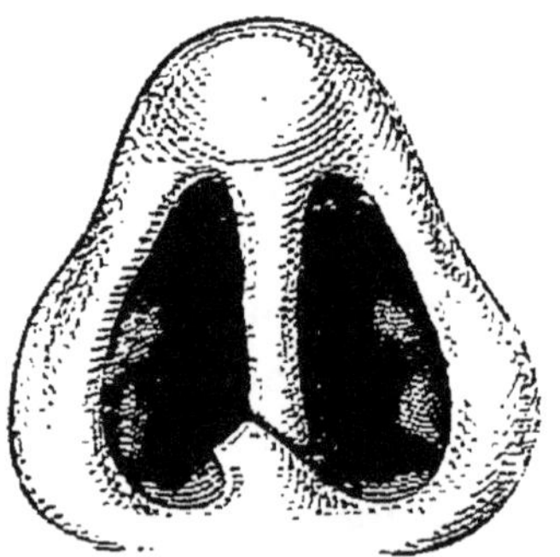

FIG. 92. — Situation de la cloison après le refoulement du lambeau du côté opposé.

L'index est alors introduit du côté de la déviation pour luxer le lambeau du côté opposé. Le bord inférieur de ce lambeau s'arc-boute du côté de la cavité saine à la crête de section de la partie inférieure de la cloison à laquelle elle se soude au bout de peu de temps (*fig.* 91, 92).

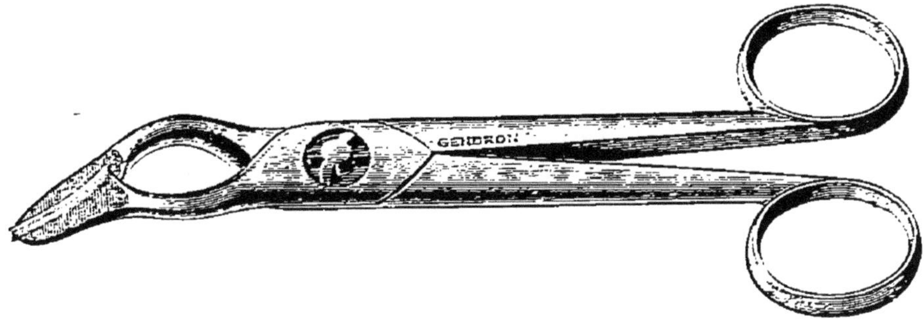

Fig. 93. — Cisaille septotome de Moure.

Toutefois, pour maintenir la cloison en bonne position, il est indispensable de placer un tube métallique dans la fosse nasale où siégeait primitivement l'obstruction.

Cette opération simple et peu douloureuse peut se faire en moins de deux minutes. Dès que la soudure est faite, on peut supprimer le tube. On prendra les précautions antiseptiques les plus rigoureuses pour éviter des complications.

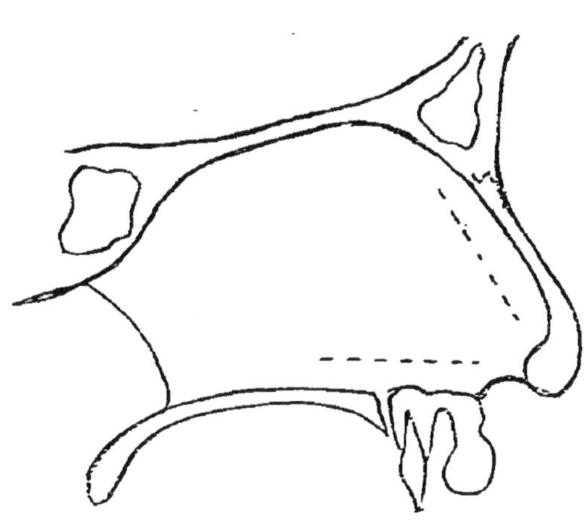

Fig. 94. — Les lignes pointillées indiquent la direction des incisions du procédé de Moure.

En 1901, Moure a institué une méthode analogue aux précédentes, mais qui en diffère par la forme des incisions et par le mode de contention post-opératoire de la cloison réduite. Il commence par supprimer les crêtes et les éperons afin de transformer la cloison en déviation simple. Il cocaïnise soigneusement la muqueuse, puis il introduit aussi profondément que possible en arrière de la sous-cloison une cisaille septotome (*fig.* 93). Les deux lames sont dirigées le long du plancher nasal de manière à sectionner la cloison le plus près possible de son intersection sur une longueur de 2 ou 3 centimètres. Puis, sans sortir l'instrument des fosses nasales, il dirige les deux tranchants en haut, le long de l'arête du nez pour faire une deuxième incision oblique formant un angle aigu avec la première (*fig.* 94). On a de la sorte taillé un lambeau mobile qui tient en avant à la

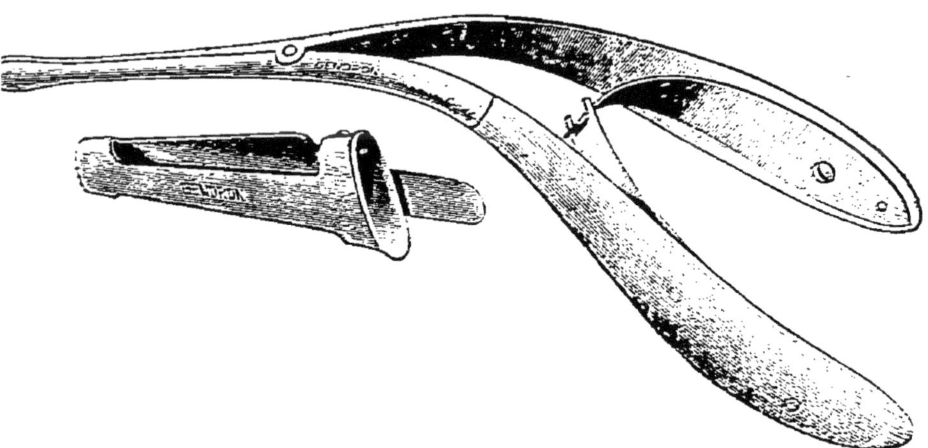

FIG. 96 *a*. — Redresseur de la cloison et pince dilatatrice de Moure.

partie antérieure de la sous-cloison et en arrière à la lame perpendiculaire de l'ethmoïde et au vomer.

Cela fait, MOURE introduit, du côté de la déviation, un tube redresseur formé de deux lames parallèles, l'externe rigide, l'interne en étain et par conséquent malléable. Au moyen d'une pince dilatatrice que l'on glisse entre les deux lames du redresseur, on exerce une pression qui a pour résultat de faire bomber en dedans la lame malléable pour maintenir la déviation de la cloison sur la ligne médiane (*fig.* 95 *a* et 95 *b*). Ce redresseur doit rester en place pendant une semaine. On a soin chaque jour de laver soigneusement le tube et d'enlever les croûtes desséchées qui se forment dans le dilatateur.

Nous n'insisterons pas plus longuement sur cette opération très bien réglée qui peut donner de fort beaux résultats dans les cas de déviation simple, et seulement dans les déviations exclusivement cartilagineuses.

Aujourd'hui, la plupart des rhinologistes ont à peu près abandonné ces diverses méthodes chirurgicales pour donner la préférence à la résection sous-muqueuse de Killian, décrite presque en même temps par Claoué en France. Ce

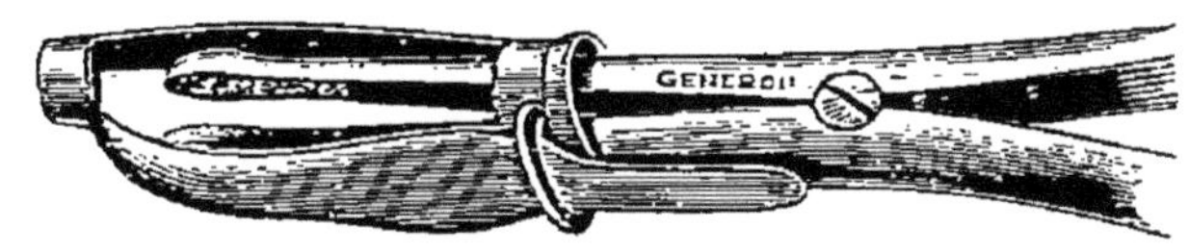

Fig. 95 *b*. — Pince pressant sur la paroi malléable du redresseur.

mode de résection semble, en effet, plus rationnel, et il permet de rétablir la cloison en position médiane sans qu'il soit utile de placer un tuteur dilatateur pour empêcher la cloison de reprendre sa position première.

Ce mode opératoire est celui que nous employons actuellement le plus volontiers, c'est celui qui donne les résultats les plus précis et les plus complets. Il permet de corriger en même temps en grande partie les déformations externes qui accompagnent ordinairement les déviations importantes, et principalement celles qui ont pour origine un traumatisme antérieur.

La résection sous-muqueuse est toujours précédée d'une anesthésie locale bien faite. Killian recommande de faire une injection sous la muqueuse de chaque côté de la cloison. Il se sert d'une solution de cocaïne à 0,5 ou 1 0/0, avec deux gouttes de solution d'adrénaline à 1/1.000. Au bout d'un quart d'heure, on badigeonne la cloison à la cocaïne-adrénaline. Il n'est pas indispensable de faire une injection, et nous nous contentons le plus souvent de placer dans la fosse nasale, pendant quelques minutes, un tampon de cocaïne-adrénaline. On peut également se servir du mélange de Bonain. Sur le conseil de notre collègue et ami Trétrop d'Anvers, nous avons fait avec succès des anesthésies par

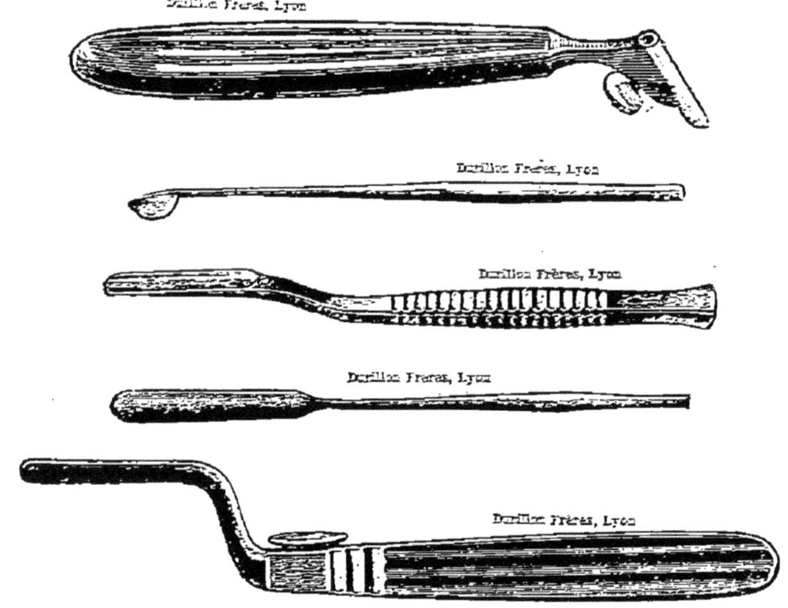

Fig. 96. — Divers instruments de Killian pour la résection sous-muqueuse de la cloison. Manche, bistouri, gouge, spatule, rugine.

injection au moyen de l'*eusémine*, solution excessivement faible de cocaïne-adrénaline en solution physiologique salée, employée plus spécialement dans l'art dentaire. Avec une anesthésie rigoureuse, l'opération se fait sans effusion de sang et sans douleur. Il est bon que le malade soit couché de crainte de syncope, accident si fréquent chez les jeunes gens dans les interventions nasales.

On incise la muqueuse sur la partie saillante de haut en

bas sur une longueur de 2 centimètres environ. L'incision doit être faite en ménageant en avant une certaine marge de cartilage qui doit servir de tuteur et empêcher ultérieurement l'effondrement du nez. Ajoutons à ce propos que la résection sous-muqueuse ne doit pas être tentée chez les jeunes sujets avant l'âge de treize ans et de préférence dix-huit. Pour l'incision, on peut se servir d'un petit bistouri mince ou bien du bistouri recommandé par KILLIAN (*fig.* 96).

A l'aide d'une rugine coudée en baïonnette, on libère les bords de l'incision. On décolle ensuite avec la spatule mousse toute la partie de la muqueuse qui recouvre la convexité de la déviation. Ce décollement est assez simple dans les cas vierges de traitement antérieur et ne provenant pas de traumatisme ancien.

Pour arriver à décoller la muqueuse du côté concave, il faut d'abord inciser le cartilage du côté de la convexité sur la longueur de l'incision. On enlève ainsi un lambeau rectangulaire de cartilage et par la brèche qui en résulte on passe une rugine pour décoller la muqueuse sur toute l'étendue de la déviation du côté concave. Ce décollement n'est pas toujours facile, et il peut se produire de petites déchirures de la muqueuse, sans importance toutefois.

On met en place l'écarteur des muqueuses ou spéculum bivalve et on dégage ainsi le cartilage dans toute sa hauteur et toute sa profondeur. On peut alors inciser le cartilage en haut et en bas et le dégager par parcelles au moyen de ciseaux, de pinces emporte-pièces de HARTMANN ou avec le bistouri fourchette de KILLIAN. Le point essentiel, dans ce temps opératoire, est de respecter la muqueuse et d'éviter les perforations.

Pour les parties osseuses, il est bon d'avoir recours à la gouge. Il est important d'abattre l'épine nasale au ras du plancher et de régulariser la surface osseuse avec une forte pince coupante. On ne s'arrêtera dans ce temps opératoire que lorsque la perméabilité nasale sera rétablie.

L'opération terminée, on lave soigneusement le champ opératoire et on verse entre les deux lambeaux de muqueuse de l'eau oxygénée pour faire de l'hémostase. On introduit une spatule pour maintenir la muqueuse décollée sur la ligne médiane et, à l'aide d'un porte-mèche, on glisse le long de la cavité nasale un ruban de gaze aseptique ou iodoformée. Brünings fait ce tamponnement au moyen d'éponges de caoutchouc.

Le tampon facilite la soudure des deux muqueuses adossées, il est changé tous les deux jours. Le sixième jour après l'opération, nous supprimons tout tamponnement. Killian conseille la suture des deux lambeaux à la fin de l'opération. Les premiers temps nous pratiquions régulièrement cette suture, mais nous l'avons bien vite abandonnée comme inutile. Nous donnons (*fig.* 96) quelques-uns des divers instruments adoptés par Killian.

Les suites de l'opération sont ordinairement simples, et nous n'avons pas eu d'accident à enregistrer. Il est prudent de faire priser des poudres antiseptiques pendant les deux semaines qui suivent l'opération.

Nous en avons fini avec l'exposé des diverses méthodes employées pour corriger les déviations de la cloison nasale. Nous ne pouvons pas dire que la résection sous-muqueuse convient à tous les cas, elle est applicable au plus grand nombre. Mais, en somme, il appartient à chacun de choisir le procédé qui répond le mieux aux diverses formes de déviation.

Mais à côté des déviations pures ou compliquées de crêtes ou éperons, il est des cas dans lesquels il n'existe que des arêtes sans déviation. Ces arêtes sont souvent assez saillantes pour entraver les fonctions respiratoires, et il devient nécessaire de les supprimer. On aura alors recours à des procédés beaucoup plus simples que nous allons indiquer.

Nous citerons, en premier lieu, la méthode électrolytique qui permet de détruire les éperons cartilagineux. L'application du courant est un peu pénible pendant la première minute seulement. Au Congrès de Paris, en 1889, nous avons donné nos premiers résultats de cette méthode préconisée par MIOT. Peu après l'électrolyse fut aussi appliquée par MOURE, BERGONIÉ, LANNOIS, SUAREZ DE MENDOZA, etc.

Nous avons beaucoup restreint l'emploi de l'électrolyse pour les interventions sur la cloison, car nous possédons maintenant divers instruments qui permettent d'opérer plus rapidement et certainement avec moins de douleur ou mieux sans la moindre douleur. Néanmoins, comme il est

FIG. 97. — Aiguille pour électrolyse.

des cas dans lesquels l'électrolyse trouve une indication, nous croyons bon d'en donner ici la technique, d'autant plus que c'est un procédé qui réussit parfaitement bien, comme nous l'avons dit, dans quelques formes de coryza hypertrophique.

Les aiguilles dont nous nous servons sont simplement des aiguilles d'acier et non de platine, aiguilles anglaises n° 1, dites *aiguilles à ravauder* (*fig.* 97). Elles ont une longueur de 6 à 8 centimètres. Au niveau du chas de l'aiguille est fixé, par un point de soudure à l'étain, un petit tube de laiton, long de 2 centimètres[1].

1. Rien de plus facile à exécuter que cette soudure. On dépose sur le point d'emboîtement du tube et de l'aiguille une goutte d'eau à souder (fragments de zinc dissous dans de l'acide chlorhydrique). On chauffe à la flamme d'une lampe à alcool et on touche le point d'union des deux métaux avec l'extrémité d'un petit bâton de soudure très fusible des bijoutiers ; la soudure est terminée. Ce petit détail est important, car,

On badigeonne l'éperon de la cloison avec de la cocaïne ou avec le liquide de BONAIN, puis on place les deux aiguilles, préalablement aseptisées, à une distance de 5 ou 6 millimètres environ (*fig.* 98). On les enfonce perpendiculairement et bien parallèlement l'une à l'autre pour éviter que leurs pointes n'arrivent au contact dans l'intérieur des tissus, ce qui compromettrait complètement l'opération.

Une fois les aiguilles en place, on les coiffe chacune d'un petite tube de caoutchouc conservé dans une solution antiseptique. Le tube de caoutchouc doit pénétrer jusqu'au niveau du point de pénétration des aiguilles et doit en avant dépasser l'orifice de la narine. Il a pour but de préserver le revêtement cutané des narines contre l'action destructive du courant. Si l'une des aiguilles ne paraît pas implantée d'une manière très solide, on lie les deux tubes de caoutchouc au moyen d'un fil, de telle sorte que les deux aiguilles forment un faisceau unique et solide. Les conducteurs sont des fils de cuivre recouverts d'une substance isolante, de simples fils de sonnerie conviennent bien dans ce cas. On dénude les deux extrémités sur une longueur de 2 centimètres. On fixe au tableau les deux fils aux bornes du réducteur de potentiel. Les deux autres extrémités sont introduites à frottement dans les tubes de laiton des aiguilles. Pour assurer le contact il suffit de courber un peu l'extrémité des conducteurs. On humectera le bout des conducteurs pour faciliter le passage du courant dans le cas où les tubes de laiton seraient oxydés inté-

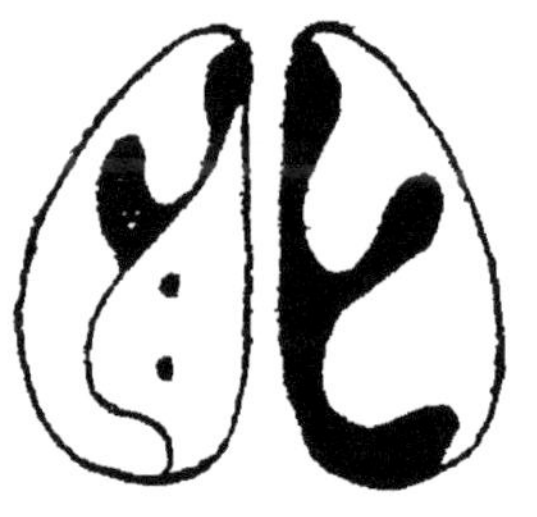

FIG. 98. — Points d'élection pour l'implantation des aiguilles.

pour une bonne électrolyse, il faut se servir chaque fois d'aiguilles neuves pour assurer le passage du courant. L'aiguille positive s'oxydant profondément est hors d'usage après une seule séance d'électrolyse.

rieurement. On reliera le négatif à l'aiguille destinée à produire la destruction électrolytique la plus intense.

On note l'heure sur sa montre et on commence l'opération. On tourne peu à peu la manette du réducteur de potentiel pour introduire le courant avec douceur et progressivement, en contrôlant l'intensité sur le milliampèremètre. Au bout d'une minute environ, on atteint 25 ou 30 milliampères et on ne dépasse plus cette intensité. Le malade ressent une petite douleur pendant cette première minute, puis il s'habitue au passage du courant. Le point important pour le malade est de rester parfaitement immobile, car, s'il fait des mouvements il peut se produire de petites interruptions de courant assez désagréables, indiquées d'ailleurs par la danse insolite de l'aiguille du milliampèremètre.

Un symptôme pénible parfois consiste dans une névralgie dentaire qui dure pendant une partie de la séance, mais qui disparaît dès que le courant cesse de passer. On est certain du bon fonctionnement de l'appareil quand, pendant la séance, l'aiguille du milliampèremètre reste bien immobile à son taux maximum. Néanmoins on peut observer de petites variations de quelques milliampères dues aux différences de conductibilité des tissus pendant la séance. Le passage du courant se manifeste aussi à l'oreille par de petites crépitations résultant du dégagement des gaz. Ces gaz viennent même former une sorte de mousse à l'entrée de la fosse nasale. Assez souvent ces gaz chatouillent la pituitaire et provoquent des éternuements. Dès que le patient accuse le besoin d'éternuer, on appuie vivement le pouce et l'index sur l'angle interne des deux yeux de chaque coté de la racine du nez. Cette petite manœuvre permet souvent de faire avorter la crise d'éternuement. Ceci est d'autant plus important qu'un éternuement brusque peut chasser les aiguilles de la fosse nasale et compromettre la durée d'une séance d'électrolyse.

Une séance, à la dose de 25 à 30 milliampères, doit durer dix minutes. On a conseillé d'inverser le courant au milieu de la séance dans le but d'éviter une hémorragie post-opératoire. Cette manière de faire nous semble inutile. Pour terminer la séance, on ramène doucement la manette du réducteur au 0 pendant la dernière demi-minute, puis on enlève les aiguilles. La positive seule reste plus incrustée dans les tissus à cause de son oxydation et, après son extraction, elle laisse sourdre quelques gouttes de sang. Un tampon d'eau oxygénée arrêtera l'hémorragie. Après l'électrolyse, si l'on examine la fosse nasale, on voit un cercle grisâtre nécrosé autour des points de pénétration des aiguilles. Ce cercle nous indique le diamètre des tissus qui ont été détruits le long de chaque aiguille.

L'opération terminée, il faut prendre les précautions antiseptiques ordinaires comme dans toutes les autres interventions nasales. Il faut même avoir soin de les continuer pendant trois semaines environ, c'est-à-dire pendant toute la durée d'élimination des parcelles sphacélées. Une seule séance suffit le plus souvent, mais s'il reste encore quelque saillie, on pourra faire ultérieurement une deuxième séance, ou bien compléter l'opération par l'un des procédés que nous allons décrire plus loin.

Parfois l'éperon est formé par une sorte de repli tortueux de la cloison et la pointe des aiguilles peut traverser le septum. Il en résulte alors une petite perforation sans importance du cartilage.

Chez les jeunes gens qui subissent une opération nasale, les syncopes sont fréquentes, aussi on sera obligé d'opérer en position couchée pour pouvoir continuer la séance.

Si l'on ne possède pas de tableau électrique à distribution de courant continu, on pourra se servir d'une petite batterie de 12 éléments au bisulfate de mercure ; on aura de la sorte les 16 volts nécessaires pour l'électrolyse nasale.

S'il existe une crête osseuse, on ne pourra la détruire au

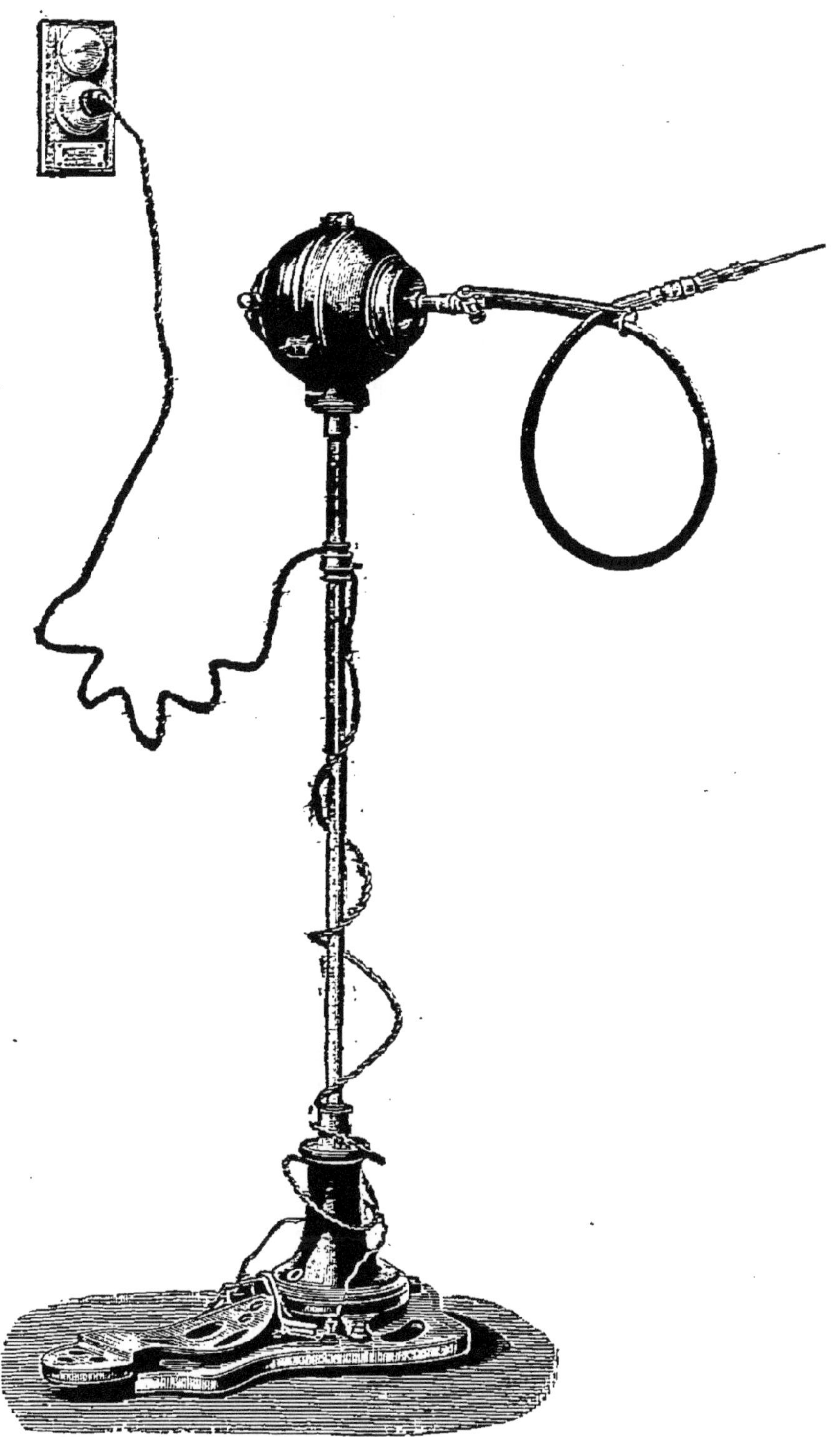

FIG. 99. — Moteur électrique.

moyen des aiguilles, on devra recourir alors au tour à fraiser des dentistes, ou mieux au moteur électrique. On a cons-

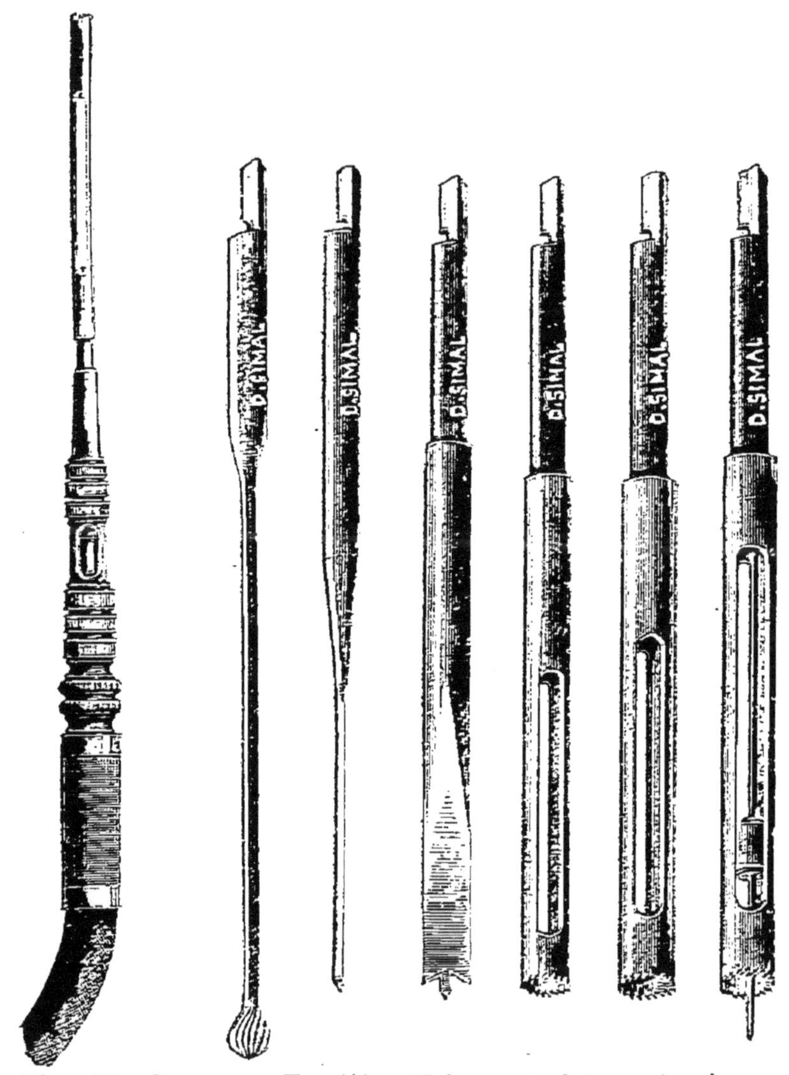

Fig. 100. — Manche droit pour perforateurs et fraises.

Fig. 101. — Trépans et mèches actionnés par le moteur électrique.

truit à cet effet de petits moteurs marchant à 12 ou à 110 volts (*fig.* 99). Le flexible du moteur est muni à son extrémité d'un manche droit sur lequel on monte les perforateurs, fraises ou trépans (*fig.* 100 et 101).

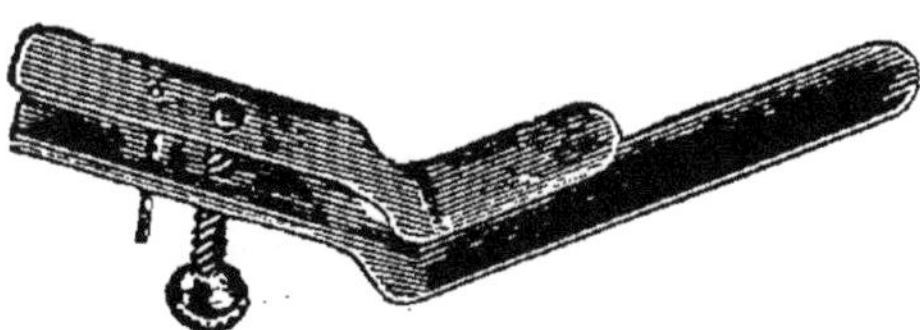

Fig. 102. — Spéculum pour protéger le cornet inférieur.

Lorsqu'on se sert d'un trépan pour détruire une crête de la cloison, il est bon de protéger le cornet nasal au moyen d'un spéculum à longue lame métallique (*fig.* 102).

L'application du trépan sur la cloison est chose facile et ne provoque pour ainsi dire aucune douleur. L'hémorragie est insignifiante et s'arrête d'elle-même rapidement.

On peut aussi enlever les crêtes de la cloison au moyen d'une scie, celle de Bosworth, par exemple ; mais nous préférons la scie actionnée par le moteur électrique. La scie s'adapte, dans ce cas, sur un manche spécial excentrique qui sert également pour le massage vibratoire (*fig.* 103 et 104).

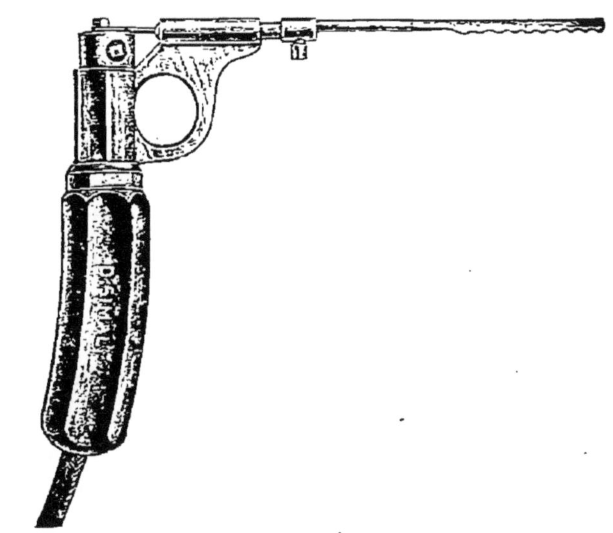

Fig. 103. — Manche excentrique pour scies, stylets, massage.

La pédale de mise en marche du moteur sert en même temps de rhéostat, elle est construite de telle façon qu'en appuyant plus ou moins avec le pied, on obtient quatre vitesses différentes.

Quant aux saillies du bord postérieur de la cloison, on les détruit en introduisant par le nez un couteau galvanique dont on guide la pointe par la rhinoscopie postérieure.

Sarremone réserve la scie et la tréphine pour les crêtes osseuses, mais pour les hypertrophies purement cartilagineuses, il préfère le bistouri boutonné. Walter-Biondetti a fabriqué un petit bistouri boutonné courbé en serpette très commode pour pratiquer la section cartilagineuse d'arrière en avant. Il est indispensable d'avoir un bistouri spécial pour chaque fosse nasale.

Escat est également partisan de la section au bistouri boutonné, mais dans le but d'éviter la perforation de la

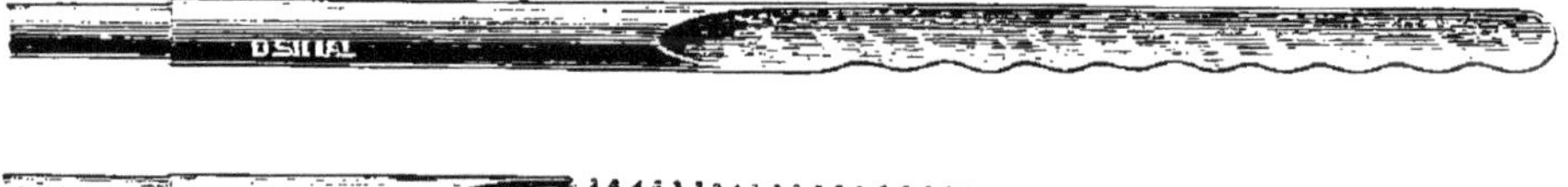

Fig. 104. — Scie ondulée droite et scie dentée fine.

cloison, il a imaginé un procédé assez ingénieux. Du côté concave de la déviation, il fait une injection sous-muqueuse isolante et protectrice d'eau bouillie, au moyen d'une petite seringue munie d'une aiguille de platine recourbée. Après avoir insensibilisé la muqueuse des deux côtés avec des tampons imbibés de cocaïne, il implante l'aiguille sous la muqueuse, un peu haut, pour éviter l'artère de l'épistaxis; et il injecte lentement environ 3 centimètres cubes d'eau. La saillie de la muqueuse une fois formée, il introduit le bistouri dans la fosse nasale opposée et sectionne le cartilage de bas en haut. Il tamponne ensuite avec de la gaze au salol et imbibe le tampon de stérésol, s'il survient une hémorragie. Ce tampon ne doit être enlevé qu'au bout de quarante-huit heures. L'opération dure à peine cinq minutes si l'hémorragie est peu considérable.

Malherbe a préconisé le morcellement du cartilage après soulèvement de la muqueuse. Nous réservons cette méthode pour les cas dans lesquels la sous-cloison, luxée pour ainsi dire, forme une saillie tranchante et mobile à l'entrée de l'une des narines.

Dans ces dernières années, on a imaginé une série d'ins-

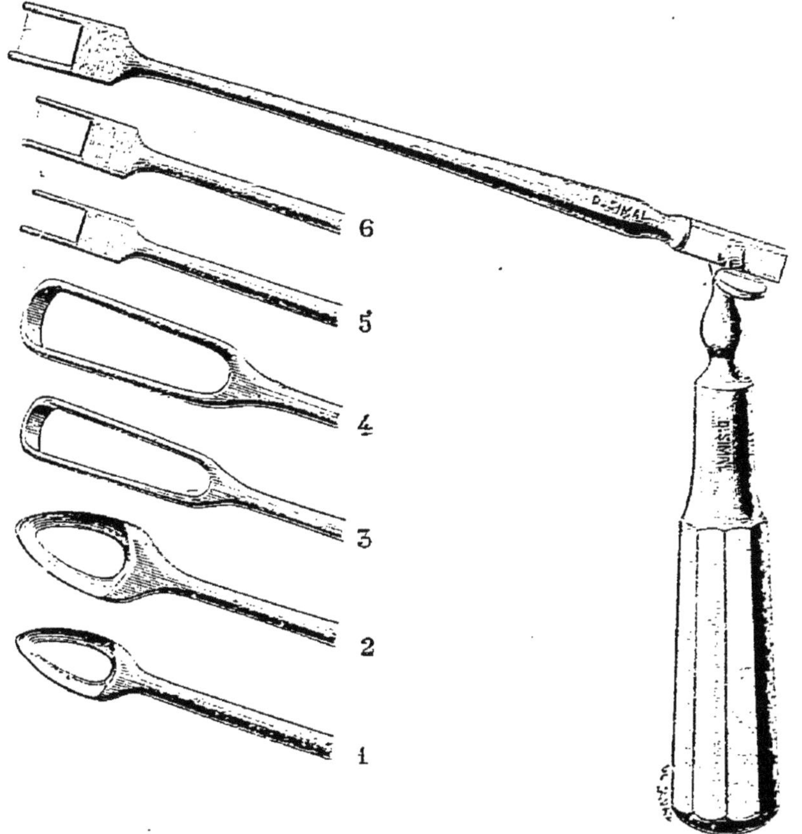

Fig. 105. — Divers modèles de septotomes Moure 1 et 2 — Carnalt-Jones 3 et 4 — Delie 5 et 6.

truments en forme de rabot, pour l'ablation des éperons et crêtes de la cloison. Ces instruments sont supérieurs à ceux que nous venons de décrire. Nous donnons ici les divers modèles de Moure, de Delie et de Carnalt-Jones (*fig.* 105).

C'est au modèle de ce dernier que nous donnons la préférence. Mais quand la forme de l'éperon le permet, nous nous servons plus volontiers du septotome de CORDES (fig. 106), sorte de guillotine qui sectionne toute la partie de la cloison qu'on a pu engager entre les deux lames. Cet instrument est d'un emploi très simple. Le malade, s'il a été convenablement anesthésié localement, ne s'aperçoit pas pour ainsi dire de la section. L'instrument tranche sur place sans traction, tandis qu'avec les rabots, il faut exercer une forte traction d'arrière en avant, traction assez impressionnante pour le patient.

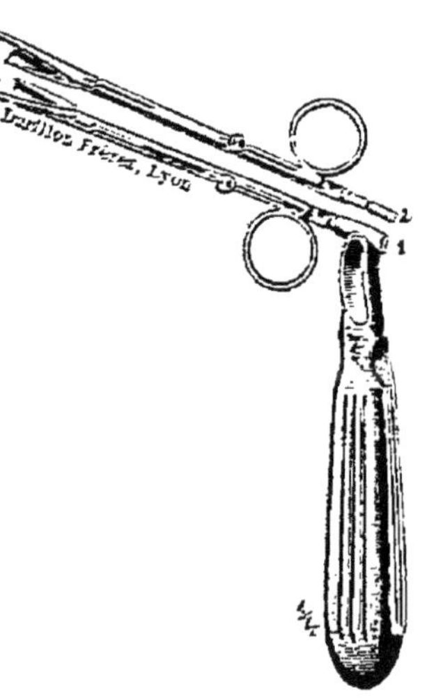

FIG. 106.
Septotome de Cordes.

Traitement des synéchies. — Les synéchies congénitales mises à part, il est certain que la plupart des adhérences entre la cloison et les cornets résultent de cautérisations galvanocaustiques mal faites. Elles proviennent de ce que le couteau galvanique, introduit dans la fosse nasale, a touché simultanément le cornet et la cloison. Pour éviter semblable accident, LAVRAND a recommandé de remplacer le galvanocautère par les cautérisations à l'acide chromique fondu à l'extrémité d'un stylet. Les escharres produites par cet acide n'ont aucune tendance à se souder entre elles.

Nous détruisons les synéchies soit au galvanocautère, soit avec la scie de BOSWORTH, soit encore par l'électrolyse au moyen de deux aiguilles. COLLINET a inventé un bistouri à double lame, très commode pour les adhérences cartilagineuses, mais insuffisant pour les adhérences osseuses. On peut aussi se servir de ciseaux ou d'une pince emporte-pièce.

Pour empêcher une nouvelle soudure, nous avons imaginé un procédé supérieur au vulgaire tampon de coton ou aux lames d'ivoire ou d'étain. Nous prenons une plaque de *celluloïd incolore* de 1 millimètre d'épaisseur, nous taillons une lame longue de 6 centimètres et de 13 à 15 millimètres de hauteur. Nous en arrondissons les angles ; l'extrémité antérieure est taillée de façon à se loger facilement à l'entrée de la narine ; elle présente une petite ouverture qui permet de fixer un fil double que l'on noue derrière l'oreille pendant la nuit (*fig.* 107). Ce fil est parfois inutile, et nous avons vu des malades supporter la lamelle sans difficulté pendant trois semaines, cette lamelle n'entravant en rien les fonctions respiratoires. Ce procédé nous a déjà rendu maintes fois le plus grand service. MOLINIÉ a fait une communication sur l'emploi de ces lames de celluloïd. Nous les employons souvent pour dilater les fosses nasales dans certains cas d'hypertrophie des cornets.

FIG. 107. — Lame de celluloïd pour le traitement des synéchies (3/4 de grandeur naturelle).

BAR, de Nice, a proposé de remplacer le celluloïd par des lamelles de carton d'amiante.

Si l'on sectionne les synéchies par l'électrolyse, il est inutile de placer une lamelle de celluloïd, la cicatrisation se fait sous escharre et la soudure ne se reproduit pas. Il en est de même lorsqu'on détruit la synéchie par des cautérisations à l'acide trichloracétique ou à l'acide chromique.

Quand la synéchie, au lieu de faire un pont, forme une saillie vers le plancher nasal, fait assez rare d'ailleurs, JACQUES de Nancy et MATHIEU de Challes ponctionnent la synéchie à sa base, au niveau du plancher, avec une pointe de galvanocautère. Dans le pertuis ainsi fait, ils placent pendant trois semaines une cheville d'ivoire à tête en bouton de chemise. Quand le pertuis est épidermisé, la synéchie est transformée en synéchie en forme de pont, et on la traite par les moyens indiqués plus haut.

B. — HÉMATOMES, ABCÈS ET KYSTES SÉREUX DE LA CLOISON

Toutes les fois que nous rencontrons une dilatation symétrique bilatérale de la partie inférieure de la cloison, nous devons songer à une collection liquide. Le stylet permettra de compléter le diagnostic (*fig.* 108). Ces collections liquides ne sont pas fréquentes d'après les auteurs, et nous-même, dans un travail présenté à la Société française de Laryngologie en 1898, nous n'avons pu donner que 9 observations personnelles. Cette rareté ne doit être qu'apparente, car beaucoup de cas nous échappent et ne sont pas diagnostiqués.

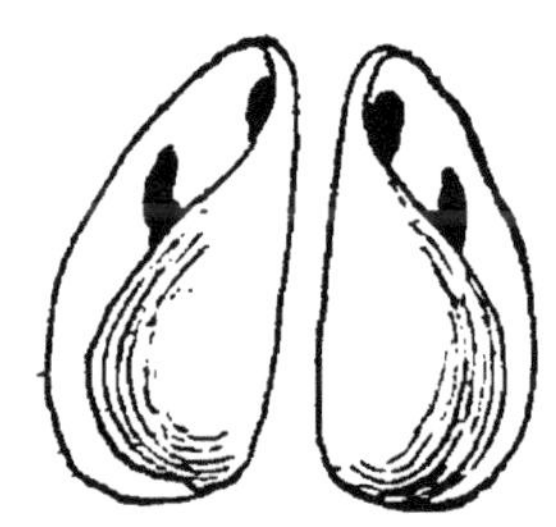

Fig. 108. — Abcès en bissac de la cloison.

Les trois termes qui figurent en tête de ce chapitre ne sont point synonymes, ils ont pour but de désigner les trois phases par lesquelles peuvent passer les collections liquides unilatérales ou bilatérales de la cloison.

L'affection est le plus ordinairement la conséquence d'un traumatisme. A la suite d'un coup ou d'une chute sur le nez, il se forme vers la partie inférieure de la cloison un épanchement sanguin souvent bilatéral. C'est l'hématome : il produit une gène respiratoire nasale immédiate. Cet hématome se transforme plus tard en abcès par suite d'une infection résultant d'une solution de continuité. Comme le dit Lange, on commence par un hématome et on finit par un abcès. Cependant la transformation purulente n'est pas obligatoire, et il est des hématomes qui se résorbent sans passer par la suppuration. D'un autre côté, on voit survenir des abcès d'emblée non précédés d'hématome, mais alors l'obstruction nasale ne s'établit guère qu'au bout de huit jours. Ce sont des abcès primitifs infectieux résultant de la contamination directe de la plaie traumatique de la muqueuse. Il existe aussi des abcès par infection générale : érysipèle, fièvre typhoïde, variole, etc.

Signalons en troisième lieu les kystes séreux qui ont été décrits par Rousseaux, puis par Lacoarret. Ce dernier a publié un cas d'hématome qui s'était transformé en kyste séreux sans passer par la phase purulente.

Sur les 9 cas que nous avons publiés, nous n'avons trouvé que 3 kystes séreux de la cloison. Les 6 autres cas étaient des abcès, dont 4 d'origine traumatique, 1 par coryza aigu et le dernier infectieux (négligence de précautions antiseptiques après une séance d'électrolyse de la cloison). On peut voir aussi des abcès consécutifs à des injections de paraffine dans la cloison.

L'hématome est bilatéral, la muqueuse offre une coloration ecchymotique, rouge foncé ou bleuâtre. Il peut se compliquer d'une fracture des os propres du nez. S'il n'est pas suivi d'abcès, il évolue sans causer de douleurs vives. En raison même de son mode de formation, on comprend que l'obstruction nasale survienne de suite après le traumatisme.

L'abcès primitif traumatique, au contraire, ne donne lieu qu'à une obstruction nasale progressive qui atteint son apogée vers le cinquième ou huitième jour après le traumatisme. Cet abcès s'accuse par de la céphalée, de la douleur locale, de la tuméfaction et de la rougeur externe du nez, de l'œdème de la lèvre supérieure et de l'injection des conjonctives. Ajoutons à cela les troubles généraux ordinaires qui accompagnent toute production purulente.

Les abcès infectieux non traumatiques présentent des symptômes absolument identiques. Dans les deux cas, l'examen révèle l'existence d'une saillie *rouge*, *bilatérale*, *douloureuse et fléchissant sous la pression du stylet.*

Quant au kyste séreux consécutif à un hématome, il évolue sans douleurs, ni troubles généraux. S'il est la conséquence d'un abcès, on retrouve alors dans les anamnesthiques tous les signes ordinaires de la période de formation purulente. Néanmoins, la ponction est le seul moyen sûr pour établir le diagnostic. Le liquide que l'on retire est citrin, c'est de la sérosité limpide contenant quelques flocons blancs d'albumine coagulée et de petites concrétions formées de sels calcaires.

Le diagnostic des collections liquides de la cloison est assez facile, et cependant on les prend souvent pour des polypes. Le stylet suffit pour lever tous les doutes. Nous avons soigné un homme qui, dans son enfance, à la suite d'une chute sur le nez, eut un abcès de la cloison. Un chirurgien crut à l'existence d'un polype, il ne songea pas à vérifier la nature de la tumeur avec le stylet. Il fit l'abaissement du nez et tomba sur un vulgaire abcès de la cloison. Le résultat de l'intervention ne fut pas merveilleux; la suture nasale donna lieu à une cicatrice très apparente et le nez resta définitivement aplati. Dans un cas, nous avons pris pour un abcès de la cloison un énorme kyste du cornet moyen qui remplissait toute la cavité nasale et formait une grosse tumeur fluctuante à l'entrée de la narine droite. La ponction donna issue à un liquide blanchâtre laiteux formé de mucine, qui simulait très bien un liquide purulent.

Traitement. — L'abcès de la cloison tend à s'ouvrir spontanément, mais ce n'est pas là une terminaison heureuse, car on peut aboutir ainsi à une perforation bien inutile du septum. Il est préférable d'intervenir de bonne heure en ouvrant l'abcès d'un seul côté ou même des deux côtés au moyen du galvanocautère. Le foyer étant parfaitement vidé, on fera des lotions antiseptiques, et, au besoin, on tamponnera avec de la gaze iodoformée.

Dans le cas d'hématome avec fracture, on emploiera l'appareil plâtré de D. Mollière et Chevallet.

Si l'hématome devient kystique, il peut durer indéfiniment, car sa résorption spontanée est fort rare, on devra donc le ponctionner pour supprimer l'obstruction nasale.

La terminaison la plus terrible de l'abcès de la cloison est la déformation consécutive du nez, dépression en coup de hache au-dessous des os propres du nez. GOUGUENHEIM en a publié deux cas, et il pensait que la difformité tenait alors à une altération siégeant à l'union du cartilage avec la lame perpendiculaire ou avec le vomer. Aussi recommandait-t-il d'ouvrir ces abcès le plus tôt possible.

C. — HYPERPLASIE DE LA CLOISON

L'hyperplasie se combine souvent avec les polypes du nez. Elle peut simuler un abcès ou une tumeur de la cloison; mais l'affaissement produit par la cocaïne confirme le diagnostic.

On traite ces hyperplasies au galvanocautère ou à l'anse, quand c'est possible. Dans le cas où l'on pourrait songer à une gomme, on donnerait l'iodure et on préviendrait ainsi des désordres graves.

D. — NÉOPLASMES DE LA CLOISON

En dehors de l'hyperplasie et des hématomes traumatiques, il peut survenir sur la cloison des tumeurs bénignes ou malignes.

Les tumeurs bénignes sont rares. Elles siègent ordinairement sur la partie cartilagineuse de la cloison. Quelques cas ont été publiés par CHIARI dans un mémoire d'ensemble sur la question. Citons aussi les cas de LANGE, NATIER, ROUSSEAUX, etc. Avec COLLET, nous avons publié treize observations auxquelles nous pourrions ajouter encore une série de nouveaux cas.

Le diagnostic de ces tumeurs n'est possible, pour ainsi

dire. que par l'examen microscopique. Les polypes muqueux et les papillomes vrais seraient, d'après CHIARI, les tumeurs les plus fréquentes (sept cas de chaque espèce). Nous avons observé un cas de myxome et un cas de papillome. On a signalé aussi des enchondromes, des fibromes, des fibromyxomes, etc. Nous avons encore rencontré un cas d'angiome capillaire et un cas de myxangiome, puis un cas très rare de nœvus pigmentaire formant tumeur sur la cloison et sur le plancher nasal.

La plupart de ces tumeurs sont trop petites pour donner lieu à l'obstruction nasale, quelques cas exceptés. L'épistaxis à répétition est un symptôme fréquent; dans un de nos cas, elle détermina une anémie profonde.

L'épistaxis est un symptôme si fréquent dans ces formes de tumeurs qu'on a dû en faire, en quelque sorte, une classe à part, sous le nom de *polypes hémorragiques* de la cloison.

Chez une malade atteinte d'angiome capillaire, la tumeur récidiva trois fois, cette tumeur saignait abondamment à chaque période menstruelle. Deux fois nous avons constaté en même temps des polypes muqueux des fosses nasales. Enfin, on rencontre aussi sur la cloison des tumeurs bourgeonnantes relevant soit du lupus, soit de la tuberculose. Ces tumeurs perforent la cloison et peuvent faire croire à un néoplasme malin.

GOUGUENHEIM et HÉLARY ont cité 24 cas de tumeurs malignes de la cloison (13 sarcomes et 11 épithéliomes ou carcinomes), sur lesquels 2 cas personnels. Ici encore c'est l'épistaxis qui domine au début, mais ces tumeurs se distinguent facilement des néoplasmes bénins par leur tendance à tout envahir dans leur voisinage, puis par l'apparition de ganglions au niveau de l'angle de la mâchoire.

Traitement. — L'ablation à l'anse galvanocaustique est l'unique traitement. On sectionnera au rouge sombre pour éviter l'hémorragie, que l'on arrêterait d'ailleurs facilement à l'aide d'un tampon.

Pour les tumeurs malignes, l'anse sera utile au début. On devra aussi cautériser énergiquement le point d'implantation. Plus tard, c'est aux grandes interventions chirurgicales (procédés de Rouge, d'Ollier, de Kirmisson) qu'il faudra recourir, sans oublier l'ablation des ganglions.

E. — PERFORATIONS DE LA CLOISON

Bien que nous ayons déjà mentionné les perforations qui surviennent dans les processus syphilitiques ou tuberculeux, nous croyons devoir refaire ici, dans un paragraphe, le diagnostic des principales espèces de perforation.

On a trop de tendance à soupçonner toujours la présence de la syphilis dans toute perforation du septum; il est d'autres causes à cette lésion.

Hajek, dans une excellente leçon résumée par Lermoyez, en dehors des perforations par abcès ou par traumatisme, a décrit trois grands types de perforation : 1° l'ulcère perforant ; 2° la perforation tuberculeuse ; 3° la perforation syphilitique.

L'*ulcère perforant simple*, le plus fréquent de tous, s'explique facilement. Il se produit sur un point du cartilage le plus exposé à recevoir les poussières. Ces poussières pénètrent dans de larges orifices glandulaires au niveau d'une muqueuse très mince, à épithelium non vibratile, et dans le voisinage immédiat du périchondre. C'est sur ce même point de la cloison que certaines personnes ont l'habitude de porter constamment les doigts et de déposer ainsi avec l'ongle des germes pathogènes. Ajoutons que, dans certaines professions (fabriques de chromates, de phosphore, de ciment, etc.), les ouvriers sont exposés à aspirer des poussières irritantes et toxiques. Quel que soit l'agent irritant, il provoquera des épistaxis et des nécroses moléculaires qui aboutiront plus tard à l'ulcère perforant simple. En présence des épistaxis à répétition, on devra donc prévenir la perforation par un traitement antiseptique et des précautions hygiéniques appropriées.

L'*ulcère tuberculeux* a été décrit comme primitif ou secondaire. Nous avons déjà dit, dans le chapitre de la tuberculose nasale, ce que l'on pensait actuellement des ulcérations tuberculeuses secondaires et nous avons soutenu que la très grande majorité des lésions tuberculeuses nasales devait rentrer dans la catégorie du lupus. Les lésions lupiques peuvent envahir non seulement la cloison, mais encore les cornets et le plancher nasal. Les nodules externes du nez ne sont pas indispensables pour établir le diagnostic. Quant au microscope, il ne nous permettra guère de différencier les bourgeons et ulcérations de nature syphilitique ou tuberculeuse. Dans les deux cas, comme l'ont démontré MM. Nicolas et Favre, la cellule géante n'a aucune valeur diagnostique. La présence de bacilles présentant les réactions de coloration du bacille de Koch n'a qu'une valeur restreinte, l'inoculation seule donne une preuve irréfutable. Relativement à la syphilis, on ne doit pas compter sur la découverte du tréponéma, car on sait qu'il est tout à fait exceptionnel d'en constater la présence dans les lésions tertiaires. Les signes cliniques ont plus d'importance, et l'on se souviendra que l'ulcère tuberculeux siège sur la partie cartilagineuse tandis que l'ulcère syphilitique a une prédilection marquée pour la région osseuse du septum sans respecter toujours cependant le cartilage proprement dit.

Traitement. — Ablation et raclage, puis cautérisation énergique à l'acide lactique.

La *perforation syphilitique* est de nature tertiaire. Elle débute par une infiltration gommeuse, molle, fluctuante, simulant un abcès. Il est rare d'observer le malade à cette période. Plus tard, on constate une ulcération étendue siégeant sur les lames osseuse et cartilagineuse tout à la fois. Les bords de l'ulcère sont irréguliers et les sécrétions sont fétides. Au stylet, on constate l'existence de séquestres plus ou moins volumineux.

Le dernier stade est accusé par des déformations nasales produites plutôt par la rétractilité des cicatrices que par l'étendue de la destruction.

Comme traitement, donner l'iodure à haute dose; enlever les séquestres s'il en existe. Lavages antiseptiques.

CHAPITRE VII

MALADIES DES CAVITÉS ACCESSOIRES DES FOSSES NASALES

Toutes les cavités ne suppurent pas avec la même facilité. Voici, d'après SCHECH, l'ordre de fréquence de ces suppurations : sinus maxillaire, sinus frontal, cellules ethmoïdales et sinus sphénoïdal. La suppuration peut envahir plusieurs cavités simultanément.

Ces suppurations résultent d'une inflammation, elles s'accompagnent souvent de polypes muqueux. Elles peuvent provenir de fractures nasales, d'ulcérations, de corps étrangers, etc., ou bien relever d'une affection générale : tuberculose, syphilis, érysipèle, etc.

GRÜNWALD a dressé la liste des principaux symptômes permettant de soupçonner une suppuration des sinus.

Ce sont :

1° La *suppuration* souvent intermittente et unilatérale dans la plupart des cas ;

2° L'*ozène* qui, à l'inverse de ce que l'on observe dans la rhinite atrophique, serait perçu par le malade lui-même ;

3° Les *polypes* et les *hypertrophies des cornets* qui coïncident fréquemment avec l'empyème ;

4° L'*anosmie* due à la présence du pus et qui disparaît après la guérison ;

5° La *céphalée*, symptôme d'extrême fréquence.

Nous laisserons de côté, l'*aprosexie*, l'*épistaxis*, le *rétrécissement du champ visuel*, tous symptômes relativement rares.

Passons maintenant au diagnostic des suppurations de chaque cavité :

I. — SUPPURATION DU SINUS MAXILLAIRE

Sinusite et empyème. — Depuis les recherches de Ziem, nous ne sommes plus réduits au diagnostic des seules suppurations s'accusant par la tuméfaction de la joue. Les sinusites et les empyèmes *latents* sont entrés dans le domaine courant de la rhinologie.

Comme le rappelait Lermoyez, dans son rapport au Ier Congrès international de Laryngologie de Vienne en 1908, ce chapitre est né de toutes pièces d'une dent cariée de Ziem, un rhinologiste de Dantzig. Ziem avait fait panser une dent chez un dentiste. A la suite de ce pansement, survint un écoulement nasal purulent et fétide. Il garda pendant six ans ce qu'il appelait son ozène unilatéral, mais, en 1883, il fut convaincu que cette suppuration provenait du sinus maxillaire. Il se fit ouvrir le sinus par l'alvéole, le pus sortit en abondance et quelques jours après la guérison était complète. Ce fut le point de départ de la découverte des empyèmes latents du sinus maxillaire.

Il fallut quelques années pour la diffusion de cette découverte. L'affection fut peu à peu connue des rhinologistes, bientôt on s'aperçut que l'étiologie n'était pas toujours la même et on fut conduit à diviser les suppurations maxillaires en : *empyèmes*, *sinusites aiguës* et *sinusites chroniques*. La confusion, au début, nous explique bien les divergences d'opinions au point de vue thérapeutique suivant les différents cas [1].

1. En 1906, Moure a donné une classification très complète des sinusites maxillaires (Congrès de Lisbonne).

Ce n'est guère que vers 1888 et 1889 que les notions relatives au diagnostic des sinusites maxillaires latentes se firent jour et se généralisèrent en France. A cette époque, nous avons eu l'occasion plusieurs fois de faire des diagnostics rétrospectifs en relisant simplement l'observation de malades que nous avions traités deux ou trois ans auparavant sans nous douter de l'existence d'une sinusite. Et pourtant les détails de l'observation étaient tels qu'une erreur n'était plus possible. Il y a, en effet, dans la majorité des cas, des symptômes tellement caractéristiques que le rhinologiste ne peut pour ainsi dire pas se tromper. Nous voyons même maintenant ces notions si bien généralisées dans le public médical, que la plupart des médecins n'hésitent pas à conclure à l'existence d'une suppuration des sinus, bien qu'ils n'aient en mains aucun des moyens probants de diagnostic. Ce sont ces signes qu'il convient de décrire maintenant.

En règle générale, lorsqu'un malade se présente à nous en déclarant qu'il est atteint d'un coryza purulent unilatéral, entrainant uue fétidité perçue par lui-même, nous devons aussitôt penser qu'il s'agit d'une suppuration du sinus maxillaire. Nous disons maxillaire, parce que c'est la forme la plus fréquente. Nous disons aussi suppuration unilatérale, parce que les empyèmes doubles sont beaucoup plus rares. Toutefois, la suppuration s'écoulant par les deux narines n'implique pas fatalement une lésion des deux sinus, car, s'il existe un certain degré d'obstruction nasale du côté malade, le pus, descendant dans le naso-pharynx en grande partie, peut s'engager dans la fosse nasale opposée. C'est là un fait exceptionnel.

Le malade atteint d'empyème nous apprend qu'au réveil il ressent dans le fond de la gorge une saveur désagréable causée par le pus qui, pendant la nuit, grâce au décubitus dorsal, a suivi la voie la plus déclive et s'est accumulé dans le naso-pharynx. Dans la matinée principalement, jusqu'à midi ou une heure, le malade mouche du pus fétide en abondance et salit plusieurs mouchoirs. Le pus s'écoule même spontanément chaque fois que le malade baisse la tête. Il se plaint, en outre, de céphalée quotidienne et de douleurs sous et sus-orbitaires. Plus tard surviennent des troubles nerveux engendrés par la persistance de la maladie.

En présence d'un tel récit, notre siège est fait, il ne nous reste plus qu'à pratiquer la rhinoscopie pour enlever définitivement le diagnostic, après avoir cependant éliminé les causes d'erreur, telles que la syphilis nasale tertiaire, les corps étrangers et les rhinolithes. Le diagnostic avec la rhinite atrophique ozéneuse ne se pose pas ici, puisque, dans cette dernière affection, le malade ne mouche que des croûtes dont il ne perçoit pas lui-même la fétidité.

En examinant la fosse nasale du côté de la suppuration, nous apercevons au niveau du méat moyen une goutte de pus tout à fait caractéristique de la lésion, aussi caractéristique que la goutte militaire dans la blennorhagie. Cependant cette goutte peut faire défaut quand le malade a vidé une partie du sinus en se mouchant. La présence de la goutte au lieu d'élection ne permet pas de conclure d'emblée à l'existence d'une sinusite maxillaire, car le méat moyen est aussi l'aboutissant normal du pus provenant du sinus frontal et des cellules ethmoïdales. Mais nous avons d'autre part des signes très précis qui nous permettent d'établir nettement la localisation du sinus en souffrance.

Avant de passer à l'exposé des signes confirmatifs du siège de la lésion, il nous faut envisager le point de vue étiologique qui a une importance capitale dans l'espèce pour orienter notre intervention thérapeutique. C'est l'histoire du début de l'affection qui va nous éclairer spécialement.

Il existe tout d'abord des sinusites aiguës. Ce sont de beaucoup les plus fréquentes, mais elles échappent le plus souvent à l'attention des médecins. Elles durent peu et guérissent spontanément. Parmi les formes aiguës, il en est qui sont d'origine dentaire, elles débutent par une névralgie plus ou moins douloureuse avec fluxion dentaire et se terminent au bout de quelques jours par un coryza purulent de courte durée.

Chez d'autres malades, c'est un vulgaire coryza aigu qui se propage au sinus maxillaire et souvent à toutes les cavités accessoires des fosses nasales. Les symptômes s'amendent rapidement et le malade guérit sans avoir même consulté son médecin. Dans d'autres cas, il s'agit d'un coryza symptomatique d'une maladie générale aiguë, maladie infectieuse, fièvre éruptive, etc.

Mais la variété la plus fréquente est la sinusite grippale aiguë. Elle est si fréquente que sur 100 autopsies de grippe, Weichselbaum a trouvé la sinusite aiguë 90 fois. En 1900, à la Société française de Laryngologie, nous avons présenté un mémoire sur la fréquence des sinusites maxillaire et frontale dans l'influenza. Nous sortions à ce moment de l'épidémie de grippe de l'hiver 1899-1900.

Dans la sinusite grippale le malade est pris brusquement de frissons et fièvre avec céphalalgie et courbature. Il survient du coryza qui peut se compliquer d'angine et de bronchite. Tout d'abord le coryza s'accuse par un écoulement aqueux de quelques jours, puis les sécrétions deviennent muco-purulentes. Une violente douleur se fait sentir au niveau de la joue et de la région sus-orbitaire. La moindre pression, le moindre effort exaspèrent cette douleur. Enfin, au bout de quelques jours, brusquement le malade mouche du pus crémeux et fétide, abondant, quelquefois strié de sang; puis la suppuration diminue rapidement, les douleurs s'atténuent, et en une quinzaine de jours tout est rentré dans l'ordre. Nous n'avons pas recherché dans le pus le bacille de Pfeiffer comme l'avait fait Max Moszkowski.

Au mois d'août 1908, Brindel décrit à nouveau les sinusites grippales. Nous sommes heureux de voir qu'il est arrivé aux mêmes conclusions que nous.

Nous venons de passer en revue les diverses modalités de la sinusite aiguë et nous avons dit que, dans la majorité des cas, la guérison survenait spontanément. Mais il n'en est pas toujours ainsi, et l'on voit parfois cette affection passer à l'état chronique, soit qu'il s'agisse d'une collection purulente en dépôt ou empyème, soit que nous ayons affaire à une réaction inflammatoire de la muqueuse de revêtement du sinus, aboutissant à la production de bourgeons. Dans ce dernier cas, la suppuration devient permanente et ne disparaît parfois que par l'intervention radicale.

A propos des sinusites aiguës, nous avons décrit les sinusites par périostite alvéolo-dentaire se terminant en quelques jours par issue de pus fétide par la fosse nasale. A côté de ces formes que nous n'avons guère l'occasion de voir, il existe une autre variété de suppuration du sinus maxillaire qui forme presque la totalité des cas que nous avons à traiter. Ce sont les empyèmes et les sinusites chroniques d'origine dentaire, résultant de l'invasion, soit spontanée, soit opératoire, d'une carie dans le sinus.

Un malade a reçu les soins d'un dentiste pour une dent cariée et la dent a été obturée avant l'asepsie complète. Le loup est fermé dans la bergerie. Il survient de l'infection avec fluxion de la joue, périostite, etc. Le pus une fois formé, ne trouvant pas d'issue, va décoller la muqueuse du sinus, la perforer, et l'écoulement fétide s'installe d'une manière définitive. Tout cela ne peut se réaliser que lorsqu'il s'agit de dents communiquant avec le sinus, c'est-à-dire, de la deuxième prémolaire ou de la première ou deuxième grosse molaire. Dans ces conditions, la suppuration, née de la racine cariée d'une molaire, va persister très longtemps, plusieurs mois, plusieurs années, jusqu'au jour où l'extraction de la molaire coupable tarira la source de la suppuration. Aussi croyons-nous qu'il est urgent, dès le début, dans toute suppuration chronique du sinus, d'examiner les molaires supérieures. S'il existe de vieilles racines ou des dents plombées dans la zone des prémolaires ou des grosses molaires, notre premier devoir est d'en conseiller

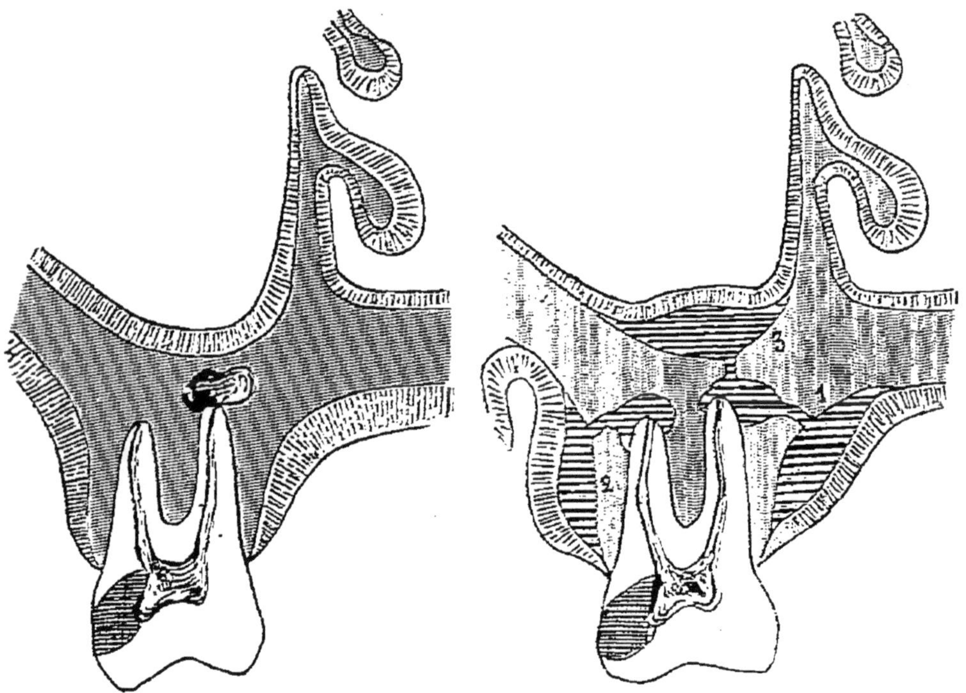

Fig. 109. — Abcès apical (Mahu).

Fig. 110. — Parulie fermée (Mahu). — 1. Parulie palatine. — 2. Parulie gingivale. — 3. Parulie sinusale.

l'extraction. Souvent cela suffira pour assurer la guérison de lésions même très anciennes.

Dans d'autres cas, le pus persiste dans la fosse nasale, et il faut lui donner issue par lavage direct du sinus, soit par l'*ostium maxillaire*, soit par une ouverture artificielle alvéolaire.

Enfin, il est des circonstances où le pus transforme la poche sinusienne en une cavité garnie de bourgeons.

L'empyème simple s'est transformé en sinusite chronique rebelle.

En 1906, MAHU (*Annales des maladies de l'oreille et du larynx*, p. 353) a publié une excellente étude sur la pathogénie de l'empyème maxillaire. Ce travail est accompagné de quelques planches schématiques que nous tenons à reproduire pour bien expliquer la manière dont se produisent

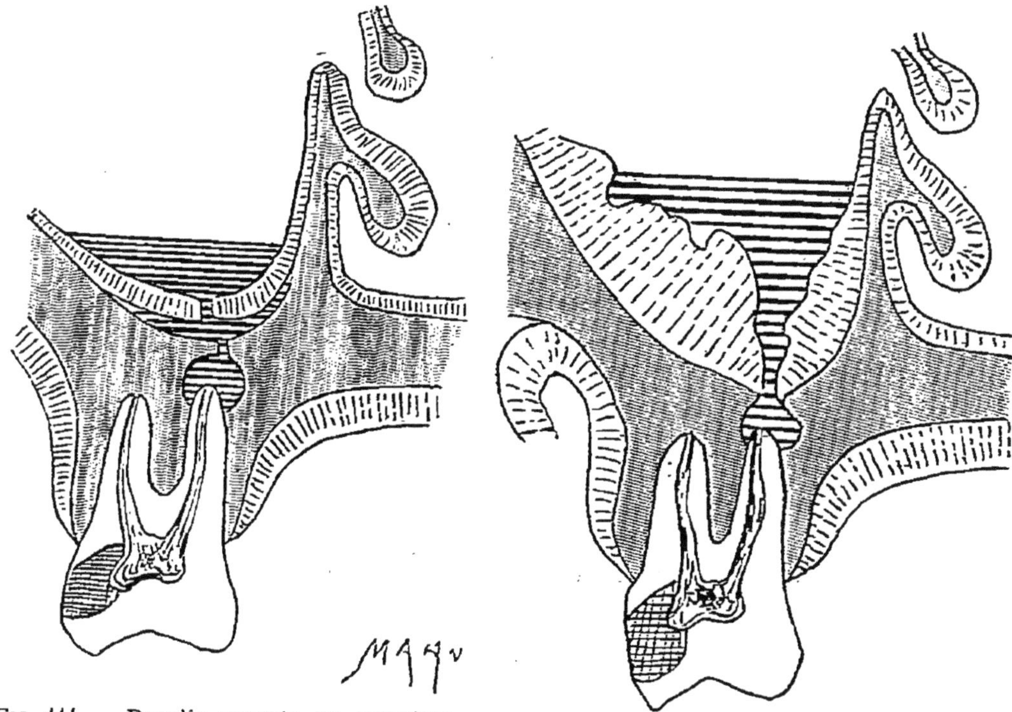

FIG. 111. — Parulie ouverte ou empyème maxillaire (Mahu).

FIG. 112. — Pyosinusite avec bourgeons (Mahu).

les empyèmes et les sinusites chroniques sous la dépendance d'une carie dentaire. La figure 109 nous montre l'abcès apical au sommet de la racine d'une dent cariée. Dans la figure 110, la parulie a éclaté de tous côtés, la suppuration a envahi la gencive et le palais. Elle a, en outre, refoulé la muqueuse du sinus, mais elle reste encore fermée. A une période plus avancée (*fig.* 111), la parulie est ouverte dans le sinus et l'empyème est constitué. Enfin, dans la figure 112, la suppuration a provoqué la formation de bourgeons aux dépens de la muqueuse de la paroi du sinus, nous sommes en présence de la sinusite chronique qui semble ne devoir céder qu'au traitement radical chirurgical.

Il est des cas où la carie d'une racine dentaire aboutit à la formation d'un kyste radiculaire à contenu séreux. Ce kyste peut atteindre un volume considérable et donner lieu à un empyème dès qu'il est ouvert.

Tout cela justifie bien ce que nous avons dit plus haut, que l'on doit impitoyablement faire extraire les molaires douteuses et les chicots. Il est même des dents saines en apparence, qui cependant présentent une teinte particulière de l'émail indiquant une altération profonde. Dans ces cas, comme nous l'avons vu avec M. Destot, la radiographie nous sera d'un grand secours en nous donnant des indications sur les racines des molaires et en déterminant de façon précise les dents communiquant avec le sinus. Il est bon de savoir du reste que dans certaines suppurations les dents n'interviennent nullement. Il en est ainsi dans les empyèmes maxillaires où le sinus, jouant le rôle d'un bassin sous une fontaine, reçoit le pus qui descend du frontal par la gouttière de l'infundibulum.

Nous venons d'étudier les symptômes accusés par les malades atteints de suppuration du sinus maxillaire, nous avons aussi énuméré les circonstances diverses dans lesquelles pouvait prendre naissance cette suppuration. Il nous reste maintenant à donner les signes qui permettent de rendre le diagnostic plus certain.

L'examen de la transparence du sinus au moyen de l'éclairage électrique, suivant la méthode d'Heryng, nous fournira une preuve complémentaire. Nous avons fait construire dans ce but un abaisse-langue agencé intérieurement de telle façon, qu'après ablation de la petite lampe, il puisse être désinfecté à la flamme comme un abaisse-langue ordinaire (*fig.* 113). La lampe de 6 à 8 volts suffit largement dans tous les cas.

Un autre appareil dont nous nous servons régulièrement est celui de BARATOUX. Il a l'avantage de servir également

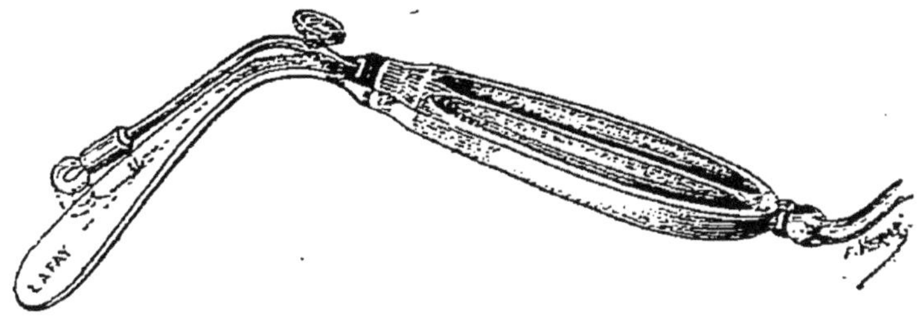

FIG. 113. — Abaisse-langue électrique de Garel.

pour le sinus frontal, grâce à un capuchon métallique qui permet de bien localiser la lumière dans l'angle interne de l'œil sous le plancher du sinus.

Un excellent appareil est celui de LOMBARD (*fig.* 114) formé d'un tube aplati dans lequel est encastrée une petite

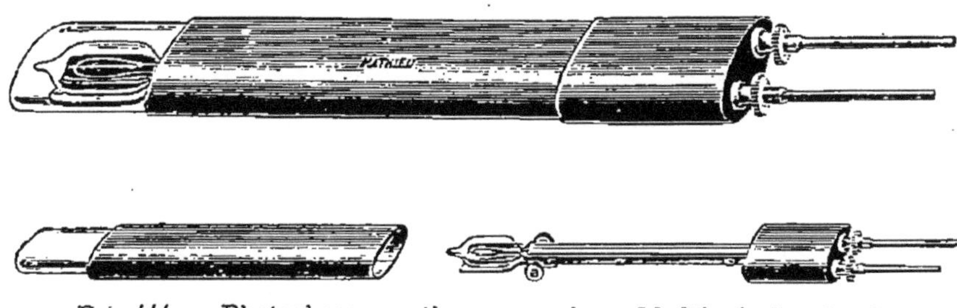

FIG. 114. — Photophore aseptique pour sinus. Modèle de Lombard.

lampe M. S. de 4 volts. Un capuchon additionnel permet d'éclairer le sinus frontal.

Tout récemment VOHSEN a fait construire une nouvelle lampe qu'il considère comme le dernier perfectionnement pour apprécier sans cause d'erreur l'existence d'une sinusite frontale.

Pour la recherche de la transparence, on place le malade

dans une pièce sombre, chambre noire de préférence. On introduit alors l'abaisse-langue et on fait fermer la bouche. Le courant, une fois établi, toute la partie de la face au-dessous des yeux s'illumine en rouge d'intensité moyenne. A l'état normal, la lueur brille jusqu'au niveau du globe oculaire; mais si l'un des côtés est malade, l'une des joues reste sombre formant une opposition marquée avec la joue opposée. Cependant, dans quelques cas, la joue du côté malade reste transparente, et ce n'est que vers le bord de l'orbite que l'on aperçoit un petit croissant sombre. Ce croissant suffit pour faire admettre d'une façon presque certaine l'existence du pus. Si le croissant sombre sous-orbitaire existe des deux côtés, l'empyème est bilatéral. Il est superflu d'ajouter que les appareils de prothèse dentaire doivent être enlevés pendant la recherche de la transparence.

Quelques auteurs ont nié la valeur de cette méthode en s'appuyant sur l'inégalité possible de l'épaisseur des tissus et sur la présence possible également d'une tumeur des sinus. Tout cela est fort rare, en vérité, et nous maintenons avec CARTAZ, LERMOYEZ, LUC et RUAULT, que l'éclairage par transparence est un signe de la plus haute valeur. Il ne nous a, pour ainsi dire, presque jamais trompé.

La méthode de HERYNG peut cependant induire en erreur. Une opacité relative se constate lorsqu'il existe des exsudats, des polypes, des hypertrophies ou des anomalies d'épaisseur des parois. Aussi ESCAT a proposé d'éclairer le sinus par la fossette rétro-maxillaire au moyen d'une petite lampe en forme de pipe (*fig.* 115). A ce niveau, la lumière n'a que la paroi du sinus à traverser. En vue de faciliter l'introduction

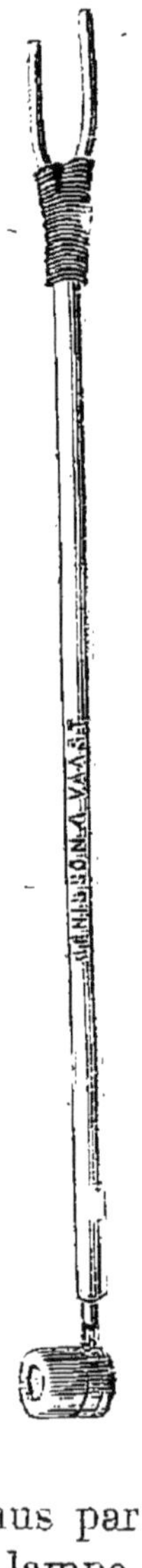

FIG. 115. — Lampe du Dr Escat pour éclairage du sinus maxillaire.

de la lampe, on donne à la fossette son maximum de dilatation en faisant ouvrir la bouche de telle façon que les arcades dentaires se trouvent séparées d'un centimètre en avant. On écarte la joue avec l'index et l'on place la lampe directement dans la fossette. La transparence se constate comme dans le procédé de Heryng, on peut également vérifier notre signe de la perception lumineuse subjective. Cette méthode n'enlève rien à la valeur de celle de Heryng, elle en devient le complément dans les cas douteux.

Il y a quelque temps, Davidsohn a fait remarquer que la pupille ne s'éclaire pas du côté de l'empyème. Ce signe est difficile à apprécier, on ne le perçoit bien qu'en masquant avec la main la partie inférieure du visage. Nous ne connaissions pas encore ce nouveau signe, lorsque de notre côté nous avons publié (*Annales des maladies du larynx*, février 1893) un fait analogue de constatation plus facile. Le malade ayant les yeux fermés, nous faisons passer le courant seulement pendant de courts intervalles; il se produit ainsi une lueur vive qui, traversant le plancher orbitaire, va impressionner nettement la rétine par la partie inférieure du globe oculaire. Dans le cas d'empyème, le pus arrête les rayons lumineux et l'œil situé au-dessus du sinus malade ne perçoit aucune lueur. La perception lumineuse est à nouveau rétablie après la guérison. Burger, d'Amsterdam, qui n'avait pas eu connaissance de notre note sur ce sujet, a publié en janvier 1894 (*Revue de Moure*) un travail venant à l'appui de notre opinion.

Il est des cas dans lesquels on constate de l'opacité de la joue avec persistance de la perception lumineuse subjective. La dissociation de ces deux signes nous permet de rejeter le diagnostic d'empyème du sinus. L'opacité de la joue résulte alors d'une périostite du maxillaire causée par un abcès au niveau de la canine ou de la première prémolaire. L'inflammation n'étant qu'en façade ne peut entraver le passage des rayons lumineux à travers le sinus resté normal.

Enfin, ROBERTSON a ajouté encore un nouveau signe consistant dans l'opacité de la paroi nasale du sinus. Pour la recherche de ce signe, on place l'abaisse-langue électrique dans la bouche et l'on pratique en même temps la rhinoscopie antérieure. On constate alors que la paroi externe de la fosse nasale est sombre du côté du sinus malade.

J.-A. WILKENS (*Inaugural Dissertation*. Freiburg i. B., 1896) a publié, sous l'inspiration de BURGER, un excellent travail sur le diagnostic de la sinusite maxillaire au moyen de l'éclairage par transparence. D'après lui, la preuve de l'existence du pus est fournie par les quatre signes suivants :

1° Opacité partielle de la joue. Signe d'HERYNG;

2° Défaut de transparence de la pupille. Signe de VOHSEN-DAVIDSOHN;

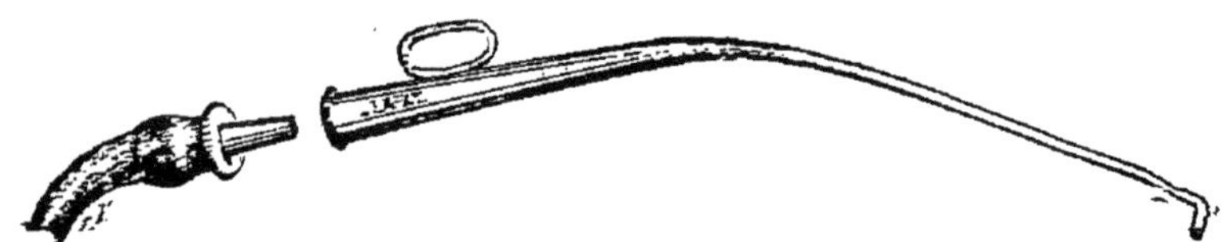

FIG. 116. — Sonde de Heryng pour le sinus maxillaire.

3° Absence de perception lumineuse subjective. Signe de GAREL-BURGER;

4° Opacité de la paroi nasale du sinus. Signe de ROBERTSON.

Reste maintenant à retirer le pus du sinus pour confirmer un diagnostic presque certain déjà.

Tant au point de vue du diagnostic que du traitement, nous cherchons à rejeter toute tentative chirurgicale. Nous ne recourons à cette dernière que dans le cas où la recherche par l'orifice naturel est impossible. Or, le cathétérisme de cet orifice est praticable environ dans 60 0/0 des cas. Il est possible que parfois la sonde s'engage dans l'orifice accessoire, mais le résultat est encore identique. Nous nous servons d'une sonde construite sur les données d'HE-

RYNG. Le tube a 1 millimètre à $1^{mm},5$ de diamètre. Il est coudé à angle droit à 5 ou 6 millimètres de son extrémité (*fig.* 116).

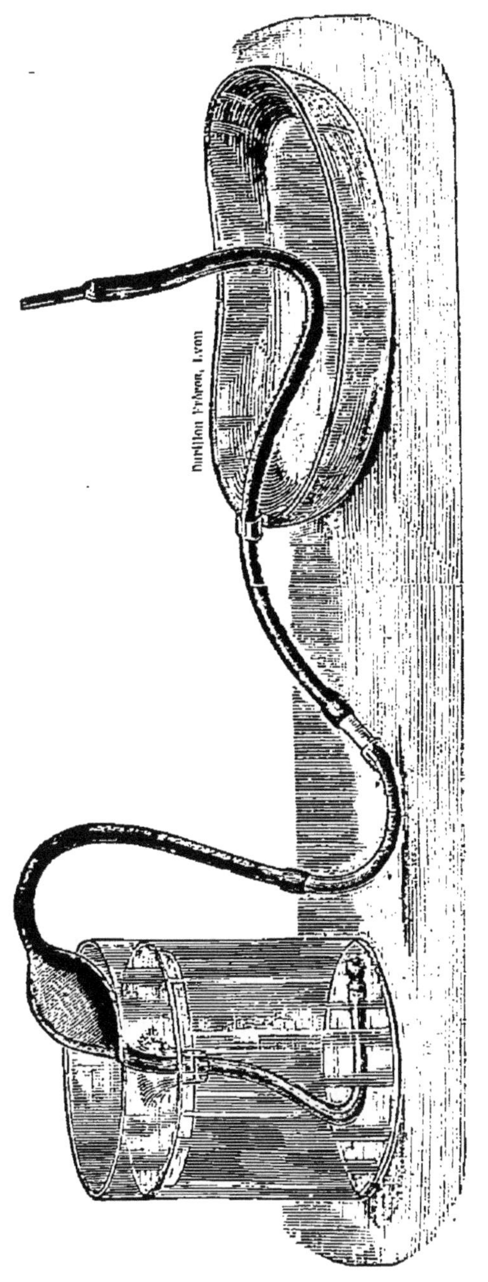

Fig. 117. — Appareil pratique pour lavage du sinus.

Nous passons d'abord la cocaïne-adrénaline dans le méat moyen non seulement pour éviter la douleur, mais surtout pour élargir l'entrée du méat. La sonde est introduite, le bec tourné en bas, dans le méat moyen ; puis on tourne le bec en dehors et un peu en haut. On procède par tâtonnement dans la gouttière de l'infundibulum. A un moment donné, on sent que la sonde pénètre dans l'orifice, car on ne peut plus faire mouvoir l'extrémité d'avant en arrière. On adapte à la sonde le tube d'une seringue anglaise et on fait passer un courant d'eau boriquée (*fig.* 117). On retire alors une certaine quantité de liquide excessivement fétide, et bientôt le liquide sort avec limpidité.

Dans quelques cas, assez rares d'ailleurs, au lieu de pus, on voit sourdre des grumeaux caséeux. La nature caséeuse de la sinusite est souvent annoncée par de gros blocs de substance caséeuse qui remplissent la fosse nasale. Ces formes caséeuses sont presque toujours bénignes, elles guérissent en quelques lavages. Nous avons même vu un cas très important qui a été guéri par un seul lavage. Cette forme a été étudiée par Texier et récemment encore par Dardel.

Le premier cathétérisme est quelquefois long à pratiquer, la situation de l'orifice variant sur chaque individu, mais les lavages suivants sont beaucoup plus faciles, la position de l'orifice étant mieux connue. La plupart du temps nous faisons le cathétérisme par simple tâtonnement sans le secours de la vue.

Quand le cathétérisme naturel est impossible, soit à cause de la situation particulière de l'orifice, soit à cause du volume du cornet moyen, il en est qui conseillent de pratiquer la ponction exploratrice par le méat inférieur. On peut se servir alors, soit du trocart-aiguille courbe de Luc, soit du petit trocart droit de Lichtwitz ou mieux encore du nouveau trocart de Tobey. L'instrument est introduit sous le cornet inférieur, la pointe dirigée en dehors. Arrivé à 4 centimètres de l'épine nasale antérieure, nous relevons la pointe en dehors et en haut, la tige s'appuyant sur la cloison nasale. Par quelques mouvements de torsion sur l'axe, on perfore facilement la paroi du sinus, fort mince à ce niveau. On retire alors le pus soit par aspiration, soit par lavage direct. Avouons cependant que, dans quelques cas, rares il est vrai, la perforation est très difficile à cause de la résistance de la paroi.

Dans les premières années, nous avons souvent pratiqué cette ponction dans le but d'établir un diagnostic, mais actuellement nous y avons renoncé d'une façon à peu près complète. Pour nous, c'est une preuve de luxe qui ne doit être employée que dans les cas très rares où les autres signes ne suffiraient pas pour asseoir notre conviction.

Mahu a cependant insisté sur cette ponction, non pour diagnostiquer la présence certaine du pus, mais pour reconnaître si l'on est en présence d'un simple empyème ou d'une sinusite vraie compliquée de bourgeons. Pour cela, après avoir fait la ponction, il injecte un liquide dans le sinus, puis il le retire au moyen d'une seringue graduée. Si l'on ne retire pas au moins $1^{cm},5$, il y a sinusite vraie bourgeonnante, car la capacité du sinus est considérablement diminuée. Nous ne croyons pas que ce signe soit bien probant, car il y a trop de causes d'erreur.

Nous n'avons jamais fait la ponction de la paroi externe par le méat moyen comme le recommande Zuckerkandl.

Traitement. — Les suppurations du sinus maxillaire peuvent se diviser en deux catégories : celles qui guérissent rapidement et celles qui ne cèdent qu'à des lavages répétés pendant de longs mois, ou à un curettage de la cavité.

Parmi celles qui guérissent spontanément, il faut citer surtout les sinusites aiguës qui, d'après Trinité, guérissent neuf fois sur dix sans traitement.

Les sinusites aiguës, comme nous l'avons dit, accompagnent principalement la carie dentaire, le coryza aigu ou mieux le coryza grippal. Ces formes aiguës se présentent à des degrés très variables d'intensité. Les unes débutent bruyamment. les autres sans grand fracas. L'écoulement une fois établi dure quelques jours, mais il peut aussi persister pendant cinq ou six semaines. La tendance naturelle à la guérison s'annonce par la diminution progressive de la suppuration.

Dans la sinusite aiguë, toute intervention est inutile, à moins qu'il ne survienne une propagation phlegmoneuse du côté de la cavité orbitaire, comme nous en avons observé quelques cas. Cependant nous devons chercher à calmer le malade. Il faut faciliter l'issue du pus contenu dans le sinus. On aura soin de faire des badigeonnages plusieurs fois par jour avec un tampon imbibé de solution de cocaïne-adrénaline. Cette solution, déposée au niveau du méat moyen, fait rétracter la muqueuse et dilate l'orifice du sinus. Il en résulte un soulagement considérable. LERMOYEZ préconise comme palliatif les inhalations de vapeurs mentholées d'après la formule suivante :

Alcool à 90°	100 gr.
Menthol cristallisé	4 —

Mettre une cuillerée à café de ce mélange dans un bol d'eau très chaude non bouillante. On fait une inhalation de 5 à 10 minutes toutes les heures.

Quand les douleurs aiguës ont cessé, on fait des lotions nasales antiseptiques tièdes et on prise quelques pincées d'aristol.

Il faut bien se garder de chasser le pus du sinus par la méthode d'insufflation avec la poire de POLITZER, on pourrait de la sorte provoquer des complications auriculaires. La poire de POLITZER rendra cependant quelques services si l'on s'en sert pour faire des aspirations au lieu d'insufflations, suivant la méthode de SEIFERT. Cet auteur fait prendre une gorgée d'eau au malade et place la poire de POLITZER après l'avoir comprimée. Au moment de la déglutition, il relâche la poire qui fait alors une véritable aspiration dans tous les sinus de la face. La cocaïne-adrénaline est ici un adjuvant indispensable pour dilater préalablement les orifices des sinus. SEIFERT fait d'ailleurs de cette méthode non seulement un procédé de traitement, mais aussi de diagnostic.

Reste à savoir quand on devra considérer l'empyème comme passé à l'état chronique. TRINITÉ conseille de faire l'ouverture dès que la suppuration dure plus de deux semaines. Nous pensons que l'on doit être plus patient, car nous avons vu plusieurs cas disparaître spontanément au bout de six semaines.

Une fois l'empyème devenu chronique, rien ne nous permet de porter un pronostic précis; nous avons vu des suppurations, remontant à plusieurs années, guérir en moins d'une semaine, tandis que des suppurations relativement récentes résistaient à tous les traitements. Néanmoins, la guérison est rapide dans la majorité des cas, et elle s'obtient par n'importe quelle voie. Nous devons donc nous adresser en premier lieu au procédé le plus simple et le moins chirurgical. Inutile de faire une ponction exploratrice pour prouver l'existence du pus. Le lavage par l'orifice naturel est bien préférable, puisqu'il fait du même coup la preuve du diagnostic et le traitement. Nous avons déjà indiqué le manuel opératoire de ce lavage, nous n'y reviendrons pas. Nous ferons remarquer que, lorsque la canule est bien placée dans l'orifice, l'arrivée du liquide dans le sinus s'annonce par un bruit spécial qui prouve que la canule est en bonne position. On objecte que l'orifice naturel est situé à la partie supérieure de la cavité et non à la partie déclive. Cette objection est de peu de valeur. Nous avons guéri la plupart de nos cas par ce procédé, et les cas qui ont résisté à ce lavage si simple ont également résisté au lavage par le méat inférieur (orifice artificiel).

Quand on fait le lavage par l'orifice naturel, on voit sourdre du pus en nature les deux ou trois premiers jours, puis, les quatre ou cinq jours suivants, il ne sort plus qu'un grumeau muqueux grisâtre d'un seul bloc, dont le volume diminue chaque jour. Du cinquième au huitième lavage, ce grumeau disparaît complètement et la guérison est définitive.

Peu nous importe que nous passions par l'orifice naturel ou plus rarement par l'orifice accessoire. L'essentiel, à notre avis, est d'obtenir un résultat sans pratiquer d'ouverture artificielle[1].

1. Au Congrès de Rome 1894, nous avons présenté un mémoire basé sur notre propre statistique pour démontrer les avantages du traitement par l'orifice naturel.

Si la suppuration persiste au bout de huit ou dix jours ou bien s'il est impossible de faire le cathétérisme par l'orifice naturel. on doit recourir alors à l'ouverture artificielle. Dans un cas nous avons pu apprendre à un malade à se laver lui-même par l'orifice naturel. Il obtint en trois mois la guérison d'un empyème d'origine dentaire qui durait depuis quinze ans.

Pour l'ouverture artificielle, quelques auteurs font la ponction par le méat inférieur prétendant que, par ce procédé, le malade ne risque pas d'avaler constamment le pus provenant de l'antre comme dans la perforation par voie alvéolaire. Dans les premiers temps nous avons donné aussi la préférence à la voie nasale. mais actuellement nous pensons que la voie alvéolaire est préférable dans la majorité des cas. Tout d'abord, quand la suppuration persiste après une première semaine de lavages, on est obligé de confier les lavages au malade lui-même. Il sera beaucoup plus difficile de l'habituer à trouver l'orifice créé dans le méat inférieur. Puis, si l'empyème a une origine dentaire, il vaudra mieux choisir la voie alvéolaire qui nous engagera à pratiquer l'extraction d'une dent cariée ou d'une vieille racine. Les cas sont assez nombreux dans lesquels cette extraction dentaire a suffi pour amener en quelques jours une guérison qui se faisait attendre depuis plusieurs mois malgré des lavages quotidiens. Souvent l'avulsion de la dent ouvrira le foyer purulent du côté de l'alvéole, et il sera très simple d'élargir l'ouverture alvéolaire.

En somme, nous réservons la ponction par le méat inférieur pour les cas dans lesquels la dentition est parfaitement saine, afin d'éviter au malade une extraction douloureuse et la perte inutile d'une bonne dent.

L'ouverture par le méat inférieur sera faite par le même procédé décrit à propos de la ponction exploratrice, c'est-à-dire à 4 centimètres environ de l'épine nasale antérieure. MICKULICZ, KRAUSE, HERYNG, JURACZ, etc., ont inventé divers trocarts. Nous avons adopté le trocart de Krause avec la petite canule supplémentaire de Michelson (*fig.* 118). Mais nous avons fait construire un modèle particulier dont le diamètre réduit de moitié est largement suffisant. De la sorte on est moins exposé à faire des fractures de la paroi externe. Pour les lavages consécutifs, on se sert d'un mandrin boutonné pour l'introduction de la canule. C'est ce mandrin mousse que nous confions au malade lorsqu'il doit faire les lavages lui-même. Nous avons aussi fait la ponc-

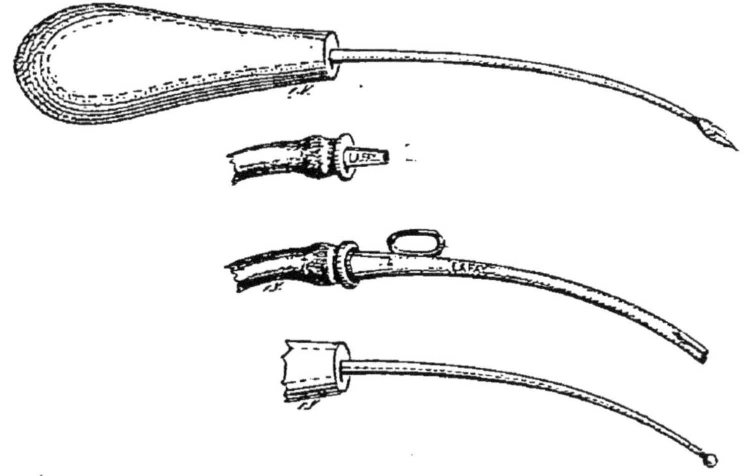

Fig. 118 — Trocart de Krause pour la ponction par le méat inférieur.

tion par la méthode de Moure à l'aide d'une pointe résistante de galvanocautère. On a construit aussi, pour cette perforation, des trépans courbes mus par le moteur électrique. On peut se servir simplement d'une fraise droite que l'on dirige obliquement sur le méat.

Les lavages sont faits avec de l'eau boriquée à saturation ou phéniquée à 2 ou 3 0/0. Dans ces lavages, comme dans ceux pratiqués par l'orifice naturel, il ne faut pas craindre de faire de temps en temps, avec l'appareil à irrigation, de véritables chasses d'air ; le nettoyage sera, de la sorte, plus complet.

La plupart des auteurs conseillent d'employer la méthode alvéolaire de COOPER. C'est la méthode que nous préférons. Si une extraction dentaire s'impose, on devra la faire le jour même ou la veille de l'opération, car la perforation sera plus facile. Il sera bon d'anesthésier la muqueuse gingivale ou la cavité alvéolaire avec un tampon imbibé de cocaïne-adrénaline. Cette anesthésie est suffisante, la muqueuse étant le seul point sensible à traverser.

Suivant les cas, on passera, soit par la seconde prémolaire, soit par l'une des deux premières grosses molaires. La première grosse molaire, si c'est possible, est celle à laquelle on donnera la préférence. Il est bien entendu que, dans ce que nous venons de dire, nous voulons parler d'une dent malade et non d'une dent saine. Si la dentition était en parfait état, nous l'avons dit plus haut, nous nous adresserions au méat inférieur.

On a construit une infinité de trocarts pour ponctionner l'alvéole, mais nous ne craignons pas de dire que s'il nous fallait nous servir d'un trocart à main, nous abandonnerions définitivement la voie alvéolaire. Nous avons heureusement à notre service un appareil excellent dans le foret des dentistes, actionné par un moteur électrique. La perforation ainsi faite est rapide et pour ainsi dire indolore. Le foret que nous employons ordinairement a 3 millimètres de diamètre.

Comme la forme et la direction du sinus varient avec chaque sujet, il est prudent, avant d'opérer, de bien examiner la forme du maxillaire supérieur, la direction du rebord alvéolaire, sa hauteur, son épaisseur. Cela nous indiquera la direction et l'obliquité à donner au foret pour éviter de faire une fausse route dans la fosse nasale ou dans l'épaisseur des tissus de la joue.

Une fois le point exact déterminé, nous appuyons la pointe du foret sur le bord alvéolaire en ayant soin de diriger l'instrument dans une direction convenable, plutôt un peu en dedans et en arrière. Puis nous fermons le courant au moyen de la pédale et en une seconde nous pénétrons dans le sinus. L'absence de résistance nous indique que la perforation est achevée. Pendant l'opération, on aura soin de prendre un point d'appui avec la main droite sur le maxillaire inférieur du malade pour éviter une échappée dangereuse vers le plancher orbitaire.

L'hémorragie est insignifiante, et immédiatement on fait un grand lavage de la cavité. Ce lavage se fait au moyen d'une sonde coudée en baïonnette (*fig.* 119), nous nous servons d'eau boriquée ordinaire. Le lavage terminé, nous introduisons dans l'orifice un obturateur qui restera en place jusqu'au lendemain, au moment où l'on fera le second lavage. On se servira soit d'un bout de sonde à tête

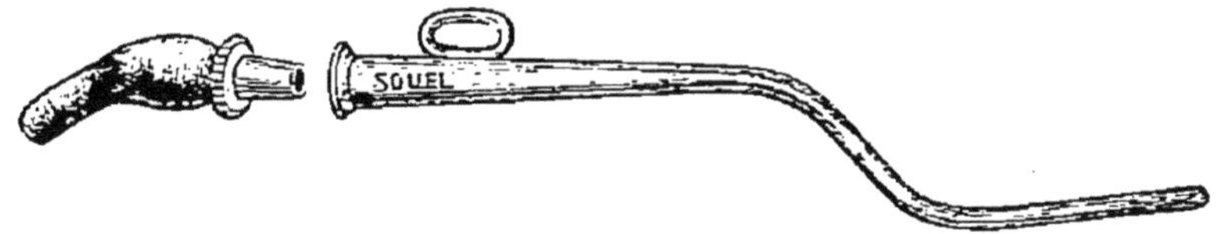

Fig. 119. — Sonde coudée pour lavage alvéolaire.

olivaire (Luc), soit d'un obturateur métallique à soupape (Gouguenheim, Lermoyez). Nous avons fait construire de petits obturateurs souples recouverts de gomme élastique qui sont parfaitement suffisants si les lavages ne doivent pas durer plus de huit jours. Dans les cas où l'obturateur doit être porté longtemps, nous préférons un obturateur métallique. On en a établi en argent et en étain ; mais l'argent s'altère très vite, quant à l'étain il ne peut être aseptisé par flambage et au bout de quelque temps la tête de l'obturateur se détache et la partie cylindrique va se perdre dans le sinus. Nous avons vu un accident de ce genre, mais nous avons eu le bonheur de pouvoir retirer la tige avant son enfoncement complet. Un de nos malades a vu aussi son obturateur en gomme élastique pénétrer dans le sinus, et il a eu la chance de le voir sortir par la fosse nasale, au bout de six mois, pendant un lavage. Nous avons vu encore un cas du même genre. SARGNON en 1908 a eu l'occasion de retirer par endoscopie un drain de caoutchouc perdu dans le sinus.

Tous ces obturateurs ont l'inconvénient de tomber d'eux-mêmes au bout d'un certain temps. Un de nos opérés qui exerçait la profession de bijoutier nous a construit des obturateurs en or qui offrent l'avantage de ne plus tomber dans la cavité buccale (*fig.* 120). Il a eu l'ingénieuse idée de les recouvrir d'un fil d'or en spirale. L'obturateur se visse alors dans la cavité alvéolaire sans la moindre difficulté. Avant de l'introduire on le flambe sur la flamme d'une lampe à alcool, pour le rendre aseptique.

Pendant combien de temps devra-t-on garder l'obturateur et faire des lavages ? C'est là une question fort difficile à résoudre. En général, on fera bien de surveiller soi-même les huit premiers jours de lavage pour se rendre compte de la manière dont se comporte la suppuration. Dans les cas qui doivent guérir rapidement, la suppuration diminue dès le deuxième lavage, puis, les jours suivants, on voit sourdre un bouchon muqueux gris jaunâtre. Ce bouchon diminue de volume chaque jour et souvent disparaît définitivement dès le cinquième ou sixième jour. A partir de ce moment on cesse les lavages pendant huit jours, on fait enfin un dernier lavage et, si l'eau sort limpide, on enlève l'obturateur. On recommande au malade d'éviter de mastiquer du côté opéré pendant deux ou trois jours. L'orifice alvéolaire se ferme de lui-même avec rapidité.

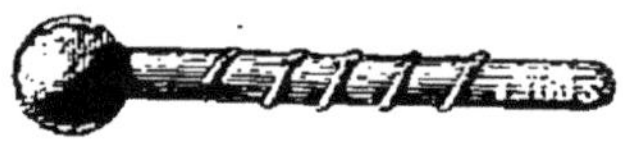

FIG. 120. — Obturateur alvéolaire en or.

Deux fois nous avons vu l'empyème récidiver au bout de quelques années, mais la guérison fut aussi facile que la première fois. Dans un autre cas la récidive passa à l'état chronique.

Voyons maintenant la conduite à tenir lorsque la suppuration n'est pas modifiée au bout de la première semaine. Il ne faut pas croire qu'un empyème qui a résisté au lavage par l'orifice naturel guérira beaucoup mieux par un orifice artificiel (méat inférieur ou alvéole). Cependant nous avons vu l'orifice alvéolaire donner une guérison rapide chez des malades que le lavage par l'orifice naturel n'avait pas guéris. Mais quand il s'agit de cas rebelles, tous les procédés de lavage échouent, mais ils n'échouent pas indéfiniment. Et nous nous croyons en droit d'affirmer que ces suppurations rebelles ne peuvent être regardées comme de simples empyèmes. Leur persistance doit les faire considérer comme des sinusites vraies avec bourgeons. Cartaz et plus récemment Sargnon ont conseillé de faire l'endoscopie directe par l'orifice alvéolaire dans le but de voir s'il existe des bourgeons dans le sinus. On nous dira que, dans ce cas, le moyen le plus expéditif est de tenter la cure radicale par curettage; nous le reconnaissons volontiers. Mais il y a beaucoup de malades qui refusent l'intervention, quand il y a une lueur d'espoir de guérir sans elle.

On ne devra donc pas se décourager et il faudra conseiller au malade de faire des lavages quotidiens pendant très longtemps, 15 et 18 mois au besoin. Le malade passera par des étapes successives de rechutes et d'amélioration pour aboutir enfin à la guérison complète. Tel est le résultat de nos observations.

Reste à savoir maintenant si nous avons la possibilité d'activer le processus curatif. On a cherché à modifier la muqueuse par divers moyens qu'il est utile de connaître, mais sur lesquels nous engageons à ne pas fonder un trop grand espoir. Nous pensons que l'eau boriquée est amplement suffisante. Néanmoins nous ferons l'énumération de tous les moyens préconisés par les rhinologistes.

On a songé d'abord à modifier la nature du liquide pour l'irrigation du sinus. On a proposé la solution d'acide phénique à 5 grammes par litre, le sublimé à 0,25 pour 1.000, etc. En 1899, BRAAT, d'Arnheim, recommande les lavages quotidiens avec une solution de formol à 1/1.000, mais il faut éviter la pénétration du liquide dans l'estomac, car elle donnerait lieu à de graves phénomènes d'intoxication. LERMOYEZ emploie aussi le permanganate de potasse à 1/3.000 et le phénosalyl à 1/500.

La glycérine iodoformée en injections après le lavage, ou bien les insufflations de poudre d'iodoforme ne nous ont pas donné de résultat appréciable. JOHANN FEIN cite des cas de guérison au moyen de son pulvérisateur spécial pour le traitement sec de l'empyème. Il lance dans le sinus un

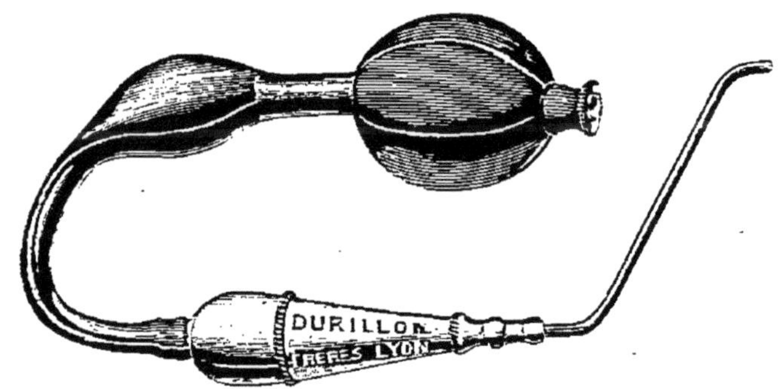

FIG. 121. — Lance-poudre de Lichtwitz pour les différents sinus.

mélange d'amidon et de nitrate d'argent à 5 0/0, il arrive même peu à peu à pulvériser du nitrate pur. LICHTWITZ a également construit un lance-poudre simple et commode qui offre le grand avantage de pouvoir s'appliquer à tous les sinus (*fig.* 121). ALEXANDER prétend arrêter la suppuration en injectant, dans le sinus après le lavage, 50 centimètres cubes d'une solution de protargol à 5 0/0.

Dans deux cas de sinusites très anciennes datant de plus de vingt ans, nous avons obtenu un résultat parfait en faisant insuffler de l'aristol pur après chaque lavage. La guérison fut obtenue en deux et trois mois. Elle ne se maintint pas complètement dans l'un de ces cas.

Il nous faut encore citer les tentatives de SPIESS pour modifier la muqueuse par l'électrolyse cuprique. Par un dispositif spécial on remplit le sinus d'eau salée. La canule alvéolaire, en substance isolante, est munie à l'intérieur d'un fil de cuivre rouge qui fait saillie dans le sinus. Elle est reliée au pôle positif. Le pôle négatif, représenté par une plaque d'étain recouverte de peau de chamois, est placé sur le cou dans le voisinage du maxillaire. Nous avons employé cette méthode chez deux malades sans le moindre succès.

SCHEPPEGRELL[1] a appliqué l'ozone au traitement de la sinusite. Pour cela, il se sert d'une bobine d'induction de force moyenne et d'un appareil ozonogène dans lequel on fait passer un courant d'air qui porte l'ozone dans le sinus au moyen d'une canule appropriée. L'ozone ne doit pas pénétrer dans les poumons, aussi faut-il le lancer seulement pendant l'expiration. Nous n'avons pas encore essayé ce mode de traitement.

On voit par l'exposé qui précède que les moyens employés pour tarir la suppuration des sinusites sont nombreux, trop nombreux même pour offrir une véritable garantie. Il est probable que la plupart des guérisons attribuées à tel ou tel procédé doivent être plutôt imputées à la marche naturelle de l'affection.

Nous n'avons pas cependant la prétention d'affirmer que toutes les sinusites aboutissent invariablement à la guérison. Il est des cas qui résistent aux lavages prolongés, et nous devons maintenant passer à l'étude des méthodes capables de guérir ces sinusites réfractaires. La suppuration est ici entretenue par des bourgeons qu'il faudra détruire par un curettage complet. La voie alvéolaire sera insuffisante pour nous livrer un facile accès dans le sinus, nous devrons nous créer un large passage par une voie nouvelle. On choisira, suivant la méthode de DESAULT, la fosse canine

1. Electricity in diseases of the nose, throat and ear (Putnam, 1898).

dans laquelle on ouvrira une large brèche permettant l'introduction de la curette. De nombreux rhinologistes, CARTAZ, CHIARI, CLAOUÉ, COZZOLINO, GOUGUENHEIM, LERMOYEZ, LUBET-BARBON, LUC, MOURE, ONODI, RÉTHI, SÉBILEAU, etc., ont publié des travaux sur le curettage. CHIARI a été le premier à conseiller de faire suivre l'opération d'un tamponnement sec avec des bandelettes de gaze iodoformée.

C'est à notre distingué collègue LUC que revient l'honneur d'avoir posé les principes précis de l'ouverture large par voie buccale avec fermeture immédiate de la plaie à la fin de l'opération. Peu auparavant CALDWELL avait publié une méthode similaire, mais LUC n'en avait pas encore eu connaissance au moment de ses premières recherches. La méthode de LUC mérite d'être exposée en détail, elle comprend plusieurs temps que nous allons décrire successivement. Il est évident que, pour une opération de cette importance, l'anesthésie générale semble de rigueur.

Cependant LUC, après avoir assisté à Bâle à une opération radicale de sinusite sous anesthésie locale, a appliqué ce genre d'anesthésie avec plein succès sur un de ses confrères. Cette anesthésie locale se fait au moyen de deux solutions :

Solution forte :

Eau distillée	5 gr.
Solution d'adrénaline de Parke Davis	5 —
Chlorhydrate de cocaïne	2 —

Solution faible :

Eau distillée	20 g..
Solution d'adrénaline de Parke Davis	5 —
Chlorhydrate de cocaïne	0 — 25

Après badigeonnage du cornet inférieur avec la solution forte, on place sous le cornet un tampon imbibé de cette même solution forte. Même badigeonnage dans le cul-de-sac gingivo-labial. On fait ensuite une injection de 1 centimètre cube de la solution faible sur le point où doit porter l'incision et une autre injection semblable dans la direction du trou sous-orbitaire. Par ce procédé, l'opération a lieu sans douleur et sans hémorragie.

1. **Incision de la muqueuse.** — On écarte la lèvre supérieure et la joue. On insère une bande de gaze vers le point de rencontre des deux arcades dentaires pour absorber le sang pendant l'opération, puis on incise la muqueuse gingivale à sa jonction avec la joue de manière à se ménager un lambeau inférieur plus commode pour la suture. L'incision faite d'arrière en avant est poussée jusqu'à l'incisive latérale.

2. **Ouverture de la paroi antérieure du sinus.** — Avec

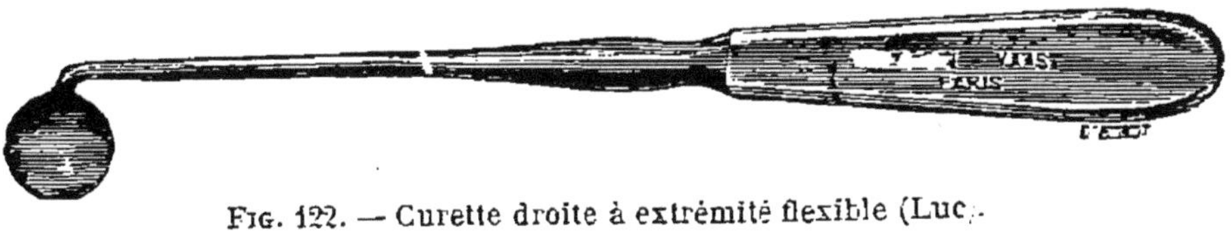

Fig. 122. — Curette droite à extrémité flexible (Luc).

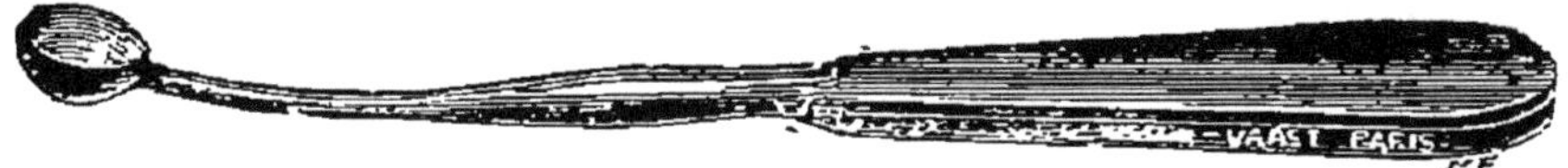

Fig. 123. — Curette courbée à angle droit (Luc).

un écarteur à extrémité longue et mince, on relève le bord supérieur de la plaie que l'on a décollé à la rugine. Le sinus est alors ouvert à la gouge et au maillet et l'ouverture est agrandie avec la pince coupante jusqu'au plancher et jusqu'à la paroi interne. La brèche doit pouvoir admettre l'index. On étanche la cavité au moyen de longues mèches de *gaze chiffon* antiseptisées par le formol au millième.

Pour l'ouverture de la fosse canine aussi bien que pour celle de la paroi nasale interne, Williams Watson préfère se servir d'une tréphine circulaire.

3. **Nettoyage de la cavité sinusienne.** — Pour ce temps opératoire, il faut s'armer d'un photophore électrique.

Le curettage se pratique au moyen de curettes spéciales que l'on peut courber à volonté (*fig.* 122 et 123). On vérifie de temps en temps avec le doigt pour voir s'il reste encore des fongosités. On termine par une cautérisation énergique avec un tampon de coton hydrophile imbibé de chlorure de zinc à 1/5 et on place provisoirement une mèche de gaze iodoformée. Le curettage est le temps le plus important de l'opération, il doit être fait avec le plus grand soin.

4. **Création de l'hiatus artificiel.** — On introduit un tampon dans la fosse nasale pour éviter l'hémorragie du côté du naso-pharynx, puis à l'aide d'un forceps naso-maxillaire (modèle de LOMBARD ou de LAURENS), on taille une brèche dans la paroi externe de la fosse nasale en introduisant la branche rectiligne de la pince dans le nez et la branche coudée dans le sinus (*fig.* 124). On fait deux ou trois applications de cette pince pour élargir la brèche. On a soin de faire communiquer la fosse nasale directement avec le sinus sans interposition de saillies osseuses.

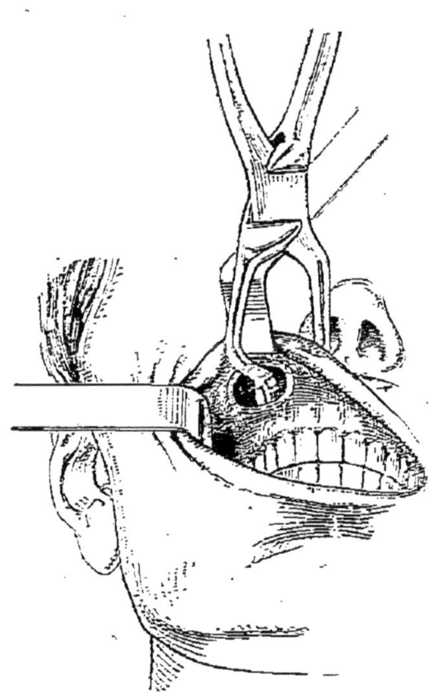

FIG. 124. — Ecrasement de la paroi naso-maxillaire avec la pince de G. Laurens, d'après Laurens.

5. **Tamponnement du sinus.** — La plupart des auteurs ont supprimé le drainage recommandé primitivement par LUC. Pour étancher le sang qui pourrait provenir du sinus et de l'orifice naso-maxillaire, on tamponne en introduisant dans le sinus par la voie nasale un ruban de gaze assez long

pour remplir l'antre. On comprime ce ruban par la voie canine encore ouverte. On se servira de gaze iodoformée ou de gaze aseptique après insufflation d'iodoforme. Le tamponnement peut être précédé d'un lavage à l'eau oxygénée. Un chef libre du ruban restera dans la fosse nasale pour faciliter l'ablation ultérieure du tampon.

6. **Réunion de la plaie.** — Cette réunion se fait avec du catgut n° 4 fin, au moyen de l'aiguille de Reverdin ou d'une aiguille recourbée spéciale. Il est utile d'enrouler le catgut deux fois au premier nœud. Cinq points de suture suffisent. Le cul-de-sac est garni de gaze iodoformée. On commence l'alimentation dès le second jour.

La cicatrisation est terminée vers le quatrième jour et au bout de cinq jours le malade peut reprendre ses occupations habituelles.

Au bout de quarante-huit heures, on enlève le ruban de gaze aussi délicatement que possible, cette ablation étant un peu douloureuse. S'il survient une hémorragie, Laurens recommande de tamponner la fosse nasale avec une longue mèche de gaze qu'on renouvelle chaque jour. S'il n'y a pas d'hémorragie, on supprime tout pansement. Ni pansements, ni lavages consécutifs, telle est la règle adoptée par tous actuellement.

Si l'on constate un peu de suppuration, Laurens conseille d'assécher l'antre au moyen d'un porte-coton courbe imbibé d'eau oxygénée pure. En deux ou trois semaines la guérison est complète.

Quand il existe simultanément un empyème frontal, on doit l'opérer dans la même séance pour éviter une réinfection ultérieure du sinus maxillaire.

Le procédé de Luc-Caldwel représente, en somme, la méthode opératoire la plus complète pour la cure radicale de la sinusite maxillaire. Elle a été pendant plusieurs années la méthode exclusive adoptée par tous les rhinologistes.

Nous devons reconnaître que. dans l'enthousiasme du

début, l'opération de Luc a été appliquée un peu trop indistinctement à tous les cas. On n'hésitait pas un instant, dès qu'on se trouvait en présence d'une suppuration sinusienne, vite il fallait faire la cure radicale. Nous sommes convaincu que le plus grand nombre des cas auraient pu guérir, en quelques jours, par simple lavage par l'orifice naturel ou par l'ouverture alvéolaire. Nous entendions dire autrefois que toute suppuration datant de plus de quinze jours était passible de la cure radicale. Nous avons toujours cherché à réagir contre cette tendance et nous sommes heureux de voir qu'aujourd'hui, la cure radicale tend de plus en plus à ne s'appliquer qu'aux cas exceptionnels ayant résisté aux autres modes de traitement. Certains rhinologistes d'ailleurs ont imaginé d'autres méthodes chirurgicales pour les opposer aux interventions par la fosse canine.

Parmi les défenseurs de la voie canine, il faut mentionner Sébileau qui a même remis en vigueur la vieille opération de Lamorier et de Desault consistant à laisser la fosse canine ouverte sans établir de communication avec la fosse nasale. Après curettage il ne fait ni suture, ni tamponnement; tout se réduit à des soins antiseptiques de la bouche. Sébileau évite ainsi l'amputation du cornet inférieur.

Les nouveaux procédés actuels tendent tous à attaquer le sinus par la paroi externe de la fosse nasale. Onodi fait une brèche au niveau du méat moyen dans une région qui nous semble bien dangereuse pour l'orbite. Réthi attaque un peu plus bas, vers l'insertion du cornet inférieur, sur un point bien éloigné de la partie déclive du sinus. En outre, cette opération est difficile et plus délicate que l'ouverture par le méat inférieur.

Claoué le premier, en 1904, publie un procédé consistant simplement en une large ouverture par le méat inférieur. Il détache d'abord l'insertion du cornet inférieur dans ses deux tiers antérieurs au moyen d'une pince coupante, puis il sépare le lambeau vers son point d'attache avec le tiers postérieur du cornet en se servant de l'anse froide. Avec une tréphine à main, légèrement courbée, il fait deux trous dans la paroi externe, le premier à 2 centimètres de l'extrémité antérieure du cornet. Il fait sauter à la pince le pont entre les deux trous pour élargir l'ouverture. ESCAT préfère se servir d'une fraise sphérique de 12 millimètres à rainures hélicoïdales et mue par le moteur électrique. Il agrandit ensuite l'orifice au moyen de la pince à bulle ethmoïdale de LERMOYEZ et fait un curettage plutôt sommaire des principales fongosités du sinus. Il a même abandonné maintenant le curettage. On lave le sinus avec une solution antiseptique et ESCAT conseille de faire en dernier lieu un badigeonnage de la cavité avec une solution de chlorure de zinc à 1 pour 10. Il tamponne la cavité avec une mèche déroulable salolée dont les deux chefs débordent un peu l'orifice de trépanation. Le tampon est enlevé au bout de vingt-quatre heures, on fait des lavages antiseptiques tous les jours, puis tous les deux jours et enfin une seule fois par semaine.

Il résulte des remarques de CLAOUÉ et d'ESCAT que le curettage le plus minutieux ne saurait assurer la guérison radicale, et nous savons, d'un autre côté, que l'opération de LUC-CALDWEL n'empêche pas toujours les récidives. Le drainage de la cavité infectée reste la condition la plus importante du traitement des sinusites maxillaires chroniques. Le drainage l'emporte sur le curettage, c'est un fait qui se vérifie en chirurgie spéciale comme en chirurgie générale.

Les conclusions de ces auteurs viennent à l'appui de ce que nous avons toujours soutenu dès le début, c'est que le lavage par voie alvéolaire conduit presque toujours à la guérison. Pour les quelques cas qui résistent à ce lavage, nous sommes convaincu que le drainage plus large par voie nasale sera suffisant. Notre ligne de conduite doit être basée plutôt sur les moyens de réaliser le meilleur drainage que sur ceux dont le but est d'assurer le curettage le plus complet.

Tout récemment, dans la *Presse Médicale* du 10 février,

Mahu décrit une variante du procédé de perforation de la paroi nasale externe. Après ablation de la tête du cornet inférieur, il taille une sorte de lambeau en tabatière à charnière postérieure, au moyen d'une cisaille perforatrice, genre Grünwald, dont le mors inférieur est taillé en pointe pour pénétrer à la manière d'un poinçon. Il est encore partisan du curettage.

Enfin, Ledoux, de Liège (*Annales des maladies des oreilles et du larynx*, 1908, t. I, p. 73), indique un procédé de drainage qui a l'avantage de supprimer l'ablation du cornet

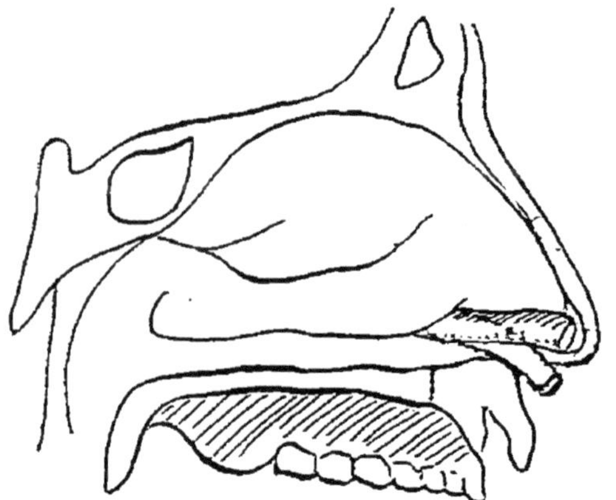

Fig. 125. — Sonde de Pezzer dans la fosse nasale (Ledoux).

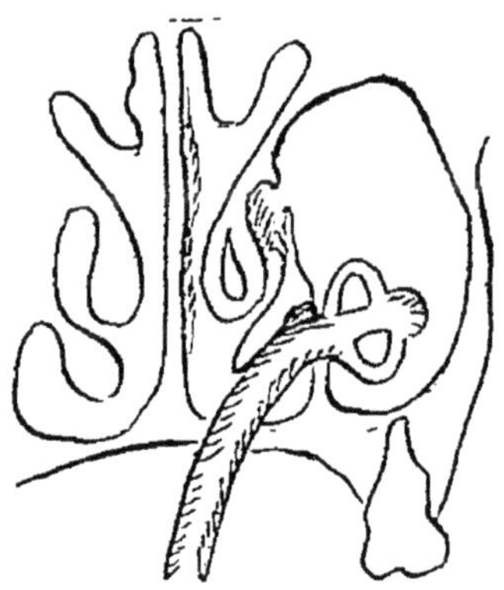

Fig. 126. — Disposition de la tête de la sonde dans le sinus (Ledoux).

inférieur. Il ponctionne le méat inférieur avec un gros trocart de Krause, puis il prend une sonde de Pezzer qu'il coupe à 7 ou 8 centimètres. Il la charge sur une sonde d'Itard et la pousse dans le sinus. La sonde s'introduit facilement et on loge le bout dans la fossette du lobule nasal (*fig.* 125 et 126). Le malade fait lui-même ses lavages. Comme sonde on choisit le modèle à ailette double et non la sonde à capuchon qui est formée de deux pièces. Le procédé de Ledoux doit être regardé comme celui qui réduit le traumatisme au minimum pour les partisans du drainage pur. Pour ceux qui préfèrent la cure par la méthode de Luc-Caldwel, il supprime le temps de la perforation de la paroi externe et conserve la tête du cornet.

Dans tous les procédés que nous venons d'énumérer, nous n'avons pas mentionné l'anesthésie locale, le premier temps de l'opération, toujours indispensable.

Dans ce simple ouvrage, nous ne pouvons entrer dans tous les détails opératoires, et, pour plus amples renseignements, nous renvoyons le lecteur aux deux récents *Traités de technique opératoire*, de Laurens et d'Escat.

Nous n'oublierons pas que, dans les formes fongueuses rebelles à toute médication, la syphilis peut jouer un rôle. Le traitement spécifique, dans ces cas, hâtera la guérison.

Reste à savoir maintenant si, par un examen microbien, il est possible d'établir un pronostic. Pour Lermoyez, les sinusites à pneumocoques guérissent plus vite que celles à streptocoques. Pour Luc, dans la sinusite d'origine nasale, il existe des streptocoques et la fétidité est presque nulle ; la sinusite d'origine dentaire, au contraire, est plus fétide, et les microbes sont nombreux et variés. L'apparition dans l'eau du lavage, dès les premiers jours, d'un bouchon muqueux comme celui que nous avons décrit plus haut, nous paraît un signe favorable à la prompte guérison.

II. — AUTRES LÉSIONS DE L'ANTRE D'HIGHMORE

1° *Tumeurs bénignes.* — Parmi ces tumeurs on rencontre des kystes muqueux, qui, d'après Giraldès, sont tantôt miliaires, tantôt volumineux. Ce sont des kystes par rétention. L'éclairage par transparence est sans valeur ici pour le diagnostic comme l'a fait remarquer Tissier.

Il faut citer encore les kystes dentaires qui produisent une déformation du maxillaire et dont le contenu est soit limpide, soit purulent. Dans quelques cas plus rares, on trouve des polypes muqueux qui peuvent devenir kystiques et franchir plus tard l'orifice du sinus, simulant ainsi un polype muqueux ordinaire. L'ablation d'un polype de ce genre donne issue immédiatement à une quantité de liquide beaucoup plus considérable que ne permet de le supposer le volume de la tumeur; nous en avons observé un cas remarquable.

On peut encore trouver dans le sinus des tumeurs solides, fibromes, chondromes, angiomes, etc. Ce sont les tumeurs solides qui donnent le plus souvent lieu à la déformation du maxillaire, visible sur la joue et sur la voûte palatine.

2° *Tumeurs malignes.* — Ce sont des sarcomes ou des épithéliomes. Les sarcomes se rencontrent plus spécialement chez les jeunes sujets. Il est presque impossible de dire si la tumeur est primitive ou secondaire.

Les tumeurs malignes déforment aussi le maxillaire, mais elles ne donnent pas la sensation parcheminée à la pression comme les tumeurs liquides bénignes, elles sont résistantes. En outre, elles donnent de l'opacité de la joue quand on les éclaire par transparence.

Ces tumeurs se traduisent par des douleurs vives et tenaces, elles déforment la face et font saillir le globe oculaire en avant, elles dépriment la voûte palatine, obstruent la fosse nasale correspondante et même celle du côté opposé en refoulant la cloison. Enfin elles agissent par compression sur le facial et sur les branches du trijumeau. Le malade succombe en général à l'infection ou à des troubles cérébraux.

Jacques, de Nancy, et Gaudier, de Lille, ont publié une note très complète sur le diagnostic et le traitement des tumeurs malignes du sinus maxillaire (*Echo Méd. du Nord*, 30 juin 1907). Dans cette note, ils passent en revue toutes les tumeurs et tous les processus pouvant simuler une tumeur maligne.

Traitement. — Dans une excellente revue, Tissier a tracé les principales indications thérapeutiques. On cherchera d'abord si la tumeur est solide ou liquide. L'éclairage par transparence et la ponction exploratrice sont seuls capables de nous renseigner sur ce point capital.

S'il s'agit de tumeurs liquides, on fera une ponction comme dans l'empyème, puis on enlèvera toutes les productions anormales dont la rhinoscopie antérieure révélera la présence.

Le traitement des tumeurs malignes dépendra beaucoup de la période à laquelle on observera le malade, puis de l'âge ou mieux de la résistance du sujet. La résection du maxillaire supérieur est ordinairement l'unique ressource, elle devra être pratiquée de bonne heure si l'on veut se mettre à l'abri des récidives.

III. — EMPYÈME DU SINUS FRONTAL

1° *Forme apparente.* — Cette forme a été très bien décrite par Guillemain en 1892. Elle résulte d'une maladie infectieuse, d'un traumatisme ou d'une inflammation par propagation. Le pus est très fétide et contient de petits séquestres minces comme des coquilles d'œuf. La paroi orbitaire du sinus cède la première, et il se forme un abcès vers le rebord sus-orbitaire. Surviennent alors des phénomènes de compression du côté de l'œil : œdème des paupières, chémosis, projection de l'œil en dehors et diplopie. L'abcès peut s'ouvrir dans l'orbite et produire une fistule permanente. Panas a décrit aussi des abcès circonvoisins. On ne confondra pas cette affection avec l'abcès du sac lacrymal situé à l'angle interne et inférieur de l'œil.

Traitement. — Trépanation sus-orbitaire, suivie de tamponnement de gaze iodoformée. Panas conseille le drainage du canal fronto-nasal.

On pourra d'ailleurs suivre la même méthode opératoire que nous allons indiquer à propos de la forme latente, car Luc a employé son procédé aussi bien dans les formes aiguës que dans les formes chroniques.

2° *Forme latente*. — Cette forme ne se manifeste par aucun signe extérieur. Le diagnostic en est très important, car la sinusite frontale peut causer de graves complications. D'après Gouly, trois signes principaux permettent de faire le diagnostic. Ce sont d'abord les douleurs, souvent violentes, siégeant au niveau du front et dans la région sus-orbitaire, puis l'obstruction nasale provenant de polypes plus ou moins nombreux et enfin l'existence d'une gouttelette purulente dans le méat moyen. Mais il faut reconnaître que ces signes ne coexistent pas toujours et de plus que chacun peut dépendre d'une autre affection. La douleur appartiendra aussi bien au groupe des névralgies diverses ; cependant, d'après Milligan, elle aura une plus grande valeur si elle siège sous l'arcade sus-orbitaire au niveau du plancher du sinus. La douleur à la pression est plus vive en ce point que sur la face antérieure du sinus. On l'apprécie bien par la comparaison entre les deux côtés.

Les polypes se rencontrent fréquemment en dehors des sinusites. Quant à la goutte de pus du méat moyen, elle provient tantôt d'une sinusite maxillaire, tantôt d'une sinusite frontale ou bien encore d'une ethmoïdite suppurée. On devra donc, avant de se prononcer, éliminer la sinusite maxillaire, en lavant l'antre par l'un des procédés connus ; si le pus persiste après le lavage, on a la preuve qu'il prend sa source dans le groupe frontal ou ethmoïdal et souvent dans les deux simultanément. On sait d'ailleurs que la sinusite maxillaire accompagne dans beaucoup de cas la sinusite frontale. Le sinus maxillaire, par sa situation même, peut être infecté par le sinus frontal. Mais, par contre, dans des cas plus rares, l'infection se propage du maxillaire au frontal ; Lenhardt en a publié plusieurs observations. Il n'est pas rare de constater que le pus, au lieu de se montrer dans le méat moyen, ne se reconnaît que par la rhinoscopie postérieure.

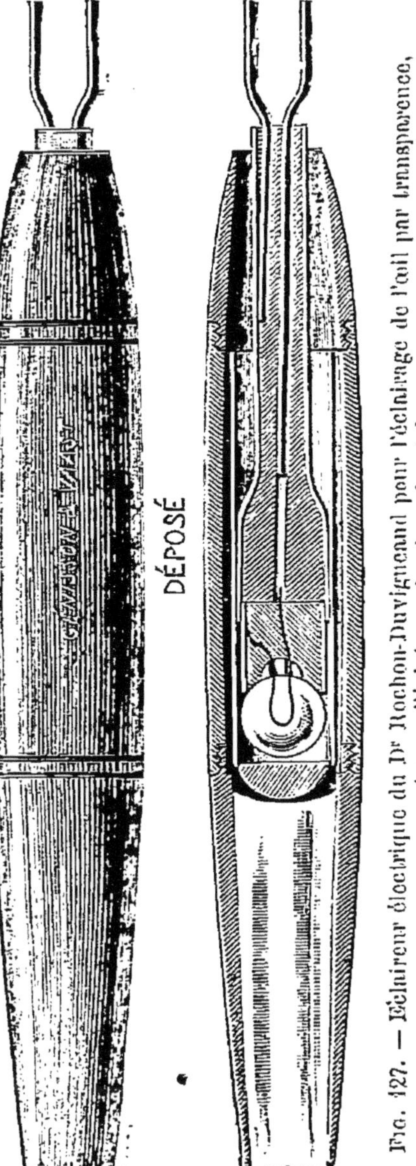

Fig. 127. — Éclaireur électrique du Dr Rochon-Duvigneaud pour l'éclairage de l'œil par transparence, et pour l'éclairage du sinus frontal.

Le pus issu du sinus frontal est loin d'être régulièrement fétide, et cela se conçoit sans peine à cause de la situation du canal frontal qui favorise l'écoulement et prévient la stagnation.

Lorsque les divers signes observés nous portent à croire à l'existence d'une sinusite frontale, nous avons encore deux manières d'affermir notre diagnostic. Nous voulons parler de l'éclairage électrique par transparence et du lavage de la cavité par l'orifice naturel.

L'éclairage électrique du sinus frontal se pratique au moyen de la lampe de Vohsen, de Lombard, de Vaast ou de Rochon-Duvigneaud (*fig.* 127).

Comme pour l'éclairage du sinus maxillaire, il faut faire l'examen dans une chambre très obscure. La lampe est placée sous l'arcade orbitaire de manière à éclairer le sinus par sa face inférieure. L'éclairage se fait alternativement des deux côtés, pour apprécier s'il y a une différence de clarté entre les deux sinus. Ce signe est beaucoup moins évident que pour le sinus maxillaire. LUBET-BARBON a trouvé un meilleur moyen d'éclairer le sinus. Il place la lampe à 3 centimètres au-dessus de la racine du nez et vérifie la transparence en regardant sous les sourcils. De la sorte, il compare simultanément l'éclairage des deux côtés. FURET a imaginé un appareil à éclairage double; les deux extrémités de la lampe sont fixées sous les arcades sourcilières pour permettre la comparaison bilatérale (*fig.* 128).

Mais la constatation de l'opacité n'a plus la même précision que pour le sinus maxillaire ; puis il y a des causes d'erreur. L'absence d'opacité n'a pas une valeur absolue quand

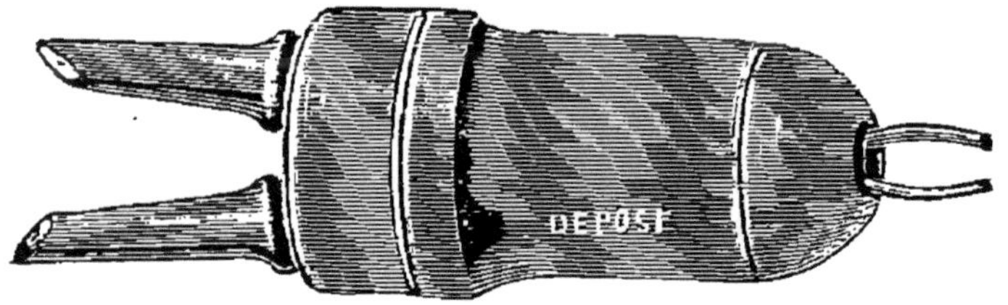

FIG. 128. — Lampe de Furet pour l'éclairage simultané des sinus frontaux.

d'autres signes imposent pour ainsi dire le diagnostic d'une sinusite frontale. De plus, une opacité très nette existant en dehors de tout autre symptôme ne prouve rien encore pour le diagnostic. L'éclairage par transparence n'intervient ici que comme supplément d'information.

Le dernier renseignement pourra nous être fourni par le lavage direct du sinus. C'est même le seul signe certain qui puisse trancher la question surtout dans ces cas latents où l'on ne recherche la sinusite frontale que pour expliquer certaines céphalées rebelles. Le cathétérisme du sinus frontal est possible, d'après HARTMANN et CHOLEWA, dans 50 ou 60 0/0 des cas. Les obstacles proviennent de l'hypertrophie du cornet moyen que l'on peut détruire au galvocautère ou enlever à l'aide du conchotome de Hartmann. On peut aussi être gêné par l'apophyse unciforme, par une bulle faisant saillie dans le sinus. Parfois l'infundibulum est inaccessible ; en dehors de lui existe un canal long et étroit qui ne communique avec la cavité nasale que par les cellules ethmoïdales les plus antérieures.

Jusqu'ici tout le monde se servait de la sonde de Hansberg, coudée à 3 centimètres de son extrémité, sur un angle de 125 degrés. Lichtwitz a proposé une nouvelle sonde (*fig.* 129) rendant le cathétérisme plus facile. Elle est courbée à angle droit à un centimètre de son extrémité. Pour introduire la sonde, on engage son extrémité entre la tête du cornet moyen et la paroi nasale

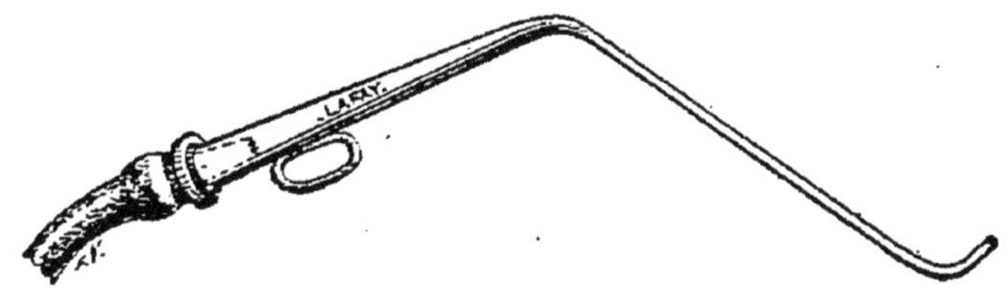

Fig. 129. — Sonde de Lichtwitz pour le sinus frontal.

externe; puis, on la pousse en haut et en avant. Mais ce cathétérisme doit être fait d'une main légère et sans effort, d'autant plus que la direction de l'orifice varie avec chaque malade.

Si le liquide pénètre dans le sinus, le malade a l'impression d'un courant d'eau qui se répand dans le front. On peut encore vérifier la bonne position de la canule en auscultant le sinus d'après le procédé de Mink. L'opérateur place dans l'oreille l'extrémité d'un tube de caoutchouc relié à un sthétoscope fixé sur la paroi antérieure du sinus. Il entend alors le bruit des bulles d'air chassées dans la canule avec la poire de Politzer. On est à peu près certain d'avoir pénétré dans le sinus quand la sonde est engagée de 6 à 7 centimètres dans la fosse nasale. Dans le cathétérisme. LERMOYEZ recommande surtout de ne pas léser la paroi orbitaire externe de la cellule ethmoïdale antérieure; on dirigera plutôt la sonde en dedans pour éviter cette zone dangereuse.

L'écoulement de pus unilatéral ne nous permettra pas de confondre la migraine de la sinusite avec les névralgies du trijumeau.

Traitement. — Les formes aiguës et récentes de sinusite frontale ne réclament aucune intervention ; la guérison est spontanée dans la grande majorité des cas.

Nombre de sinusites frontales reconnaissent pour cause la grippe, et, par conséquent, elles sont souvent associées avec la sinusite maxillaire aiguë. La localisation des douleurs est une bonne indication pour le diagnostic différentiel entre les deux cavités.

On se contentera de prescrire des humages, on fera des chasses avec la poire de POLITZER par le procédé de SEIFERT comme nous l'avons indiqué à propos de la sinusite maxillaire.

Dans les empyèmes chroniques, la première règle à suivre est de n'intervenir chirurgicalement que lorsqu'on aura épuisé toutes les ressources du traitement par la voie naturelle. C'est d'ailleurs l'opinion soutenue par DUNDAS GRANT au Congrès d'Otologie de Londres en 1899. Cet auteur affirme 50 0/0 de succès par le simple lavage du sinus. CHARTERS SYMONDS émet une opinion semblable. Il a suivi de la sorte des malades pendant huit et dix ans en ne cherchant qu'à assurer le libre écoulement du pus; il réserve l'opération radicale pour les sinusites dont l'écoulement est devenu impossible. Comme pour la sinusite maxillaire, la longue durée de l'affection ne constitue pas un obstacle à la guérison rapide, puisque LICHTWITZ cite un malade atteint de sinusite frontale datant de vingt-quatre ans, qu'il a pu guérir au moyen de quelques lavages par le conduit fronto-nasal.

Moure, dans son rapport au Congrès de Moscou en 1898, a fort bien indiqué la conduite à suivre pour le traitement de la sinusite frontale. En premier lieu, on doit supprimer toutes les causes d'obstruction du conduit du sinus : fongosités, polypes, hypertrophie de la tête du cornet moyen, etc. Si, malgré ces précautions, le pus reste enfermé dans le sinus, on a alors trois moyens pour obtenir la guérison. Ce sont : le sondage par le canal fronto-nasal, l'ouverture intranasale du sinus et enfin l'ouverture par voie externe. Nous allons passer en revue ces divers procédés en y ajoutant la description des méthodes les plus récentes.

1° *Lavage par le canal fronto-nasal.* — Cette méthode donne souvent d'excellents résultats, et elle doit être employée en première ligne, puisque Hartmann et Cholewa soutiennent que le cathétérisme du conduit est possible dans plus de 50 0/0 des cas. Nous ne reviendrons pas sur le manuel opératoire qui a été décrit à propos du diagnostic. Moure rejette cette méthode comme difficile et surtout dangereuse. Nous trouvons cette opinion un peu exagérée. Sans aucun doute ce cathétérisme est délicat, mais avec un peu d'exercice et de prudence, il est toujours permis de le tenter; on aura soin de ne jamais introduire la sonde avec force pour ne pas produire d'effraction. On s'en tiendra strictement aux règles données par Lichtwitz et par Lermoyez pour éviter de faire des fausses routes dangereuses. En tenant compte des succès signalés par Lichtwitz et par Dundas Grant, il faut bien reconnaître au procédé une réelle valeur.

2° *Ouverture intra-nasale du sinus.* — Ce genre d'ouverture a été recommandé par Diffenbach, puis par Schæffer. Il est actuellement universellement condamné. Il consiste à attaquer le sinus frontal, par sa paroi inférieure ou plancher nasal, au moyen d'une cuillère tranchante ou d'une sonde fenêtrée. On conçoit quel danger il y a à pénétrer de la sorte dans une cavité invisible et sujette à des anomalies fréquentes. Des cas de mort ont d'ailleurs démontré la gravité de ce mode d'intervention.

Pour faire l'ouverture intra-nasale, SCHÆFFER pénètre dans la partie postérieure de la base du sinus avec une forte sonde qu'il dirige vers le front et en dehors, entre le cornet moyen et la cloison. On entend bientôt un petit craquement, comme si une lame mince d'os se brisait, et l'on sent la sonde glisser plus vite en haut comme si elle arrivait dans un espace creux. Pour éviter la lame criblée, on ne doit jamais pousser la sonde à plus de 5 centimètres en arrière, car la lame se trouve à 5,5 ou 7 centimètres de l'épine nasale. Si la sonde est dirigée trop en dehors, elle peut léser la lame papyracée.

Nous n'aurions pas insisté sur une méthode aussi dangereuse si, en 1899, au Congrès de Londres, SPIESS n'était venu décrire un nouveau procédé de ponction du plancher du sinus, procédé tout à fait inoffensif d'après cet auteur, puisqu'il s'en sert même simplement pour faire la preuve de l'existence d'une sinusite frontale.

SPIESS prétend éviter tous les accidents et surmonter toutes les difficultés en se guidant au moyen des rayons X. Il emploie un drill de 3 millimètres de diamètre, actionné par un électro-moteur. Peu lui importe l'épaisseur de la base du sinus qui peut atteindre un centimètre et demi d'épaisseur, son unique préoccupation est de se diriger en ligne droite dans un axe partant du bord postérieur de la narine et aboutissant vers le milieu de la lumière du sinus frontal.

Il insensibilise d'abord la région avec de la cocaïne, puis il introduit le drill aussi loin que possible vers la voûte nasale. Il opère dans une chambre noire afin de vérifier la position du drill sur l'écran de ROENTGEN. On aura soin de ne pas tenir le drill trop près de la paroi antérieure. Grâce à l'écran, on suit distinctement la marche du drill et on le voit pénétrer dans la lumière ouverte du sinus. Il faut de temps en temps interrompre la marche du drill dont l'échauffement pourrait brûler la muqueuse. Le drill à pointe centrale est préférable au drill à section en demi-cercle. La perforation terminée, on peut agrandir l'ouverture vers la paroi postérieure.

Nous ne nous permettrons pas de juger cette méthode fort séduisante, car nous ne l'avons jamais employée.

3° *Ouverture du sinus par voie externe.* — L'ouverture externe était autrefois réservée aux sinusites fistuleuses, elle est maintenant appliquée aux sinusites latentes, et, grâce aux perfectionnements apportés à la méthode par Luc-Ogston, cette opération ne laisse plus sur le front ces cicatrices affreuses qui résultaient des procédés anciens. Nous allons donner la description du procédé de Luc d'après les diverses publications qu'il a faites sur ce sujet.

On anesthésie le malade, puis on rase le sourcil et on lave la région avec des solutions antiseptiques. Une incision courbe est pratiquée le long du tiers interne du sourcil et prolongée d'un centimètre sur le bord correspondant de la racine du nez. L'incision est poussée jusqu'à l'os, et, chemin faisant, on pince ou on lie toutes les artérioles. Parties molles et périoste sont refoulés en haut et en bas, et maintenus avec des écarteurs.

La paroi antérieure du sinus est attaquée à un centimètre en dehors de la ligne médiane et au-dessus de la racine du nez. Lombard ouvre à la gouge. Luc se sert d'une couronne dentée d'un centimètre de diamètre mue par l'électricité. Dès que le sinus est ouvert, on voit sourdre du pus crémeux. Pour faciliter le curettage, il faut agrandir l'ouverture avec une pince coupante de Lüer ou de Lombard de manière à lui donner le diamètre d'une pièce de cinquante centimes. Le nettoyage de la cavité doit être fait avec le plus grand soin dans tous les recoins et jusque dans le canal fronto-nasal. On ne craindra pas de s'ouvrir une large voie à travers les cellules ethmoïdales antérieures pour atteindre le méat moyen souvent envahi par les fongosités. Toutefois le curettage se fera surtout en avant, en dedans et en arrière et non en dehors pour éviter la pénétration dans l'orbite. LUC recommande bien d'éviter aussi la lésion de l'arcade orbitaire. Pendant ce temps opératoire, ESCAT conseille de placer un tampon dans la région préchoanale pour empêcher, en cas d'hémorragie, la pénétration du sang dans les voies respiratoires.

Le curettage terminé, on badigeonne la surface du sinus avec un tampon de coton imbibé de chlorure de zinc à 1/5. On saupoudre d'iodoforme toute la cavité, puis on passe dans le sinus un cathéter de PANAS ; on le fait sortir par la narine pour y attacher un fort fil de soie que l'on retire par le sinus. On attache une mèche de gaze que l'on engage dans le canal fronto-nasal en la tirant au moyen du fil qui sort par la narine. Cette mèche sert pour le tamponnement de la cavité et son chef inférieur pend dans la fosse nasale. La plaie est alors suturée dans toute son étendue au crin de Florence, on enduit la région de vaseline avant de faire un pansement compressif.

La mèche est enlevée au bout de vingt-quatre ou quarante-huit heures et ESCAT se contente de faire des pulvérisations huileuses antiseptiques.

La condition *sine qua non* du succès, c'est la désinfection complète et le curettage radical du foyer. Autrement on s'expose à des récidives ou même à des complications intracraniennes mortelles.

Parfois le curettage est très difficile à cause des prolongements du sinus qui peuvent aller jusqu'à la partie externe du rebord orbitaire.

Dans les sinusites doubles, il faut faire une incision médiane verticale et ne pas hésiter à faire sauter toute la table antérieure du frontal dans les limites du sinus pour obtenir ultérieurement l'adossement des téguments à la paroi postérieure du sinus. RIVIÈRE a cité un cas de guérison par cette éventration de la paroi antérieure, il compare ce mode de traitement à celui préconisé par Létiévant et Estlander pour les empyèmes thoraciques. C'est l'opération qu'Escat décrit sous le nom de *sinusectomie*. Pour que cette opération soit complète, elle doit reposer sur la résection des parois frontale et orbitaire afin que la peau puisse s'accoler à la paroi profonde. Ici le drainage doit s'arrêter en haut à la limite du canal fronto-nasal ; le tamponnement de la cavité empêcherait l'accolement des parois. La sinusectomie n'a que des indications exceptionnelles, car elle entraîne une déformation affreuse de la face.

Le procédé de Luc présente de grands avantages. Il supprime toute défiguration. De plus la guérison est très rapide, le malade peut reprendre ses occupations habituelles au bout de peu de jours [1].

Toutefois il est des opérateurs qui n'acceptent pas encore la suture immédiate et qui préfèrent faire un drainage externe.

Lubet-Barbon accepte non seulement la méthode complète de Luc, mais il l'emploie même pour faire une ponction exploratrice dans les cas douteux. Il fait alors une ouverture beaucoup plus petite qu'il agrandit ensuite si la présence du pus est confirmée. Il faut pourtant bien se souvenir que le sinus frontal est sujet à des anomalies fréquentes, puisque Logan Turner, sur 500 crânes examinés, a signalé 80 fois l'absence du sinus frontal. Dans ces cas l'éclairage peut induire en erreur et une ponction exploratrice devient dangereuse.

Enfin, si, dans le cours d'une sinusite frontale, il survient des troubles cérébraux, tels que somnolence et vomissements, Botey les considère comme un signe de perforation de la paroi postérieure du sinus. On doit alors au plus vite racler

1. Etiévant, dans sa thèse (Lyon, 1898), a publié quelques observations de malades traités par le procédé de Luc.

les fongosités, ouvrir la paroi postérieure et mettre à nu la dure-mère. On trouve alors une collection purulente extra-durale dont l'évacuation peut parfois permettre de sauver le malade.

KILLIAN a proposé un nouveau procédé de trépanation dans le but de supprimer le sinus frontal et d'ouvrir en même temps une large voie d'accès vers les cellules ethmoïdales. Ce procédé décrit sous le nom de *trépanation fronto-orbitaire* est plus spécialement réservé aux cas dans lesquels une ethmoïdite complique la sinusite frontale.

On commence par une incision cutanée qui suit le sourcil dans toute sa longueur. L'incision, arrivée vers le milieu de la racine du nez, décrit une courbe à concavité externe, en croisant la branche montante du maxillaire et en venant se terminer à la partie supérieure de la joue. On fait ensuite deux incisions parallèles intéressant le périoste. L'incision supérieure suit le rebord de l'orbite à 5 millimètres au-dessus, et l'inférieure à 1 millimètre seulement au-dessous.

Vient ensuite la trépanation de la paroi antérieure du sinus frontal, son élargissement à la pince coupante et son curettage. On attaque, en second lieu, le plancher du sinus par la voie sinusienne. On a ainsi deux orifices : l'un frontal, l'autre orbitaire, tous deux séparés seulement par le pont osseux du rebord orbitaire. Ce pont osseux a pour but de diminuer l'importance de la défiguration. Il faut alors trépaner ou réséquer l'apophyse montante du maxillaire et l'unguis. On obtient un jour considérable sur les cellules ethmoïdo-frontales, sur l'ethmoïde antérieur, et, s'il est nécessaire, sur les cellules ethmoïdales postérieures, compris même le sinus sphénoïdal.

On installe un drain nasal comme dans les opérations décrites plus haut. Ce drain est introduit vers l'extrémité temporale de l'incision et son chef inférieur ressort par la fosse nasale.

Ce procédé est loin d'être à l'abri de la critique au point de vue de la défiguration.

Jacques, de Nancy, a imaginé une autre méthode essentiellement conservatrice sous le rapport de l'esthétique. C'est la *trépanation orbitaire*. L'incision est semblable à celle de Killian, mais on ne fait aucune trépanation de la paroi antérieure du frontal. Le sinus est attaqué seulement par sa paroi orbitaire sous le plancher. On fait également la résection de la branche montante du maxillaire. La suture immédiate suit l'installation du drainage. Les pansements sont faits comme dans les autres procédés. Jansen plaide aussi en faveur de la voie orbitaire, mais il maintient l'orifice béant pour les pansements consécutifs.

Après avoir tracé les grandes lignes du traitement des sinusites frontales, il nous reste simplement à citer pour mémoire les autres affections des sinus frontaux, telles que l'hydropisie enkystée, les kystes hydatiques, les ostéomes et les polypes.

3° *Fistules du sinus frontal.* — Ces fistules sont des conduits faisant communiquer le sinus avec l'extérieur : elles sont tantôt inflammatoires (maladies infectieuses), tantôt traumatiques, elles peuvent aussi résulter d'une intervention sur le sinus frontal. L'orifice est plus ou moins éloigné du point de départ de la fistule dont le trajet sinueux peut atteindre 6 ou 7 centimètres. Aussi le cathétérisme en est-il parfois difficile.

Les fistules siègent dans la région sourcilière et intersourcilière et vers la racine du nez. On les constate également au niveau du sillon orbito-palpébral supérieur et même à l'extrémité externe du rebord orbitaire.

Souvent l'écoulement présente des battements isochrones au pouls, battements provenant soit des pulsations des artères intra-orbitaires, soit d'une communication avec la boîte cranienne. Pour prouver la communication avec les fosses nasales, on fait expirer par le nez la bouche fermée. Le stylet indique parfois l'existence de séquestres.

On pourrait confondre ces fistules avec celles provenant des kystes dermoïdes de la partie moyenne du sourcil ou avec les fistules lacrymales.

Traitement. — Il ne faut nullement compter sur les injections modificatrices. Le seul procédé curatif consiste dans le défoncement de la paroi antérieure ou de la paroi inférieure du sinus ou même des deux à la fois. Le défoncement de la paroi antérieure est le plus simple et suffit le plus souvent. Il peut être suivi d'un drainage fronto-nasal. La méthode de Luc-Ogston est tout à fait applicable dans ce cas.

IV. — SUPPURATION DES CELLULES ETHMOIDALES

Nous avons déjà consacré quelques lignes à cette affection à propos de l'hypertrophie du cornet moyen. Nous devons y revenir ici en insistant plus particulièrement sur ces suppurations encore mal déterminées.

Les sinusites ethmoïdales ont été surtout étudiées par Grünwald, puis par Lermoyez et enfin par Ranglaret dans une excellente thèse inspirée par Castex (1896). Cependant l'étude de ces lésions est encore obscure, il est probable qu'un grand nombre de rhinites chroniques sont sous la dépendance de sinusites ethmoïdales plus ou moins latentes.

Nous ne ferons que mentionner les sinusites aiguës qui accompagnent à peu près régulièrement le coryza aigu vulgaire.

Le traitement consistera en fumigations ou humages de plantes aromatiques, en pulvérisations d'huile mentholée et en badigeonnages avec de la glycérine phéniquée au dixième.

Les formes chroniques sont d'un diagnostic beaucoup

plus difficile, car elles s'abritent souvent sous une couche de polypes ou de granulations. Parfois l'empyème ethmoïdal est absolument fermé et ne s'accuse que par la dilatation du cornet moyen ; mais si l'on ponctionne le cornet, comme nous l'avons fait dans quelques circonstances, avec le galvanocautère, on voit sourdre une certaine quantité de pus. Dans d'autres cas la suppuration est évidente, mais on ne sait si elle provient d'autres sinus voisins. Il importe donc de chercher la véritable origine du pus. Si la suppuration persiste après la guérison des autres sinus, on est forcé d'admettre une sinusite ethmoïdale.

Lermoyez, se basant sur la division anatomique des cellules ethmoïdales en groupe antérieur et postérieur, décrit deux types de sinusites ethmoïdales se rapportant à ces deux ordres de cellules.

L'empyème ouvert des cellules antérieures est admissible toutes les fois que l'on est certain que le pus existant dans le méat moyen ne vient ni du sinus maxillaire ni du sinus frontal. Lermoyez, grâce à des recherches patientes, est arrivé à bien poser les bases du diagnostic de la sinusite ethmoïdale. D'après lui, on peut songer à une ethmoïdite toutes les fois que l'on se trouve en présence d'une suppuration unilatérale non fétide, lorsqu'il existe des douleurs sus-orbitaires et même de la douleur à la pression au niveau de l'os unguis. A l'examen du nez, on constate l'existence du pus dans le méat moyen et dans la fente olfactive. En sondant avec le stylet dans le méat moyen et surtout vers l'angle d'intersection du cornet avec l'ethmoïde, une légère pression fait pénétrer le stylet dans une cellule d'où s'écoule un peu de pus. La sensation de séquestre n'est pas un signe suffisant, car on peut avoir dénudé une lame osseuse qui donne alors une fausse sensation de nécrose. Le vrai signe certain est la ponction de la bulle ethmoïdale avec la fine aiguille de Hajek dont la pointe ne peut s'enfoncer de plus d'un demi-centimètre. En tous cas, l'ethmoïdite avec nécrose n'est pas une forme spéciale, c'est un stade plus avancé de la maladie.

Comme LERMOYEZ, nous pensons que l'ethmoïdite est une affection grave, qui peut se propager vers l'orbite mal protégé d'ailleurs par la mince lame papyracée. L'œil est alors repousssé en bas et en dehors. D'un autre côté, le système circulatoire de l'ethmoïde communiquant largement avec celui des méninges par les veines ethmoïdales, on comprend qu'il puisse survenir des complications inflammatoires du côté des enveloppes du cerveau.

Parfois, on ne trouve du pus que dans la fente olfactive et au niveau du naso-pharynx. On doit alors en premier lieu laver le sinus sphénoïdal dont la suppuration se fait jour du côté du naso-pharynx; si ce lavage n'indique pas la moindre trace de pus, on ne peut plus admettre que l'existence d'une ethmoïdite et plus spécialement d'une ethmoïdite postérieure, car l'ethmoïdite antérieure se fait jour dans le méat moyen. Néanmoins, nous ne pensons pas que la division des ethmoïdites en antérieures et postérieures ait une grande importance clinique, car le plus souvent le labyrinthe ethmoïdal est pris en totalité.

Ce qu'il faut bien retenir, c'est que la recherche avec le stylet est indispensable pour préciser le diagnostic, car le stylet nous donne des renseignements sur des points absolument inaccessibles à la vue.

Il faut savoir, en outre, — fait important au point de vue thérapeutique — que si l'ethmoïdite peut exister seule, elle peut aussi se compliquer de l'inflammation des sinus voisins. La suppuration ne reste pas toujours localisée à la bulle ethmoïdale, on la voit s'associer parfois à la sinusite maxillaire. Le groupe antérieur des cellules est le plus souvent atteint en même temps que le sinus frontal, d'où sinusite ethmoïdo-frontale. Quant à l'ethmoïdite postérieure, elle s'associe fréquemment à la sinusite sphénoïdale donnant lieu à la sinusite sphéno-ethmoïdale.

Traitement. — Si le diagnostic est fréquemment entravé par la dilatation du cornet moyen et par la présence d'un certain nombre de polypes, pour les mêmes motifs le traitement est rendu plus difficile. On devra donc en premier lieu supprimer tout ce qui empêche d'aborder les cellules ethmoïdales. Pour cela, il sera bon de réséquer la tête du cornet et d'enlever les masses polypeuses. Ceci fait, on attaque directement les cellules ethmoïdales et on les ouvre le plus largement possible en faisant sauter les cloisons qui les séparent. Une telle intervention réclame la plus grande prudence à cause du voisinage de la lame criblée ; aussi se sert-on dans ce cas de la pince coupante de GRÜNWALD qui présente l'avantage d'agir sur place sans arrachement (*fig.* 130).

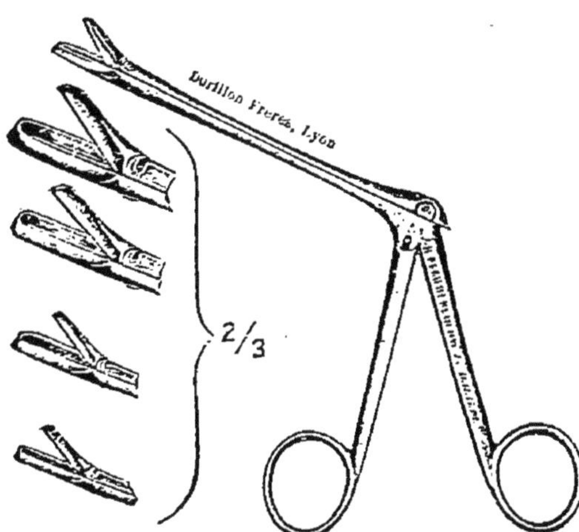

FIG. 130. — Pince coupante de Grünwald.

Préalablement, il est utile de se rendre compte au moyen du stylet des points précis sur lesquels doit porter la pince coupante. Enfin, on termine l'opération par un raclage avec les curettes de GRÜNWALD (*fig.* 131).

Pour éviter toute complication, on place un tampon de coton aseptique et on conseille au malade de priser plusieurs fois par jour une pincée d'aristol. LERMOYEZ recommande d'achever la cure par des badigeonnages avec une solution de nitrate d'argent à 1/20.

Mais le traitement par la voie nasale n'est pas toujours possible. On est en droit d'intervenir par la voie orbitaire, lorsque le traitement intra-nasal, longtemps prolongé, n'a donné aucun résultat ou bien lorsqu'il existe déjà une fistule orbitaire. Dans le cas où des symptômes cérébraux éclatent brusquement ou lorsque l'ethmoïdite est d'origine infectieuse grave, infection grippale par exemple, on ne doit pas même s'attarder à faire le traitement intra-nasal, si l'on veut prévenir l'apparition de complications méningées.

Grünwald a fort bien posé les règles de l'intervention par la voie orbitaire. Il pénètre extérieurement par l'angle supé-

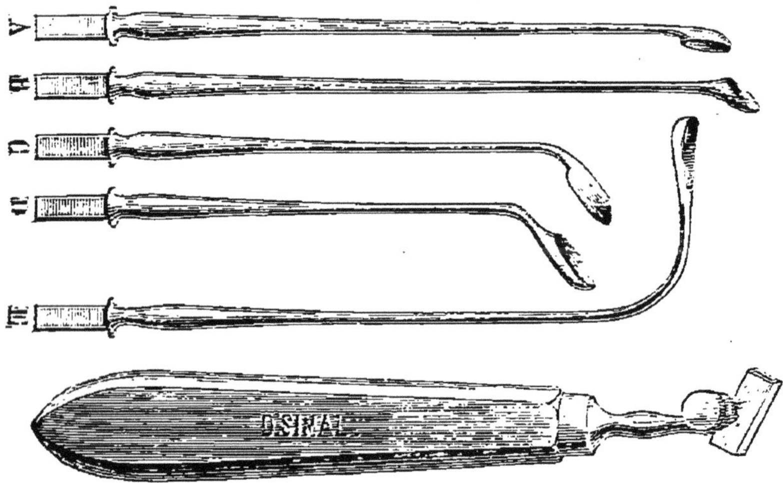

Fig. 131. — Curettes de Grünwald.

rieur interne de l'orbite au moyen d'une large incision, qui, partant de cet angle, suit le rebord orbitaire jusqu'à l'angle inféro-interne. Il décolle le périoste, met à nu la lame papyracée de l'ethmoïde et pénètre dans le labyrinthe ethmoïdal à travers l'os unguis peu résistant. On trouve dans l'excellent ouvrage de Grünwald une planche fort ingénieuse pour guider le chirurgien dans ce mode d'intervention. L'ouverture, une fois pratiquée, on procède au curettage, on termine par un drainage intra-nasal et orbitaire, puis on suture l'incision.

Si le sinus frontal est malade, on l'ouvre également

et on mène ainsi de front le traitement des deux sinusites.

La voie orbitaire a été préconisée aussi par JACQUES, nous avons indiqué plus haut son procédé.

LAURENS a bien réglé ce genre d'intervention approprié surtout aux cas où le sinus frontal est indemne. Pour la description détaillée, nous renvoyons le lecteur au *Traité* de LAURENS. Nous nous contenterons ici de résumer le mode opératoire, d'après ESCAT :

Tamponnement postérieur du nez ou du naso-pharynx.

Incision de courbe parabolique partant du quart interne du sourcil, contournant la racine du nez et se terminant vers le bord inférieur de l'orbite.

Rugination de la paroi orbitaire interne sur 3 ou 4 millimètres de profondeur. Décollement et réclinaison en bas du sac lacrymal et section du muscle de Horner.

Décollement des parties molles de l'orbite de la paroi orbitaire, avec l'index gauche, l'ongle tourné en dehors. Éviter de désinsérer la poulie du grand oblique. Ce temps opératoire est très difficile quand il existe une fistule orbitaire, la suppuration détruisant tous les rapports.

Dénudation de l'unguis et de l'os planum, en reconnaissant en haut comme repère le trou orbitaire interne et antérieur traversé par l'artère ethmoïdale antérieure. On évite ainsi d'attaquer la suture ethmoïdo-frontale.

Une échappée à ce niveau conduirait sur la dure-mère.

Trépanation à la gouge d'un rectangle de 2 centimètres de hauteur sur 3 de profondeur, portant sur l'os planum limité en haut et en bas par les sutures ethmoïdo-frontale et ethmoïdo-maxillaire, en arrière par la suture sphéno-ethmoïdale et en avant par la suture ethmoïdo-unguéale. Résection au besoin de l'unguis, mais après décollement du sac lacrymal.

Évidement de tout l'ethmoïde avec une curette dirigée surtout *en dedans et en bas*, effondrement de la paroi interne du labyrinthe jusqu'à ce que la cloison soit visible, ablation du cornet moyen. Ne pas diriger la gouge *en haut et en dedans* pour éviter la dure-mère, ni perpendiculairement en arrière pour sauvegarder les organes qui franchissent le trou optique et la fente sphénoïdale. Si la suture sphéno-ethmoïdale est masquée par les lésions, on évitera toujours cette zone dangereuse en ne dépassant pas avec la gouge plus de 3 centimètres à partir du bord antérieur de la trépanation.

Drainage à la gaze facultatif, puis suture de la peau.

Dans les ethmoïdites d'origine orbitaire, plus spécialement traitées par les oculistes, le foyer ne communique pas toujours avec la fosse nasale; on respecte alors la paroi nasale du labyrinthe et on fait un drainage cutané.

L'évidement par la méthode de MOURE, pour les tumeurs malignes, est une opération trop importante pour être appliquée aux suppurations ethmoïdales.

V. — EMPYÈME DU SINUS SPHÉNOIDAL

Cet empyème n'est connu que depuis les travaux de WEICHSELBAUM en 1881, et ceux de ZUCKERKANDL et SCHŒFFER en 1882. MOURE (*Soc. fr. de Lar.*, 1893) a prouvé que l'affection était relativement fréquente, mais rarement diagnostiquée. En effet, elle peut donner naissance à de simples troubles pharyngés simulant une pharyngite sèche.

Cette affection peut être d'origine syphilitique ou d'origine infectieuse. Le symptôme important, souvent unique, est la *céphalalgie*, qui, d'après GRÜNDWALD et KAPLAN, siège *dans la profondeur même de la tête et en arrière des yeux*, et quelquefois au sommet du crâne ou à la nuque. Ajoutons à cela des bruissements dans les oreilles et des vertiges.

L'écoulement purulent fétide ne se voit que par la rhinoscopie postérieure sur la cloison et sur le cornet moyen, car la fente olfactive est rarement assez large pour permettre de voir l'orifice du sinus. On n'a la preuve de l'existence du pus que par le cathétérisme du sinus. On se sert, à cet effet, de la sonde de HANSBERG. Cette sonde a 1 millimètre et demi de diamètre.

Pour l'introduire, on élargira la fente olfactive à la cocaïne ou bien on réséquera la tête du cornet moyen. On glissera alors la sonde par la fente olfactive en prenant le sphénoïde par le bas ; en remontant ensuite vers la partie supérieure, on rencontre une dépression et un orifice situé à 5 millimètres de la cloison. Il faut donc tourner un peu le bec de la sonde en dehors.

Lorsqu'on ne trouve pas l'orifice, il faut recourir à la méthode de SCHOEFFER, HERYNG, RUAULT, MOURE, c'est-à-dire à la perforation. Cette perforation est ordinairement facile, la lame sphénoïdale étant peu résistante. Le stylet, introduit par la même voie que la sonde, peut indiquer une carie osseuse. C'est ce que nous avons observé dans un cas. Le malade, malgré une tentative opératoire, mourut quelques mois après, par propagation de la lésion du côté de la boîte cranienne. S'agissait-il d'un cancer, nous ne pouvons l'affirmer, le malade ayant quitté l'hôpital longtemps avant sa mort. Toutefois, KAPLAN a démontré que la sinusite sphénoïdale pouvait devenir une voie d'infection intracranienne ou orbitaire. Il survient alors des vertiges et des vomissements.

La thrombose du sinus caverneux entraîne l'exophtalmie, le strabisme, le ptosis, etc., puis la *cécité unilatérale* par névrite optique. Cette cécité diffère donc de la cécité double de la méningite.

On a signalé aussi des phlegmons orbitaires, d'une certaine gravité.

En résumé, tous les symptômes et toutes les complications de la sinusite sphénoïdale s'expliquent par les rapports anatomiques du sinus. Si la paroi antérieure, bien connue des rhinologistes, peut être attaquée sans grand danger, il n'en est plus de même de la paroi supérieure relativement mince qui est, comme le dit LAURENS, la paroi des complications craniennes. Quant à la paroi externe, elle intéresse spécialement les ophtalmologistes, elle est la paroi des complications oculo-orbitaires. Cela s'explique par ses rapports avec le canal optique, avec la fente sphénoïdale, le trou maxillaire supérieur, le sinus caverneux et la paroi ptérygo-maxillaire.

Traitement. — Comme MOURE, nous rejetons le cathétérisme de ZIEM par la voie postérieure. On doit d'abord profiter de l'orifice naturel pour faire le lavage, et, dans ce but, on se crée un large accès en réséquant le cornet moyen trop volumineux. Si l'on échoue par l'orifice naturel, on fait la perforation sur la paroi antérieure mince du sinus, à l'aide d'une curette tranchante. Le curettage est peu dangereux dans ce cas, à cause de l'épaisseur de la paroi postéro-supérieure du sinus.

WILLIAMS WATSON a, tout récemment, recommandé un nouveau mode de diagnostic et traitement au moyen d'un trocart qu'il introduit le long du plancher nasal jusqu'à ce qu'il vienne buter contre la paroi postérieure du pharynx. Il retire alors le trocart en le conduisant le long du toit du naso-pharynx, la pointe arrive vers la paroi antérieure du sinus qu'elle atteint près de son bord inférieur. Il suffit de presser alors contre la paroi antérieure pour pénétrer dans le sinus. On enlève la tige du trocart et on lave par la canule C'est une méthode simple qui ne réclame aucune opération préliminaire et qui ne demande pas même le contrôle de la vue.

On peut aussi, après résection du cornet moyen, trépaner le sinus sphénoïdal au moyen d'une pince turbinotome, comme l'indique ESCAT. On dirige la pince, les mors ouverts, vers la paroi antérieure du sphénoïde. Le mors supérieur est poussé contre la paroi et la défonce pendant que le mors inférieur glisse sous la face oblique du plancher. On ferme alors la pince fortement et on morcelle le plancher en plusieurs coups.

Si la sinusite sphénoïdale est compliquée d'ethmoïdite, on a recours au procédé de GUISEZ par voie orbitaire.

Une fois l'ethmoïde évidé, la trépanation du sphénoïde se fait sans peine.

Quand l'ethmoïde est sain et qu'il existe une sinusite maxillaire, on commence, comme LUC et FURET, par la trépanation par la fosse canine, on curette, on enlève les cornets inférieur et moyen et on arrive ainsi au sphénoïde par une voie moins directe.

En dehors des suppurations chroniques, le sinus sphénoïdal est parfois le siège d'une inflammation aiguë. Ainsi SCHOEFFER a signalé dans le coryza des sphénoïdites aiguës dont la durée est subordonnée à celle du coryza.

Diverses tumeurs, myxomes, fibromes, ostéomes, sarcomes, etc., peuvent envahir le sinus sphénoïdal. Ces tumeurs peuvent perforer les parois osseuses et donner lieu à des symptômes cérébraux (cas de LYONNET et REGAUD). Ces tumeurs sont parfois la propagation de lésions semblables du cavum ou des cellules ethmoïdales postérieures. Le diagnostic est assez difficile. La douleur est le symptôme dominant. Quand le crâne est envahi, la céphalalgie intense se localise à la région occipitale, il survient des crises épileptiformes, des vomissements. BERGER, qui a bien étudié ces tumeurs dans sa thèse en 1890, prétend que le premier signe de la distension du sinus est la compression du nerf optique suivie plus tard d'atrophie. Pour BERGER, le rétrécissement temporal du champ visuel serait un symptôme caratéristique. La méningite ou l'abcès cérébral sont la terminaison ordinaire de ces tumeurs malignes.

Signalons encore les lésions sphénoïdales par armes à feu,

avec écoulement de liquide cérébro-spinal par des fissures osseuses.

De tout ce que nous venons de dire à propos des diverses sinusites, on peut déduire que souvent les sinusites s'associent suivant différentes combinaisons, et nous avons, chemin faisant, fait allusion à toutes ces variétés. Nous avons indiqué quelles étaient les meilleures méthodes thérapeutiques pour traiter chacune de ces formes. Mais il est possible aussi que tous les sinus soient atteints en même temps. Dans ce cas, le procédé de JACQUES, par voie orbitaire, doit être préféré à tous les autres. C'est le procédé de choix de la *pansinusite*[1]. Une nouvelle variante opératoire a été indiquée par WILLIAMS WATSON dans les *Annales des maladies de l'oreille et du larynx* (t. II, p. 289, 1908).

1. Dans un manuel de ce genre, il est impossible de décrire d'une manière complète toutes les interventions à pratiquer sur les sinus. Ceux qui désirent étudier les procédés opératoires dans leurs moindres détails, liront avec fruit la *Chirurgie oto-rhino-laryngologique* de Georges LAURENS (STEINHEIL, Paris, 1906).

CHAPITRE VIII

NÉVROSES NASALES

CORYZA SPASMODIQUE. — RHUME DES FOINS

A propos de la séméiologie générale, nous avons étudié les divers réflexes résultant de l'excitation de la muqueuse nasale saine ou malade. Dans quelques cas, ces troubles réflexes donnent lieu à un ensemble symptomatique bien défini. Tel est le cas pour le *coryza spasmodique* et le *rhume des foins* ou *hay fever*. Nous confondons les deux maladies dans le même cadre, car elles ne diffèrent que par l'étiologie et peuvent toutes deux aboutir à la forme asthmatique. Toute cette question a été mise au point par MOLINIÉ, dans sa thèse inaugurale (Paris, 1894). Puis, en 1899, nous avons publié à notre tour, dans la Collection des *Actualités médicales*, un travail résumant cette même question dans son ensemble[1].

I. — **La rhinobronchite spasmodique paroxystique** est propre aux névropathes ou aux sujets tarés par l'obésité, la goutte, le rhumatisme, etc. Les malades appartiennent presque tous à la classe aisée. Dans deux cas, nous avons découvert le rhume des foins dans les antécédents

1. *Le Rhume des foins* (ouvrage couronné par l'Académie de Médecine). Librairie J.-B. Baillière et Fils, Paris.

héréditaires directs, preuve en faveur de la similitude des deux affections.

Les crises de coryza débutent brusquement, soit le jour, soit la nuit. Ce sont des éternuements se succédant sans relâche, une sécrétion nasale aqueuse coulant en grande abondance. Le nez s'obstrue par tuméfaction de la muqueuse, les yeux s'injectent et deviennent larmoyants. Il y a de la céphalalgie. Dans quelques cas, tout l'appareil pulmonaire est envahi. Des râles sibilants nombreux s'étendent dans toute la poitrine, et il survient des crises asthmatiques qui durent quelques jours et même quelques mois.

Le coryza débute par une sensation de froid dans le nez et à la nuque, par un chatouillement au voile du palais, dans la gorge et même dans les oreilles. Nous avons vu un cas qui fut précédé de toux nerveuse pendant six mois.

On note aussi de l'anosmie, de l'exagération de la sensibilité olfactive, une susceptibilité particulière pour certaines odeurs. Les yeux sont douloureusement impressionnés par la vive lumière et les malades fuient la clarté du soleil. L'accès éclate facilement par la transition du chaud au froid, et *vice versa*.

En somme, éternuements fréquents, rougeur des conjonctives, écoulement muqueux nasal abondant, tels sont les caractères principaux de l'affection. La crise dure quelques heures, mais nous l'avons vue aussi se prolonger jusqu'à deux ou trois jours.

Cette forme s'observe en toutes saisons, différant ainsi du rhume des foins qui sévit au printemps et à l'automne; cependant, nous avons rencontré des cas de coryza spasmodique notablement aggravés pendant la période des foins.

Sur l'ensemble de nos observations personnelles dépassant 200 cas, nous avons reconnu que hommes et femmes y sont prédisposés dans une égale proportion.

Le coryza une fois diagnostiqué, il faut rechercher les causes qui en provoquent l'éclosion. Certains malades ne sont frappés que lorsqu'ils arrivent dans telle ou telle localité, toujours la même, bien entendu. Un de nos malades prenait des crises chez une de ses parentes qui faisait un usage immodéré du camphre. Un autre prenait des accès de coryza et d'asthme, à la naissance de chacun de ses enfants, sous l'influence de la poudre de lycopode employée pour la toilette du nouveau-né. Dans nos observations, nous rencontrons encore une susceptibilité particulière pour la poudre d'ipéca, la poussière des paillassons, le crin végétal, la poussière des livres d'une bibliothèque. Un garçon coiffeur était pris d'éternuements continuels et de coryza lorsqu'il employait de la poudre de riz à l'iris.

Nous avons vu aussi des malades prendre des accès en chemin de fer, sur le bord d'une rivière ou de la mer. Un ouvrier, pendant plus de trois mois, prit un accès tous les dimanches pendant sa promenade de l'après-midi.

On a cité aussi des cas provoqués par l'odeur des roses (*rose-cold*). Ce type se rapprocherait du rhume des foins. Nous connaissons un droguiste qui, chaque année, est obligé de fuir sa maison lorsqu'il reçoit une provision de roses de Provins. Nous n'avons pas la prétention d'avoir énuméré toutes les causes du coryza spasmodique. Ce que nous avons dit suffira pour guider le médecin dans ses recherches étiologiques. Ajoutons que, dans un de nos cas, un simple choc sur le nez faisait éclater la crise.

A l'examen des fosses nasales, on pourra rencontrer des déviations de la cloison, de l'hypertrophie du cornet inférieur, soit en avant, soit en arrière, quelquefois de l'hypertrophie du cornet moyen. Enfin, assez souvent, l'examen n'indique aucune altération nasale, du moins en dehors de la crise. Nous avons dit que l'affection pouvait aboutir à de la bronchite spasmodique avec violents accès d'asthme. Nous avons même vu deux malades (femmes) avec un asthme qui les alitait chaque hiver pendant plusieurs mois. On a cherché à expliquer ces accès d'asthme en admettant la production du gonflement du tissu érectile des cornets sous l'influence des poussières. Celles-ci passent alors directement par la bouche et irritent tout le système bronchique. Macdonald admet aussi que souvent les cavités nasales sont trop élargies ; les poussières échappent alors à l'arrêt physiologique par le nez, pour se rendre directement dans les bronches.

On a décrit sous le nom d'*hydrorrhée nasale* une hypersécrétion aqueuse abondante de la pituitaire, qui semble avoir des rapports bien étroits avec le coryza spasmodique, sauf dans certains cas où l'origine semble complètement différente.

Il existe entre l'hydrorrhée nasale et la rhinite spasmodique une confusion regrettable, et nous pensons que certains cas publiés sous le nom d'hydrorrhée ne sont rien autre que des cas de coryza spasmodique. Bosworth et Moure ont cherché à différencier l'hydrorrhée pure de la forme spasmodique, et Bosworth parle de deux espèces d'hydrorrhée ; l'une à écoulement passif, l'autre, au contraire, dont l'écoulement s'accompagne de troubles d'irritation interne comme dans le hay fever. Jankelevitch prétend que cette seconde forme est presque toujours sous la dépendance du paludisme.

Nous ne prétendons pas dire que l'hydrorrhée nasale pure n'existe pas. On peut l'observer dans certaines affections nerveuses, cérébrales, bulbaires et dans l'hystérie. MM. Klippel et Lhermitte (*Semaine médicale*, 17 février 1909) ont décrit des crises nasales tabétiques caractérisées par de l'hydrorrhée ainsi que par des crises spasmodiques d'éternuement ou bien par de la cacosmie subjective. Ces crises nasales auraient une certaine importance pour dépister de bonne heure l'existence du tabes.

L'hydrorrhée peut aussi survenir à l'occasion d'une fêlure

de la lame criblée de l'ethmoïde. Elle dépend parfois d'une hydropisie du sinus maxillaire, nous en avons vu quelques cas. Le diagnostic de l'hydropisie du sinus est d'ailleurs fort simple. Il suffit de faire baisser fortement la tête du malade en l'inclinant de manière à placer l'orifice du sinus dans la position la plus déclive ; aussitôt on voit sourdre une certaine quantité de sérosité très limpide que l'on peut recueillir sans peine dans un verre.

Mais, dans tous les cas que nous venons d'énumérer, il n'y a aucun des signes d'irritation réflexe, cortège habituel et caractéristique du coryza spasmodique. LERMOYEZ est parfaitement de notre avis sur ce point, mais il ne veut admettre avec nous que le coryza spasmodique ait, à l'instar du rhume des foins, une origine exogène.

II. — **Le rhume des foins ou « hay fever »**, dénommé aussi *rhinobronchite annuelle* par LEFLAIVE, a pour signe caractéristique de survenir au printemps. Dans la région lyonnaise, les cas sont relativement fréquents et, d'après notre statistique personnelle, débutent du 15 au 25 mai. Cependant, en 1893, la chaleur prématurée a fait éclater les crises au commencement de mai et même vers la fin du mois d'avril. La date fixe du début est le principal élément du diagnostic. En Amérique, on signale aussi cette affection à l'automne[1]. Pour nous, nous n'avons rencontré que deux malades prenant de nouvelles crises en septembre. La période de début du hay fever répond à la floraison des foins, et nous avons vu des malades rechuter en voyageant dans des régions froides où cette floraison était plus tardive.

La crise est en tous points celle du coryza spasmodique. Apparition brusque d'éternuements répétés avec écoulement aqueux par les deux narines, larmoiement continuel

1. En Amérique, le hay fever serait dû à l'absinthe ou armoise pontique qui fleurit du 12 ou 15 août jusqu'à la fin du mois de septembre.

et injection des conjonctives, surtout à l'angle interne de l'œil. Les accès durent quelques heures ou quelques jours et se reproduisent par intervalles, pendant six à huit semaines.

Les complications bronchiques ne sont pas la règle, l'asthme est cependant fréquent sans être une complication obligatoire. Il est bon de savoir que l'asthme des foins, comparé à l'asthme ordinaire, ne présente aucune gravité.

Sur notre statistique actuelle qui comporte 150 cas, les cas compliqués d'asthme sont au nombre de 53, c'est-à-dire dans la proportion d'un tiers. Chez quelques malades l'asthme existe seul sans trace de troubles naso-oculaires.

Quelques malades se plaignent de chatouillements dans les narines, les oreilles, la gorge, le palais et même au niveau du cou. Nous avons observé aussi des troubles vaso-moteurs de la peau du nez. Dans quatre cas, outre le rhume des foins classique, il existait de la rhinite spasmodique toute l'année.

L'apparition de l'affection au printemps donnerait raison à la *théorie du pollen*, soutenue par Backley. Mais le pollen des graminées n'est pas l'unique cause. Nos observations nous permettent d'affirmer le contraire. Les sujets sensibles au pollen du foin le sont souvent aussi à beaucoup d'autres substances végétales. Ainsi, un de nos malades prenait des accès en avril aux premières fleurs des arbres fruitiers. Un autre était affecté par les fleurs de bouleaux et par les premières pousses des sapins. Un autre encore prenait des accès à table en présence d'un bouquet de lis ou d'orchidées. Plusieurs étaient atteints en même temps du *hay fever* et du *rose-cold;* d'autres malades étaient, en outre, sensibles l'un au foin sec, l'autre à l'odeur du tabac, un troisième à la poussière des moulins. Enfin, plusieurs ne pouvaient supporter les poussières, la poudre d'iris ou les fleurs.

Tout cet énoncé nous démontre bien qu'il n'existe pas de

ligne de démarcation tranchée entre le rhume des foins et le coryza spasmodique. La seule différence est que le premier arrive toujours à une période fixe de l'année. Les uns sont frappés à la ville comme à la campagne. La moindre transition de température, le passage de l'ombre au soleil ou réciproquement font éclater l'accès. Le vent du midi augmente la crise, la pluie la fait disparaître. Certains malades n'ont leur coryza que lorsqu'ils vont à la campagne. Nous avons vu deux malades éviter leur accès annuel grâce à une maladie qui les retint à la chambre au printemps.

Les voyages en chemin de fer sont très nuisibles, et l'un de nos malades avait une crise d'autant plus forte que l'allure du train était plus rapide. Un autre malade fut obligé de renoncer à la bicyclette au printemps.

Nous avons vu deux fois les crises disparaître sous l'influence d'un séjour d'altitude. Le séjour sur le bord de la mer, nuisible pour les uns, est favorable pour les autres.

Chez la plupart des malades on constate des antécédents nerveux, goutteux, asthmatiques, etc., comme l'a bien démontré notre regretté ami H. Mollière, ainsi que MM. Leflaive et Lermoyez. L'affection est plus fréquente chez les citadins. Les hommes sont atteints deux fois plus souvent que les femmes, tandis que, pour le coryza apériodique, la proportion est sensiblement égale pour les deux sexes.

Comme dans nombre de cas on trouve de l'hypertrophie des cornets, Daly en 1882 avait expliqué l'affection par la *théorie intra-nasale*. Les succès fréquents du traitement nasal plaideraient en faveur de cette théorie.

Avec Tissier nous admettons que la pituitaire est frappée en premier lieu; les muqueuses conjonctivales et bronchiques seraient envahies ensuite directement ou par propagation.

Traitement. — Au moment d'aborder la question du traitement, et pour mieux faire comprendre dans quel sens il doit être dirigé, nous devons rappeler la définition que nous avons donnée du coryza spasmodique dans notre petit ouvrage sur le rhume des foins.

« Le coryza spasmodique est une affection oculo-naso-« bronchique paroxystique, due à une ou plusieurs causes « irritantes extérieures agissant sur une muqueuse à sen-« sibilité idiosyncrasique, chez des sujets appartenant, di-« rectement ou par hérédité, à la classe des névropathes « ou des goutteux. L'asthme des foins n'est rien autre « qu'une variété de coryza spasmodique dont la cause irri-« tante extérieure provient du pollen des plantes. »

Il résulte de cette définition que, pour faire éclater la rhinite spasmodique, il faut invariablement la réunion de trois facteurs : un terrain neuro-arthritique, une muqueuse à sensibilité spéciale et enfin un agent irritant extérieur, cause déterminante de la crise.

Faisons remarquer en passant que STEIN, de Chicago, a soutenu, en 1908, que l'état neurotique ne pouvait prédisposer au rhume des foins, puisque, à son avis, c'était le rhume des foins lui-même qui créait cet état neurotique.

Le traitement pour être utile devra tenir compte de ces trois facteurs. Il devra combattre la tendance arthritique ou nerveuse, supprimer la sensibilité spéciale exagérée de la pituitaire et soustraire le malade à l'influence de l'agent irritant extérieur. Il ne sera malheureusement pas possible d'agir sur chacun des facteurs avec la même efficacité et surtout avec la même rapidité.

Mais qu'il s'agisse du coryza spasmodique apériodique ou du rhume des foins proprement dit, on devra toujours chercher à modifier l'état diathésique, le terrain neuro-arthritique, artério-scléreux qui, comme l'ont dit Moure et Bouyer, déterminent des congestions des voies aériennes supérieures. Mounier, en 1901, a déjà signalé le rôle prépondérant de l'auto-intoxication dans le coryza périodique ou apériodique. On devra donc lutter contre les troubles gastro-intestinaux, et Cornet a encore insisté dernièrement sur ce point. Bien souvent la crise semble nettement éclater sous l'influence d'un agent excitant extérieur, et cependant il faut admettre que la sensibilité toute spéciale de la pituitaire à cet agent extérieur n'est qu'un phénomène secondaire. L'hyperexcitabilité de la muqueuse proviendrait directement des toxines d'origine gastrique avec lesquelles elle serait en contact. Les filets nerveux de la pituitaire seraient irrités par le même mécanisme que les filets sensitifs cutanés dans les dermatoses d'origine gastrique.

Nous serons bref sur le traitement de l'état général qui est du ressort de la médecine interne. On combattra la tendance névropathique par la médication antispasmodique. On luttera contre l'arthritisme en cherchant à diminuer l'élévation du taux de l'acide urique dans le sang. Médication alcaline pour les uns, acide pour les autres et plus spécialement pour les médecins américains qui basent leur thérapeutique sur les données théoriques de Haig. Médication antiseptique intestinale d'autre part.

Enfin, on pourra conseiller, surtout dans les formes asthmatiques, une cure thermo-minérale : Royat, le Mont-Dore ou la Bourboule.

Il ne sera pas toujours facile de se soustraire à l'influence de l'irritant extérieur, s'il reste encore inconnu, dans les cas de rhinite spasmodique apériodique. Il sera bon de s'évertuer à trouver cette cause.

Il n'en est plus de même pour la forme printanière. Les citadins feront bien d'éviter les promenades à la campagne jusqu'à la fin du mois de juin, et même beaucoup plus tard s'il s'agit de régions froides et élevées à fenaison tardive. On devra redouter spécialement les grands vents, les courses à bicyclette, les voyages en chemin de fer. Les pulvérisations de vaseline liquide mentholée à 1/30 forment un excellent vernis protecteur sur la muqueuse. Mais le meilleur remède est le séjour sur le bord de la mer ou, ce qui est préférable, mais moins pratique, les voyages sur mer pendant toute la période des foins. Certaines localités sont plus favorables à quelques malades. Nous connaissons plusieurs Lyonnais que le séjour à Paris calme d'une façon complète. En Amérique et en Allemagne on a même fondé des sanatoria pour les victimes du hay fever.

Le remède le plus simple et le plus efficace, qu'il s'agisse de la rhinite printanière ou apériodique, doit s'adresser à la pituitaire dans le but de modifier sa sensibilité. Nous avons pour cela deux moyens, l'un médical, l'autre chirurgical.

Parmi les moyens médicaux, nous devons signaler la méthode de Lermoyez avec laquelle cet auteur a obtenu un assez grand nombre de guérisons de coryza apériodique. Lermoyez s'adresse à l'atropine qui entrave les actions sécrétoires et à la strychnine qui excite les centres vaso-constricteurs du bulbe et de la moelle d'où dérivent les nerfs vaso-moteurs de la pituitaire. Il préconise la formule suivante :

Sulfate neutre d'atropine	0 gr. 005
Sulfate de strychnine	0,02 à 0,04
Sirop d'écorces d'oranges	400 gr.

Prendre une cuillerée à soupe du mélange avant déjeuner pendant 10 jours, puis une cuillerée aux 2 repas pendant 10 jours, enfin repos de 10 jours avant de recommencer.

Ajoutons, en passant, que quelques malades nous ont déclaré qu'ils parvenaient à se calmer complètement en prenant de fréquentes doses de sulfate de quinine pendant la période des foins.

La composition de certaines spécialités repose précisément sur l'action présumée spécifique de ce médicament.

Heymann prétend avoir obtenu d'excellents résultats par la médication thyroïdienne. Il donne deux ou trois tablettes par jour pendant la période des crises, mais il croit qu'il est bien préférable d'instituer le traitement un certain temps avant le début de la période des foins.

Dans la forme de coryza apériodique spasmodique, Lermoyez et Mahu ont conseillé les insufflations nasales d'air

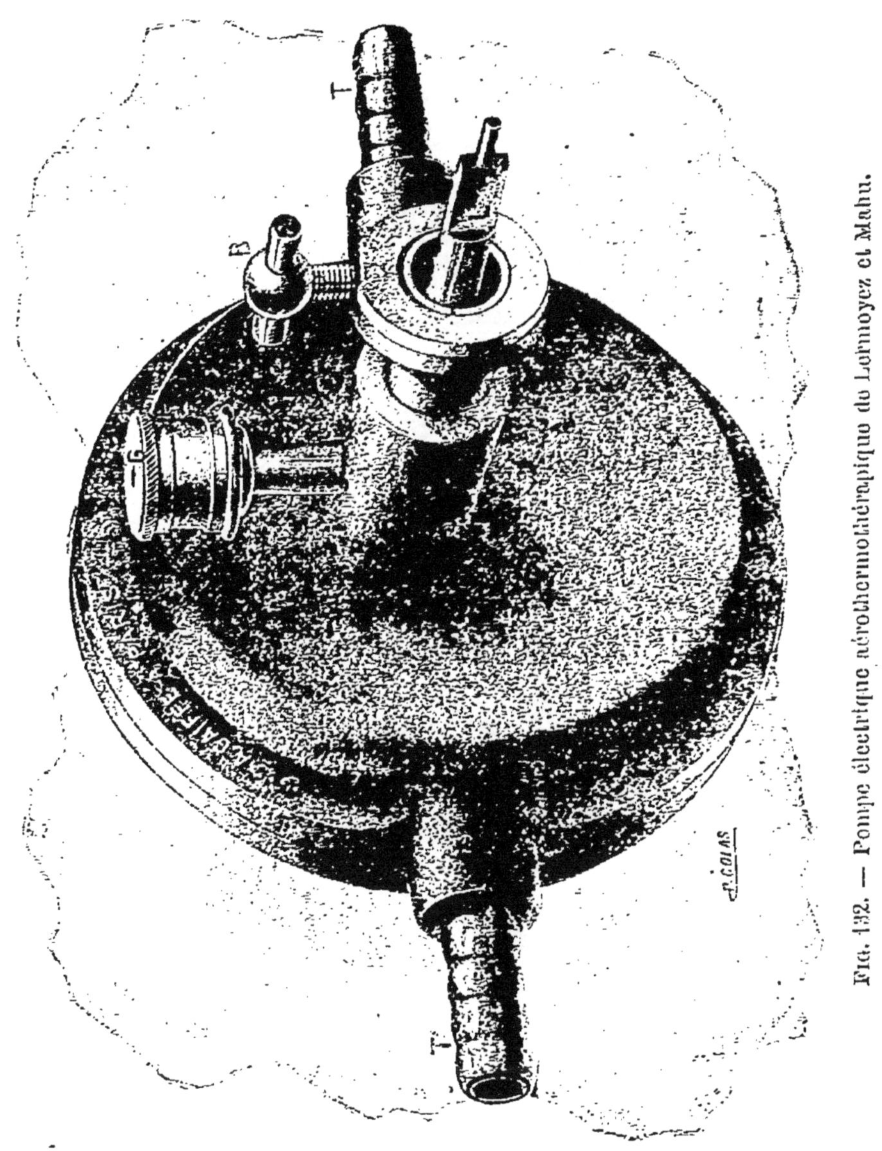

Fig. 132. — Pompe électrique aérothermothérapique de Lermoyez et Mahu.

chaud. En dernier lieu, ils ont remplacé les divers appareils de Mahu, Claoué, Bourgeois, par leur pompe électrique aérothermothérapique (*fig.* 132 et 133). On pourra se servir de l'appareil fort simple qu'a fait construire mon ami

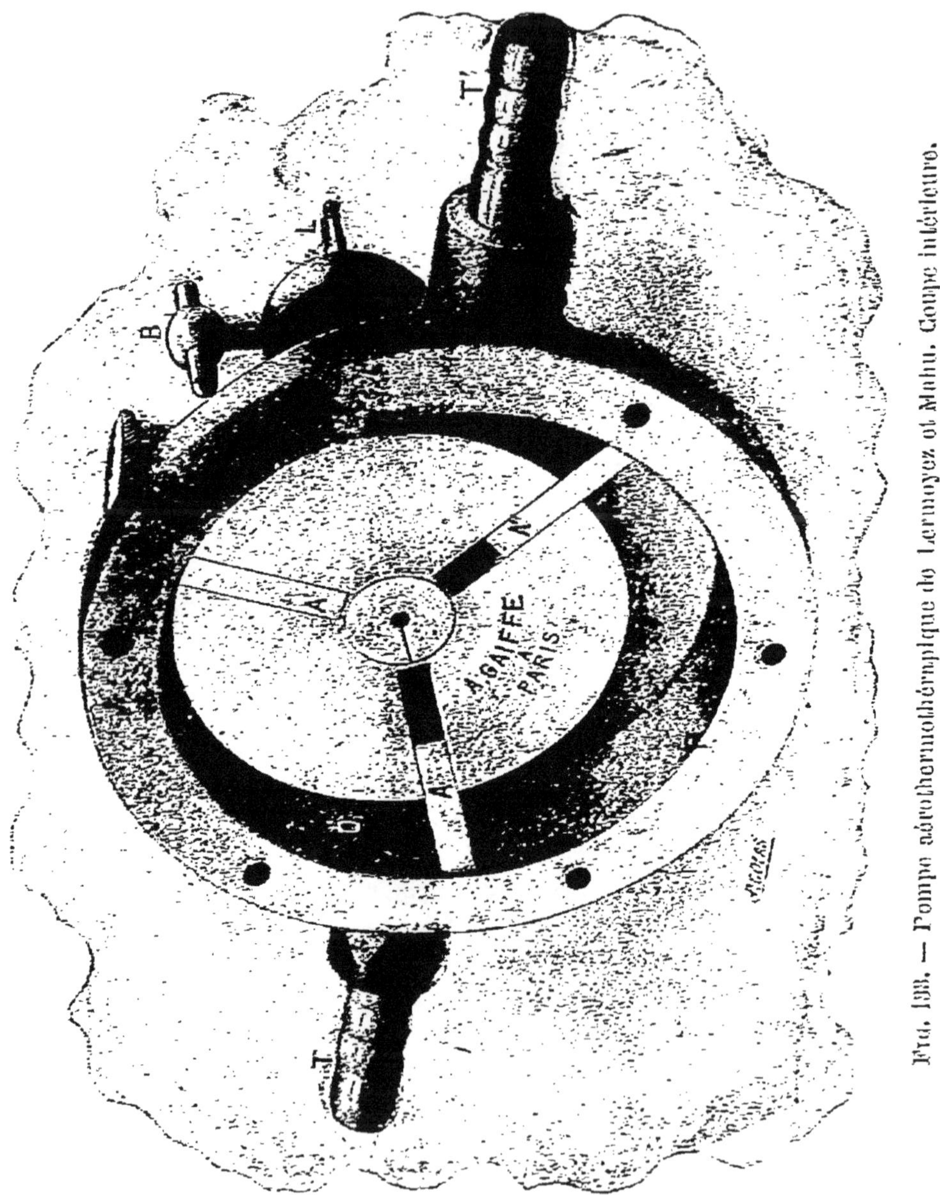

Fig. 133. — Pompe aérothermothérapique de Lermoyez et Mahu. Coupe intérieure.

Bernoud pour le traitement des catarrhes tubaires, d'après le modèle de Becks (*fig.* 134).

Nous ferons bon marché de toutes les méthodes de lavage et d'inhalation. H. Mollière préconisait les inhalations d'eau de Cologne. Les badigeonnages avec une solution de cocaïne à 5 ou 10 0/0 agissent merveilleusement pour supprimer l'obstruction des fosses nasales. Mais l'action est de courte durée et les malades arrivent rapidement à l'abus si dangereux de cette substance. L'abus est particulièrement redoutable chez les médecins atteints de coryza spasmo-

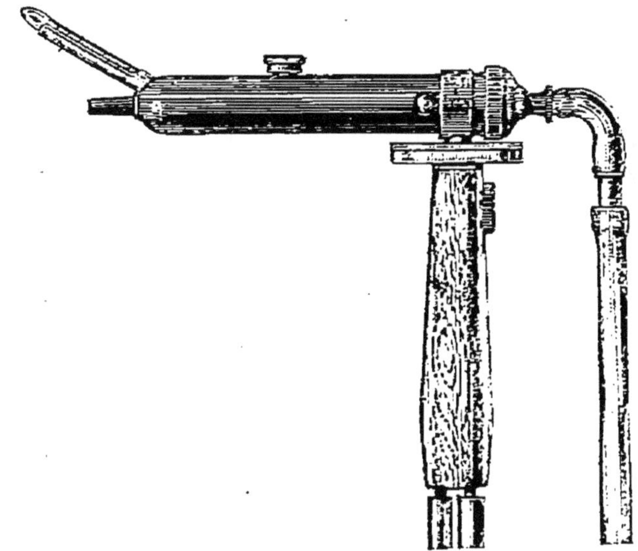

Fig. 134. — Appareil de Becks modifié par Bernoud.

dique, et c'est chez des confrères que nous avons le plus souvent rencontré la cocaïnomanie.

Il sera mieux de remplacer la cocaïne par les insufflations d'orthoforme. Cet analgésique, recommandé par Lichtwitz dans la rhinite vaso-motrice, produit parfois des effets surprenants.

Avellis, dans le but d'éviter la cocaïnomanie, recommande l'anesthésine de Ritsert. Elle s'emploie en poudre, en spray ou sous forme de crème.

Bien plus active encore est l'adrénaline qui, par son action vaso-constrictive considérable, détermine une sédation presque immédiate, aussi bien pour le coryza spasmodique apériodique que pour le rhume des foins. Avant la découverte de l'adrénaline, nous nous étions servi avec succès de l'extrait de capsule surrénale, en collyre, sur les indications de M. Louis Dor. Nous avons vu un malade qui n'avait pu être soulagé que par ce procédé. Actuellement nous avons abandonné l'extrait trop peu stable et nous ne nous servons plus que de la solution d'adrénaline à 1/5.000. I ou II gouttes dans le coin de l'œil au moment des crises suffisent pour procurer un calme parfait. On peut également aspirer I ou II gouttes par les fosses nasales. On n'abusera pas de ce médicament surtout chez les malades dont la circulation n'est pas absolument normale.

Nous recommandons même de ne jamais conseiller l'emploi régulier et continu de l'adrénaline, même à dose faible. On nous a cité des exemples d'intoxication grave par l'abus de cette substance chez des sujets asthmatiques. Le danger est d'autant plus grand que le soulagement procuré par cette médication est considérable.

En 1904, Fink, pensant que le rhume des foins avait son point de départ dans le sinus maxillaire, traita tous ses malades par des insufflations d'aristol dans le sinus au moyen d'une sonde introduite par l'orifice naturel. Il obtint d'excellents résultats. Nous avouons n'avoir pas été aussi heureux. Quoi qu'il en soit, cette méthode ne se généralisera guère, car le cathétérisme de l'orifice naturel du sinus est loin d'être à la portée de tous.

Shadle, en 1907, affirme, à son tour, que l'antre d'Highmore est un facteur important dans l'étiologie de la fièvre des foins. Il prétend que ne sont atteints que les sujets ayant un orifice du sinus maxillaire très large, cette disposition facilitant la pénétration des germes infectieux dans la cavité. Il a traité 91 cas de *hay fever* par lavages médicamenteux et les a tous guéris, sauf un, en une ou deux semaines. De tels résultats nous étonnent beaucoup.

Nous arrivons maintenant à cette méthode de traitement qui a fait tant de bruit depuis 1903. Nous voulons parler de la *pollantine* de DUNBAR. C'est un sérum spécifique fabriqué à l'aide du pollen des graminées que l'on considère comme donnant le plus facilement la fièvre des foins. Cette substance exclusivement employée dans les fosses nasales et sur la conjonctive est vendue sous forme solide ou liquide. La forme solide est préférable.

DUNBAR est parti d'une toxine avec laquelle il peut provoquer la crise chez les sujets prédisposés, crise qu'il enraye ensuite au moyen de la pollantine ou antitoxine.

Cette substance ne dispense pas les malades de prendre les précautions hygiéniques vulgaires recommandées pour le catarrhe des foins : éviter les courants d'air, dormir la fenêtre fermée, éviter le grand soleil, les prairies, les voyages en chemin de fer, etc. La pollantine se prend en prises dans les fosses nasales et, pour les yeux, se dépose au pinceau en dedans de la paupière inférieure abaissée. On commence au lever et on continue à plusieurs reprises tant que l'accès résiste à la médication. La poudre produit souvent un effet merveilleux, et nous nous souvenons encore du résultat surprenant obtenu chez notre premier malade ainsi traité. Malheureusement, il n'en est pas toujours ainsi. Beaucoup de cas résistent au traitement. C'est un moyen à tenter, mais il est loin d'être le spécifique infaillible, comme on nous l'annonçait au début. Au surplus ajoutons que c'est une médication fort onéreuse pour le malade.

ZARNIKO a fait l'année dernière une grande enquête en Europe et en Amérique. Il a obtenu 500 réponses qui ont donné 61 0/0 de succès. Beaucoup de praticiens ont enregistré de moins beaux résultats.

A Lyon, M. MALTET, depuis trois ou quatre ans, a étudié un sérum de graminées qu'il retire après inoculation sur le canard. Nous l'avons employé plusieurs fois avec succès.

Il est livré en tubes comme le vaccin, sous le nom de sérum-collyre des Drs BILLARD et MALTET; on en instille simplement I goutte dans l'angle interne des yeux.

Nous n'avons jamais employé le *graminal* préconisé par AVELLIS.

En résumé, toutes les substances que nous venons d'énumérer semblent pouvoir être conseillées à titre d'essai. Dans le cas où l'on obtient un bon résultat, on doit savoir que ce résultat n'est valable que pour la crise en cours, et que, l'année suivante, le malade reprendra son rhume des foins avec une intensité plus ou moins grande, suivant la sécheresse ou l'humidité de la saison.

Pendant ces dernières années, toutes ces nouvelles médications nous ont quelque peu troublé et nous ont fait modifier notre méthode. Nous avons voulu voir si l'on pouvait abandonner définitivement les anciens procédés. Devant l'inconstance des résultats et la fréquence des insuccès, nous sommes revenu à notre première manière, au traitement chirurgical.

Nous n'entendons pas par là la turbinotomie proposée par BERBINEAU, opération qui, d'après les cas tirés de la clinique de MOURE, ne donne pas moins d'insuccès que les autres méthodes. Nous voulons parler de la cautérisation au galvanocautère. Ces cautérisations sont faites le long des cornets inférieurs après anesthésie à la cocaïne; elles sont répétées tous les quinze jours, leur influence salutaire et protectrice ne s'étendant guère au delà de deux semaines. Le coryza apériodique guérit parfois après un très petit nombre de séances. Quant au rhume des foins, les cas de guérison sont bien plus rares, mais c'est déjà beaucoup que d'être en possession d'un moyen qui permet de soulager le malade pendant toute la durée de la maladie. Trois ou quatre séances suffisent puisque l'affection ne dépasse guère six semaines. On n'oubliera pas de faire des insufflations d'aristol pendant les jours qui suivent les cautérisations. AVELLIS recommande, comme nous, les cautérisations des cornets et même du tubercule de la cloison.

Sajous, pensant que le galvanocautère ne peut agir sur toute la muqueuse, conseille de faire des cautérisations avec l'acide acétique glacial. Il charge un stylet d'une petite goutte d'acide qu'il va déposer sur un point déterminé. Le traitement exige environ sept ou huit séances à une semaine d'intervalle.

Stein, de Chicago, dans le but d'annihiler la réceptivité de la pituitaire, anesthésie la pituitaire à la cocaïne, puis il injecte sous la muqueuse quelques gouttes d'alcool pur ou dilué. Ces injections sont faites au moyen d'aiguilles de longueur variable pour atteindre les diverses zones d'innervation de la pituitaire.

C'est dans le même but que Moure et Brindel ont conseillé les injections interstitielles de paraffine dans les cornets, mais surtout pour le coryza spasmodique apériodique.

III. — **Troubles sensoriels.** — L'*anosmie* est la perte de la sensibilité olfactive. Un diagnostic étiologique est important pour établir un traitement rationnel.

Elle peut provenir d'un obstacle mécanique tel que : la paralysie du facial qui empêche la dilatation de l'aile du nez ; l'hypertrophie du cornet inférieur qui obstrue la narine ou l'hypertrophie du cornet moyen qui supprime la fente olfactive. Citons encore l'obstruction par les diverses tumeurs nasales, par l'hypertrophie ou la déviation de la cloison. Si la perméabilité nasale persiste en arrière, le malade peut encore percevoir les sensations olfactives associées à la gustation

L'anosmie peut provenir de lésions des extrémités olfactives. L'hémianesthésie de la muqueuse par paralysie du trijumeau est rare ; quand elle existe, elle diminue l'olfaction en troublant les sécrétions nasales.

L'ozène trouble également l'olfaction soit par lésion des terminaisons nerveuses, soit par la dilatation trop considérable des fosses nasales.

On peut avoir affaire encore à des altérations centrales ou périphériques du nerf olfactif : hémianesthésie sensitivo-sensorielle, absence congénitale du bulbe olfactif, atrophie ou sclérose des nerfs olfactifs.

Le diagnostic est en somme difficile, tant sont variées les causes de l'anosmie. Nous avons déjà étudié ces différentes causes dans le chapitre de la séméiologie, à propos des troubles du goût et de l'odorat. On consultera avec fruit, à cet égard, le petit livre de Collet sur l'odorat et ses troubles dans la collection des *Actualités médicales*.

Traitement. — S'il s'agit d'un obstacle mécanique, on devra supprimer l'obstruction et l'on obtiendra le retour de l'odorat.

Les anosmies toxiques par abus du tabac ou de l'alcool réclament la suppression pure et simple de la cause.

Pour l'anosmie d'origine nerveuse, on a conseillé la strychnine, les courants continus, etc. Joal recommande les douches d'acide carbonique au moyen d'un siphon d'eau de Seltz retourné.

Tous nos efforts doivent tendre à réveiller l'excitabilité nerveuse de la pituitaire. On emploiera pour cela les injections chaudes, mais le massage vibratoire est, de tous les traitements, celui qui nous a donné les meilleurs résultats.

D'après Mackenzie, une anosmie datant de deux ans et consécutive à un catarrhe nasal a peu de chances de guérir.

A côté de l'anosmie nous citerons avec Ruault l'*hyperosmie* ou perception exagérée des odeurs, la *parosmie* ou perception d'odeurs ne résultant pas d'émanations odorantes, ou bien perception d'odeurs autres que celles répandues par les corps odorants. Le plus ordinairement l'odeur ainsi perçue est une odeur désagréable. Signalons encore avec Collet l'*isosmie* ou confusion des odeurs chez les anosmiques en voie d'amélioration.

La *cacosmie* consiste dans la perception d'odeurs désagréables. Quand elle est *objective*, elle est due à une mauvaise odeur existant réellement, la suppuration d'un sinus, par exemple. Dans ce cas, elle ne peut être considérée comme un trouble de l'odorat. Il n'en est pas de même de la cacosmie *subjective*, ou perception de mauvaises odeurs qui n'existent pas. Ces divers troubles se rencontrent dans l'hystérie, l'épilepsie, la grossesse et l'aliénation mentale.

IV. — **Troubles sensitifs.** — En dehors des lésions mêmes de la muqueuse, l'anesthésie de la muqueuse nasale est relativement rare. Une fois l'anesthésie constatée, il faut en rechercher l'origine. Ruault a parfaitement élucidé ce point délicat. Le plus souvent l'anesthésie est la conséquence de l'hystérie. Mais elle peut aussi provenir des lésions du trijumeau, des branches nasales, des noyaux d'origine ou des centres eux-mêmes (protubérance, hémisphères cérébraux).

Quand la lésion siège au-dessus des noyaux d'origine, l'hémianesthésie est croisée. L'olfaction reste intacte dans le cas de lésion protubérantielle. Si l'hémianesthésie provient d'une lésion de la capsule interne, elle s'étend à la face et aux membres et intéresse les autres sens.

A côté de l'anesthésie nasale, il convient de signaler l'*hyperesthésie* ou exagération de la sensibilité telle que nous la rencontrons dans la rhinite spasmodique, puis les *paresthésies* diverses (sécheresse, brûlure, picotement).

On rencontrera aussi des *névralgies* intéressant surtout les rameaux nasaux de l'ophtalmique.

Traitement. — Le traitement s'adressera surtout à la cause générale. Il pourra réussir principalement s'il existe une cause locale facile à supprimer. Les formes douloureuses seront combattues par les divers moyens préconisés dans les névralgies : électricité, aconit, opium, pyramidon, etc.

Nous ne nous étendrons pas plus longuement sur les névroses réflexes qui ont été suffisamment indiquées dans la séméiologie générale et spéciale.

CHAPITRE IX

VARIA

A. — ÉPISTAXIS

L'hémorragie nasale peut être spontanée ; elle peut aussi résulter d'un traumatisme ou d'une intervention opératoire. La fréquence de l'épistaxis n'a rien qui nous étonne, si l'on songe que la muqueuse nasale, au point de vue circulatoire, forme un point de rencontre entre le système des carotides interne et externe.

Il faut tout d'abord déterminer le point d'origine de l'hémorragie en se souvenant que le lieu d'élection est la région antéro-inférieure de la cloison. Aussi, en plaçant le spéculum, on aura soin de placer les valves de haut en bas pour ne pas masquer le point d'origine et surtout pour ne pas provoquer une nouvelle hémorragie.

On aperçoit alors sur la cloison un point ou un piqueté rougeâtre ou même une simple petite croûte brune adhérente qui, au dire d'Hajeck, est le prélude de l'ulcère perforant simple. Cette croûte provient souvent de la mauvaise habitude qu'ont certaines personnes d'excorier leur cloison avec l'ongle. Nous n'avons garde de soutenir que ce piqueté rougeâtre tient à des varices plutôt qu'à des caillots qui ne peuvent s'organiser.

Pourquoi le point de départ le plus habituel de l'épistaxis se trouve-t-il vers la partie antéro-inférieure de la cloison? C'est qu'il existe dans cette région un carrefour vasculaire formé par les artères terminales des diverses branches de la sphéno-palatine, ces branches s'anastomosant d'ailleurs avec les artères ethmoïdales, avec la palatine supérieure et la petite branche de la sous-cloison. Il se forme ainsi à la partie antérieure de la cloison un lacis vasculaire, sorte de tache présentant de petits renflements ou dilatations, d'où naît l'épistaxis dans la

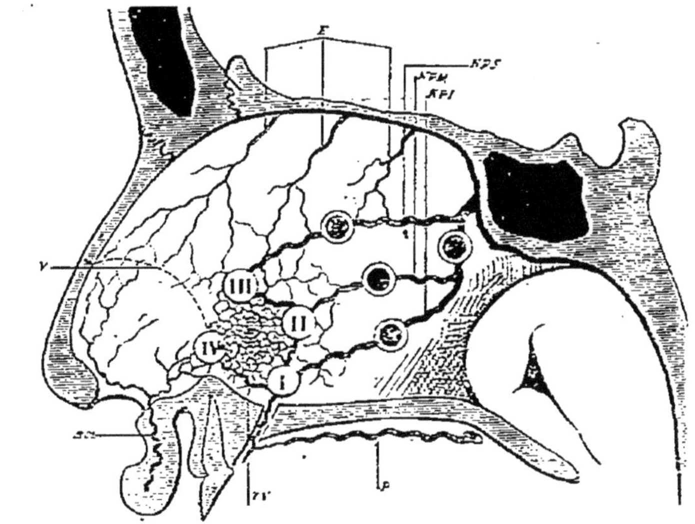

Fig. 135. — Coupe sagittale de la fosse nasale gauche montrant le schéma des foyers normaux de l'épistaxis (d'après Escat).

NPS, NPM, NPI, branches supérieure, moyenne et inférieure de l'artère sphéno-palatine interne. — E, artères ethmoïdales. — P, artère palatine supérieure. — SCL, artère de la sous-cloison. — V, limite du vestibule et de la fosse nasale. — TV, tache vasculaire. — (I, II, III, IV), foyers marginaux de la tache vasculaire.

Les astérisques noirs représentent les foyers secondaires chez les artério-scléreux.

grande majorité des cas (*fig.* 135). Aussi Lermoyez a-t-il désigné la sphéno-palatine sous le nom de l'*artère de l'hémorragie*. Escat a décrit aussi des points secondaires de l'épistaxis, siégeant plus en arrière sur la cloison. (*Presse médicale*, 9 sept. 1905.)

L'artère de l'hémorragie peut subir la transformation scléreuse et devenir plus friable dans toutes les dyscrasies susceptibles d'aboutir à l'artério-sclérose.

Aussi, en présence d'une épistaxis chez l'adulte, doit-on immédiatement rechercher s'il existe une dyscrasie quelconque : goutte, rhumatisme, arthritisme, impaludisme, albuminurie, glycosurie, etc., sans oublier l'hémophilie et la maladie de WERLHOFF. L'examen des urines s'impose donc aussitôt. Cette recherche nous a souvent permis de déceler des glycosuries ou des albuminuries latentes.

LASÈGUE a dit que l'épistaxis sans cause connue, à l'âge de soixante ans, doit être considérée comme le premier coup de cloche qui sonne le glas. C'est là certainement une opinion exagérée, et nous connaissons nombre de sujets que cet aphorisme imagé n'a pas atteints. Le point essentiel à retenir, c'est que l'épistaxis, à un certain âge, commande la recherche d'un état général dont on ne soupçonnait pas toujours l'existence. L'épistaxis est donc une indication précieuse qui nous permet d'instituer de bonne heure un traitement et un régime appropriés à la dyscrasie naissante.

Un de nos anciens internes, Ch. ARMAND (*Thèse de Lyon*, 1905) a, sur nos indications, étudié les diverses formes de l'épistaxis. Il a passé en revue toutes les variétés dépendant d'un état général, toutes les causes influant sur les variations de la tension vasculaire. Il a insisté sur la cirrhose, la dyscrasie vasculaire par excellence. Nous avons publié ensemble (*Bulletin de laryngologie*, oct. 1905) une note relative à la fréquence de l'épistaxis dans le diabète. Il a signalé aussi les épistaxis graves des grandes pyrexies et des maladies infectieuses : typhus, fièvre typhoïde, tétanos, variole, etc.

Mais, à côté des formes sérieuses de l'épistaxis, ARMAND a passé en revue les formes moins importantes, l'épistaxis du jeune âge et de la puberté, l'épistaxis menstruelle des jeunes filles, celle de la ménopause. JOAL a attiré l'attention sur les épistaxis dues aux parfums, aux fleurs, au pétrole, à l'encens, au musc, etc.

L'épistaxis peut aussi être la conséquence d'un traumatisme opératoire ou accidentel, d'un corps étranger, d'une affection nasale chronique, ozène, ulcère simple; elle peut encore provenir de tumeurs diverses bénignes ou malignes, de polypes hémorragiques ou de lésions tuberculeuses de la cloison.

Traitement. — En présence d'une épistaxis, il faut se demander s'il ne s'agit pas d'une hémorragie critique favorable qu'on devra respecter pendant quelque temps.

Pour arrêter une hémorragie nasale, il faut tout d'abord avoir recours aux moyens les plus simples. On devra en premier lieu pincer le nez à l'aide du fixateur en baleine de DELSTANCHE. Cet instrument, qui a été inventé pour fixer la sonde d'ITARD, est excellent pour comprimer les narines ; deux ou trois minutes de compression suffisent pour arrêter l'hémorragie.

Si la compression est insuffisante, il faut recourir en premier lieu à l'introduction d'un tampon de coton boriqué, imbibé d'eau oxygénée à 12 volumes. Le tampon est glissé le long du plancher nasal au moyen d'une tige porte-coton de GÖTTSTEIN ou mieux de HARTMANN, instrument à pas de vis large se dégageant très facilement une fois le tampon placé. Le tampon enroulé sera de la grosseur du doigt et aura une longueur de 6 à 7 centimètres.

Quand l'épistaxis continue malgré l'eau oxygénée, on se sert d'autres agents hémostatiques. L'eau de Pagliari injectée au moyen d'une petite seringue de verre pourra être très utile dans ce cas.

On a recommandé, à juste titre, l'antipyrine en solution à 10 0/0 employée sur un tampon. On peut aussi l'insuffler à l'état pulvérulent comme cela se fait pour l'alun, le sulfate de zinc, l'europhène, etc.

L'antipyrine forme avec le perchlorure de fer un composé chimique défini pulvérulent, la *ferripyrine*, qui n'a aucun des inconvénients du perchlorure. On prépare des solutions de 1 partie de ferripyrine pour 5 parties d'eau ; on a fait aussi du coton aseptique à la ferripyrine. Ce coton est préférable, il détériore moins facilement les linges que la solution.

Park a conseillé le tamponnement avec du coton imbibé d'une substance visqueuse, gluante, très hémostatique, qu'on prépare en mettant de l'antipyrine en poudre dans une solution alcoolique de tannin.

Un procédé plus simple consiste à imprégner le tampon d'une solution composée de :

Solut. d'adrénaline au 1000e..................	1 gr.
Solut. phys. de chlorure de sodium...........	10 —

Goldschmidt et Krause ont préconisé une méthode analogue, ils insufflent une poudre composée de 1.000 parties de lactose et acide borique et de 1 partie de rénoforme. C'est l'adrénaline à l'état pulvérulent.

Quand l'épistaxis résiste à tous ces moyens, on tamponne la fosse nasale avec la *mousse orientale*, filaments soyeux du *Cibotium cumingii*, plus connue sous le nom de *Penghawar djambi*.

Nous avons déjà indiqué le mode d'emploi de cette substance à propos du traitement des hémorragies consécutives à l'ablation des polypes du nez.

Il est rare qu'avec l'un de ces divers moyens, l'on ne puisse arrêter une épistaxis spontanée ou opératoire. Cependant, en cas d'insuccès, on a encore la ressource des irrigations chaudes à 45 ou 48 degrés. On peut aussi, comme P. Carnot, employer le sérum gélatiné sur des tampons, ou en injections nasales. La solution gélatinée se prépare de la manière suivante :

Gélatine	50 à 100 gr.
Sel marin	7 —
Eau	1000 —

Le mélange est stérilisé par des ébullitions successives, et on conserve la gelée dans des flacons bouchés avec le plus grand soin. On fait fondre le sérum au bain-marie au moment de s'en servir.

Enfin, si l'on n'obtient pas de résultat, on doit recourir au tamponnement sérieux des fosses nasales, par voie antérieure tout d'abord ; le tamponnement postérieur ne devant être que la dernière ressource à cause du rôle néfaste qu'il peut jouer au point de vue des trompes.

Le tamponnement antérieur se pratique de plusieurs façons. Citons en premier lieu l'ingénieux procédé de Dionisio. Cet auteur prend un tube de caoutchouc de 8 millimètres de diamètre et de 8 à 10 centimètres de long. On l'étire sur un mandrin d'acier qui en dépasse un peu la longueur, en attachant les deux bouts du tube au delà des extrémités du mandrin. Sur le tube ainsi allongé et aminci jusqu'à n'avoir plus que 3 ou 4 millimètres de diamètre, on enroule une couche de gaze. Tout le système est introduit dans la fosse nasale, puis on décoiffe le bout extérieur du mandrin et on le retire du tube. Ce dernier reprend alors son calibre primitif et exerce une compression élastique et régulière.

Un autre bon procédé est celui de Philipp. On prend un morceau d'étoffe de coton ou mieux de soie de 15 centimètres de côté, puis une tige mince de bois ou de métal. On coiffe cette tige avec l'étoffe repliée et plissée comme la soie d'un parapluie et on introduit le tout le long du plancher nasal. On retire la tige conductrice, et il reste alors dans le nez une sorte de sac ouvert en avant, dans lequel on tasse facilement du coton sec ou imbibé d'une solution hémostatique. On obtient ainsi une excellente compression de la cavité, à la condition que l'extrémité postérieure du tampon pénètre jusqu'à l'orifice choanal. Ce tampon doit rester en place pendant deux jours. En l'enlevant au bout de vingt-quatre heures, on s'exposerait à une nouvelle hémorragie, dangereuse pour les sujets déjà épuisés par des épistaxis antérieures.

Une méthode excellente de tamponnement consiste à tasser dans toute la fosse nasale, en commençant par la partie profonde, des bandes étroites de gaze, imbibées d'eau oxygénée. Si le sang s'échappe encore par le naso-pharynx, on introduit par la bouche un tampon que l'on pousse avec le doigt dans l'orifice choanal.

Nous devons mentionner également le procédé de tamponnement de Martin d'Ange au moyen d'un ballon hémostatique, petit cylindre de caoutchouc à fond solide pour permettre l'introduction avec un stylet. C'est en quelque sorte le pessaire de Gariel appliqué aux fosses nasales.

Si, par ces divers moyens, on ne peut arriver à un résultat, on fait alors le tamponnement classique ancien avec la sonde de Belloc ou plus simplement avec une sonde souple en gomme ou un fil de fer plié en deux. Nous nous dispenserons de décrire le manuel opératoire bien connu de tous.

Les tampons seront formés de gaze iodoformée, ils seront enlevés au bout de quarant-huit heures.

Suivant le conseil de Zarniko, la dimension du tampon postérieur se réglera sur le volume et la forme un peu allongée de la dernière phalange du pouce du malade.

L'ablation du tamponnement sera faite lentement et en décollant peu à peu le tampon antérieur avec de l'eau oxygénée.

Dans les épistaxis de la partie antérieure de la cloison, il est quelquefois possible, après un petit tamponnement, de voir le point de départ de l'épistaxis. On s'empressera alors de cautériser les vaisseaux coupables avec une perle de nitrate d'argent fondu au bout d'un stylet. Les pointes galvanocaustiques s'emploient également, mais elles provoquent facilement une nouvelle hémorragie. La cautérisation au nitrate fondu est une méthode excellente qui nous a toujours donné les meilleurs résultats. Elle doit être employée non seulement pendant l'épistaxis, si possible, mais aussi un ou deux jours après dans le but d'éviter une récidive. On aura soin de cautériser tous les points visibles de la cloison et ceux plus rares du cornet inférieur et de la tête du cornet moyen.

Parfois l'épistaxis a pour point de départ des croûtes de la partie antérieure de la cloison. On évitera la formation de ces croûtes et on les ramollira en plaçant, pendant quelques instants, dans la fosse nasale, un tampon imbibé de glycérine neutre contenant 1 ou 2 0/0 d'acide borique.

Les épistaxis récidivent, dans certains cas, à des intervalles très rapprochés. Nous avons vu un cas où une malade fut immobilisée au lit pendant plus d'un mois. Il est urgent alors d'instituer un traitement hémostatique interne et, plus tard, une médication et un régime appropriés à l'état général en cause.

Comme médication interne ou externe on évitera, chez les hypertendus, tout remède susceptible d'élever la tension artérielle. L'adrénaline sera particulièrement contre-indiquée.

Dans le but de favoriser la coagulation, dans les épitaxis rebelles, on fera prendre par cuillerée la potion suivante [1] :

Chlorure de calcium	de 2 à	4 gr.
Sirop thébaïque		20 —
Eau		100 —

On prescrit de la gélatine sous forme de gelée additionnée de sirop d'écorce d'orange ou de framboise.

1. En passant signalons les expériences de Schrank (1909) démontrant l'antagonisme de l'adrénaline et du chlorure de calcium. Des injections sous-cutanées de cette dernière substance empêchent la production de la glycosurie adrénalique.

Lemoine conseille le sirop suivant à la dose de 5 ou 6 cuillerées à café par jour :

Ergotine....................................	5 gr.
Teinture de digitale........................	XXX gouttes.
Sirop de cannelle...........................	20 gr.
Sirop de consoude...........................	100 —

Dans les cas très graves, on aura recours aux injections ou aux lavements de sérum artificiel.

Si l'épistaxis survient chez un hémophile spontanément ou à la suite d'une opération, on devra rendre au sang ses propriétés coagulantes suivant la méthode indiquée par Broca (*Journal* de Lucas-Championnière, 1907). On fera au malade des injections sous-cutanées de sérum animal frais, de lapin ou de cheval. Comme il n'est pas toujours possible d'avoir sous la main du sérum frais, le procédé le plus pratique est, suivant Émile Weil, d'injecter du sérum antidiphtérique. La dose nécessaire et unique est de 10 à 20 cc., en injection intra-veineuse, et 20 à 40 cc. par la voie sous-cutanée. La dose est réduite de moitié chez les enfants.

L'injection de sérum produit son effet au bout de vingt-quatre heures, aussi pour agir plus vite et presque instantanément, Broca conseille l'application locale d'un tampon imbibé de sérum sur le point hémorragique. L'action est immédiate.

Cette méthode est précieuse lorsqu'on se trouve en présence d'un hémophile chez lequel une intervention sanglante s'impose. Il suffit de faire l'injection un ou deux jours avant l'opération. La coagulabilité normale est ainsi rétablie et peut durer un mois environ.

Il ne faudrait pourtant pas accorder une confiance aveugle dans l'efficacité des injections de sérum. Dahlgren, d'Upsala (*Beitr. z. klin. Chir.*, 1909) a cité des faits où le sérum a complètement échoué. Son action, comme celle de tous les autres hémostatiques, est loin d'être constante.

C'est ainsi que l'opothérapie thyroïdienne ou ovarienne, comme le lactate de chaux peuvent rendre parfois au sang sa coagulabilité normale.

En terminant, nous devons mentionner les migrations anormales de l'épistaxis. Bernoud en a publié trois observations. Dans deux cas après tamponnement, on vit le sang sourdre par les points lacrymaux. Dans un troisième cas, que nous avons observé nous-même, le sang s'était fait jour par le conduit auditif externe, grâce à une perforation du tympan.

B. — CORPS ÉTRANGERS ET RHINOLITHES

Corps étrangers et rhinolithes doivent être étudiés simultanément, les rhinolithes étant souvent la conséquence de corps étrangers.

Le diagnostic d'un corps étranger n'est difficile que lorsqu'il s'est écoulé un long temps depuis l'introduction de ce corps dans la narine. Un corps étranger peut pénétrer soit par la narine, soit par les fosses nasales postérieures C'est un accident plus spécial à l'enfance. Il s'agit, la plupart du temps, de haricots, de perles, de boutons, de cailloux, de noyaux de cerise, etc.

Au début, on reconnaît facilement la nature du corps étranger; mais, plus tard, il se recouvre de sels calcaires et présente une surface bosselée ou hérissée irrégulière. Nous avons ainsi observé six cas de calcul formé par un noyau de cerise. L'un d'eux, extrait chez une femme de cinquante ans, séjournait dans le nez depuis la première enfance.

Charazac a démontré que des rhinolithes peuvent aussi se former autour d'un noyau organique : pus, caillot ou mucus. C'est la forme spontanée étudiée par Moure, elle démontre la nécessité de l'analyse chimique du calcul si l'on veut en connaître la véritable cause.

Les corps étrangers et les rhinolithes déterminent de l'obstruction nasale et de la suppuration avec ozène. Ces symptômes se compliquent de céphalée, de névralgie et même de troubles réflexes. L'ozène peut induire en erreur, mais on se souviendra que l'ozène atrophique ne s'accompagne pas de suppuration.

Le stylet nous renseignera de façon précise, et nous distinguerons le rhinolithe du séquestre syphilitiqne par la mobilité plus grande du premier. Un corps étranger ancien peut provoquer des fongosités et des ulcérations qui compliquent le diagnostic.

Les corps étrangers récents se reconnaîtront facilement *de visu* sans la moindre hésitation.

MOURE, COMBE, ZIEM, SARGNON, etc., ont signalé des cas de corps étrangers ayant pénétré dans le sinus maxillaire par l'orifice alvéolaire créé pour le traitement de l'empyème. Nous en avons nous-même observé trois cas.

Traitement. — L'extraction se fera suivant les cas, par la voie nasale antérieure ou postérieure, à l'aide de pinces appropriées à la région. Pour les corps étrangers récents, on a conseillé de recouvrir la bouche du malade d'un linge et de souffler fortement par la bouche, pour chasser le corps du délit par la pression de l'air d'arrière en avant.

Pour les calculs volumineux et anciens, on devra parfois procéder à une véritable lithotritie et retirer le corps étranger par fragments. De larges lavages antiseptiques consécutifs mettront à l'abri de toute complication.

On se servira avec avantage, dans ce cas, des pinces de Grünwald. La coque une fois brisée, on ramènera le corps étranger en avant au moyen d'une sonde en crochet.

C. — PARASITES DES FOSSES NASALES

On a rencontré dans les fosses nasales des chenilles, des sangsues, des ascarides. On a vu aussi, dans les pays chauds, des mouches pénétrer dans le nez et y déposer leurs œufs; elles peuvent même s'introduire dans les sinus frontaux. Ces parasites déterminent parfois des symptômes graves : céphalalgie, œdème de la face et des paupières, suppuration, nécrose des os et des cartilages.

Traitement. — Les lavages ne suffisent pas toujours. Il faut procéder à l'extraction à la pince. On a conseillé aussi les inhalations d'éther, de benzine, et les irrigations d'eau chloroformée.

D. — DERMATOSES DU VESTIBULE NASAL

Nous étudierons rapidement dans ce chapitre l'eczéma, la folliculite et le furoncle.

L'*eczéma* dépend d'une cause générale ou locale. Il est fréquent dans l'enfance et s'accompagne des signes classiques de la scrofule. Dans la forme aiguë, on constate de la rougeur et des excoriations recouvertes de croûtes humides et jaunâtres. Toutes les lésions nasales provoquant des sécrétions anormales peuvent concourir à la production de l'eczéma. On voit souvent survenir aussi, vers la commissure antérieure ou postérieure des narines, des fissures très douloureuses qui empêchent même l'introduction du spéculum nasal. Parfois les croûtes sont tellement abondantes qu'elles obstruent les orifices du nez et entravent la fonction respiratoire.

La forme chronique est plus spéciale à l'âge adulte.

L'aspect de l'eczéma des narines est assez caractéristique pour qu'il ne soit pas permis de le confondre avec d'autres affections et plus spécialement avec le lupus des fosses nasales.

Comme traitement de l'eczéma, il sera bon de s'adresser à l'état général que l'on cherchera à modifier tant par la médication interne que par le régime. Puis on traitera les lésions nasales, s'il en existe. Localement, on placera dans les fosses nasales des tampons d'ouate aseptique imbibés d'une solution boriquée tiède, dans le but de ramollir les croûtes.

Moure recommande des onctions avec la pommade suivante :

Goudron	0.50 à	1 gr.
Acide salycilique	0.25 à	0,40
Vaseline		15 gr.

On pourra aussi toucher la lésion avec une pommade contenant du baume du Pérou à 1/10.

Lermoyez conseille une autre pommade ainsi composée :

Huile de cade vraie	4 gr.
Vaseline	10 —
Lanoline	10 —
Essence de girofles	V gouttes.

Dans les cas rebelles, on cautérise au nitrate d'argent à 1/10 ou à l'acide chromique à la même dose.

Le *sycosis* ou *folliculite* est une inflammation des follicules pileux qui survient tantôt à la suite de l'eczéma, tantôt sous l'influence d'une sécrétion purulente des fosses nasales.

Il n'est pas toujours facile de distinguer la folliculite de l'acné qui sévit sur les glandes sébacées avec participation plus ou moins marquée des follicules pileux.

La folliculite est surtout une affection de l'âge adulte. Elle consiste dans la formation de petits points suppurés blanchâtres qui, une fois ouverts, donnent lieu à une petite croûte au centre de laquelle on trouve un petit poil. Ces points de suppuration peuvent d'ailleurs se réunir pour former une sorte de petit abcès.

Le nez est fort douloureux au toucher, la peau est rouge et luisante au niveau de la pointe du nez et du pourtour des narines. La folliculite, une fois installée dans le nez, récidive très souvent. Il n'est pas rare de voir les malades chercher à enlever les croûtes avec les doigts et inoculer en même temps les follicules voisins.

Le traitement consistera à ouvrir chaque point de suppuration au moyen d'une aiguille flambée. On lavera le vestibule nasal avec une solution de sublimé et on fera prendre plusieurs fois par jour des bains de nez dans une solution très chaude de sublimé ou de phénosalyl.

Une épilation complète de l'entrée des fosses nasales est le plus souvent indispensable.

Pour prévenir les récidives, on devra placer matin et soir, pendant quelques minutes, dans les fosses nasales, un tampon de coton aseptique imbibé d'une solution de sublimé à 1/2.000.

Nous recommandons aussi des onctions au niveau des narines avec la pommade suivante :

Ichthyol	3 gr.
Lanoline	15 —
Vaseline	15 —

Dans certains cas, on voit survenir de véritables *furoncles* à l'entrée des narines. Ces furoncles s'annoncent par des symptômes généraux, de la fièvre et du délire. Ils peuvent se compliquer de lymphangite de la peau du nez ; on a même cité des cas qui se sont terminés par la mort. Au bout de quelques jours, le furoncle s'ouvre dans l'intérieur de la fosse nasale, et parfois à la face externe du nez.

On prescrira des bains de nez fréquents dans des solutions antiseptiques, et le nez sera recouvert de cataplasmes de farine de lin aseptiques ou mieux de ouataplasmes. Le traitement abortif par des tampons de coton imbibés d'une solution à saturation d'acide borique dans l'alcool, est le plus souvent prescrit trop tard pour donner un résultat. On peut en dire autant du badigeonnage avec la teinture d'iode.

Quand le furoncle présente un point blanc à son sommet, on peut en faire l'ouverture et on s'efforce de faire sortir le bourbillon par des pressions répétées. Chaque fois que le malade a touché la lésion avec les doigts, il doit se laver les mains dans une solution de sublimé pour éviter de faire de nouvelles inoculations sur d'autres points.

E. — ACNÉ

Nous ne dirons que quelques mots de l'acné nasale, lésion externe assez apparente pour faire le désespoir de ceux qui en sont atteints. C'est une affection fréquente au moment de la ménopause. On l'observe souvent chez les arthritiques, et parfois elle est causée plus ou moins directement par des habitudes invétérées d'alcoolisme.

Elle revêt tantôt la forme pustuleuse, tantôt la forme télangiectasique. La forme pustuleuse est caractérisée par des papules acuminées avec un point de suppuration central.

La pommade à l'ichthyol convient dans ce cas, mais rien ne vaut la cautérisation du centre des papules avec une pointe fine de galvanocautère. La destruction par des scarifications est également indiquée.

La forme télangiectasique se traduit par des arborisations qui s'étalent sur le dos et sur les ailes du nez.

Nous ne connaissons guère que l'électrolyse qui puisse donner un résultat parfait dans le traitement de ces arborisations. On se sert dans ce but d'une aiguille fine (pôle négatif) et d'un tampon ou plaque d'étain recouverte de peau de daim (pôle positif). Le tampon doit être imbibé abondamment d'eau salée; pendant l'opération, il doit être placé sur la peau du nez dans le voisinage immédiat de l'aiguille. L'aiguille est enfoncée dans les troncs principaux des vaisseaux et dans le sens de leur longueur. On fait passer un courant de 5 à 10 milliampères pendant deux ou trois secondes seulement. Si l'on veut faire des scarifications électrolytiques on fixera un vaccinostyle au bout d'une pince à forcipressure reliée au pôle négatif. Contrairement à la plupart, nous choisissons le négatif comme pôle à relier à l'aiguille, parce que nous ne faisons agir le courant que pendant un temps très court. Le pôle positif, dans de telles conditions, n'aboutirait qu'à provoquer des hémorragies. Par notre méthode, nous obtenons la guérison en quelques séances et sans la moindre cicatrice.

F. — ÉLÉPHANTIASIS

Cette lésion n'est pas autre chose qu'une acné de forme hypertrophique. Elle aboutit à des productions lobulées irrégulières d'un volume considérable qui défigurent complètement le malade.

Le seul traitement efficace est la décortication pratiquée en premier lieu par Ollier en 1876, et depuis par nombre de chirurgiens parmi lesquels Le Dentu, Lucas-Championnière, Poncet, Pozzi, etc. Cartaz a publié une très bonne étude sur le sujet en 1899. La décortication se fait sous anesthésie chloroformique. L'éther serait dangereux, toute l'opération se pratiquant au thermo-cautère de Paquelin porté au rouge sombre. La cicatrisation demande quelques semaines, mais le résultat esthétique est satisfaisant.

CHAPITRE X

FRACTURES DU NEZ. — DÉFORMATIONS NASALES

A. — FRACTURES DU NEZ

Les fractures du nez peuvent se diviser en deux catégories : les fractures compliquées avec plaies et déchirures, et les fractures simples ne présentant que quelques érosions et ecchymoses.

Nous ne nous occuperons que de la seconde catégorie, spécialement au point de vue esthétique et au point de vue fonctionnel.

En général, les fractures simples du nez attirent peu l'attention des familles. On se contente d'arrêter l'hémorragie sans soupçonner qu'il existe des lésions profondes. Les jours qui suivent l'accident, le nez se tuméfie, s'élargit vers sa racine, les téguments passent par des colorations variées, puis tout semble rentrer dans l'ordre.

Parfois, cependant, le nez s'obstrue complètement à cause de la formation d'un hématome ou d'un abcès, et l'on réclame les conseils d'un médecin. Mais, le plus souvent, une fois que les symptômes locaux se sont amendés, on ne s'inquiète plus de l'accident, la consolidation ostéo-cartilagineuse n'en continue pas moins à se faire en position vicieuse. Ce n'est que plus tard que, sous l'influence du développement, les phénomènes d'obstruction nasale s'accentuent davantage. La cloison luxée se dévie de plus en plus, l'appendice nasal se dévie, la gêne respiratoire devient plus marquée. C'est à ce moment le plus ordinairement que notre rôle commence et que nous avons à prendre une décision sur les moyens de rendre au nez sa beauté première et de rétablir la respiration nasale compromise.

Supposons néanmoins que nous soyons appelés à voir le malade au moment de l'accident. Quelle sera la conduite à tenir? On arrêtera en premier lieu l'hémorragie, en tamponnant la ou les fosses nasales dans la direction de la voûte aussi haut que possible. Nous avons déjà énuméré, à propos de l'épistaxis, les moyens propres à arrêter une hémorragie nasale. Nous devons conseiller au malade d'éviter de se moucher, car, dans les efforts, l'air pourrait pénétrer par des fissures de la muqueuse dans le tissu cellulaire sous-cutané et provoquer de l'emphysème.

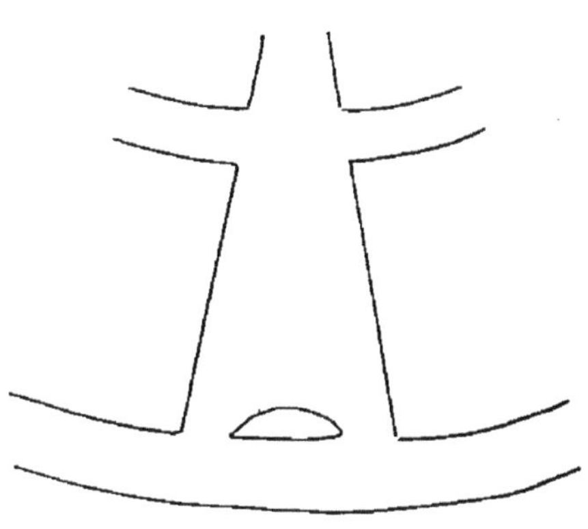

Fig. 136. - Appareil plâtré de Chandelux.

Ordinairement, au moment même de l'accident, on fera quelques lavages à l'eau oxygénée et on pourra tenter de ramener le nez sur la ligne médiane s'il y avait une déviation trop accusée. Le mieux est de laisser s'atténuer les premiers symptômes avant d'intervenir. On attendra quatre ou cinq jours avant de faire le redressement.

On anesthésiera le malade et on fera la réduction au moyen d'une pince à mors larges et plats comme la pince d'Adam. Puis on placera dans les fosses nasales deux tubes ou un compresseur à vis pour maintenir la réduction des fragments. On peut également se servir de rubans de gaze iodoformée. CHANDELUX a imaginé un appareil plâtré très commode pour maintenir le nez en bonne position après réduction de la fracture. Cet appareil se compose de dix doubles de tarlatane découpés d'après la forme indiquée par la figure 136. Au moment de l'appliquer, on trempe le bandage dans le plâtre et on le place en le modelant sur le nez et le maintenant jusqu'à ce qu'il soit dur et solide. Les deux chefs supérieurs reposent sur les arcades sus-orbitaires et les deux inférieurs sur la lèvre supérieure. Un orifice a été ménagé pour assurer la respiration nasale.

CL. MARTIN a proposé un procédé qui est bien préférable et qui s'applique aussi bien aux fractures récentes qu'aux fractures anciennes. C'est la réduction forcée au

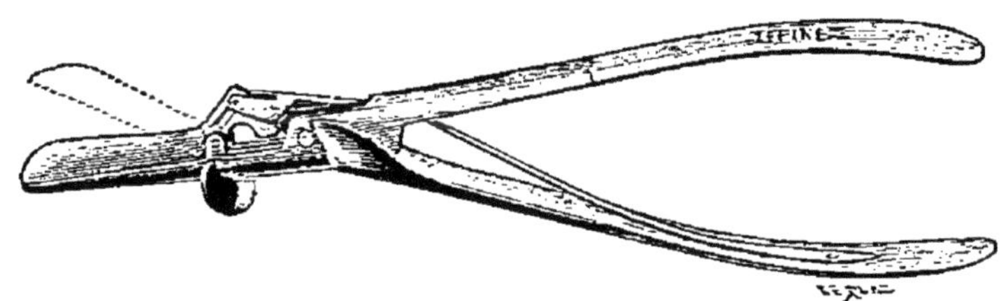

FIG. 137. — Pince-levier de C. Martin pour relever l'arête nasale.

moyen d'une pince destinée à remettre en place la partie ostéo-cartilagineuse de la cloison si la fracture est récente, et à la briser, avant réduction, dans les cas anciens fortement consolidés en position vicieuse.

La réduction opérée, il faut maintenir la cloison en place et même la relever si l'arête nasale s'était affaissée. Dans ce but, CL. MARTIN a combiné une pince-levier d'une puissance et d'une précision très grandes (*fig.* 137). Grâce à cette pince, la cloison est ramenée sur la ligne médiane en position droite, et les os propres du nez sont redressés dans leur position première. Pour maintenir les fragments en place, C. MARTIN a construit plusieurs appareils fort ingénieux. Son dernier modèle semble parfait. Il est représenté dans la figure 138 en position ouverte et fermée. Il est composé de quatre lames articulées. Les deux médianes saisissent la cloison et la maintiennent par ses deux faces. Au moyen d'une clé on les élève en même temps dans le sens

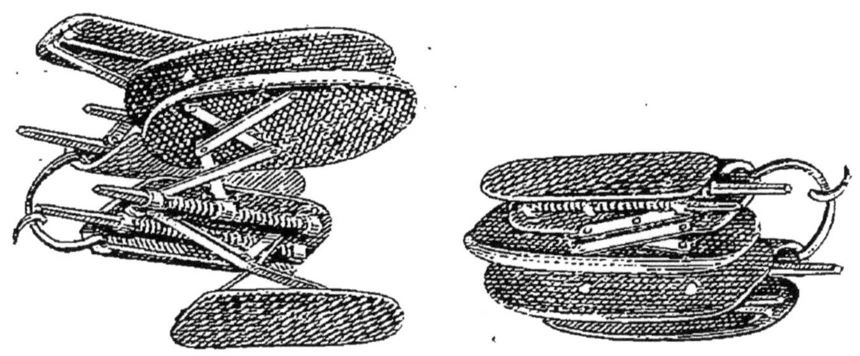

Fig. 138. — Appareil de C. Martin pour maintenir la cloison en position médiane. La figure représente l'appareil en position ouverte et fermée.

vertical pour redresser l'arête dorsale du nez. Les deux lames latérales, également au moyen de la clé, s'écartent l'une de l'autre et viennent prendre un point d'appui sur la paroi externe des fosses nasales. Grâce à la clé dont nous venons de parler, il est possible d'augmenter ou de diminuer à volonté la pression dans les deux sens.

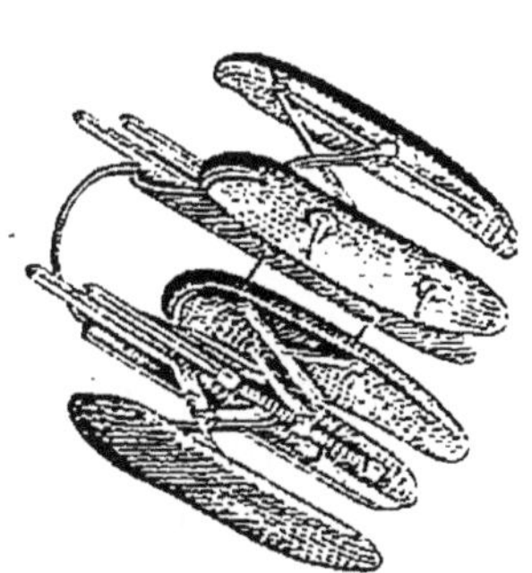

Fig. 139. — Même appareil muni de pointes maintenant le cartilage par transfixion.

Tout récemment, MM. Cl. et F. Martin ont muni la face interne des lames médianes, de pointes qui agissent par transfixion sur le cartilage de la cloison et le transportent au point voulu pour l'immobiliser jusqu'à consolidation complète (*fig.* 139). On supprime l'appareil au bout de trois semaines.

Nous avons assisté à plusieurs opérations de ce genre, pratiquées par MM. Nové-Josserand et C. Martin et nous avons pu apprécier l'excellent résultat de la méthode, tant au point de vue esthétique qu'au point de vue fonctionnel.

B. — DÉFORMATIONS NASALES

Les déformations nasales peuvent tenir à des causes très différentes. Les unes sont de véritables anomalies congénitales, les autres des déformations acquises à la suite d'un traumatisme : chute sur le nez, coup de poing, blessure par arme à feu ; ou bien ce sont des lésions destructives résultant d'une maladie générale, lupus, syphilis, etc.

Nous laisserons de côté toutes les anomalies de développement et les déformations importantes qui réclament des opérations autoplastiques, méthodes indienne, française, italienne, ou autre. Toutes ces méthodes ont été bien étudiées par Ménier dans son *Traité sur les maladies du nez.*

Le nez busqué, dans certain cas, est assez disgracieux pour exiger une intervention. Le procédé le plus simple consiste dans la section de la peau sur l'arête médiane. On rugine le périoste et on résèque ensuite toute la partie ostéo-cartilagineuse d'où provient la difformité. On suture la peau et la cicatrice n'est presque pas apparente dans la suite.

Un procédé plus élégant, mais moins facile, est celui de Roe. Il s'agit d'une incision complètement sous-muqueuse la peau restant intacte. L'incision est faite sur la muqueuse depuis la racine du nez, elle intéresse tous les tissus jusqu'à la face profonde de la peau. On supprime toute la partie trop saillante de l'arête dorsale de la cloison. La cicatrisation exclusivement interne se fait rapidement.

On peut aussi employer une méthode sous-cutanée qui ne laisse aucune cicatrice visible. On fait une incision sous la pointe du nez et on décolle la peau en dessous jusqu'au niveau de la déformation. La résection se fait par voie sous-cutanée.

La déformation qui nous intéresse le plus et dont on réclame souvent la correction, c'est le *nez en selle*, conséquence d'une lésion nasale destructive. L'ensellure nasale n'est pas toujours facile à corriger. Souvent il est des cas dans lesquels la peau, immobilisée par des adhérences, ne glisse plus sur les parties profondes. La lésion est alors moins susceptible d'être modifiée par la prothèse externe au moyen des injections de paraffine. Il en est de même des cas où la charpente ostéo-cartilagineuse sous-jacente est détruite de telle façon que la paraffine ne trouve plus, dans les parties profondes, le point d'appui indispensable pour maintenir le soulèvement des téguments.

Nous avons déjà parlé des injections de paraffine pour le traitement de l'ozène, mais ces injections avaient été primitivement employées pour la prothèse externe. C'est à GERSUNY, en 1900, que revient l'honneur d'avoir fait les premières injections avec de la vaseline, mais il survint quelques accidents, embolies cérébrales ou pulmonaires. Aussi, en 1901, ECKSTEIN proposa de remplacer la vaseline par la paraffine solide fusible vers 60° environ. Des modèles de seringue pour injecter la paraffine à l'état chaud et liquide furent créés de toutes parts ; de nouveaux accidents survinrent encore, parmi lesquels nous mentionnerons surtout la perte de la vue instantanée. Ce fut bien fait pour retarder l'enthousiasme du début. On inventa alors plusieurs instruments pour injecter la paraffine sous forme solide. Malheureusement, pour la prothèse nasale, tous ces nouveaux modèles immobilisaient les deux mains de l'opérateur.

C'est BROCKAERT qui eut le mérite de faire construire la première seringue pour injection à froid pouvant se manœuvrer d'une seule main. L'instrument fut présenté au Congrès d'Otologie de Bordeaux en 1904. D'autres modèles, basés en grande partie sur le même principe, furent imaginés par LERMOYEZ, MAHU, LAGARDE, DELSAUX. Celui de MAHU nous semble particulièrement recommandable (*fig.* 140). A propos de l'ozène, nous avons déjà reproduit l'instrument de BROCKAERT ; nous avons aussi signalé le modèle de GAULT, mais ce dernier nous semble moins pratique pour la prothèse externe.

On discute beaucoup pour savoir si l'on doit injecter à froid ou à chaud pour la prothèse externe. Les opinions sont très contradictoires. BRINDEL conseille l'injection à chaud pour l'ozène et à froid pour la prothèse externe.

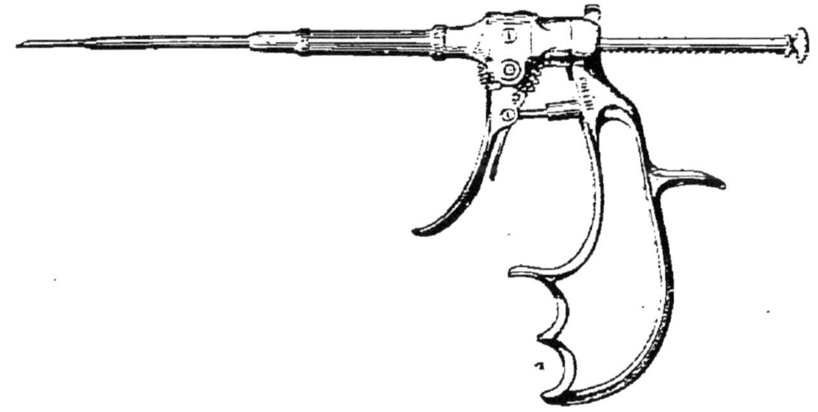

FIG. 140. — Seringue de Mahu pour injection de paraffine à froid.

BROCKAERT conseille exactement le contraire. Nous ne prendrons pas position entre les deux, car, pour éviter tout déboire nous penchons pour l'injection à froid dans tous les cas. BROCKAERT a fait des recherches sur le sort ultime des diverses injections. Les paraffines molles à point de fusion au-dessous de 45° semblent, d'après lui, devoir disparaître secondairement. On a même signalé des migrations fort désavantageuses du côté des paupières. Au contraire, les paraffines à fusion élevée, 58° ou 60°, s'enkystent et ne disparaissent jamais.

Si l'on est partisan de l'injection à chaud, on doit se servir d'une seringue spéciale, celle de BROCKAERT, par exemple (*fig.* 141). Avec cette seringue, on puisera de la paraffine fusible à 55° maintenue en fusion à une température plus élevée de 5 à 10°. La paraffine à cette température ne se refroidira pas très vite dans la seringue. Le seul inconvénient provient de la solidification presque instantanée dans l'aiguille. Pour parer à ce défaut, ECKSTEIN conseille d'aspirer simplement un peu d'eau stérilisée qui remplira l'aiguille. Il suffira de tenir l'instrument, l'aiguille en bas, pour que l'eau plus dense reste dans l'aiguille jusqu'au moment de l'injection.

Quel que soit le procédé choisi, chaud ou froid, on fera

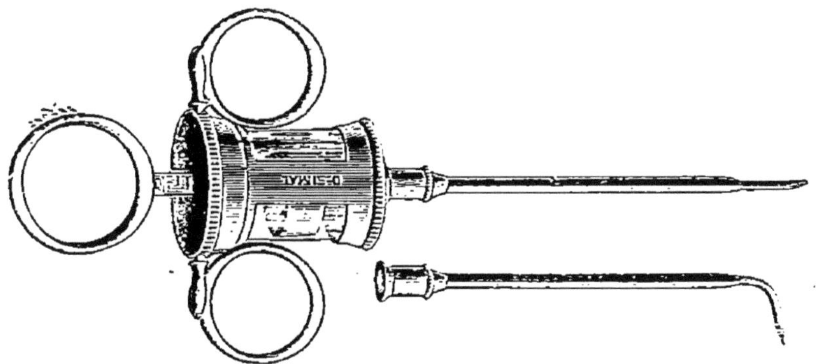

FIG. 141. — Seringue de Brockaert pour injection de paraffine à chaud.

l'asepsie du champ opératoire avec le plus grand soin. Si l'injection se fait à chaud, un aide limite la zone de l'opération en appuyant avec les doigts vers la racine du nez pour éviter des fusées de paraffine du côté des paupières. La position des doigts varie avec chaque cas. On a conseillé de limiter aussi la région à injecter avec du collodion non élastique dans le but d'exercer une forte rétraction de la peau. La délimitation rigoureuse du champ opératoire n'a plus la même importance pour les injections avec la paraffine froide et solide.

L'injection est ordinairement de 1 à 2 centimètres

cubes. On se hâte, dès l'introduction, de faire un modelage parfait de la masse pour donner au nez la forme convenable. L'injection liquide a l'avantage de se mouler plus facilement, et une fois durcie, elle conserve mieux sa forme définitive. Mais, comme nous l'avons dit, l'injection liquide expose, malgré tout, à de sérieux inconvénients. LAGARDE tourne la difficulté en se servant de paraffine un peu plus dure et en chauffant la seringue pour la rendre plus molle avant l'injection.

L'aiguille de la seringue ne doit pas être enfoncée au point même que l'on désire injecter, mais à une petite distance pour que la pointe se trouve sur le bord de l'espace sous-cutané que l'on veut remplir. Il est inutile de chercher à faire la correction en une seule séance. On a plus d'intérêt à la faire en plusieurs fois, on se rend mieux compte des points déprimés qui demandent un nouveau coussinet de paraffine.

En règle générale, une injection à froid en quantité modérée ne cause pour ainsi dire aucune réaction locale. On fera bien de fermer aseptiquement le point d'entrée pour éviter les infections secondaires. Une injection trop abondante distendrait la peau, provoquerait de l'œdème et pourrait même aboutir à la formation d'un abcès.

Quand on injecte la paraffine à chaud, on court non seulement le risque des embolies, mais aussi celui de brûlure des tissus si la température du liquide est trop élevée. On a vu parfois des blocs de paraffine provoquer autour d'eux une sorte de réaction aboutissant à la formation d'une tumeur ou *paraffinome*.

Pour notre part, nous croyons que la paraffine fusible à 45° convient parfaitement et nous préférons l'injection à froid, car elle élimine toutes les complications. D'ailleurs TRÉTROP a reconnu que la paraffine froide fusible à 45° s'enkystait en bloc et qu'elle ne se laissait pas pénétrer par des travées cellulaires qui en provoqueraient la disparition.

La tendance des auteurs à préférer la paraffine à point de fusion élevé, mais, d'un autre côté, les dangers de l'injection liquide à haute température, ont fait naître d'autres méthodes que nous allons décrire.

L'une d'elles est due à Eckstein (*Berlin. klin. Woch.*, 1906, n°s 31-32). Cet auteur a conseillé de faire des *implantations* de paraffine. Ce procédé est applicable aux cas où il existe des adhérences profondes empêchant l'injection. Pour l'implantation, on taille une lamelle de paraffine fusible à 75° et on lui donne la forme de la cavité à remplir. On prépare plusieurs de ces lamelles qu'on fait baigner longtemps dans une solution antiseptique.

On désinfecte soigneusement la région à injecter et on fait, dix minutes avant l'opération, une infiltration de Schleich à la novocaïne. L'incision est faite à 1 centimètre du bord de l'endroit à combler. On détache la peau en respectant la cicatrice et on mobilise sur 1 ou 2 centimètres de long le bord latéral de l'incision. On étanche le sang, puis on implante avec le doigt la lamelle de paraffine sous les tissus. Il survient parfois de la réaction locale, on est alors obligé d'enlever la lamelle et on recommence deux ou trois semaines plus tard. La peau est suturée après l'implantation et la cicatrice disparaît en cinq ou six semaines.

Avec ce procédé on corrige le nez en sellette traumatique et le nez en trompette congénital. On peut aussi transformer en profil grec les nez convexes aquilins ou sémitiques. La méthode d'implantation est applicable à d'autres régions du corps.

A l'implantation qui n'est pas d'une application facile, nous préférons la méthode d'inclusion préconisée par Robert Leroux (*Annales des Maladies de l'oreille*, 1908, p. 305). Cet auteur se sert de paraffine fusible entre 75 et 78°, aussi a-t-il été obligé de faire construire un instrument qui ne puisse offrir aucune résistance à la propulsion de la paraffine. Cet instrument (*fig.* 142) consiste en un simple trocart dont le mandrin mousse sert de piston. On fait ramollir la paraffine stérilisée dans un récipient profond. Lorsqu'elle est arrivée à l'état de pâte dure, on passe le trocart à l'eau chaude et on le plonge dans le récipient. Il se remplit alors d'un cylindre de paraffine que l'on poussera ensuite dans le point à restaurer, par simple pression au moyen du piston.

Pour l'opération, le malade est couché : le nez est lavé au savon et dégraissé à l'éther. On ponctionne la peau vers le tiers inférieur du nez, un peu en dehors de l'arête nasale, avec un bistouri spécial (*fig.* 143) ; puis, avec la spatule qui se trouve à l'autre extrémité du bistouri, le tissu cellulaire est décollé dans toute la longueur de la région à remplir. Après avoir asséché le sang qui peut s'écouler au niveau de la ponction, on introduit le trocart

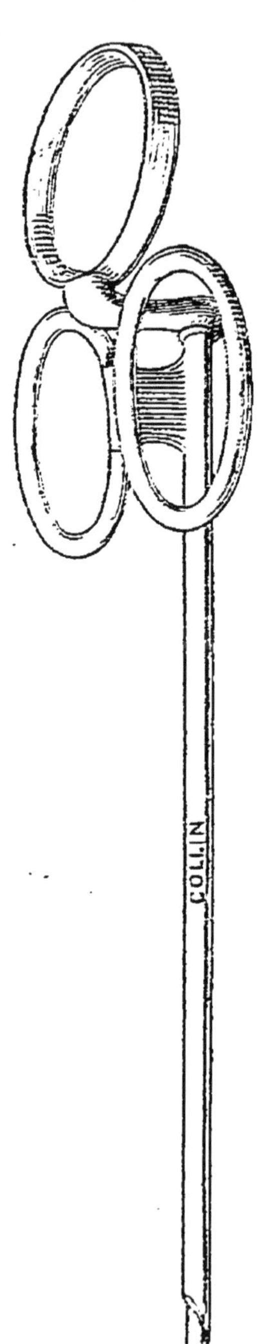

Fig. 142. — Trocart de Robert Leroux pour inclusion de paraffine.

Fig. 143. — Bistouri-spatule de Robert-Leroux.

dans la plaie et on pousse le cylindre de paraffine complètement sous la peau de manière à éviter l'infection. Le modelage se pratique pendant la pénétration du cylindre.

C'est un procédé simple et facile qui donne de fort beaux résultats.

En dehors des injections chaudes ou froides de paraffine, en dehors des implantations et des inclusions, il existe encore d'autres procédés de correction des déformations nasales.

Bien avant la découverte de GERSUNY, CL. MARTIN, un des maîtres les plus illustres de la prothèse, avait, dans les hôpitaux de Lyon, prêté son remarquable concours à tous nos chirurgiens pour des restaurations nasales. Il avait combiné des charpentes métalliques ou trépieds qui, dans nombre de cas, ont servi à donner une forme convenable à des lambeaux rhinoplastiques. Nous ne nous arrêterons pas sur cette question et nous renverrons le lecteur à l'important ouvrage, *la Prothèse immédiate*, publié chez G. MASSON en 1889.

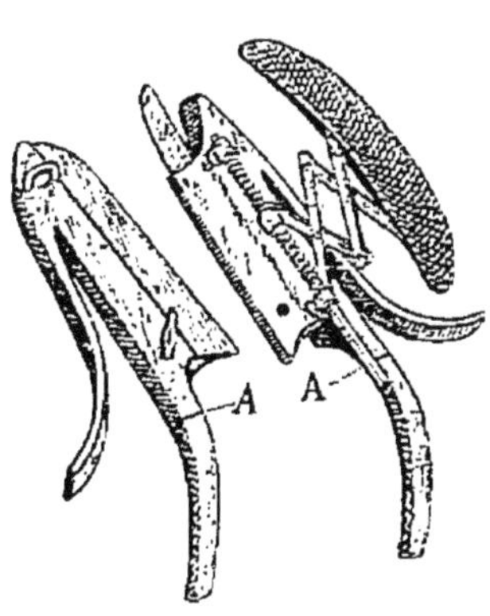

FIG. 144. — Appareil de C. et F. Martin divisé en deux parties pour le traitement de l'ensellure nasale.

Plus récemment, CL. MARTIN, après avoir imaginé son appareil pour le redressement des fractures récentes ou anciennes, a eu l'idée de l'appliquer également au redressement des ensellures nasales. Le nouvel appareil a beaucoup d'analogie avec l'ancien, il a fait l'objet d'une présentation spéciale de MM. CL. et F. MARTIN au premier *Congrès de Stomatologie* (Paris, 1907).

Dans l'ensellure nasale, l'auvent a perdu son soutien naturel à cause de l'effondrement des os propres du nez et de la cloison. Il faut donc relever toute l'arête nasale et lui donner un relief suffisant.

L'appareil de Cl. et F. Martin se compose de deux parties à peu près semblables (*fig.* 144) qui sont introduites séparément dans chaque fosse nasale et qui s'articulent ensemble (*fig.* 145), car, dans les grands effondrements, la cloison a ordinairement disparu.

Chaque partie de l'appareil porte un prolongement antérieur A qui vient s'arc-bouter sur la lèvre supérieure. L'appareil une fois mis en place, au moyen d'une clé, on soulève progressivement la plaque destinée à soulever et à maintenir l'arête nasale. Ce soulèvement doit être lent et progressif et durera quelques semaines. Pendant toute la période de soulèvement, on laisse subsister les prolongements sur la lèvre supérieure. On les sectionne au ras de la narine dès que le résultat désiré est obtenu. Le nettoyage de l'appareil est facile, car le malade peut l'enlever et le replacer lui-même sans difficulté.

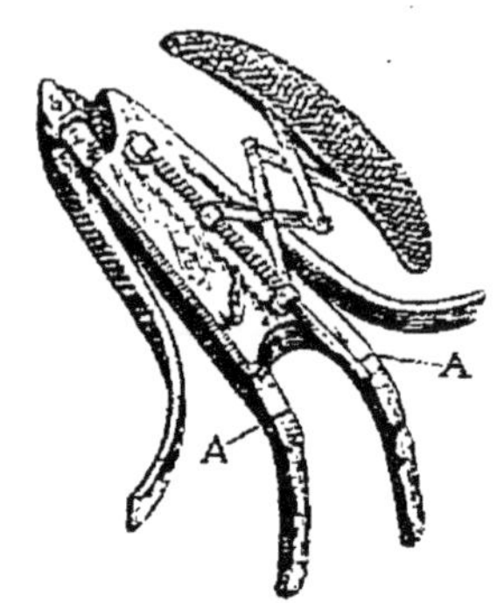

Fig. 145.
Le même appareil articulé.

C'est un procédé appelé à remplacer souvent la prothèse externe à la paraffine qui, on le sait, est loin d'être applicable à tous les cas.

FIN

TABLE DES MATIÈRES

PREMIÈRE PARTIE

CHAPITRE PREMIER

ANATOMIE NASALE

CHAPITRE II

RHINOSCOPIE

CHAPITRE III

SÉMÉIOLOGIE GÉNÉRALE DES MALADIES DU NEZ

CHAPITRE IV

THÉRAPEUTIQUE GÉNÉRALE

DEUXIÈME PARTIE

Séméiologie spéciale

CHAPITRE PREMIER

RHINITES AIGUES

CHAPITRE II

RHINITES CHRONIQUES SIMPLES

CHAPITRE III

RHINITES CHRONIQUES INFECTIEUSES

CHAPITRE IV

TUMEURS DU NEZ

CHAPITRE V

TUMEURS DU NASO-PHARYNX

CHAPITRE VI

MALADIES DE LA CLOISON

CHAPITRE VII

MALADIES DES CAVITÉS ACCESSOIRES DES FOSSES NASALES

CHAPITRE VIII

NÉVROSES NASALES

CHAPITRE IX

VARIA

CHAPITRE X

TOURS. — IMPRIMERIE DESLIS FRÈRES.

Vigot Frères

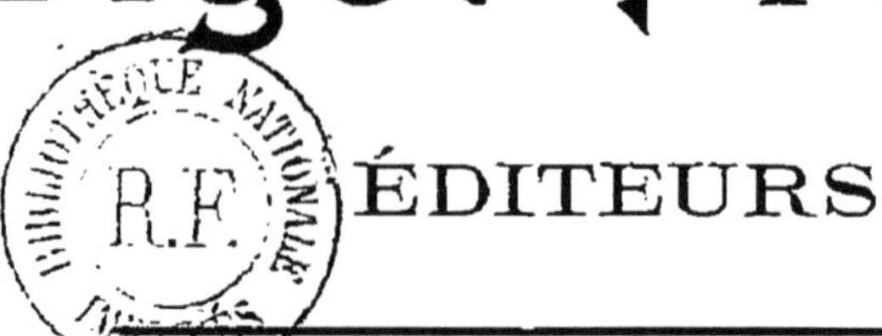

ÉDITEURS

Extrait

DU

Catalogue général

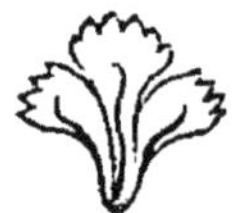

PARIS

23, place de l'Ecole-de-Médecine

1910

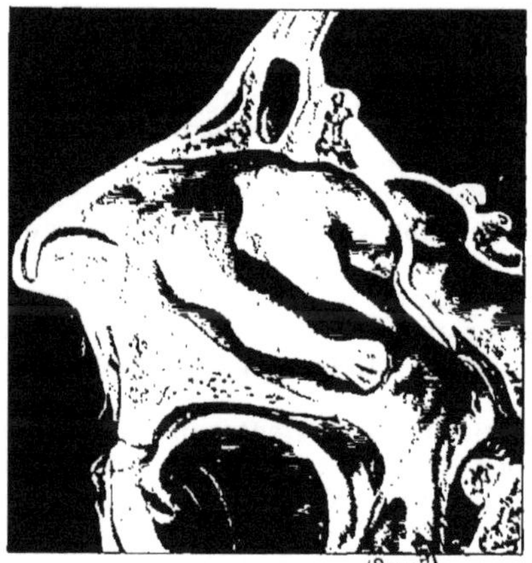

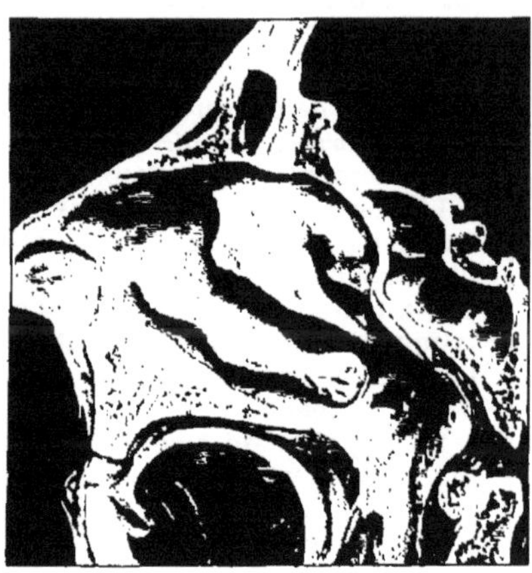

PLANCHE I

Vue stéréoscopique de la paroi externe de la fosse nasale droite représentant les cornets et les méats, ainsi que le sinus frontal, le sinus sphénoïdal et l'orifice de la trompe.

Nous avons établi cette planche d'après un modèle en plâtre colorié du Dr Odo Betz, modèle édité par Julius Determann, à Heilbronn.

Cette planche hors texte et les trois suivantes doivent être examinées avec un stéréoscope face-à-main, spécialement construit pour l'étude des figures stéréoscopiques intercalées dans les publications.

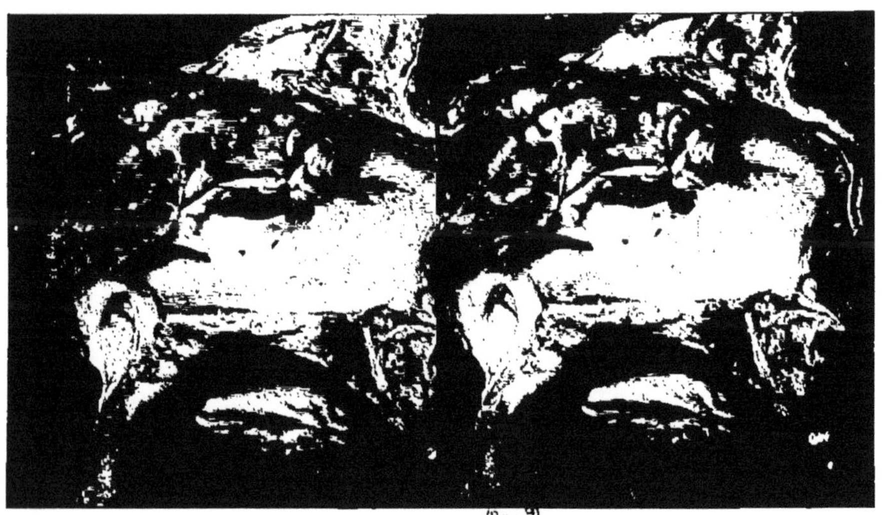

PLANCHE II

Planche stéréoscopique d'après une préparation de M. Collet. Le cornet moyen a été enlevé pour permettre de voir les détails

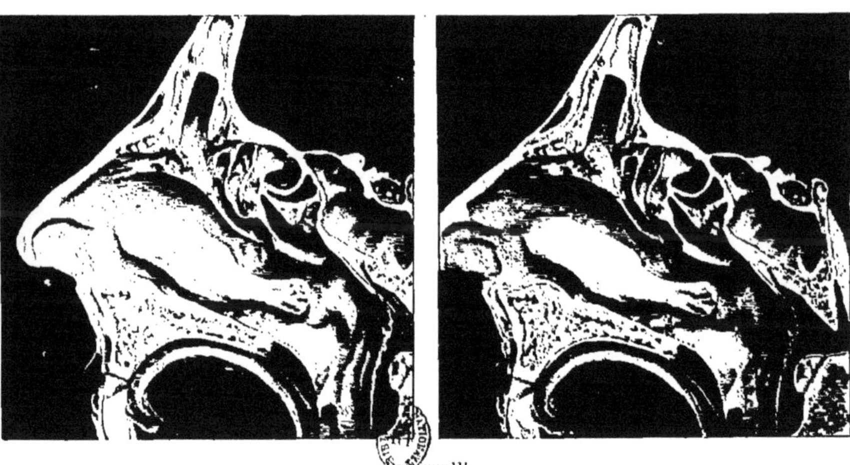

PLANCHE III

Vue stéréoscopique de la paroi externe de la fosse nasale droite. Les cornets supérieur et moyen ont été enlevés pour mettre à découvert tout le groupe ethmoïdal et indiquer ses rapports avec le sinus frontal, le sinus sphénoïdal et la gouttière de l'infundibulum.

Photographiée d'après un modèle en plâtre du Dr Odo Betz, édité par Julius Determann, à Heilbronn.

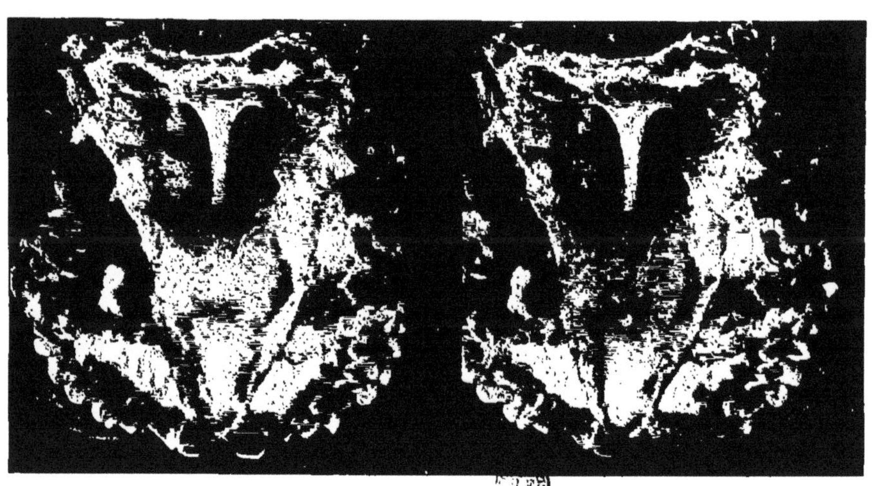

Planche IV

Planche stéréoscopique d'après une préparation de M. Collet. Cette figure représente les orifices postérieurs des fosses nasales, la cloison (bord postérieur), les cornets inférieurs et moyens et la face postérieure du voile du palais. L'extrémité postérieure des cornets inférieurs offre un aspect légèrement framboisé. (Planche extraite de l'Atlas stéréoscopique de Garel et Collet.)

www.ingramcontent.com/pod-product-compliance
Ingram Content Group UK Ltd.
Pitfield, Milton Keynes, MK11 3LW, UK
UKHW012145240726
13966UKWH00001B/155

9 782011 903679